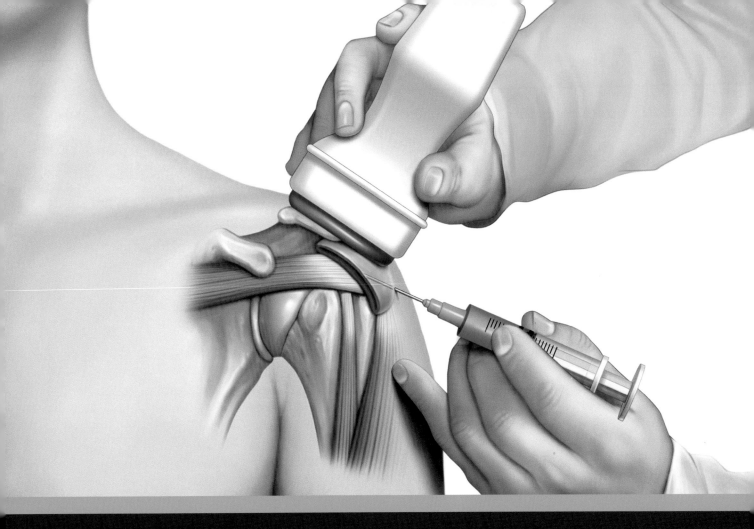

MUSCULOSKELETAL NERVE BLOCK AND INJECTION THERAPY

근골격계 신경차단술과 주사요법

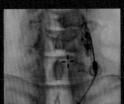 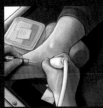 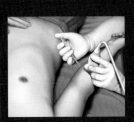

대한정형통증의학회

군자출판사

근골격계 신경차단술과 주사요법

MUSCULOSKELETAL NERVE BLOCK AND INJECTION THERAPY

첫째판 1쇄 인쇄 | 2018년 1월 2일
첫째판 1쇄 발행 | 2018년 1월 10일
첫째판 2쇄 발행 | 2020년 10월 20일

지 은 이   대한정형통증의학회
발 행 인   장주연
출 판 기 획   김선근
편집디자인   박선미
표지디자인   이상희
일 러 스 트   김경렬, 유학영
발 행 처   군자출판사(주)
          등록 제4-139호(1991. 6. 24)
          본사 (10881) **파주출판단지** 경기도 파주시 회동길 338(서패동 474-1)
          전화 (031) 943-1888   팩스 (031) 955-9545
          홈페이지 | www.koonja.co.kr

ISBN   979-11-5955-263-2
정가   100,000원

집필진

| 공동 간행위원장

김영호 한양의대 한양학교대병원	**최인호** 중앙의대 중앙대학교병원
심대무 원광의대 원광대학교병원	

| 공동 간사

강 찬 충남의대 충남대학교병원	**문영래** 조선의대 조선대학교병원
김태균 원광의대 원광대학교병원	**염재광** 인제의대 상계백병원

| 단원별 저자

강종우 고려의대 고려대학교안산병원	**박영욱** 아주의대 아주대학교병원
강 찬 충남의대 충남대학교병원	**박이규** 조선의대 조선대학교병원
고광표 한마음정형외과	**선승덕** 선정형외과
김창수 고신의대 고신대학복음병원	**송현석** 가톨릭의대 성바오로병원
김철홍 메트로적추병원	**염재광** 인제의대 상계백병원
김태균 원광의대 원광대학교병원	**오성균** 원광의대 원광대학교산본병원
김필성 서울부민병원	**이상훈** CM병원
문상호 서울성심병원	**임태강** 을지의대 을지병원
문영래 조선의대 조선대학교병원	**최정윤** 인제의대 상계백병원
박상하 달려라 정형외과	

머리말

의학의 발전과 더불어 통증의 다양한 원인 및 기전이 밝혀지고, 이를 바탕으로 다양한 통증 치료법들이 속속 개발되고 있습니다. 인간 수명이 늘어나고, 환자들의 삶의 질이 보다 더 중시되는 이 시기에 근골격계 통증 관리는 아주 중요합니다. 1956년 대한정형외과학회가 창립된 이래 다양한 수술기법의 발전과 더불어 어느 시점인가부터 정형외과 영역에서 수술적 치료법의 개발과 적용이 더 중요시 된 반면, 통증 관리와 같은 비수술적 치료법은 상대적으로 그 관심도가 떨어졌고 이 분야에 대한 연구도 제한적이었습니다. 이에 뜻을 모아서 2009년도에 근골격계 통증 환자의 관리는 정형외과의가 주도하자는 취지로 대한정형외과학회 산하 세부분야의 하나로서 '대한정형통증의학회'를 창립하였습니다. '대한정형통증의학회'는 2009년 9월 제1차 학술대회를 시작으로 총 15회의 정기학술대회와 10회의 연수강좌, 그리고 5회의 cadaver 워크샵을 개최하면서 학회 본연의 목표대로 근골격계 통증 관리 분야의 학문적인 발전을 도모해왔습니다. 현재 약 300여 명의 대학병원 교수, 종합병원, 봉직의 및 개원의 정형외과 전문의들이 적극적으로 참여하고 있는 실정입니다.

그동안 여러 차례의 학술대회, 연수강좌 및 cadaver 워크샵을 해왔음에도 단편적인 연수강좌 강의록책을 제외하고는 학회에서 출간한 제대로 된 통증 관리 분야에 대한 교과서가 없어서 아쉬웠습니다. 이에 '대한정형통증의학회' 회원뿐만 아니라 전공의를 위한 체계적인 교육을 위해서는 학회가 중심이 되어 발간하는 교과서가 필요하다는데 공감한 바, 2016년 11월 15일 '대한정형통증의학회 간행위원회'를 처음 구성하였습니다. 학회 차원에서는 근골격계 통증관리 분야에 대한 책자들을 지속적으로 간행할 목표를 가지고 있습니다. 제일 첫 번째로 출간하는 책이 바로 '근골격계 신경차단술과 주사요법'입니다. 이 책에서는 근골격계 통증 관리에서 필수적인 관절 및 근육 주사, 척추의 신경차단술, 상지와 하지의 신경차단술 및 초음파 혹은 방사선 투시법을 이용한 주사요법을 다루고 있습니다. 각 분야에서 경험과 지식이 풍부한 근골격계 통증관리 정형외과의 전문의들이 다수 집필에 참여하였습니다. 진료 현장에서 적용하는데 실질적인 도움을 주고자 책의 내용을 다양한 그림과 쉬운 용어를 선택하여 보다 쉽고, 분명하게 이해를 도모하고자 하였습니다. 특히, 각 파트와 단원별로 흔하고 중요한 질환들에 대하여는 매뉴얼 형태로 증례와 함께 자세한 술기도 첨부하였기에 진료 현장에서 큰 도움이 되리라 믿습니다. '첫걸음'이었기에 혹시나 미진한 부분들이 있다면 향후 보완하도록 하겠습니다. 앞으로 학회 주관으로 근골격계 통증관리에 대한 기타 분야의 책자들도 계속 발간하여 명실공히 '대한정형통증의학회 교과서'를 집대성할 수 있는 날이 오기를 기대합니다.

끝으로 시간과 노력을 아끼지 않은 강찬, 김태균, 문영래, 염재광 간사를 포함한 여러 집필자들께 감사드리며, 최고의 책을 만들기 위해 많은 노력을 기울여 주신 군자출판사에게 깊은 감사의 말씀을 드립니다.

2018년 1월
대한정형통증의학회 간행위원회 공동 위원장 **최인호, 김영호, 심대무**

차례

차례

차례

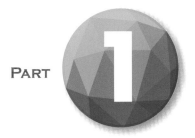

PART

근골격계 신경차단술과 주사요법

관절 및 근육 주사

Joint and connective
tissue injection

상지에서의 통증 유발점 주사 및 관절강 내 주사

Trigger point injection in upper extremity

염재광

1. 관절강 내 주사

관절강 내 주사요법을 시행할 때 대부분은 해부학적 표지물(anatomical landmark)을 이용한 맹검 주사법(blind technique)이 사용되고 있다. 그러나 맹검 주사법에 의한 부정확한 주사는 같은 처치를 반복하게 하거나 증상이 호전되지 않고, 심지어 부정확한 스테로이드 주사요법의 경우 근육과 건의 콜라겐 섬유를 약화시켜 연부 조직의 손상을 유발할 수 있는 문제가 있다. 그리하여 정확도를 향상시키기 위한 방법의 일환으로 C-arm, MRI나 초음파 기기 등의 영상 장치를 이용한 방법이 사용되기도 한다.

관절강 내 주사요법에 가장 많이 사용되는 주사용 스테로이드 제제의 약물학적인 성상은 많은 연구에서 밝혀져 있으며 전신적 스테로이드와 매우 유사한 항염증 작용을 국소적으로 얻을 수 있는 이점이 있다. 또한 스테로이드 주사 용제는 분자량과 결정 구조, 혈청 반감기, 용해도, 작용 시간 등에 의해 다양하게 나뉘어 지며, 수용성 스테로이드인 dexameth-asone은 관절 내에서 빠르게 분해되어 전신

부작용을 초래할 수 있기에 잘 사용되지 않는다. 가장 흔하게 사용되는 triamcinolone acetonide는 약 2~3주간 작용이 지속되는 것으로 알려져 있으며 methylprednisolone acetate는 triamcinolone보다 주사 후 통증이 더 심하여 거의 대부분 국소마취제와 혼합하여 사용한다. 국소마취제는 통각수용체에 작용하여 통증을 경감시키고 주사 이후에 일시적으로 생길 수 있는 통증으로 인한 불편감을 경감시키는 효과가 있어 많이 사용된다. 여러 문헌에서 반감기가 긴 bupivacaine을 이용하였을 때 통증 억제효과가 초기에는 좋았으나 장기적인 효과는 별 차이가 없다고 보고하였다. 히알루론산은 N-acetyl-glucosamine과 glucuronic acid의 disaccharide unit의 연속으로 이루어진 고분자의 glycosaminoglycan으로서 관절 내에서 활액이 작용하는 것과 유사한 점탄성을 가진다. 또한 항염증 작용과 진통 효과, 연골 보호의 역할도 함께 기대할 수 있어 많은 관절 내 주사요법에 흔하게 사용된다. 보통 관절 내 주사 시에는 20-에서 22-gauge의 바늘을 사용하고 길이는 1.5~2 inch (40~50 mm)의 길이를 사용한다. 견봉-쇄골 관절 같이 작은 관절에 주사할 때는 25-gauge의 바늘이 주로

사용되고 길이는 0.5 inch (16 mm)로 충분하다. 통상적으로 스테로이드와 국소마취제를 혼합하여 사용하며 히알루론산을 함께 사용하기도 한다. 보통 1회에 주사하는 양은 견관절의 경우에 5~8 mL 정도가 적당하며 견봉-쇄골 관절에는 1 mL 정도로 충분하다.

1) 견관절 내 주사

관절와 상완 관절 주사요법의 주된 적응증은 관절와 상완 관절증(glenohumeral arthrosis)과 유착성 관절낭염(adhesive capsulitis)이다. 관절와 상완 관절증은 비가역적으로 진행하는 관절면의 손상과 함께 흔히 주변 연부조직의 손상이 동반된다. 정확한 유병률은 정립된 바가 없다. 어깨 통증을 가진 환자에서 관절와 상완 관절증이 통증의 원인인 경우는 흔하지 않으며 다른 병적 상태인 경우가 더 많다. 유착성 관절낭염의 유병률은 전체 인구의 약 2% 정도로 알려져 있지만 연령과 당뇨, 갑상선 기능 항진증과 고지혈증에서 더 높아진다. 관절운동과 진통제의 사용 등 보존적 치료의 일환으로 관절 내 주사가 고려될 수 있다. 그러

나 유착성 관절낭염은 약 18개월에서 24개월에 걸쳐서 호전되는 양상을 보이므로 주사요법은 증상을 조절하고 재활 치료를 용이하게 하기 위한 역할을 기대할 수 있다.

(1) 맹검 주사 방법

전방, 상방, 후방, 그리고 변형된 전방 도달법 등 다양한 방법이 있다.

i) 전방 도달법

- 환자를 좌위로 앉히고 중립위로 어깨를 위치시킨 뒤 견관절을 외회전시킨다.
- 오구돌기를 손으로 촉지한 후 오구돌기의 외측연으로부터 외상방으로 손가락 너비만큼 떨어진 곳에 21-gauge/2 inch 주사침을 위치시킨다.
- 전방의 골 표지물인 견봉의 전외측 연과 오구돌기 단, 상완골두가 이루는 삼각형의 중앙에서 후하방을 향하여 주사침을 삽입하여 바늘을 관절와 상완 관절 내로 진입시킨다 (그림 1-1-1).
- 쇄골하동맥과 정맥 및 상완신경총을 주의해서 시술해야 하며, 주사 바늘의 끝에 뼈가

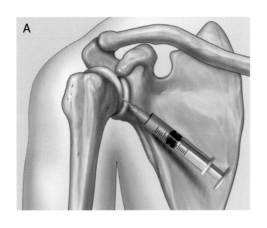
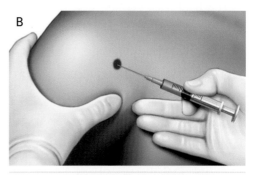

그림 1-1-1. 견관절 전방 주사 방법의 모식도(A)와 실제 주사 사진(B)이다.

촉지되는 경우나 주사 약제의 주입에 과도한 압력이 요구되는 경우에는 주사 바늘을 빼고 다시 시도한다.

ii) 후방 도달법

- 환자를 앉히고 견봉의 후외측연의 2 cm 내측, 2 cm 하방에서 주사침을 위치시킨다(그림 1-1-2A).
- 오구돌기 방향을 향하여 전방으로 진입시켜 관절와 상완 관절 내로 도달한다(그림 1-1-2B).
- 이 방법은 전방접근법에 비하여 환자가 주사 공포심을 적게 느끼고 신경 혈관 다발을 피할 수 있는 장점이 있어 외래에서 흔히 사용된다.

iii) 쇄골 상 도달법 Supraclavicular approach

Nevaiser 방법 또는 변형된 전상방 도달법으로도 불린다.

- 환자를 좌위로 앉히고 어깨를 중립위로 위치시킨 상태에서 시술한다.
- 견갑골 극을 촉지하여 위치를 파악한 후 이를 따라 견봉-쇄골 관절 후외측 연의 이음부를 확인한다.
- 이 이음부로부터 1 cm 내측에서 시작하여 30~45도 각도로 외측, 15도 정도 전방을 향하게 한 후 상완골두를 향해 주사침을 진입시킨다.

(2) 초음파 중재하 주사법

초음파를 이용한 도달법에는 크게 전방, 후방, 회전 간격(rotator interval)으로의 도달법이 있다.

- 전방 도달법은 수직으로 주사침이 진입하여 초음파 영상으로 실시간 확인이 어렵고 오구돌기로 인해 전방 관절와를 확인하기 어려운 단점이 있다(그림 1-1-3).
- 회전 간격으로의 도달법은 삽입 간격이 짧고 시술 부위에 주된 신경이나 혈관이 없어 시술이 용이한 장점이 있다.
- 후방 도달법은 피부에서 관절까지의 거리가 전방보다 길기 때문에 너무 가는 바늘을 사용하면 휠 수 있어 주의를 요한다(그림 1-1-4).

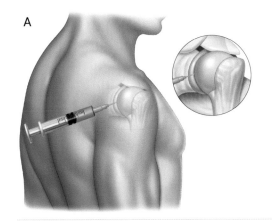
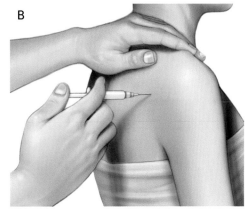

그림 1-1-2. 견관절 후방 주사 방법의 모식도(A)와 실제 주사 사진(B)이다.

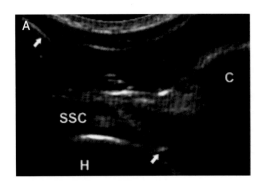

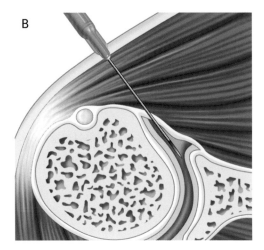

그림 1-1-3. 초음파 중재하 견관절 전방 주사 사진이며(A), 회전 간격으로 주사 바늘이 삽입된다(B).

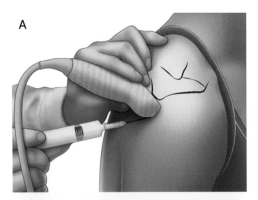

그림 1-1-4. 초음파 중재하 견관절 후방 주사 사진이며(A), 견관절 후방에서 주사 바늘(화살표)이 삽입되는 초음파 사진과 모식도(B)이다.

HH, humeral head; G, glenoid

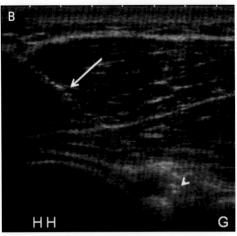

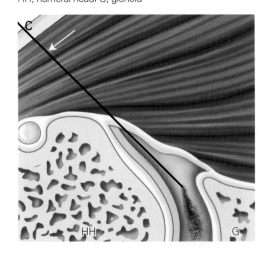

(3) 합병증

가장 흔한 합병증의 하나는 주사 중 또는 주사 이후의 일시적인 통증이다(6.7%). 타는듯한 심한 통증이 발생하는 경우 보통 24시간에서 48시간까지 지속되며 대부분은 스테로이드 결정체에 의한 일시적인 반응성 활액막염(reactive synovitis)이 원인이다. 안면 홍조가 약 15%의 환자에서 나타날 수 있고 여성에서 많으며 3일 이상 지속되는 경우는 드물다. 피부와 피하지방의 위축이 스테로이드 주사 이후에 발생할 수 있으며 6개월 이상 지속될 수도 있다(0.35%). 세균성 관절염은 매우 주의해야 하며 1:3000에서 1:50000의 비율로 나타날 수 있다는 보고가 있다. 유리 연골(hyaline cartilage) 손상은 동물 실험에서는 보고된 바가 있지만 사람에서는 그렇지 않은 것으로 알려져 있다. 스테로이드 주사요법의 금기증은 관절 치환술을 시행하였거나 관절에 골절이 있는 경우, 세균성 관절염인 경우 등이다.

히알루론산 주사 후에 발생할 수 있는 급성 반응으로는 주사부위의 통증 및 부종, 가성통풍의 악화, 급성 전신 면역 반응 등이 있을 수 있다. 저 분자량 제제가 동일한 임상적 결과를 가지기 위해서는 더 많은 주사가 필요하므로 고분자량 제제보다 감염 등 부작용이 발생할 확률이 높다고 하지만, 주사빈도와 부작용의 발생률과의 관계에 대해 의견이 분분하다. 혹자는 처음 주사 치료를 시행했을 때에 발생하는 부작용의 비율보다 뒤이은 주사 치료로 인한 부작용의 발생률이 낮다고 하였지만, 추가적인 주사 치료로 인한 합병증의 발생률이 첫 주사 치료보다 8배나 더 높았다는 보고도 있어 아직까지 논란의 여지가 있다. ≫

Technical tip ≫ 견관절 초음파 중재하 관절 내 주사 치료

50세 여자가 3개월 전부터 외상 병력 없이 우측 어깨가 아프기 시작하였으나 특별한 치료 없이 지내다 내원하였다. 신체 진찰 상 우측 어깨의 수동적 및 능동적 운동 범위가 정상의 1/2 정도로 감소되어 있었다. 방사선 검사 상, 뼈에 이상 소견은 없었고, 혈액 검사도 정상이었다. 초음파 검사 상 극상건의 점액낭측에 1 cm 정도 크기의 부분층 파열이 관찰되었으나 급히 봉합 수술을 할 정도는 아니었다. 따라서 현재 환자의 증상이 우측 견관절 유착성 관절낭염(오십견) 때문인 것으로 진단하였고, 강직을 호전시키고자 우측 견관절 내에 saline 1 mL, bupivacaine 2 mL, triamcinolone 1 ample을 하나의 주사기에 섞은 후 초음파 중재하에 관절 내 주사를 시행하였다. 국소마취제는 주사 후 통증을 감소시키기 위해 혼합하여 사용하였다. 주사 후에는 견관절의 강직을 서서히 호전시키기 위하여 기본적인 물리 치료와 함께 견관절의 굴곡, 외회전, 내회전 스트레칭 물리 치료를 처방하였다. 환자는 1주마다 증상을 관찰하였는데, 견관절의 운동 제한 각도가 호전되면서 증상도 호전되는 양상을 보였다. 극상건의 점액낭측 부분층 파열은 정기적인 초음파 검사로 악화 여부를 확인할 예정이며, 파열의 크기가 커지면 봉합 수술을 시행할 계획임을 환자에게 설명하였다. ■

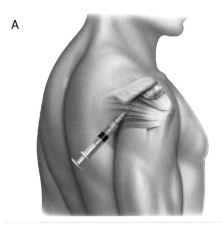
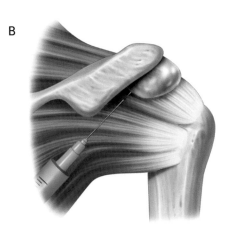
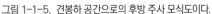

그림 1-1-5. 견봉하 공간으로의 후방 주사 모식도이다.

2) 견봉하 공간의 주사

견봉하 충돌 증후군, 회전근개의 건염, 견봉하 점액낭염 등에서 사용할 수 있는 유용한 방법이지만 다른 치료법도 병행하는 것이 좋다.

(1) 맹검 주사 방법

환자를 골 표지물을 두드러지게 나타낼 수 있도록 앉은 자세로 위치시키고 팔을 살짝 당겨주는 것이 도움이 된다. 후방 도달법은 견봉의 후외측 끝에서 2 cm 하방, 1 cm 내측으로 접근하는 방법이다(그림 1-1-5).

- 약 45도 정도 머리방향으로 진입시켜 후방 견봉의 윤곽을 따라 진행하여 접근한다.
- 전외측 접근법은 견봉외연에서 2 cm 하방과 견봉의 전연에서 1 cm 후방으로 교차하는 지점에서 접근하는 방법이다(그림 1-1-6).
- 축면(axial plane)으로 곧바로 주사침을 진

입시켜 견봉하 공간에 도달할 수 있으며 주사침은 21- 또는 22-gauge가 가장 많이 사용된다.

(2) 초음파 중재하 주사 방법

- 환자를 앙와위 및 좌위로 위치시키고 손바닥을 엉덩이 위에 올려놓는 modified crass position으로 자세를 잡는다.
- 고주파 선형 변환기(probe)를 견봉의 내측, 오구-견봉궁에 수직으로 위치시킨다. 이 자세에서는 견봉하 삼각근하 점액낭이 삼각근과 극상건 사이에 점액낭 주위의 지방 조직에 둘러싸여 있는 것을 확인할 수 있다.
- In-plane 접근을 통해 주사침을 외측에서 내측방향으로 삽입하며 이때 마른 체형의 사람에게는 변환기를 90도 회전시켜 위치하는 것이 더 안정적일 수 있다(그림 1-1-7).
- 40 mg methylprednisolone이나 triamcinolone과 4~6 mL 가량의 국소마취제와 혼합하여 주사할 수 있다.

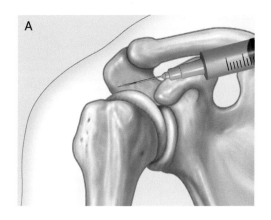

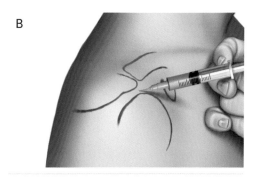

그림 1-1-6. 견봉하 공간으로의 전외측 주사 모식도(A)와 실제 주사하는 모습(B)이다.

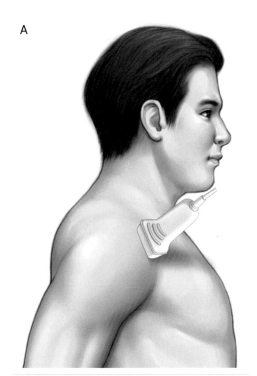

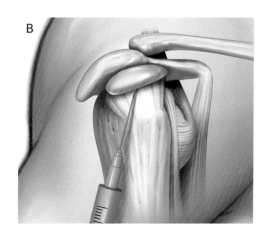

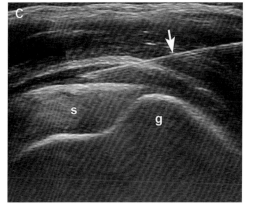

그림 1-1-7. 초음파 중재하 견봉하 공간으로의 주사 사진이 모식도이며(A, B), 초음파상에서 주사 바늘(화살표)이 삽입된 것이 관찰된다(C).

S, supraspinatus; g, greater tuberosity

3) 견봉-쇄골 관절 내 주사

견봉-쇄골 관절 내 주사 치료가 진단적으로 효용성이 있다고 널리 받아들여지긴 하지만 스테로이드 주사의 역할에 대해서는 잘 알려져 있지 않다. 일부 연구에서 견봉-쇄골 관절 내 주사 치료 이후 단기적인 증상의 호전을 보였다고 하였다. 그러나 견봉-쇄골 관절 내 주사 치료의 효과에 대한 보고들은 대부분 후향적 연구이며, 현재까지 견봉-쇄골 관절에 대한 주사요법의 효용성을 입증할 만한 무작위 대조시험(randomized controlled study)은 없는 실정이다.

(1) 맹검 주사 방법

- 환자를 앙와위 또는 앉은 자세로 위치한 후 환측 팔이 매달려 있듯이 편안하게 내려놓는 자세를 취하도록 하여 관절 표면이 잘 돌출되도록 한다.
- 쇄골 원위부를 따라 촉지하여 견봉-쇄골 관절을 파악하고 관절선의 중간 지점을 파악한다.
- 주사침을 전방 및 상방에서 시작하여 하방을 향해 관절 강 내로 진입시킨다(그림 1-1-8).

(2) 초음파 중재하 주사 방법

- 앙와위 및 좌위 모두에서 시행할 수 있으며 팔을 중립위에 놓아 심부 관절 공간이 가장 넓어지도록 한다.
- 구조물들이 표재에 위치해 있으므로 고주파의 선형 변환기를 사용한다.
- 견봉 내측에서 쇄골과의 선상에 변환기를

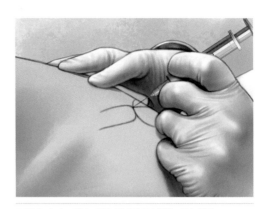

그림 1-1-8. 견봉-쇄골 관절에 주사하는 모습이다.

위치하고 out-of-plane 또는 in-plane방법을 이용해 주사침을 변환기와 평행하게 직접 삽입한다(그림 1-1-9).
- 견봉-쇄골 관절막으로부터 관절 내 공간의 깊이는 약 4.1 mm 정도이므로 지나치게 바늘을 깊이 삽입하면 관절막을 관통할 수 있으므로 유의한다.
- 통상 1~2 mL 정도를 주사하며 초음파를 통해 관절막이 부풀어 오르거나 관절 내 공간이 넓어지는 것을 확인할 수 있다.

4) 주관절 내 주사

요골 두, 외상과 및 주두가 이루는 삼각형의 중심부에서 관절 방향으로 주사를 삽입하는데(그림 1-1-10), 공간이 견관절에 비해 상대적으로 좁으므로 서서히 삽입하면서 저항이 없는 부위쪽으로 주사 바늘을 삽입하며, 주사액을 관절 내에 정확하게 넣으면 주관절이 신전되는 것을 확인할 수 있다. 또한 초음파 중재하에 정확히 주사 바늘을 삽입할 수 있다(그림 1-1-11).

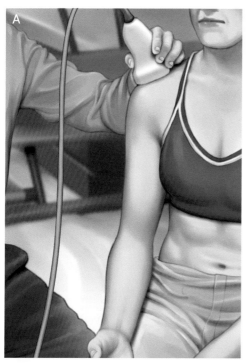

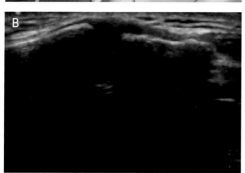

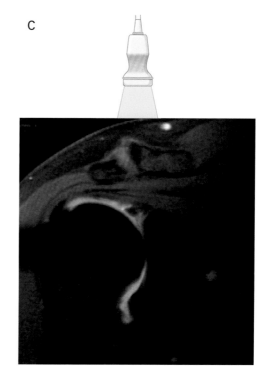

그림 1-1-9. 초음파 중재하에 견봉-쇄골 관절에 주사하는 모습이다.

5) 손목 관절 내 주사

손목은 수장부와 수배부 어디에서든 주사가 가능하며, 시술자의 선호도에 따라 주사 위치를 선택하면 된다. 그러나 수장부에서 바늘을 삽입할 경우 정중신경과 척골신경을 손상시키지 않게 주의하면서 주사해야 한다(그림 1-1-12). 수장부에서의 주사 때 신경 손상의 염려 때문에 수배부에서 주사하는 경우가 많으며, 수배부에는 6개의 구획으로 나뉘어져 있어(그림 1-1-13), 그 구획들 사이로 주사를 하면 되지만, 3구획과 4구획 사이로 주사하는 경우가 대부분이며 장무지신건과 단요수신건을 피해서 주사해야 한다(그림 1-1-14, 1-1-15).

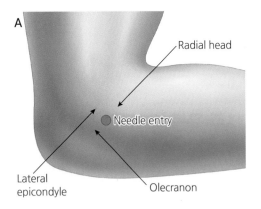

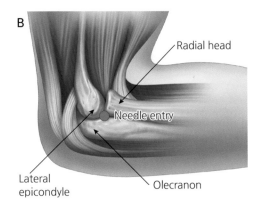

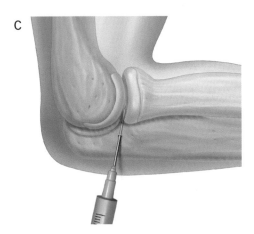

그림 1-1-10. 주관절 외측에서의 주사 방법이며, 표면 해부학적인 부위의 모식도(A)와 심부 해부학의 모식도(B)를 보면 주사 바늘의 삽입 위치를 알 수 있다(C).

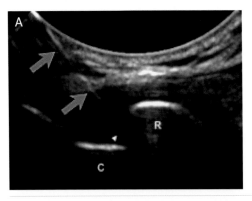

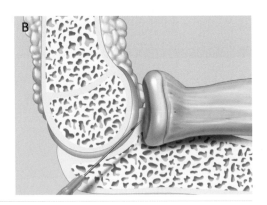

그림 1-1-11. 초음파 중재하 주관절 외측에서의 주사 방법(화살표; 주사 바늘)
R, radial head

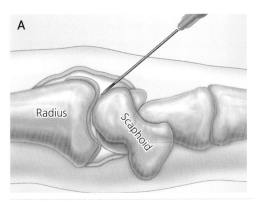 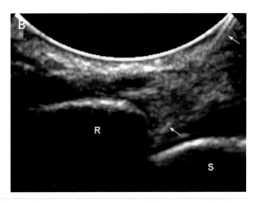

그림 1-1-12. 관절에 수장부에서 초음파 중재하에 주사 바늘(화살표)을 삽입하는 모식도(A)와 초음파 사진(B)

R, radius; S, scaphoid

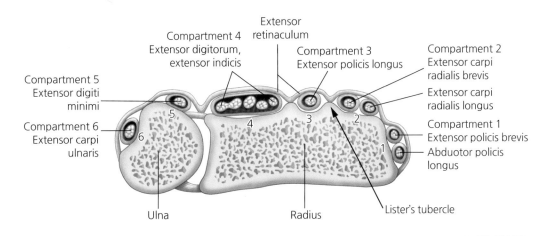

그림 1-1-13. 손목 수배부의 구획 모식도

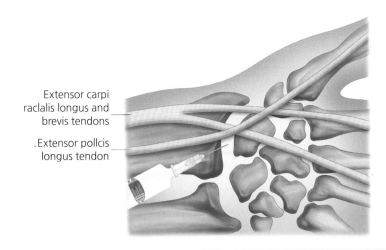

그림 1-1-14. 손목 관절의 수배부의 3구획과 4구획 사이에서 단무지신건과 단요수신건을 피해서 주사하는 모식도이다.

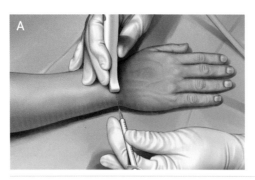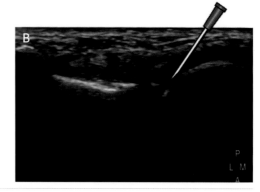

그림 1-1-15. 초음파 중재하 손목 관절에 수배부에서 주사하는 방법

2. 통증 유발점 주사

Trigger point injection (TPI)

통증 유발점(통점, trigger point)은 국소 동통 및 근육 경직을 동반하는 골격근(skeletal muscles) 섬유 속에 작게 만져지는 혹(nodule)으로서 근막 통증 증후군의 유발 인자로 알려져 있다.

통증 유발점에 어떠한 방법으로든 자극을 가하면 통증을 유발하며 연관통(referred pain), 연관 압통(referred tenderness), 근육 기능 저하, 자율신경계 이상 및 중추신경계의 이상 흥분 등을 일으킬 수 있으며, 통증 유발점을 자극하는 순간 국소 근육 경련 반응(local twitch response)을 볼 수 있는 것이 특징이다. 대부분의 경우 환자 자신이 느끼는 연관통이 주 증상이며, 통증 유발점은 표재성 근육에 생기거나 국소 근 수축이 있을 때 쉽게 만져지고 그 크기는 2~10 mm 정도이다.

이러한 통증 유발점에 대한 치료로는 분사 치료(spray), 스트레칭, 마사지, 지압, 전기 자극, 초음파 치료 등의 비침습적 치료가 있지만, 앞에 나열한 치료들이 효과가 없거나 빠른 치료를 요하는 경우에는 주사 등의 침습적인 치료를 시행할 수 있다. 따라서 비침습적인 치료는 제외하고 침습적인 치료인 통증 유발점 주사(trigger point injection, TPI)에 대하여 보고된 문헌을 참조하고 저자의 경험 등을 종합하여 기술하였다.

1) 통증 유발점의 발생 기전

통증 유발점이 왜 생기는지는 아직 정확하게 밝혀지지 않았지만, 근육의 과부하가 원인으로 추정되고 있다. 과부하의 원인으로는 근육의 과다 사용 또는 근육을 사용하지 않다가 사용할 때 등이며, 통증 유발점이 생기는 다른 원인으로는 근육 염좌, 수술 등으로 인한 근육 손상, 육체적 피로, 정신적인 스트레스, 내장 질환(internal disease), 감염, 고열, 신경 압박 또는 신경 포착 증후군 등이 원인으로 추정되고 있다. 통증 유발점이 근육 섬유에 생기는 기전은 에너지 과다 소모설(energy crisis hypothesis), 근방추설(muscle spindle hypothesis) 및 운동신경 종판의 기능 이상설

(dysfunctional motor end-plate hypothesis) 등이 있지만 아직 입증된 것은 없는 상태이다.

2) 통증 유발점의 용어

(1) 활성 통점과 비활성 통점
Active. latent trigger point

활성화된 통점은 대개 통증을 수반하고 유발점을 손가락으로 누르면 압통이 있으며, 아직 활성화되지 않은 비활성 통점은 근육 긴장이 증가하고 근육 길이의 감소가 생기지만 자발적 통증은 유발하지 않는다. 그러나 활성 통점과 비활성 통점은 모두 심각한 근육 운동의 장애를 유발할 수 있다.

(2) 주 통점 및 위성 통점
Key. satellite trigger point

어느 한 근육에 주 통점이 생기면 그 주위의 다른 근육에 위성 통점이 생길 수 있으며, 이러한 경우 주 통점을 없애주면 위성 통점도 따라서 없어지는 경향이 있다.

(3) 일차성 통점 및 이차성 통점
Primary. secondary trigger point

일차성 통점은 척추나 다른 기관에 이상이 없이 근육 자체의 과사용으로 생기는 경우이며, 이차성 통점은 척추나 다른 부위의 질환 등이 원인이 되어 이차적으로 생기는 경우를 말한다.

(4) 일차적 통점 및 이차적 통점
Primarily. secondarily trigger point

예를 들어 상완 이두박근에 과부하로 통점이 생긴 경우, 이두박근의 수축을 억제하여 증상을 완화하기 위하여 삼두박근이 수축하면서 삼두박근에 통점이 생길 수 있는데, 이때 이두박근에 먼저 생긴 통점을 일차적 통점이라고 하며 삼두박근에 생긴 통점을 이차적 통점이라고 지칭한다.

3) 근막 통증 증후군의 증상

근막 통증 증후군의 증상은 환자가 국소 근육, 관절 또는 연부 조직에 통증을 느끼며 연관통, 감각 이상을 호소한다. 또한 근육의 경련(spasm), 근력 저하가 나타나며, 자율신경계 이상 증상으로 비정상적인 발한(sweating), 눈물, 콧물, 타액 분비의 증가 등의 증상을 호소하기도 한다. 또한 고유 감각(proprioception) 이상으로 균형 감각 저하, 어지럼증, 이명(tinnitus) 등을 호소할 수 있다.

4) 근막 통증 증후군의 통증 유발점에 대한 진단

통증 유발점이 활성화된 부위에서는 단단한 띠(taut band)가 만져지며, 압통을 느끼는 혹(tender nodule)이 존재하고, 통점을 자극하면 그 근육의 특징적인 연관통을 확인할 수 있으며 동시에 국소적인 근육 경련 반응(local twitch response)을 볼 수 있다. 또한 해당 근육과 연계된 관절의 운동 범위 저하와 이환된 근육의 근력 저하 및 근육을 스트레칭 하면 강한 통증을 호소한다. 이러한 통점 부위의 단단한 띠, 국소 근육 경련 반응은 초음파 검사로 볼 수 있으며 신경 생리 검사(근전도, 신경 전도 검사)로 확인이 가능하다. 상기 진찰 소견 및 검사 소견으로 통증 유발점을 확인하고 근막 통증 증후군을 진단할 수 있다.

5) 근막 통증 증후군의 통증 유발점과 섬유 근통(Fibromyalgia)의 감별

통증 유발점은 남녀 발생 비율이 비슷하며 국소에 생기고 국소 통증 및 압통, 단단한 띠(taut band)가 만져지며, 관절 운동 범위의 감소, 통증 유발점 주사에 반응하는 특징이 있으나, 섬유 근통은 여자에 호발하고, 전신적인 통증 및 압통을 호소하며, 근육 내에 단단한 띠는 없고 관절 운동 범위도 줄어들지 않으며 통증 유발점 주사에 반응을 하지 않는다.

6) 통증 유발점 주사 치료의 금기증

혈액 항응고 치료를 시행 받고 있는 환자나 항응고제를 복용하는 경우, 아스피린이나 비타민 C를 복용하고 있는 경우, 흡연가, 주사에 공포심이 심한 환자 그리고 급성 감염이 있는 부위, 주사제에 알레르기 반응이 있는 경우 등에서는 시행하지 말아야 한다.

7) 통증 유발점 주사의 치료 기전

통증 유발점에 대한 주사 치료의 작용 기전은 몇 가지 소개되어 있는데 ① 주사 바늘이 통증 유발점을 기계적으로 제거한다는 설, ② 주사로 인한 근육 섬유가 파괴되면서 세포 내 칼륨이 분비되어 신경 섬유의 탈분극(depolarization)을 일으킨다는 설, ③ 통증을 지속시키는 양성 되먹임(positive feedback)을 차단한다는 설, ④ 주사제에 의한 통증 감각 물질의 희석 또는 국소마취제에 의한 혈관 확장 효과로 대사 물질 제거가 증가한다는 설 등이다.

8) 통증 유발점 주사 치료의 방법 (횟수 및 주사 바늘과 주사제의 종류)

근막 통증 증후군의 통증 유발점에 대하여 몇 차례 주사가 좋은가 하는 것은 정해지지 않았으나 대개는 1~2회 정도 시행하여 통증 유발점을 제거할 수 있는 것으로 알려져 있다. 또한 21-, 23-, 25-gauge 주사 바늘을 사용했을 때 21-, 23-gauge가 더 효과적이었다고 하였으나 바늘이 너무 굵으면 통증이 심하고 출혈이 많을 수 있으며, 바늘이 너무 가늘 때에는 휘어지면서 목표를 벗어나기 쉽기 때문에 이를 고려하여 적당한 굵기의 바늘을 사용하면 된다.

통증 유발점에 대한 주사 치료를 시행할 때 단순히 주사 바늘로 자극해도 국소마취제나 보톡스(botulinum toxin-A)를 같이 주입하는 방법 모두 통점을 없애는데 효과적이었지만, 시술 후 통증을 완화하기 위해서는 국소마취제를 쓰는 것이 더 효과적인 것으로 보고되고 있다. 또한 주사제로 국소마취제와 보톡스를 비교할 때 두 가지 모두 효과적이지만 비용 측면에서는 국소마취제가 더 저렴하기 때문에 군이 보톡스를 쓸 필요는 없다고 보고된 것도 있다.

9) 통증 유발점 주사 치료의 합병증

일반적으로 통증 유발점 주사를 시행 후 일시적으로 통증이 증가될 수 있으며, 반복적인 국소마취제의 사용이 근병증(myopathy)이나 근육의 괴사 등 근독성(myotoxicity)을 유발할 수 있으며, 연부 조직 감염, 기흉, 혈종 형성, 신경 손상, 약물 과다 사용으로 인한 합병증 등이 생길 수 있으므로 주의를 요한다.

10) 통증 유발점의 장기화 요소들
Perpetuating factors

습관적인 자세 이상, 정신적인 스트레스, 비타민 B, C 결핍 및 영양 결핍, 저대사증(hypometabolism), 통풍 같은 대사성 질환과, 저혈당증(hypoglycemia) 등의 내분비계 이상이 있을 때 통점이 없어지지 않고 장기화 될 수 있다. 또한 우울증, 불안 장애(anxiety) 등의 정신과적인 문제가 있거나, 만성 감염, 만성 장기 질환(visceral disease), 수면 부족, 척추 신경근이 압박되는 경우 같은 신경 포착 증후군(nerve entrapment syndrome) 등도 통점의 장기화의 원인이 될 수 있다.

11) 결론

근막 통증 증후군은 실제 정형외과 임상에서 많이 볼 수 있는 질병 군이며, 증상의 차이는 있지만 심한 경우 환자가 거동이 매우 불편하고 일상 생활에 막대한 지장을 초래하기도 하기 때문에 정확한 진단과 함께 통증 유발점을 제거함으로써 환자에게 많은 도움을 줄 수 있다. 따라서 통증 유발점 주사의 효능, 금기증, 부작용 등을 숙지하여 시행한다면 근막 통증 증후군 치료에 있어서 좋은 치료 방법 중의 하나가 될 수 있을 것으로 사료된다.

상지의 통증 유발점과 연관통의 모식도

1. 목, 상완부 Neck and upper arm

1) 사각근 Scalene muscles

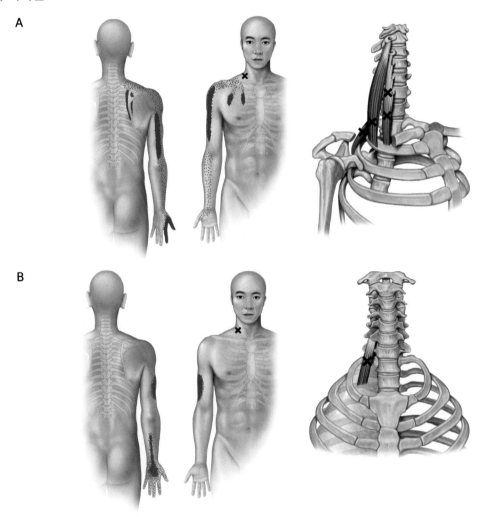

그림 1-1-16. A. 전 사각근, 중 사각근 및 후 사각근의 통증 유발점과 연관통의 모식도. B. scalenus minimus의 통증 유발점과 연관통의 모식도
X: 통증 유발점, 짙은 붉은색: 고유 연관통 부위, 붉은 점으로 표시된 부위: 잠재적 연관통 부위

2) 승모근 Trapezius

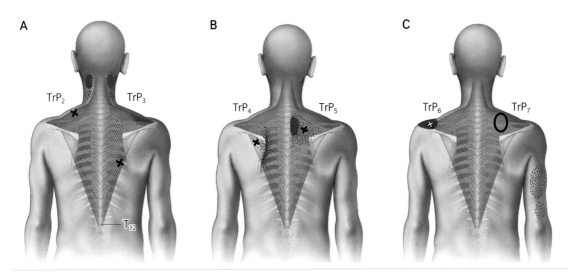

그림 1-1-17. 승모근의 통증 유발점과 연관통의 모식도
X: 통증 유발점, 짙은 붉은색: 고유 연관통 부위, 붉은 점으로 표시된 부위: 잠재적 연관통 부위

3) 견갑 거근, 능형근 Levator scapulae, Rhomboids

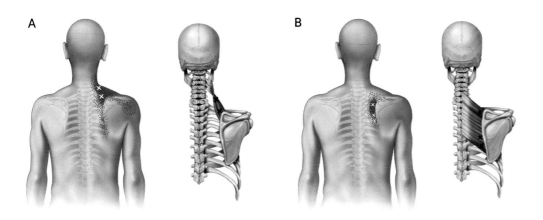

그림 1-1-18. A. 견갑 거근의 통증 유발점과 연관통의 모식도. B. 능형근의 통증 유발점과 연관통의 모식도
X: 통증 유발점, 짙은 붉은색: 고유 연관통 부위, 붉은 점으로 표시된 부위: 잠재적 연관통 부위

4) 극상근, 극하근 Supraspinatus, Infraspinatus

A

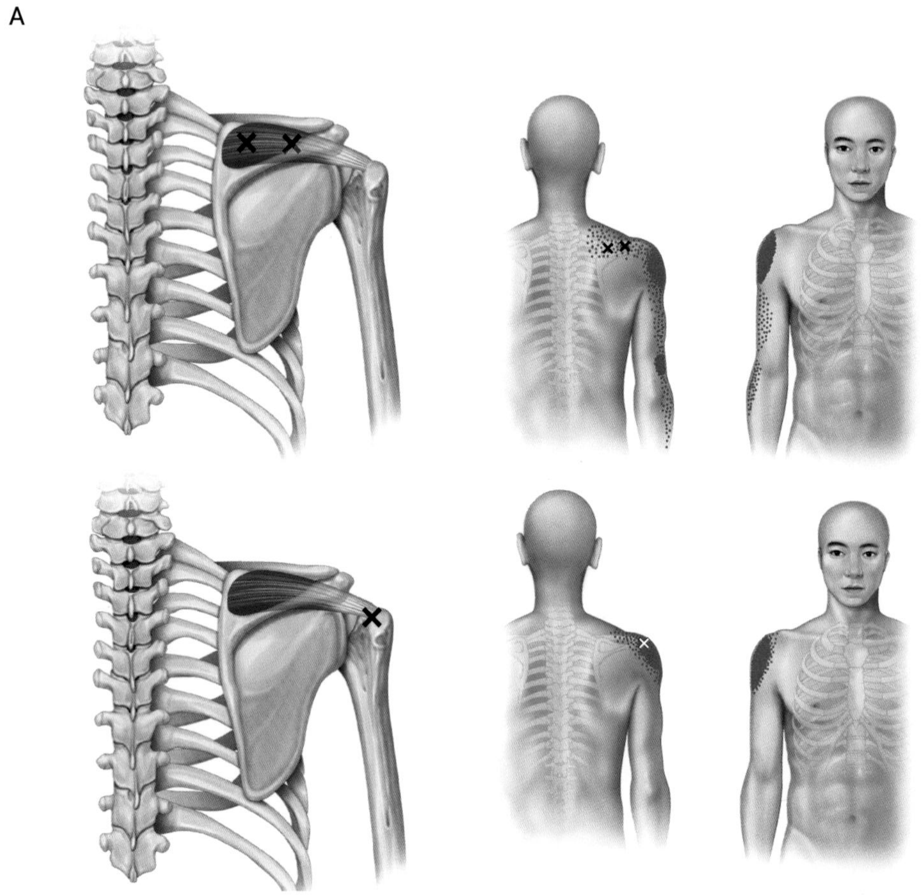

그림 1-1-19. A. 극상근의 통증 유발점과 연관통의 모식도. B. 극하근의 통증 유발점과 연관통의 모식도
X: 통증 유발점, 짙은 붉은색: 고유 연관통 부위, 붉은 점으로 표시된 부위: 잠재적 연관통 부위

B

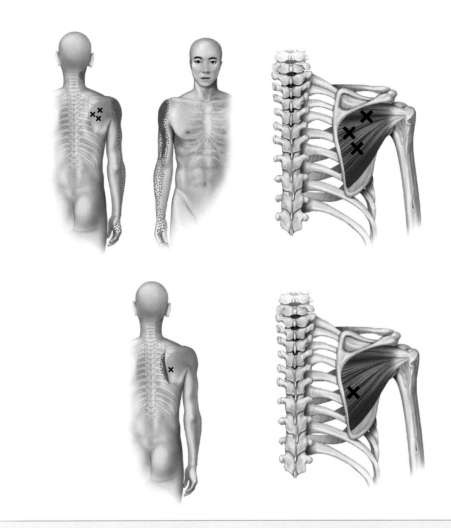

Technical tip ≫ 견갑부 근막 통증 증후군에서 통증 유발점 주사

53세 여자가 2주 전부터 외상 병력 없이 양측 어깨가 아프기 시작하였으며, 병원에서 약을 처방 받아 복용해도 증상이 호전되지 않아 내원하였다. 신체 진찰 상 양측 어깨의 강직이나 압통은 없었으며, 주 증상은 잠잘 때 아프고 팔을 위로 올리거나 외전, 외회전, 내회전 할 때 어깨에 통증이 있었다. 방사선 검사, 혈액 검사는 정상이었다. 초음파 검사 상에도 석회성 건염이나 회전근개의 파열 소견은 관찰되지 않았다. 이러한 환자의 증상은 견관절 문제가 아닌 것으로 판단하고, 후견갑부의 승모근, 극상근, 극하근, 능형근 등에 압통이 있는지 확인하였다. 양측 승모근, 극하근에 압통이 있는 부위에 작은 nodule이 만져지는 것으로, 후견갑부의 근막 통증 증후군으로 진단하였고, 통증 유발점 한 군데 마다 saline 1 mL, 국소마취제 1 mL를 하나의 주사기에 섞어 주사하였다. 주사 후 어깨 스트레칭 방법을 교육하여 시행하게 하였고, 1주만에 경과 관찰한 결과 어깨 부위의 통증은 많이 호전된 것을 확인하였고, 압통이 아직 남아 있는 부위에 추가로 통증 유발점 주사를 시행하였다. ■

5) 대 원형근, 소 원형근 Teres major, minor muscle

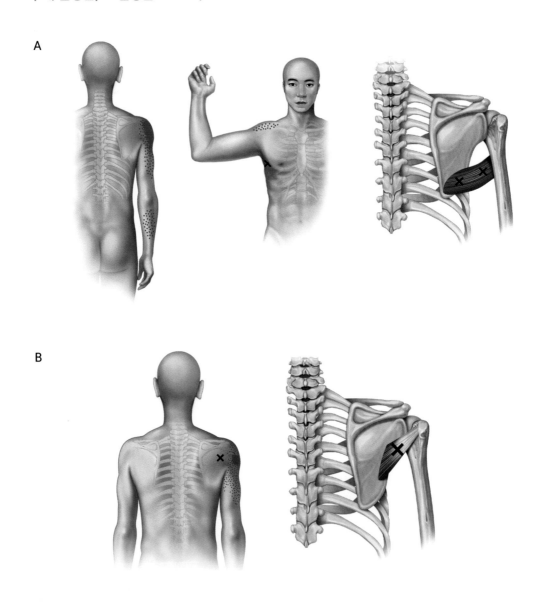

그림 1-1-20. A. 대 원형근의 통증 유발점과 연관통의 모식도. B. 소 원형근의 통증 유발점과 연관통의 모식도
X: 통증 유발점, 짙은 붉은색: 고유 연관통 부위, 붉은 점으로 표시된 부위: 잠재적 연관통 부위

6) 삼각근 Deltoid

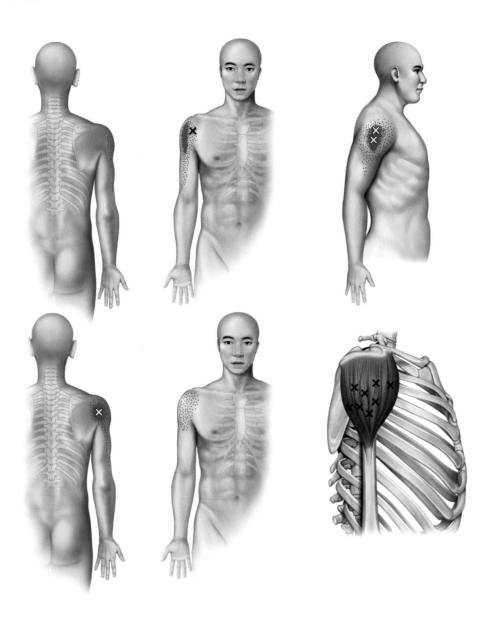

그림 1-1-21. 삼각근의 통증 유발점과 연관통의 모식도
X: 통증 유발점, 짙은 붉은색: 고유 연관통 부위, 붉은 점으로 표시된 부위: 잠재적 연관통 부위

7) 오구 상완근, 상완근 Coracobrachialis, Brachialis

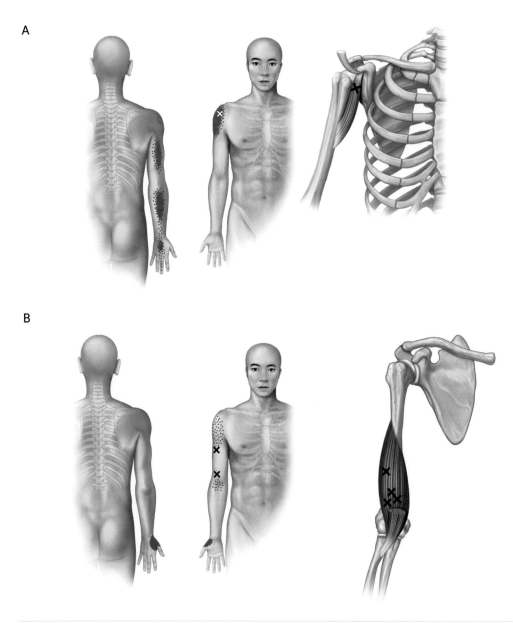

그림 1-1-22. A. 오구 상완근의 통증 유발점과 연관통의 모식도. B. 상완근의 통증 유발점과 연관통의 모식도
X: 통증 유발점, 짙은 붉은색: 고유 연관통 부위, 붉은 점으로 표시된 부위: 잠재적 연관통 부위

8) 상완 이두근 Biceps brachii

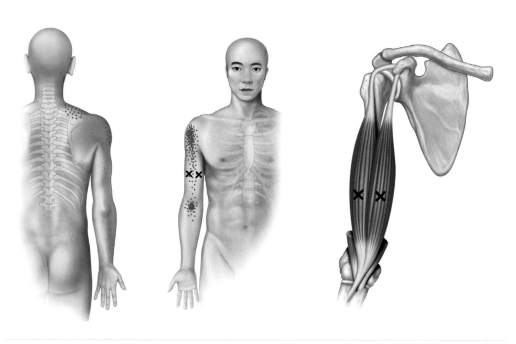

그림 1-1-23. 상완 이두근의 통증 유발점과 연관통의 모식도
X: 통증 유발점, 짙은 붉은색: 고유 연관통 부위, 붉은 점으로 표시된 부위: 잠재적 연관통 부위

9) 상완 삼두근 Triceps brachii

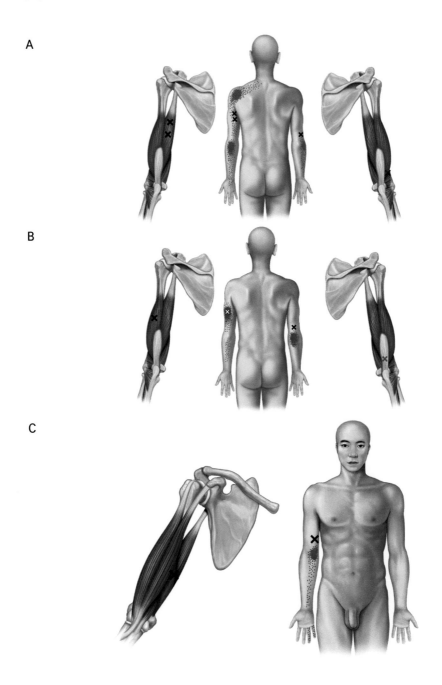

그림 1-1-24. A, C. 상완 삼두근 장두의 통증 유발점과 연관통의 모식도. B. 상완 삼두근 외측 두의 통증 유발점과 연관통의 모식도
X: 통증 유발점, 짙은 붉은색: 고유 연관통 부위, 붉은 점으로 표시된 부위: 잠재적 연관통 부위

2. 주관절 부위 및 전완부 Elbow and Forearm

1) 팔꿈치근 Anconeus

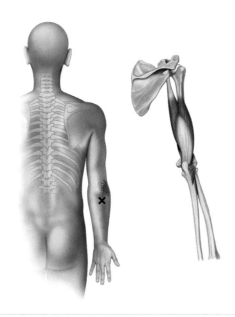

그림 1-1-25. 팔꿈치근의 통증 유발점과 연관통의 모식도
X: 통증 유발점, 짙은 붉은색: 고유 연관통 부위, 붉은 점으로 표시된 부위: 잠재적 연관통 부위

2) 회외근, 원회내근, 장장근 Supinator, Pronator teres, Palmaris longus

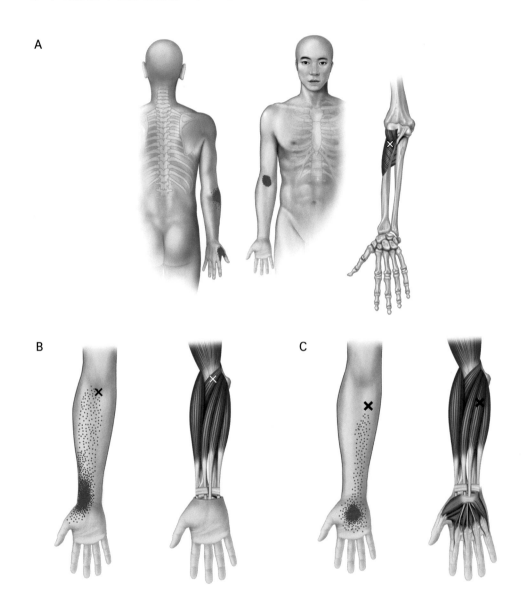

그림 1-1-26. A. 회외근의 통증 유발점과 연관통의 모식도. B. 원회내근의 통증 유발점과 연관통의 모식도. C. 장장근의 유발점과 연관통의 모식도

X: 통증 유발점, 짙은 붉은색: 고유 연관통 부위, 붉은 점으로 표시된 부위: 잠재적 연관통 부위

3) 상완요근, 손목 신전근 Brachioradialis, Extensor carpi ulnaris, Extensor carpi radialis brevis, longus

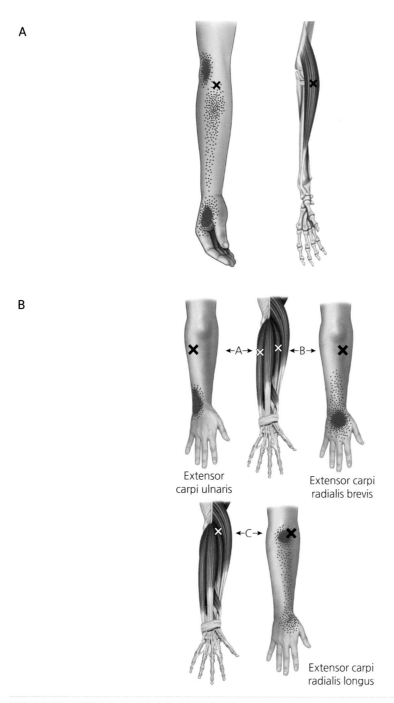

A

B

Extensor
carpi ulnaris

Extensor carpi
radialis brevis

Extensor carpi
radialis longus

그림 1-1-27. A. 상완요근의 통증 유발점과 연관통의 모식도. B. 손목 신전근육들의 통증 유발점과 연관통의 모식도
X: 통증 유발점, 짙은 붉은색: 고유 연관통 부위, 붉은 점으로 표시된 부위: 잠재적 연관통 부위

4) 수지 신전근, 시지 신전근 Extensor digitorum communis, Extensor indicis

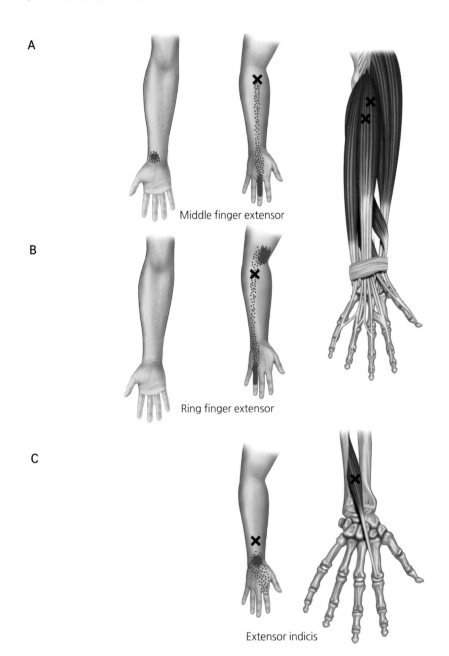

A

Middle finger extensor

B

Ring finger extensor

C

Extensor indicis

그림 1-1-28. A. 3수지 신전근의 통증 유발점과 연관통의 모식도. B. 4수지 신전근의 통증 유발점과 연관통의 모식도. C. 2수지 신전근의 통증 유발점과 연관통의 모식도
X: 통증 유발점, 짙은 붉은색: 고유 연관통 부위, 붉은 점으로 표시된 부위: 잠재적 연관통 부위

5) 손목 굴곡근, 무지 굴곡근 Flexor carpi radialis, Flexor carpi ulnaris, Flexor digitorum superficialis, Flexor digitorum profundus, Flexor pollicis longus

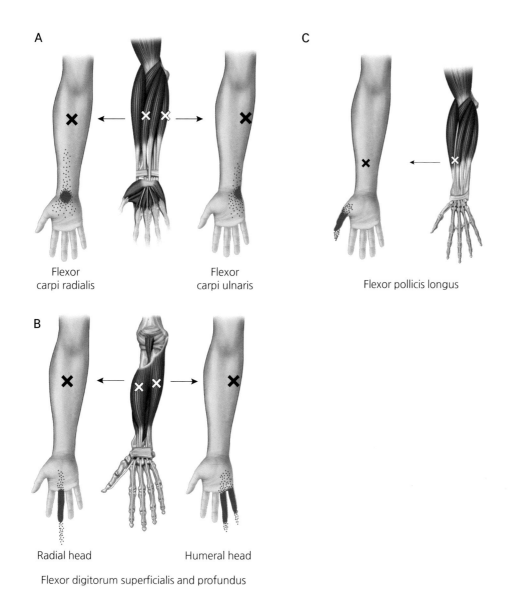

A

Flexor
carpi radialis

Flexor
carpi ulnaris

C

Flexor pollicis longus

B

Radial head

Humeral head

Flexor digitorum superficialis and profundus

그림 1-1-29. A. 손목 굴곡근의 통증 유발점과 연관통의 모식도. B. 수지 굴곡근의 통증 유발점과 연관통의 모식도. C. 1수지 굴곡근의 통증 유발점과 연관통의 모식도
X: 통증 유발점, 짙은 붉은색: 고유 연관통 부위, 붉은 점으로 표시된 부위: 잠재적 연관통 부위

3. 전완부 및 수부 Forearm & Hand

1) 무지내전근, 대립근 Adductor pollicis, Opponens pollicis

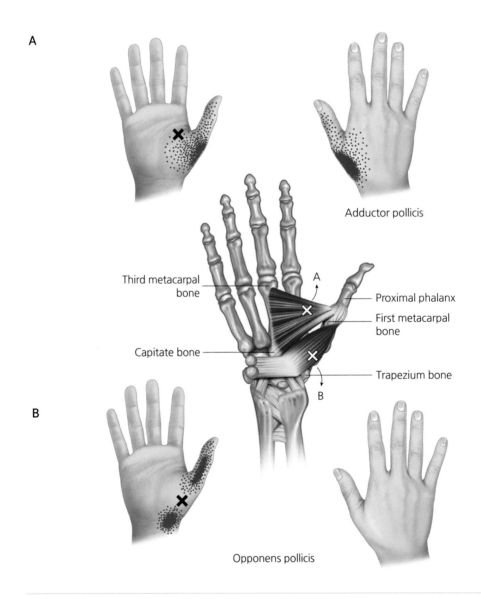

A

Adductor pollicis

Third metacarpal bone

A

Proximal phalanx

First metacarpal bone

Capitate bone

Trapezium bone

B

B

Opponens pollicis

그림 1-1-30. A. 무지내전근의 통증 유발점과 연관통의 모식도. B. 무지대립근의 통증 유발점과 연관통의 모식도
X: 통증 유발점, 짙은 붉은색: 고유 연관통 부위, 붉은 점으로 표시된 부위: 잠재적 연관통 부위

2) 골간근: 충양근, 소지내전근 Interosseous muscles; Lumbricalis, Adductor digiti minimi

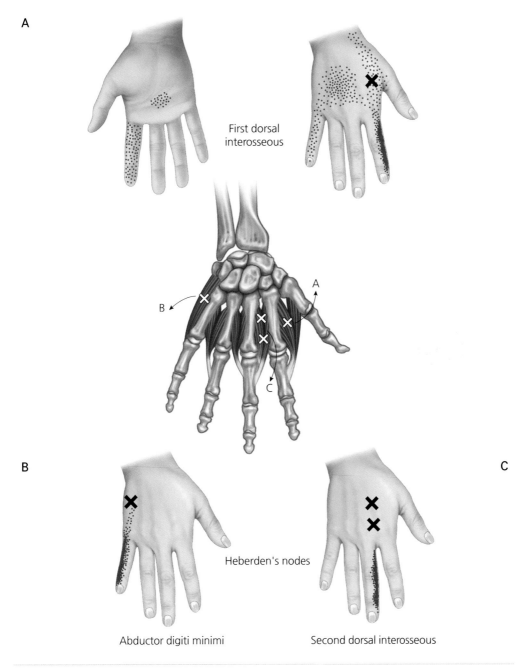

A

First dorsal
interosseous

B

C

Heberden's nodes

Abductor digiti minimi

Second dorsal interosseous

그림 1-1-31. A. 제1 배측 골간근의 통증 유발점과 연관통의 모식도. B. 소지내전근의 통증 유발점과 연관통의 모식도. C. 제2 배측 골간근의 통증 유발점과 연관통의 모식도
X: 통증 유발점, 짙은 붉은색: 고유 연관통 부위, 붉은 점으로 표시된 부위: 잠재적 연관통 부위

참고문헌

1. Adams ME, Lussier AJ, Peyron JG. A risk-benefit assessment of injections of hyaluronan and its derivatives in the treatment of osteoarthritis of the knee. Drug Saf 2000;23:115-30.

2. Boselli KJ, Ahmad CS, Levine WN. Treatment of glenohumeral arthrosis. Am J Sports Med 2010;38:2558-72.

3. Brockmeier SF, Shaffer BS. Viscosupplementation therapy for osteoarthritis. Sports Med Arthrosc 2006;14:155-62.

4. Caldwell JR. Intra-articular corticosteroids. Guide to selection and indications for use. Drugs 1996;52:507-14.

5. Cameron BD, Iannotti JP. Alternatives to total shoulder arthroplasty in the young patient. Techniques in Shoulder & Elbow Surgery 2004;5:135-45.

6. Charalambous CP, Tryfonidis M, Sadiq S, Hirst P, Paul A. Septic arthritis following intra-articular steroid injection of the knee--a survey of current practice regarding antiseptic technique used during intra-articular steroid injection of the knee. Clin Rheumatol 2003;22:386-90.

7. Cole BJ, Schumacher HR, Jr. Injectable corticosteroids in modern practice. J Am Acad Orthop Surg 2005;13:37-46.

8. Cole BJ, Schumacher HR. Injectable corticosteroids in modern practice. Journal of the American Academy of Orthopaedic Surgeons 2005;13:37-46.

9. Cole BJ, Yanke A, Provencher MT. Nonarthroplasty alternatives for the treatment of glenohumeral arthritis. J Shoulder Elbow Surg 2007;16:S231-40.

10. Cummings TM, White AR. Needling therapies in the management of myofascial trigger point pain: a systematic review. Arch Phys Med Rehabil 2001;82:986-92.

11. Daley EL, Bajaj S, Bisson LJ, Cole BJ. Improving injection accuracy of the elbow, knee, and shoulder: does injection site and imaging make a difference? A systematic review. Am J Sports Med 2011;39:656-62.

12. Derendorf H, Mollmann H, Gruner A, Haack D, Gyselby G.Pharmacokinetics and pharmacodynamics of glucocorticoid suspensions after intra-articular administration. Clin Pharmacol Ther 1986;39:313-7.

13. Deyo RA. Drug therapy for back pain. Which drugs help which patients? Spine 1996;21:2840-9.

14. Ford LT, DeBender J. Tendon rupture after local steroid injection.South Med J 1979;72:827-30.

15. Fricton JR : Management of masticatory myofascial pain. Semin Orthod 1995;1:229-43.

16. Fricton JR, Kroening R, Haley D, Siegert R. Myofascial pain syndrome of the head and neck: a review of clinical characteristics of 164 patients. Oral Surg Oral Med Oral Pathol 1985;60:615-23.

17. Goldberg VM, Coutts RD. Pseudoseptic reactions to hylan viscosupplementation: diagnosis and treatment. Clin Orthop Relat Res 2004;130-7.

18. Gray RG, Gottlieb NL. Intra-articular corticosteroids. An updated assessment. Clin Orthop Relat Res 1983:235-63.

19. Gruson KI, Ruchelsman DE, Zuckerman JD. Subacromial corticosteroid injections. J Shoulder Elbow Surg2008;17:118S-30S.

20. Han SC, Harrison P. Myofascial pain syndrome and trigger-point management. Reg Anesth 1997;22:89-101.

21. Hannafin JA, Chiaia TA. Adhesive capsulitis. A treatment approach. Clin Orthop Relat Res 2000:95-109.

22. Homsi C, Bordalo-Rodrigues M, da Silva JJ, Stump XM. Ultrasound in adhesive capsulitis of the shoulder: is assessment of the coracohumeral ligament a valuable diagnostic tool? Skeletal Radiol 2006;35:673-8.

23. Hong CZ, Simons DG. Pathophysiologic and electrophysiologic mechanisms of myofascial trigger points. Arch Phys Med Rehabil 1998;79:863-72.

24. Hossain S, Jacobs LG, Hashmi R. The long-term effectiveness of steroid injections in primary acromioclavicular joint arthritis: a five-year prospective study. J Shoulder Elbow Surg 2008;17:535-8.

25. Hubbard DR, Berkoff GM. Myofascial trigger points show spontaneous needle EMG activity. Spine 1993;18:1803-7.

26. Iwata H. Pharmacologic and clinical aspects of intraarticular injection of hyaluronate. Clin Orthop Relat Res 1993:285-91.

27. Jacob AK, Sallay PI. Therapeutic efficacy of corticosteroid injections in the acromioclavicular joint. Biomed Sci Instrum 1997;34:380-5.

28. Kamanli A, Kaya A, Ardicoglu O, Ozgocmen S, Zengin FO, Bayik Y. Comparison of lidocaine injection, botulinum toxin injection, and dry needling to trigger points in myofascial pain syndrome. Rheumatol Int 2005;25:604-11.

29. Kannus P, Jarvinen M, Niittymaki S. Long- or short-acting anesthetic with corticosteroid in local injections of overuse injuries? A prospective, randomized, double-blind study. Int J Sports Med 1990;11:397-400.

30. Kruse RA Jr, Christiansen JA. Thermographic imaging of myofascial trigger points: a follow-up study. Arch Phys Med Rehabil. 1992;73:819-23.

31. Kumar N, Newman RJ. Complications of intra- and peri-articular steroid injections. Br J Gen Pract 1999;49:465-6.

32. Kurta I, Datir S, Dove M, Rahmatalla A, Wynn-Jones C, Maffulli N. The short term effects of a single corticosteroid injection on the range of motion of the shoulder in patients with isolated acromioclavicular joint arthropathy. Acta Orthop Belg 2005;71:656-61.

33. Lavelle ED, Lavelle W, Smith HS. Myofascial trigger points. Anesthesiol Clin 2007;25:841-51.

34. Lee JC, Sykes C, Saifuddin A, Connell D. Adhesive capsulitis: sonographic changes in the rotator cuff interval with arthroscopic correlation. Skeletal Radiol 2005;34:522-7.

35. Leopold SS, Warme WJ, Pettis PD, Shott S. Increased frequency of acute local reaction to intra-articular hylan GF-20(Synvisc) in patients receiving more than one course of treatment. Journal of Bone and Joint Surgery-American Volume 2002;84A:1619-23.

36. Ling FW, Slocumb JC. Use of trigger point injections in chronic pelvic pain. Obstet Gynecol Clin North Am 1993;20:809-15.

37. Moreland LW. Intra-articular hyaluronan (hyaluronic acid) and hylans for the treatment of osteoarthritis: mechanisms of action. Arthritis Res Ther 2003;5:54-67.

38. Paavola M, Kannus P, Jarvinen TA, Jarvinen TL, Jozsa L, Jarvinen M. Treatment of tendon disorders. Is there a role for corticosteroid injection? Foot Ankle Clin 2002;7:501-13.

39. Park GY, Park JH, Bae JH. Structural changes in the acromioclavicular joint measured by ultrasonography during provocative tests. Clin Anat 2009;22:580-5.

40. Poncelet E, Demondion X, Lapegue F, Drizenko A, Cotten A, Francke JP. Anatomic and biometric study of the acromioclavicular joint by ultrasound. Surg Radiol Anat 2003;25:439-45.

41. Poveda Roda R, Díaz Fernández JM, Hernández Bazán S, Jiménez Soriano Y, Margaix M, Sarrión G. A review of temporomandibular joint disease (TMJD). Part II: Clinical

and radiological semiology. Morbidity processes. Med Oral Patol Oral Cir Bucal 2008;13:E102-9.

42. Simons DG, Travell J. Myofascial trigger point, a possible explanation. Pain 1981;10:106-9.

43. Simons DG, Travell JG, Simons LS. Travell & Simons' myofascial pain and dysfunction the trigger point manual. Volume 1, 2nd ed., Baltimore: Williams & Wilkins; 1999.

44. Solveborn SA, Buch F, Mallmin H, Adalberth G. Cortisone injection with anesthetic additives for radial epicondylalgia (tennis elbow). Clin Orthop Relat Res 1995:99-105.

45. Strauss EJ, Hart JA, Miller MD, Altman RD, Rosen JE. Hyaluronic acid viscosupplementation and osteoarthritis: current uses and future directions. AM J Sports Med 2009;37:1636-44.

46. Tillander B, Franzen LE, Karlsson MH, Norlin R. Effect of steroid injections on the rotator cuff: an experimental study in rats. J Shoulder Elbow Surg 1999;8:271-4.

47. Waddell DD, Bricker DC. Hylan G-F 20 tolerability with repeat treatment in a large orthopedic practice: a retrospective review. J Surg Orthop Adv 2006;15:53-9.

48. Webber TA, Webber AE, Matzkin E. Rate of Adverse Reactions to More Than 1 Series of Viscosupplementation. Orthopedics 2012;35:E514-9.

49. Yoon SH, Rah UW, Sheen SS, Cho KH. Comparison of 3 needle sizes for trigger point injection in myofascial pain syndrome of upper- and middle-trapezius muscle: a randomized controlled trial. Arch Phys Med Rehabil 2009;90:1332-9.

50. Yunus MB, Kalyan-Raman UP, Kalyan-Raman K. Primary fibromyalgia syndrome and myofascial pain syndrome: clinical features and muscle pathology. Arch Phys Med Rehabil 1988;69:451-4.

51. Zwar RB, Read JW, Noakes JB. Sonographically guided glenohumeral joint injection. AJR Am J Roentgenol 2004;183:48-50.

CHAPTER 2

하지에서의 통증 유발점 주사 및 관절강 내 주사
Trigger point injection (TPI) & Intra-articular injection in lower extremity

고광표

1. 하지의 관절강 내 주사
Intra-articular injection in lower extremity

1) 고관절 관절강 내 주사
Intra-articular hip joint injection

(1) 정의, 목적 및 적응증

고관절 질환으로 통증과 기능 제한을 호소하는 환자의 치료적 목적으로 주사제를 주입하거나, 관절 천자를 통한 검사를 시행하는 시술 방법이다. 고관절 골관절염, 류마티스 관절염 및 대퇴비구 충돌 증후군, 비구순 파열 등에 시행할 수 있고, 감염성 관절염, 일과성 고관절 활액막염 시 관절 천자를 시행하기도 한다.

(2) 시술 방법

가장 이상적인 주사의 위치는 대퇴 골두와 경부 사이이다. 해부학적인 지표를 이용하여 주사를 시행하는 경우는 52~80%의 정확성이 보고되고 있으며, 초음파를 이용하여 주사를 시행하는 경우는 97~100%의 정확성이 보고되고 있다. 약제 주입 시 22-gauge 또는 23-gauge / 10 cm 바늘을 이용하며, 저자는 국소마취제(0.75% Ropivacaine 4 mL)와 스테로이드(40 mg Triamcinolone 1 mL)를 섞은 혼합액 5 mL를 투여한다.

i) 전방 도달법 Anterior approach

고관절을 중립위로 하고, 환자를 앙와위로 눕힌 상태에서 대퇴골 골두와 경부의 종축을 따라서 초음파 탐촉자를 댄 후, 대퇴 골두와 경부 사이의 전방 비구 오목(anterior acetabular recess)을 향해 바늘을 삽입한다. 이때 대퇴골 경부 전면부에 대퇴동맥의 분지가 주행함으로 바늘의 예상 주행 코스에 색 도플러(Color Doppler)를 이용해 확인하여 혈관의 손상을 미연에 방지한다. in-plane 방법으로 원위 외측부에서 근위 내측부를 향해 바늘을 삽입하며, 바늘의 끝이 대퇴골 경부에 닿으면 바늘을 약 1~2 mm 뒤로 빼서 약제를 주입하거나 천자를 시행한다(그림 1-2-1, 1-2-2).

ii) 측면 도달법 Lateral approach

측면으로 환자를 눕힌 자세에서 건측의 다리는 편 상태로 바닥에 닿게 하고, 환측은 고관절을 45도 굴곡시키면, 환측의 대퇴 대전자

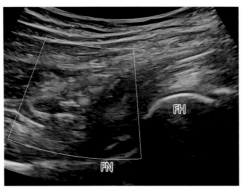

그림 1-2-1. 고관절 관절강 내 주사: 전방 도달법
색 도플러를 이용하여 바늘의 주행 경로를 확인함으로써 대퇴동맥 분지의 손상을 피할 수 있다.
FH, Femoral head; FN, Femoral neck

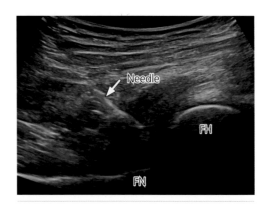

그림 1-2-2. 고관절 관절강 내 주사: 전방 도달법
대퇴골 골두와 경부 사이로 바늘을 원위에서 근위 심부로 삽입하여 대퇴골 경부에 골 접촉 후 약 1~2 mm 후방으로 바늘을 뺀 후 약제를 주입하거나 천자를 시행한다.

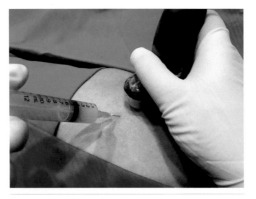

그림 1-2-3. 고관절 관절강 내 주사: 측면 도달법
측와위로 누운 상태에서 건측 하지는 뻗고 환측 하지는 고관절을 45도 굴곡을 시킨 후, 초음파 탐촉자를 대퇴 대전자 장축을 따라 위치시킨다.

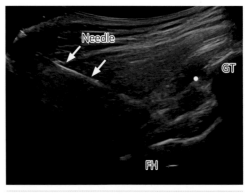

그림 1-2-4. 고관절 관절강 내 주사: 측면 도달법
대퇴 근막 장근 심부에 대퇴골 골두와 경부가 관찰되고, 바늘을 근위에서 원위 심부로 삽입하여 대퇴골 경부에 골 접촉 후 약 1~2 mm 후방으로 바늘을 뺀 후 약제를 주입한다.
FH, Femoral head; GT, Greater trochanter

가 상방으로 돌출되어 보인다. 이때 탐촉자를 횡으로 하여 대전자의 anterior and lateral facet에 위치시킨 후, 탐촉자를 90도 회전시켜 대퇴골의 장축을 따라 놓으면, 대퇴 근막 장근(Tensor fascia lata)과 중둔근(gluteus medius)이 보이고, 그 심부로 대퇴골의 골두와 경부가 관찰된다. 이때 바늘을 근위부에서 원위부를 향해 in-plane 방법으로 삽입한다. 바늘 끝이 대퇴 경부에 접촉 후 후관절막으로

약제가 투여되는 것을 방지하기 위하여 약 1~2 mm 정도를 후방으로 이동한 후, 약제를 투입한다(그림 1-2-3, 1-2-4).

(3) 부작용 및 주의사항

체중 부하 위치인 고관절의 관절강 내 주사는 1개월 이상의 간격을 두어야 하며, 1년에 3~4회를 초과하지 않아야 한다. 그리고 바늘

의 끝이 관절 내의 활액막이나 지방 조직을 포함한 연부조직에 삽입되어 있지 않고, 관절액 위치에 정확히 놓여 있는지를 확인하는 것이 중요하다. 드물지만 감염, 주사 후 발적, 입자 유발 활액막염(crystal-induced synovitis), 피부 위축, 그리고 스테로이드 관절병증 등이 발생할 수 있다. ≫

Technical tip ≫ 고관절 관절강 내 주사

57 / 여

- 저명한 외상력 없이 내원 1일 전부터 갑자기 발생된, 우측 고관절 통증
  현재 우측 고관절 전면부에 통증이 있고, 요부 신전 또는 고관절 신전을 하면 아프면서,
  맨바닥에 양반다리를 하고 앉을 수가 없다고 함
- 과거 병력 상 – 류마티스 관절염으로 투약 중
- 이학적 검사상
  - Patrick test 음성 / 양성
  - FADDIR test 음성 / 양성
- 단순 방사선 촬영상: 특이 이상 소견 관찰 안 됨
- 초음파 검사상
  - Ant. acetabular recess fluid collection: 9 mm
- 진단: 우측 고관절 류마티스 관절염으로 인한 활액막염 및 삼출
- 소독: Hexitanol 2%액(Chlorhexidine Gluconate 2% + Isopropanol 70%)
- 바늘: 100 mm 23-gauge 10 mL syringe
- 약제: 40 mg Triamcinolone 1 mL와 0.75 % Ropivacaine 4 mL
- 환자 앙와위 자세에서 초음파로 고관절 검사 상, 관절 삼출 관찰되었다. 고관절 관절 내 주사 전방 도달법을 위하여, 색 도플러(Color Doppler) 시행한 결과 주사 바늘의 주행 경로에 anterior

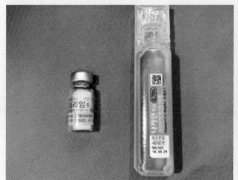 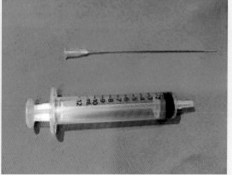

그림 1-2-5. 40 mg Triamcinolone과 0.75% Ropivacaine　　그림 1-2-6. 100 mm 23-gauge 10 mL syringe

femoral circumflex artery 관찰되어, 환자는 측와위 자세로 전환을 시킨 후, 건측 다리는 신전을 시키고, 환측 다리는 약 45도 굴곡을 시킨 후, 대둔근의 긴장을 완화시키기 위하여 건측 고관절이 내전 자세가 되지 않고 중립위치가 되도록 한다. 대퇴골의 장축을 따라서 탐촉자를 대면, 고관절의 대퇴 골두, 경부, 대전자가 모두 관찰되는 고관절 측면 도달법의 모습이 된다. 이때, 도플러를 이용하여 바늘의 주행 위치에 혈관의 존재 여부를 확인한 후, 근위 표재성에서 원위 심부로 대퇴 경부를 목표점으로 바늘을 삽입한다. 피질골 접촉 후, 약 1~2 mm 바늘을 후방으로 뺀 후, Triamcinolone과 0.75% Ropivacaine의 혼합 약제를 약 5 mL 주입한다.

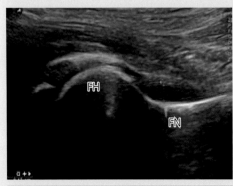 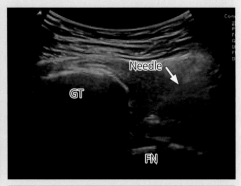

그림 1-2-7. 고관절 전면의 전방 비구 오목 위에서 관절 삼출로 인하여, 관절액이 고인 것이 관찰된다. FH, Femoral head; FN, Femoral neck.

그림 1-2-8. 고관절 측면 도달법을 이용하여, 근위 표재성에서 원위 심부를 향하여 바늘을 삽입한다. 바늘의 끝이 피질골에 닿은 후, 약제를 투여한다.

- 주의점: 고관절 관절강 내 주사는 전방 도달법보다 측방 도달법을 추천한다. 고관절 외측 대전자 부위에 통증 및 압통을 호소하고, 고관절 굴곡, 내전 시 대전자 위치 통증 증가 시에는, 측와위 자세에서 고관절 내 주사를 시행한 후, 바늘을 피부까지 완전히 빼지 말고, 바늘의 방향을 전환하여 전자부 점액낭 주사(Trochanteric bursa injection)를 추가로 한다.

추천 자세
환측을 위로 향하도록 측와위로 눕히고, 건측 다리는 신전 자세로, 환측 고관절은 45도 굴곡 자세에서, 쿠션이나 방석을 이용하여 약간 외전 자세가 되도록 하면, 환자도 편하고 시술자도 편하다. ▪

2) 전자부 점액낭 주사
Trochanteric bursa injection

(1) 정의, 목적 및 적응증
고관절의 외측부에 통증을 호소하는 환자의 증상 완화를 위해 대퇴 대전자부에 존재하는 전자부 점액낭에 주사를 시행하는 방법으로 대전자 동통 증후군, 전자부 점액낭염, 중둔근과 소둔근의 건증 및 파열 등에 시행할 수 있다.

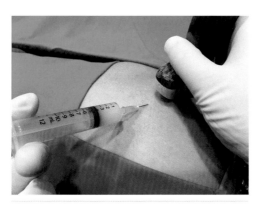

그림 1-2-9. 측와위로 누운 상태에서 건측 하지는 뻗고 환측 하지는 고관절을 45도 굴곡을 시킨 후, 초음파 탐촉자를 대퇴 대전자 장축을 따라 위치시킨다.

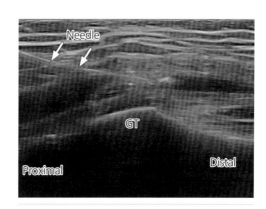

그림 1-2-10. 장경대 하방, 대전자의 표재성으로 전자부 점액낭 위치에 근위 표재부에서 원위 심부로 바늘을 삽입한 후, 국소마취제와 스테로이드 혼합물을 3 mL 투여한다.

(2) 시술 방법

측와위로 누운 상태에서 건측 하지는 뻗고 환측 하지는 고관절을 45도 굴곡시킨다. 이때 대전자가 돌출되어 보이며, 초음파 탐촉자를 대퇴골에 종축상으로 놓고 장경대(Iliotibial tract)와 중둔근의 건(gluteus medius tendon) 사이에 관찰되는 전자부 점액낭을 향해 in-plane 방법으로 바늘을 근위부에서 원위부롤 향해 삽입한 후 약제를 주입한다. 약제 주입 시 23-gauge / 10 cm 바늘을 이용하며, 저자는 국소마취제(0.75% Ropivacaine 2 mL)와 스테로이드(40 mg Triancinolone 1 mL)를 섞은 혼합액 3 mL를 투여한다(그림 1-2-9, 1-2-10).

(3) 부작용 및 주의사항

초음파 탐촉자로 전자부 점액낭을 관찰 시, 압박을 가하면 점액낭액이 이동을 하여 전자부 점액낭을 관찰하기 어려우므로, 압박을 하지 않고 관찰을 하여야 한다.

3) 슬관절 관절강 내 주사

Intra-articular knee joint injection

(1) 정의, 목적 및 적응증

슬관절 질환으로 통증과 기능 제한을 호소하는 환자의 치료적 목적으로 주사제를 주입하거나, 관절 천자를 통한 검사를 시행하는 시술 방법이다. 주 적응증은 골관절염이고, 슬관절 내 혈종 및 삼출액 증가 시 관절 천자를 시행하기도 한다.

(2) 시술 방법

해부학적 지표를 이용한 삽입보다는 초음파를 이용하는 것이 더 정확하다. 슬관절 관절강 내 주사 방법은 접근 방법에 따라서, 상외측(superolateral), 상내측(superomedial), 내측 중앙슬개(medial midpatellar), 외측 중앙슬개(lateral midpatellar), 전내측(anteromedial), 전외측(anterolateral) 접근법이 있다. 이중 전내측 및 전외측 접근법은 슬관절을 90도 굴곡한 상태에서 시술을 하고, 다른 방법은 슬관절

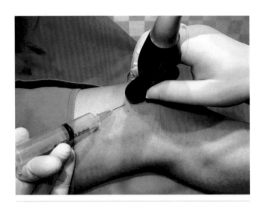

그림 1-2-11. 앙와위 자세에서 슬관절을 약 20도 정도 굴곡을 시킨 상태에서, 초음파 탐촉자를 슬개골과 대퇴사두근 상부에 위치시킨다.

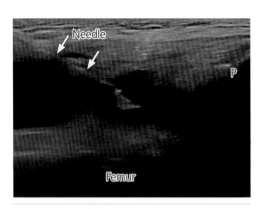

그림 1-2-12. 탐촉자를 슬개골 상부에서 대퇴 외측부를 향해 상외측 방향으로 종축상으로 위치시킨 후, 관찰되는 관절 삼출 위치를 향해 바늘을 근위 외측부에서 원위 내측부로 삽입한다.
P, Patella.

을 신전한 상태에서 시행한다. 관절강 내 주사의 정확성은 상내측 및 외측 중앙슬개 접근법이 가장 정확하며, 적은 양의 삼출에는 내측 중앙슬개 접근법이 삼출을 조기에 발견하고 주사요법을 시행하기에 가장 유리하다. 약제 주입 시 23-gauge / 10 cm 바늘을 이용하며, 국소마취제(0.75% Ropivacaine 4 mL)와 스테로이드(40 mg Triamcinolone 1 mL)를 섞은 혼합액 5 mL를 투여한다.

i) 상외측 도달법

앙와위 자세에서 슬관절을 약 20도 정도 굴곡시킨 상태에서, 탐촉자를 슬개골과 대퇴사두근 상부에 위치시킨 후, 슬개상 지방대(suprapatellar fat pad)와 전 대퇴 지방대(prefemoral fat pad) 사이의 슬개상 윤활 오목(suprapatellar synovial recess)의 삼출 여부를 확인한다. 탐촉자를 슬개골 상부에 횡으로 위치한 후, 바늘을 외측에서 내측부로 슬개상 윤활 오목 위치에 삽입할 수도 있고, 또는 탐촉자를 슬개골 상부에서 대퇴 외측부를 향해 상외측 방향으로 종축상으로 위치시킨 후, 관찰되는 관절 삼출 위치를 향해 바늘을 근위 외측부에서 원위 내측부로 삽입 후 약제를 주입하거나 천자를 시행할 수 있다(그림 1-2-11, 1-2-12).

ii) 내측 중앙슬개 도달법

앙와위 자세에서 슬관절 신전 후, 슬개골을 외측에서 내측으로 전위시킴으로써, 슬개골의 내측부와 내측 대퇴골과(medial femoral condyle)를 벌린다. 초음파 탐촉자를 횡상으로 슬개골 중앙 내측부에 놓는다. 이 방법은 적은 양의 삼출이 있어도 쉽게 관찰할 수 있으며, 관찰되는 삼출액 위치로 바늘을 내측부에서 외측으로 삽입하고 약제를 주입한다(그림 1-2-13, 1-2-14).

(3) 부작용 및 주의사항

대퇴사두근의 건 손상을 피하기 위하여, 바늘을 삽입 시 건을 찌르지 않도록 주의한다.

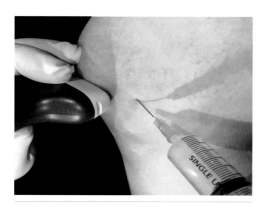

그림 1-2-13. 앙와위 자세에서 슬관절 신전 후, 슬개골을 외측에서 내측으로 전위시키고 슬개골 내측부에 탐촉자를 횡으로 위치시킨다.

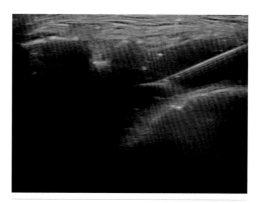

그림 1-2-14. 슬개골의 내측부와 내측 대퇴골과(medial femoral condyle) 사이에 바늘을 내측부에서 외측으로 삽입한다.

체중 부하 위치인 슬관절의 관절강 내 주사는 1개월 이상의 간격을 두어야 하며, 1년 내에 3~4회를 초과하지 않아야 한다.

관절 삼출이 심할 경우는 삼출에 대하여 천자 후, 약제를 투여할 수 있다. 관절액 천자의 이유는 슬관절의 자세와 안정성을 담당하는 고유 감각(proprioceptive sense)의 손상을 방지하기 위함과 대퇴 사두근 및 슬괵근의 기능 이상을 예방하기 위하여 시행할 수 있다. 그러나 너무 자주 천자를 시행하면 관절의 불안정성이 발생할 수 있으므로 주의하여야 한다. 바늘의 끝이 관절 내의 활액막이나 지방 조직을 포함한 연부조직, 특히 Hoffa's fat pad에 삽입되어 있지 않고, 관절액 위치에 정확히 놓여 있는지를 확인하는 것이 중요하다. 드물지만 감염, 주사 후 발적, 입자 유발 활액막염(crystal-induced synovitis), 피부 위축, 그리고 스테로이드 관절병증 등이 발생할 수 있다. ≫

Technical tip ≫ 슬관절 관절강 내 주사

46 / 여
- 외상력 없이 3개월 전부터 발생된 우측 슬관절 종창 및 통증
- 과거 병력상 – 특이 이상 소견 없음
- 이학적 소견상
  - Patellar floating sign (+)
- 단순 방사선 촬영상
  - Kellgren Lawrence grade II
    - Definite osteophyte on tibia and patella
      - Joint space asymmetrically narrowed

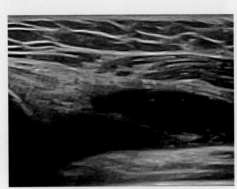

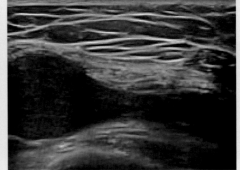

그림 1-2-15. 관절 삼출의 종축상 영상   그림 1-2-16. 관절 삼출의 횡상 영상

- 진단: 슬관절 골 관절염 및 삼출
- 소독: Hexitanol 2%액(Chlorhexidine Gluconate 2% + Isopropanol 70%)
- 바늘: 주사 시에는 60 mm 25-gauge 10 mL syringe 사용 / 천자 시는 38 mm 18-gauge nee-dle 사용
- 약제: 40 mg Triamcinolone 0.5 mL와 0.75% Ropivacaine 4.5 mL

- 환자를 앙와위로 눕힌 후, 슬관절 후면부에 베개를 놓아 슬관절을 약 30도 정도 굴곡시킨다. 슬개골 상부에서 종축상으로 초음파 탐촉자를 놓아 슬관절 삼출 여부를 확인한다. 초음파 측정상 슬개골 상부에서 전후방으로 4 mm 이상으로 삼출이 관찰시, 병적 삼출로 평가한다. 슬개골 직상부에서 초음파 탐촉자를 종축상에서 횡상으로 회전을 한다. 슬개골 상외측부에서 바늘을 삽입하여 슬관절 관절강 내로 바늘끝이 삽입된 것을 확인한 후, 삼출액을 흡입한다. 최대한 흡입 후, 40 mg Triamcinolone과 0.75% Ropivacaine의 혼합액을 주사한다. 이때 extravasation의 가능성이 있으므로 색 도플러(Color Doppler)를 이용하여, 약제가 관절 내로 잘 퍼지는지를 확인할 수 있다.

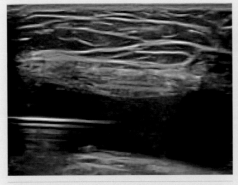

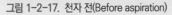

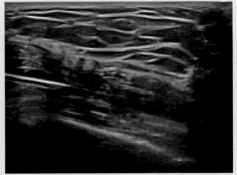

그림 1-2-17. 천자 전(Before aspiration)   그림 1-2-18. 천자 후(After aspiration)

- 정상적으로 슬관절 내에는 약 2 mL의 관절액이 함유되어 있다. 그러나 만일 20 mL 이상의 삼출이 발생되면, 위치와 안정성을 담당하는 고유 감각 기능(proprioceptive sense)의 이상을 초래

하게 되며, 약 40 mL 이상으로 삼출액이 증가되면, 대퇴 사두근 근육(Quardriceps muscle)의 근력 기능과 슬곡근의 근력 기능에 이상을 초래하게 된다. 그러므로 슬관절 내에 관절 삼출이 비정상적으로 증가되면, 흡입을 통한 감압을 시행하여 주어야 한다. 다만 반복적인 슬관절의 관절 삼출의 천자는 슬관절 불안정성을 유발할 수 있으므로 주의를 요한다.

• 일반적으로 해부학적 지표를 기준으로 슬관절 내 주사를 시행하는 경우는 약 30% 정도가 관절강 내가 아닌 관절 주변의 지방 부위(fat area)에 주사를 놓게 되므로, 가급적 초음파를 이용한 관절강 내 주사를 놓기를 권고한다. ∎

4) 거위발 점액낭 주사
Pes anserine bursa injection

(1) 정의, 목적 및 적응증

슬관절 전내측부에 통증을 호소하는 환자 중 거위발 점액낭염이 있는 환자의 통증을 완화시키고 염증을 치료하는 방법이다.

(2) 시술 방법

앙와위 자세에서 고관절을 외회전시키고 슬관절을 약 20~30도 굴곡을 시킨 후, 내측 슬관절면 하방으로 경골 내측 상부에 있는 거위발(Pes anserinus)건 즉 봉공근(Sartorius), 박근(gracilis)과 반건양근(semitendinosus)으로 형성된 건과 내측 측부인대의 경골 부착부 사이에 존재하는 점액낭에 초음파 탐촉자를 종축 상으로 놓고, 바늘을 외측 하방에서 내측 상부를 향하여 삽입하고, 약제는 점액낭 내에 주입한다. 약제 주입 시 25-gauge / 6 cm 바늘을 이용하며, 저자는 국소마취제제(0.75% Ropivacaine 2 mL)와 스테로이드(Dexamethasone 1 mL)를 섞은 혼합액 3 mL를 투여한다(그림 1-2-19, 1-2-20).

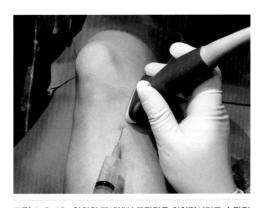

그림 1-2-19. 앙와위 자세에서 고관절을 외회전시키고 슬관절을 약 20~30도 정도 굴곡을 시키고, 슬관절 내측부에 초음파 탐촉자를 거위발 건과 내측 측부인대의 경골 부착부에 위치시킨다.

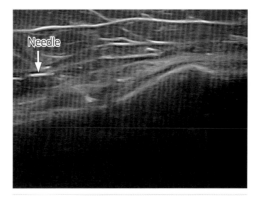

Needle

그림 1-2-20. 거위발 건과 내측 측부인대 사이에 바늘을 삽입한다.

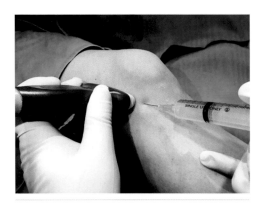

그림 1-2-21. 앙와위 자세에서 슬관절을 약 20도 굴곡시킨 상태로 탐촉자를 대퇴골 외상과와 장경대 사이에 위치시킨다.

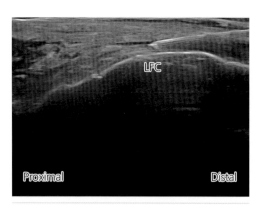

그림 1-2-22. 탐촉자를 대퇴골 외상과와 장경대 사이에 위치시킨 후, 바늘을 비후되어 있는 장경대의 하방 또는 대퇴골 외상과 주변의 삼출 현상이 관찰되는 점액낭을 향해 삽입한다.
LFC, Lateral femoral condyle

(3) 부작용 및 주의사항

바늘을 삽입할 때 하내 슬동맥(inferior medial genicular artery)의 손상을 줄 수 있으므로 주의를 요한다. 시술의 위치가 표재성으로 스테로이드 주사 시, 피부 변색 및 위축의 가능성이 높으므로 비흡수성 입자인 Triamcinolone보다는 흡수성인 Dexamethasone의 사용을 추천한다.

5) 장경인대 마찰 증후군 주사
Injection in iliotibial band (ITB) friction syndrome

(1) 정의, 목적 및 적응증

슬관절 외측부의 통증을 호소하는 환자 중 장경대와 대퇴 외상과와의 지속적, 반복적 마찰로 인하여 발생된 장경인대 마찰 증후군 환자의 통증을 치료하는 방법으로 비후되어 있는 장경대와 대퇴 외상과 사이에 약제를 투여하는 방법이다.

(2) 시술 방법

앙와위 자세에서 슬관절을 약 20도 정도 굴곡을 시킨 상태에서, 초음파 탐촉자를 대퇴골 외상과와 장경대 사이에 종축상으로 위치를 시킨 후, 비후되어 있는 장경대의 하방 또는 대퇴골 외상과 주변의 삼출 현상이 관찰되는 점액낭을 향해 하방에서 상방으로 바늘을 삽입 후, 약제를 투여한다. 약제 주입 시 25-gauge / 6 cm 바늘을 이용하며, 저자는 국소마취제제(0.75% Ropivacaine 2 mL)와 스테로이드(40 mg Triamcinolone 1 mL)를 섞은 혼합액 3 mL를 투여한다(그림 1-2-21, 1-2-22).

6) 심부 슬개하 점액낭 주사
Deep infrapatellar bursa injection

(1) 정의, 목적 및 적응증

슬개건 하방에 통증을 호소하는 환자 중 슬개건의 하부 및 심부에 발생된 점액낭염으로

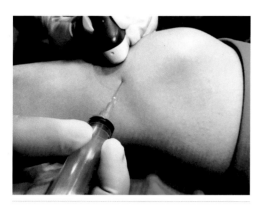

그림 1-2-23. 앙와위에서 슬관절을 약 30도 굴곡시킨 후, 심부 슬개하 점액낭에 대하여 횡상으로 초음파 탐촉자를 위치시킨다.

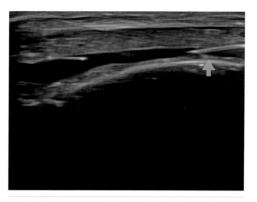

그림 1-2-24. In-plane 방법으로 바늘을 내측에서 외측부로 삽입하여 점액낭 내에 바늘을 위치시킨 후, 약제를 주입한다.

인한 통증을 치료하기 위한 방법이다.

(2) 시술 방법

앙와위에서 슬관절을 약 30도 굴곡시킨 후, 탐촉자를 슬개건을 따라 종축상으로 놓으면, 슬개건의 하방 심부에 저 에코성의 점액낭이 관찰되는데, 전후방으로 3 mm 이상의 폭이 되며, 압통을 호소하면 주사요법의 대상이 된다. 심부 슬개하 점액낭에 대하여 횡상으로 초음파 탐촉자를 회전시킨 후, in-plane 방법으로 바늘을 내측에서 외측부로 삽입하여 점액낭 내에 바늘을 위치시킨 후, 약제를 주입한다. 이때 점액낭액을 흡입시킨 후, 약제를 투여하는 것이 더욱 효과적이다. 약제 주입시 25-gauge / 6 cm 바늘을 이용하며, 저자는 국소마취제제(0.75% Ropivacaine 2 mL)와 스테로이드(40 mg Triamcinolone 1 mL)를 섞은 혼합액 3 mL를 투여한다(그림 1-2-23, 1-2-24).

7) 족관절 관절강 내 주사
Intra-articular ankle joint injection

(1) 정의, 목적 및 적응증

족관절 질환으로 통증과 기능 제한을 호소하는 환자의 치료적 목적으로 주사제를 주입하거나, 관절 천자를 통한 검사를 시행하는 방법으로 족관절의 골관절염, 류마티스 관절염, 외상성 관절염 및 족관절 충돌 증후군 등에 시행할 수 있고, 감염성 관절염 등에서 천자를 시행할 수 있으며, 또한 관절 고정술을 포함한 수술을 계획할 때 그 수술의 결과를 예측하는 방법으로도 사용할 수 있다.

(2) 시술 방법

앙와위 자세 또는 반 측와위 자세에서 슬관절은 약 90도 굴곡을 하고, 발바닥을 바닥에 닿게 위치시킨다. 초음파 탐촉자를 전 경골근이 중앙에 놓이도록 위치시킨 후, 탐촉자를 90도 회전시켜, 전 경골근의 종축이 관찰되도록 한다. 해부학적 지표로 관절강 내 주사를 시행하는 경우는 전 경골근 건의 내측부로 바

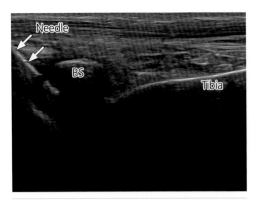

그림 1-2-25. 경골 및 거골부에 골극형성이 관찰되는 바, 목표로 하는 관절면을 초음파 영상의 가운데로 위치시키지 말고 화면의 가장자리에 관절면이 보이도록 한 후, 바늘을 70도 이상의 각으로 삽입한다.
BS, Bony spur

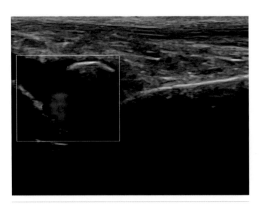

그림 1-2-26. 약제 투여 시 관절 내 주입 확인은 색 도플러를 이용하면 쉽게 확인할 수 있다.

늘을 삽입하나, 초음파 유도하에 관절강 내 주사를 시행하는 경우는 전 경골근 건 내측부로 바늘을 삽입 시 거골이 보이지 않으므로, 전 경골근 건의 바로 외측부에서 경골과 거골을 확인하고 바늘을 삽입한다. 족관절 관절염이 있는 환자의 많은 경우에서 경골 및 거골부에 골극 형성이 관찰되는 바, 목표로 하는 관절면을 초음파 영상의 가운데로 위치시키지 말고 화면의 가장자리에 관절면이 보이도록 한 후, 바늘을 70도 이상의 각으로 삽입한다. 약제 투여 시 관절 내 주입 확인은 색 도플러를 이용하면, 쉽게 확인할 수 있다. 약제 주입 시 23-gauge / 6 cm 바늘을 이용하며, 저자는 국소마취제(0.75% Ropivacaine 4 mL)와 스테로이드(40 mg Triamcinolone 1 mL)를 섞은 혼합액 3 mL를 투여한다(그림 1-2-23, 1-2-24, 1-2-25, 1-2-26).

(3) 부작용 및 주의사항

체중 부하 위치인 족관절의 관절강 내 주사

는 1개월 이상의 간격을 두어야 하며, 1년 내에 3~4회를 초과하지 않아야 한다. 그리고 바늘의 끝이 관절 내의 활액막이나 지방 조직을 포함한 연부조직에 삽입되어 있지 않고, 관절액 위치에 정확히 놓여 있는지를 확인하는 것이 중요하다. 드물지만 감염, 주사 후 발적, 입자 유발 활액막염(crystal-induced synovitis), 피부 위축, 그리고 스테로이드 관절병증 등이 발생할 수 있다.

8) 후종골 점액낭 주사
Retrocalcaneal bursa injection

(1) 정의, 목적 및 적응증

종골의 후상방부에 압통을 호소하는 환자 중 후종골 점액낭염이 있는 환자에 대한 치료로 후종골 점액낭 내에 약제를 투여하는 방법이다.

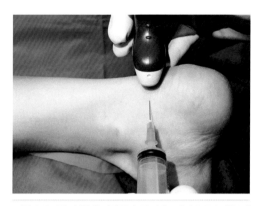

그림 1-2-27. 복와위 자세에서, 아킬레스건의 종골 부착부에서 탐촉자를 횡으로 놓은 후, 상방으로 이동시키면서 후종골 점액낭이 가장 잘 보이는 곳을 찾는다.

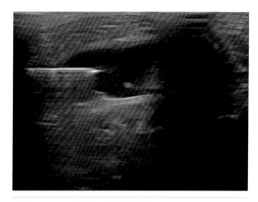

그림 1-2-28. 바늘은 내측에서 외측으로 in-plane 방법으로 삽입한다.

(2) 시술 방법

복와위(prone) 자세에서 족관절을 최대 배굴을 시킨 후, 종골과 아킬레스건을 따라 종축상으로 탐촉자를 댄다. 아킬레스건의 심부에서 종골 부착부 근처에 전후방으로 3 mm 이상 크기의 점액낭이 관찰되고 압통을 호소하면, 후종골 점액낭염으로 진단을 내린다. 초음파 탐촉자를 90도 회전하여 아킬레스건에 횡으로 위치시킨 후, in-plane 방법으로 바늘을 내측에서 외측부로 삽입하여 점액낭 내에 바늘을 위치시킨 후, 약제를 주입한다. 이때 점액낭액을 흡입시킨 후, 약제를 투여하는 것이 더욱 효과적이다. 약제 주입 시 25-gauge / 6 cm 바늘을 이용하며, 저자는 국소마취제제(0.75% Ropivacaine 2 mL)와 스테로이드(40 mg Triamcinolone 1 mL)를 섞은 혼합액 3 mL를 투여한다(그림 1-2-27, 1-2-28).

9) 중족지관절 관절강 내 주사
Intra-articular metatarsophalangeal joint injection

(1) 정의, 목적 및 적응증

중족지관절 관절 내로 주사를 주입하거나, 관절 내 삼출액을 천자하는 방법으로 골관절염, 류마티스 관절염, 통풍성 관절염 등에서 시행할 수 있다.

(2) 시술 방법

앙와위 자세에서 슬관절은 약 90도 굴곡을 하고, 발바닥을 바닥에 닿게 위치시킨다. 탐촉자를 족부의 해당 관절의 배면부에 종축상으로 위치시킨 후, in-plane 및 out-of-plane 방법으로 삽입할 수 있다. in-plane 방법을 사용하는 경우는 초음파 탐촉자의 근위부 즉 중족골의 원위 배면에서 약 45도 정도의 각도로 원위 심부를 향해 바늘을 삽입한다. 또한 out-of-plane 방법으로 바늘을 삽입하고 약제를 투여할 수 있으며, 이때는 해당 관절을 종축상으로 견인하여 관절 간격을 넓힘으로써

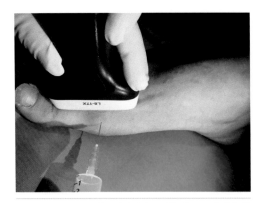

그림 1-2-29. 앙와위 자세에서 슬관절은 약 90도 굴곡을 하고, 발바닥을 바닥에 닿게 위치시킨다. 탐촉자를 족부의 해당 관절의 배면부에 종축상으로 위치시킨다.

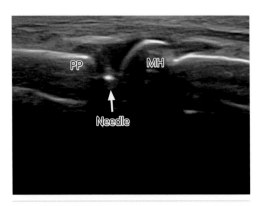

그림 1-2-30. 중족지 관절을 종축상으로 견인하여 관절 간격을 넓힘으로써 바늘의 삽입을 용이하게 할 수 있다.
PP, Proximal phalanx; MH, Metatarsal head

바늘의 삽입을 용이하게 할 수 있다. 약물 주입 시 27-gauge / 3 cm 바늘을 이용하며, 저자는 국소마취제제(0.75% Ropivacaine 0.3~0.7 mL)와 스테로이드(10 mg Triamcinolone 0.2 mL)를 섞은 혼합액 0.5~1 mL를 투여한다(그림 1-2-29, 1-2-30).

(3) 부작용 및 주의사항

바늘의 끝이 관절 내의 활액막이나 지방 조직을 포함한 연부조직에 삽입되어 있지 않고, 관절액 위치에 정확히 놓여 있는지를 확인하는 것이 중요하다. 드물지만 감염, 주사 후 발적, 입자 유발 활액막염(crystal-induced synovitis), 피부 위축, 그리고 스테로이드 관절병증 등이 발생할 수 있다.

10) 중족골간 점액낭 주사
Intermetatarsal bursa injection

(1) 정의, 목적 및 적응증

중족골간 점액낭에 대하여 흡입 및 약제를 투여하는 방법으로 중족골간 점액낭염 및 지간 신경종에 시행할 수 있다.

(2) 시술 방법

앙와위 자세 또는 반 측와위 자세에서 슬관절은 약 90도 굴곡을 하고, 발바닥을 바닥에 닿게 위치시킨다. 족부 배면부에 탐촉자를 종축상으로 놓고, 바늘은 근위 배면부에서 원위 족저부를 향해서 삽입을 한다. 점액낭 내에 바늘을 위치시킨 후, 점액낭액을 흡입시킨 후, 약제를 투여한다. 약제 투여 시 국소마취제(0.75% Ropivacaine 0.3~0.7 mL)와 스테로이드(10 mg Triamcinolone 0.2 mL)를 섞은 혼합액 0.5~1 mL를 투여한다(그림 1-2-31, 1-2-32).

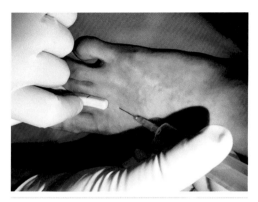

그림 1-2-31. 앙와위 자세에서 슬관절은 약 90도 굴곡을 하고, 발바닥을 바닥에 닿게 위치시킨다. 탐촉자를 족부의 해당 관절의 배면부에 종축상으로 위치시킨다.

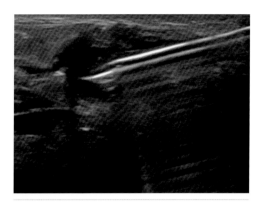

그림 1-2-32. 중족골의 근위부에서 원위부를 향해 약 45도 정도의 각도로 바늘을 in-plane 방법으로 삽입한다.

(3) 부작용 및 주의사항

지간신경종과 동반되어 있는 경우, 압박을 이용하여 점액낭과 지간신경종을 감별하며, 지간신경종을 바늘로 찌르지 않도록 주의한다.

2. 하지의 통증 유발점 주사
Trigger point injection in lower extremity

근육 내 통증 유발점(trigger point)과 근섬유의 긴장된 밴드(taut band) 및 연관통을 특징으로 하며, 근육의 기능 제한으로 인한 해당 관절의 운동범위(range of motion; ROM)가 감소되고, 통증 유발점 자극 시 나타나는 국소적 연축반응(Local Twitch Response; LTR)을 특징으로 하는 근막 통증 증후군에 대한 효과적인 치료 방법 중의 하나이다.

1) 통증 유발점 주사 기법

(1) 주사 전 준비

먼저 출혈성 질환이나 항응고제 복용 등을 확인해야 한다. 그리고 심인성 실신을 예방하고 근육을 이완시켜 유발점을 쉽게 찾기 위해 환자를 앙와위, 복와위 또는 반 측와위 자세를 취하게 한다. 소독은 알코올이면 충분하나 감염이나 염증이 있는 부위는 주사를 피한다. 알코올이 마르지 않고 남아있을 경우 바늘이 삽입될 때 자극이 되어 통증이 증가하므로 다 마른 다음에 삽입하도록 한다.

(2) 통증 유발점 찾기

환자와 상호 교감을 통해 부드럽게 통증 유발점을 찾아야 한다. 환자가 이완된 상태에서 먼저 근육 내의 단단한 띠를 만져서 찾고, 단단한 띠 내의 민감한 압통점을 찾는다. 근육을 수동적으로 다소 신장시켜 정상 근육이 이완된 상태에서 단단한 띠가 팽팽해지도록 한다.

(3) 통증 유발점 주사

통증 유발점을 찾은 후, 제2,3 수지를 이용하여 고정시키고, 유발점으로부터 1~2 cm 떨어진 곳에서 약 30도의 각으로 통증유발점을 향해 바늘을 삽입한다. 대개 21-에서 25-gauge / 10 cm 바늘을 사용하며, 적은 양 (0.2 mL 미만)의 국소마취제를 압통점 내에 주사한다. 이때 주사 전 검사에서 관찰된 통증 및 연관통이 발생되거나 국소적 연축이 보이면 적절하게 주사가 되었다고 본다. 그 이후 주사 바늘을 8 내지 10회 정도 전후로 움직이면서, 연축 반응이 사라질 때까지 방향을 바꾸어 가면서 바늘을 찌른다. 주로 사용되는 약제는 1% Lidocaine 및 1% Procaine이며, Procaine이 근독성 측면에서 살펴볼 때, 독성이 더 적은 것으로 보고되고 있다.

(4) 부작용, 주의사항 및 금기

일반적으로 통증 유발점 주사 시행 후, 일시적으로 통증이 증가될 수 있으며, 반복적인 국소마취제의 사용이 근병증(myopathy)이나 근육의 괴사 등 근독성(myotoxicity)을 유발할 수 있으므로 주의를 요한다. 그리고 바늘의 hub는 바늘이 가장 잘 부러지는 곳이기 때문에, 심부근육을 주사할 때 바늘의 hub까지 들어가서는 안 되고 바늘의 일부분이 반드시 피부 밖으로 나와 있어야 하므로 충분히 긴 바늘을 사용하거나 손가락 끝으로 바늘 주변의 피하조직을 압박하여 주사한다. 출혈성 질환, 아스피린을 포함한 혈전 방지제 장기 복용자, 감염, 국소마취제 알러지, 급성 근육손상 등에서는 통증 유발점 주사를 피해야 하고, 이중 혈전 방지제 복용자는 최소 3일은 중지한 후 시행할 것을 권하고 있다.

2) 하지의 부위별 통증 유발점 주사

(1) 고관절 주위 근육 통증 유발점 주사

i) 장요근 Iliopsoas

세 군데에서 촉진하게 되는데 첫 번째 위치는 앙와위에서 소전자 부착부위 바로 위의 지점으로 대개 서혜인대에서 아래로 2횡지, 대퇴동맥에서 외측으로 2횡지로 대퇴삼각의 외측을 따라 수직으로 누르면 촉지할 수 있다. 두 번째 부위는 장골근(iliacus)의 통증 유발점으로 전상장골극(ASIS)의 뒤쪽으로부터 골반연 안쪽으로 누르면서 촉지할 수 있고, 세 번째 지점은 복부직근의 외측연에서 밖에서 안쪽으로 누르면서 대요근(psoas major)의 통증 유발점을 찾을 수 있다. 대퇴동맥, 대퇴신경을 주의하고, 장골능 안쪽으로 주사 시에는 복부 장기를 찌르지 않도록 바늘을 장골의 안쪽면으로 접근시키도록 한다(그림 1-2-33).

ii) 대둔근 Gluteus maximus

세 군데에서 촉진을 하는데 첫 번째 부위는 천장관절의 중간에서 바로 바깥 지점, 두 번째 부위는 좌골 결절의 외측, 세 번째 부위는 항문 주위에서 궁둥이 주름을 집게촉진으로 잡아서 촉지하여 주사한다. 좌골 결절 외측 주사 시 좌골신경 손상을 주의해야 한다(그림 1-2-34).

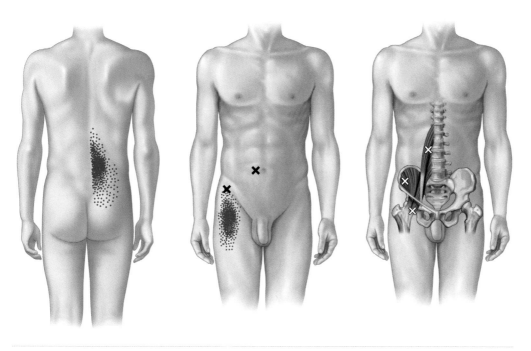

그림 1-2-33. 장요근

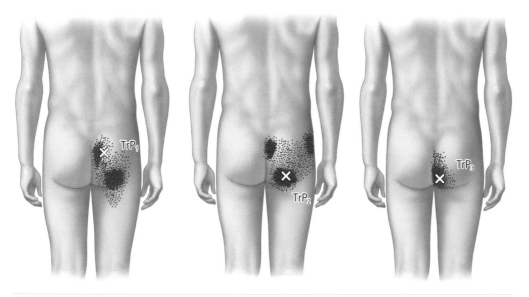

그림 1-2-34. 대둔근

iii) 중둔근 Gluteus medius

세 군데에서 촉진하게 되며 첫 번째 부위는 후상장골극(PSIS)에서 전방으로 2횡지 지점, 두 번째 부위는 후상장골극(PSIS)과 장골능의 가장 높은 부위를 연결한 선의 중간에서 아래로 2횡지 지점, 세 번째 부위는 장골능에서 액와중심선이 만나는 곳에서 아래로 2횡지 지점이다(그림 1-2-35).

iv) 소둔근 Gluteus minimus

두 군데에서 촉진하게 되며 첫 번째 부위는 대전자와 장골능 중간 지점을 연결하는 선의 중간 지점, 두 번째 부위는 전상장골극(ASIS)과 대전자를 연결하는 선의 중간 지점이다(그림 1-2-36).

v) 이상근 Piriformis

두 군데에서 촉진하게 되며 첫 번째 부위는 대전자의 상부 끝 지점과 후하장골극(PIIS)을 연결하는 선상에서 천장관절의 바로 외측 지점, 두 번째 부위는 대전자의 상부 끝 지점과 후하장골극(PIIS)을 연결하는 선의 중간 지점이고, 좌골신경 손상을 주의해야 한다(그림 1-2-37).

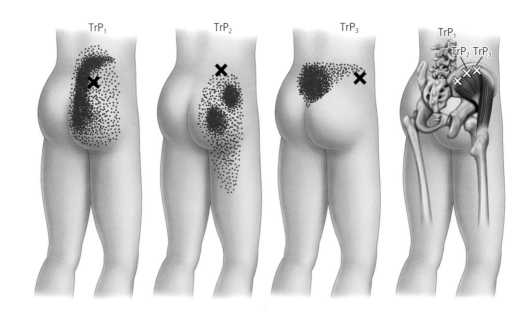

그림 1-2-35. 중둔근

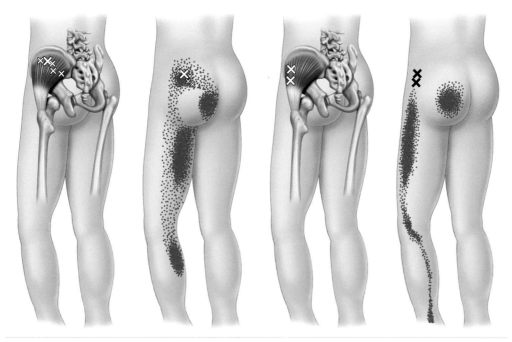

그림 1-2-36. 소둔근

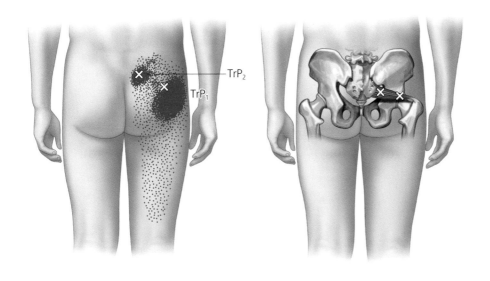

그림 1-2-37. 이상근

(2) 대퇴부 및 슬관절 주위 근육 통증 유발점 주사

i) **대퇴근막장근** Tensor fasciae latae

대전자의 전방 2횡지 지점을 촉진하여 주사
한다(그림 1-2-38).

ii) **봉공근** Sartorius

세 군데에서 촉진하게 되며 첫 번째 부위는
전상장골극(ASIS)과 경골의 내측상과를 연결
하는 선의 위쪽 1/4 지점, 두 번째 부위는 중
간 지점, 세 번째 부위는 아래쪽 1/4 지점이다
(그림 1-2-39).

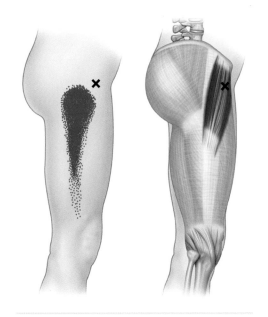

그림 1-2-38. 대퇴근막장근

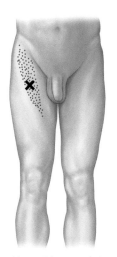 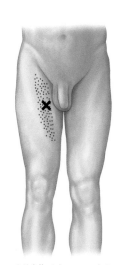 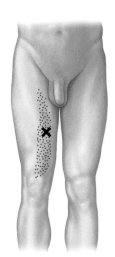 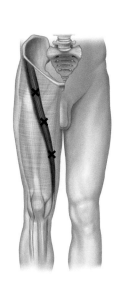

Upper trigger point   Middle trigger point   Lower trigger point

그림 1-2-39. 봉공근

iii) 대퇴직근 Rectus femoris

전상장골극(ASIS)과 슬개골 윗부분을 연결하는 선을 따라, 전상장골극(ASIS)에서 아래로 4횡지의 지점을 촉진한다(그림 1-2-40).

iv) 내측광근 Vastus medialis

두 군데에서 촉진하게 되며, 첫 번째 부위는 슬개골의 상내측 모서리에서 위로 3횡지 지점, 두 번째 부위는 위로 5횡지 지점이다(그림 1-2-41).

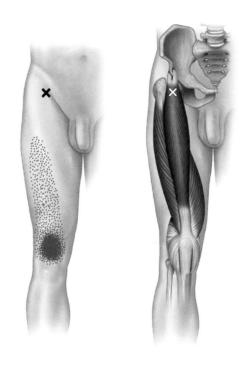

그림 1-2-40. 대퇴직근

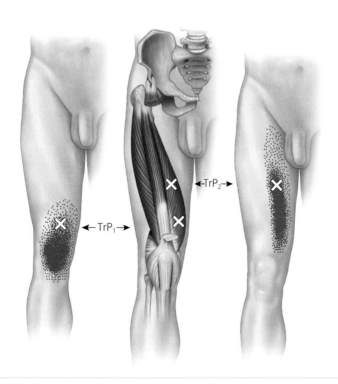

그림 1-2-41. 내측광근

v) 중간광근 Vastus intermedius

전상장골극(ASIS)에서 슬개골 윗부분을 연결하는 선의 근위부를 촉진하여 주사한다(그림 1-2-42).

vi) 외측광근 Vastus lateralis

다섯 군데에서 촉진하게 되며 첫 번째 부위는 대전자에서 2횡지 하방, 두 번째 부위는 대전자와 대퇴골 외과를 연결하는 선의 중간지점, 세 번째 부위는 슬개골 위로 5횡지 지점에서 대퇴부 바깥면, 네 번째 부위는 대퇴골 외과에서 3횡지 상방, 다섯 번째 부위는 외측광근의 후연의 중간 지점이다(그림 1-2-43).

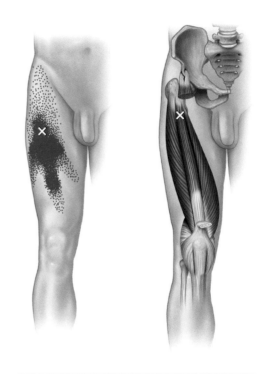

그림 1-2-42. 중간광근

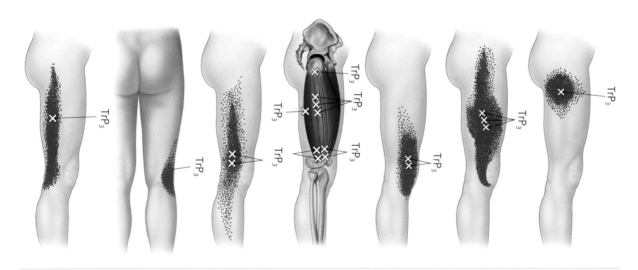

그림 1-2-43. 외측광근

vii) 장, 단내전근 Adductor longus, brevis

치골결절에서 기시하는 장내전근을 촉진하고 치골결절에서 아래로 4횡지 지점을 촉진한다(그림 1-2-44).

viii) 대내전근 Adductor magnus

두 군데에서 촉진하게 되며 첫 번째 부위는 치골결절과 대퇴골의 내측과를 연결하는 선의 중간 지점, 두 번째 부위는 치골결절에서 하방으로 1횡지 지점이다(그림 1-2-45).

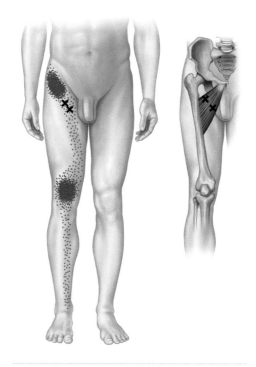

그림 **1-2-44**. 장, 단내전근

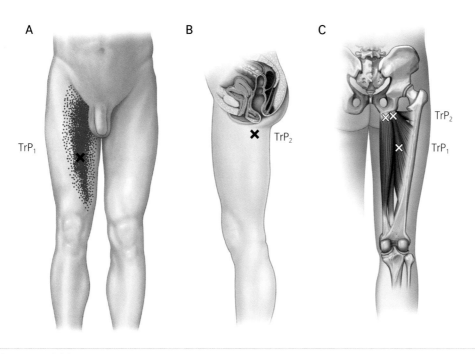

그림 **1-2-45**. 대내전근

ix) 박근 Gracilis

치골결절과 대퇴골의 내측과를 연결하는 선의 중간보다 윗부분을 촉진한다(그림 1-2-46).

x) 슬곡근 Hamstring muscle

반건양근(Semitendinosus), 반막양근(Semimembranosus)은 좌골결절과 대퇴골의 내측과를 연결하는 선의 중간 지점을 촉진하고, 대퇴이두근(Biceps femoris)은 좌골결절과 비골두를 연결하는 선의 중간 지점을 촉진한다(그림 1-2-47).

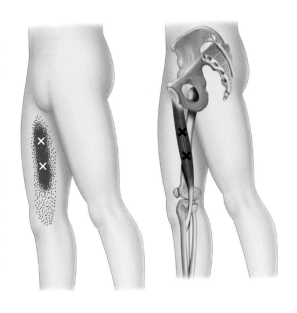

그림 1-2-46. 박근

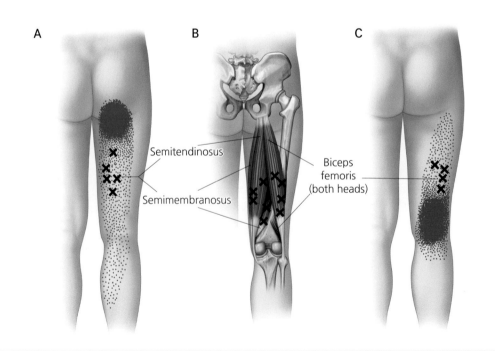

그림 1-2-47. 슬곡근

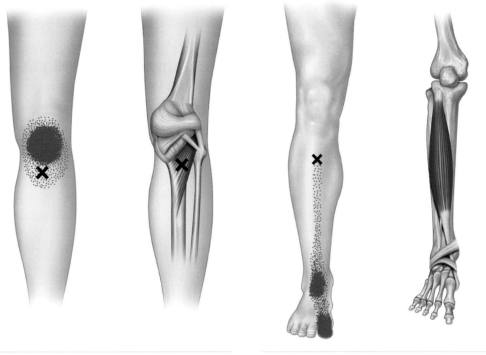

그림 1-2-48. 슬와근

그림 1-2-49. 전경골근

xi) 슬와근 Popliteus

반건양근의 종지 지점에서 외측으로 1횡지 지점, 시술자의 손가락으로 비복근을 밖으로 밀어내고 경골의 뒤를 향하여 주사바늘을 삽입한다. 경골신경 및 경골동맥을 주의해야 한다 (그림 1-2-48).

(3) 하퇴부, 발목, 발 주위 근육 통증 유발점 주사

i) 전경골근 Tibialis anterior

경골결절에서 아래로 4횡지, 경골능에서 외측으로 1횡지 지점을 촉진한다. 전경골동맥, 심비골신경 손상을 피하기 위해 45도 각도로 삽입한다(그림 1-2-49).

ii) **비골근** Peroneus muscles

장비골근(peroneus longus)은 비골두에서 아래로 3횡지 지점을, 단비골근(peroneus brevis)은 외과에서 위로 5횡지 지점으로 장비골근의 앞부위를 촉진하며, 비골신경을 주의해야 한다. 그리고 제3 비골근(peroneus tertius)은 발목의 양과를 연결하는 선상에서 위로 5횡지, 경골에서 외측으로 2횡지 지점을 촉진한다(그림 1-2-50).

iii) **비복근** Gastrocnemius

내측두는 첫째, 슬와주름의 5횡지 하방 지점의 내측두 근복, 둘째, 슬와주름 선의 중간에서 내측으로 1횡지 지점을 촉진하고, 외측

두는 첫째, 슬와주름의 5횡지 하방의 외측두 근복, 둘째, 슬와주름 선의 중간에서 외측으로 1횡지 지점을 촉진한다(그림 1-2-51).

iv) **가자미근** Soleus

네 군데에서 촉진하게 되며, 첫 번째 부위는 종골에서 아킬레스 건의 내측선을 따라 위쪽으로 5횡지 지점, 두 번째 부위는 종아리 후면, 비골두에서 4횡지 하방 지점, 세 번째 부위는 종골과 슬와주름 사이에서 아킬레스 건의 외측선 상에서 아래 1/3 지점, 네 번째 부위는 비복근의 근복이 끝나는 지점으로 경골신경 및 경골동맥을 주의해야 한다(그림 1-2-52).

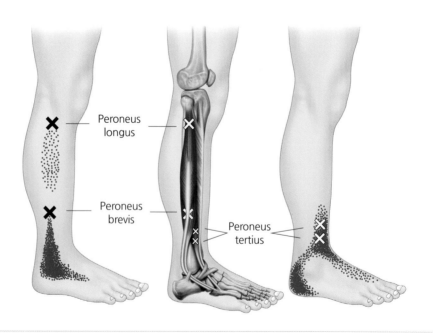

Peroneus longus

Peroneus brevis

Peroneus tertius

그림 1-2-50. 비골근

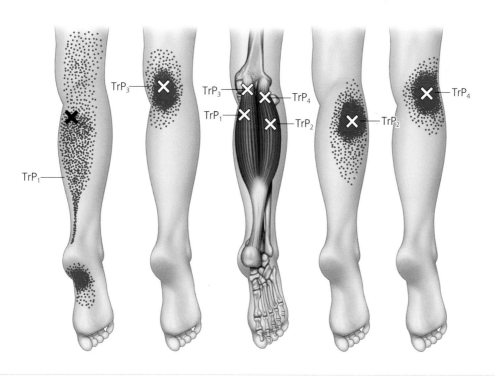

그림 1-2-51. 비복근

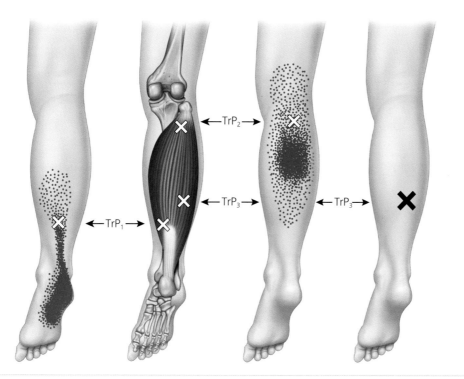

그림 1-2-52. 가자미근

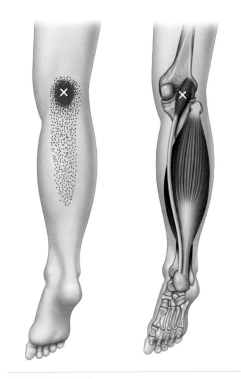

그림 1-2-53. 족저근

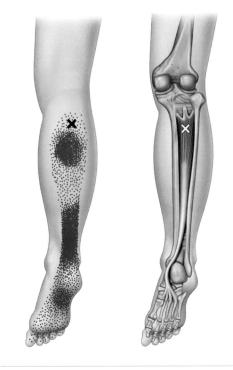

그림 1-2-54. 후경골근

v) 족저근 Plantaris

슬와주름선의 중간에서 외측 1횡지 지점으로 비복근의 외측두를 관통한다(그림 1-2-53).

vi) 후경골근 Tibialis posterior

경골결절에서 아래로 5횡지, 경골 내측으로 1횡지 지점으로 경골 바로 후방에 있으므로 장족지굴곡근과 가자미근을 지나서 비스듬하게 바늘을 삽입한다. 경골신경, 경골동맥 천자 가능성이 높다(그림 1-2-54).

vii) 긴 족지 신전근 Long extensor of toes

장족지신근(Extensor digitorum longus)은 경골결절에서 4횡지 하방, 경골능에서 밖으로

2횡지 지점, 장모지신근(Extensor hallucis longus)은 발목 양과를 연결하는 선상에서 위로 3횡지, 경골에서 외측으로 1횡지의 지점을 촉진하며, 전경골동맥 및 심부비골신경 손상을 주의해야 한다(그림 1-2-55).

viii) 긴 족지 굴곡근 Long flexor of toes

장족지굴근(Flexor digitorum longus)은 경골 길이의 중간, 경골의 뒷면에서 뒤로 1횡지 지점, 장모지굴근(Flexor hallucis longus)은 종골에서 아킬레스 건의 내측선을 따라 위로 5횡지 지점으로 가자미근을 관통한다(그림 1-2-56).

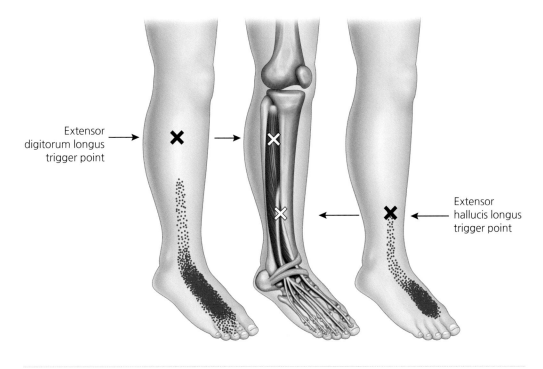

Extensor
digitorum longus
trigger point

Extensor
hallucis longus
trigger point

그림 1-2-55. 긴 족지 신전근

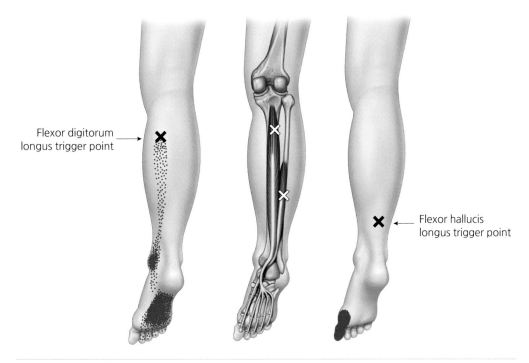

Flexor digitorum
longus trigger point

Flexor hallucis
longus trigger point

그림 1-2-56. 긴 족지 굴곡근

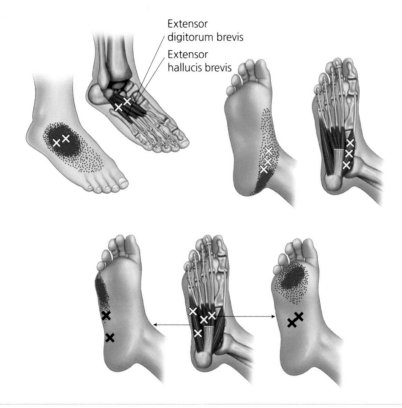

Extensor digitorum brevis
Extensor hallucis brevis

그림 1-2-57. 천부 족부 내재근

ix) 천부 족부 내재근

Superficial intrinsic foot muscles

단모지신근(Extensor hallucis brevis), 단족지신근(Extensor digitorum brevis)은 비골의 외과 끝에서 발가락쪽으로 3횡지 지점, 모지외전근(Abductor hallucis)은 발바닥에서 종골과 1중족골두를 연결하는 선의 중간, 주상골에서 발바닥쪽으로 1횡지 지점, 소족지외전근(Abductor digiti minimi)은 제5 중족골두에서 근위부로 2횡지 지점인 발의 바깥쪽면, 단족지굴근(Flexor digitorum brevis)은 종골과 제3 중족골두를 연결하는 선의 중간 지점을 촉진하여 주사한다(그림 1-2-57).

x) 심부 족부 내재근 Deep intrinsic foot muscles

족저방형근(Quadratus plantae)은 발바닥에서 종골의 꼭지점과 제2 중족골두를 연결하는 선에서 종골쪽 1/3지점, 모족지내전근(Adductor hallucis)은 제3 중족지골 관절에서 바로 위 지점의 횡두, 단모지굴근(Flexor hallucis brevis)은 발바닥에서 제1 중족골두에서 2횡지 근위부, 제1 배측, 족저측 족골간근(First dorsal, plantar interossei muscle)은 중족골 사이, 중족지골관절에서 근위부로 1횡지 지점을 촉진하여 주사한다(그림 1-2-58).

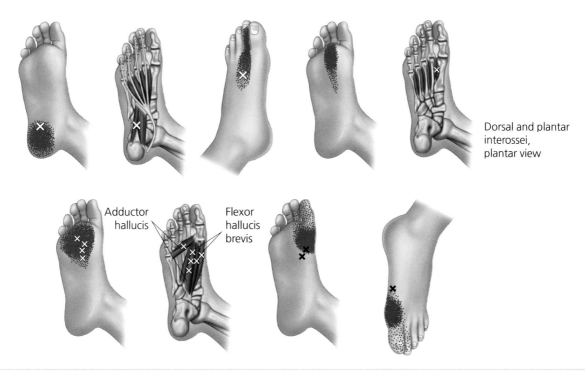

Dorsal and plantar interossei, plantar view

Adductor hallucis

Flexor hallucis brevis

그림 1-2-58. 심부 족부 내재근

참고문헌

1. Alvarez DJ, Rockwell PG. Trigger points: diagnosis and management. Am Fam Physician 2002;65:653-60.

2. American College of Rheumatology Guidelines on Joint Injection/Aspiration [Internet]. 2015[downloaded 6th Jan 2015]. Available from: http://www.rheumatology.org/Practice/Clinical/Patients/Diseases_And_Conditions/Joint_Injection/Aspiration/

3. Berkoff DJ, Miller LE, Block JE. Clinical utility of ultrasound guidance for intra-articular knee injections: a review. Clin Interv Aging 2012;7:89-95.

4. Cheng OT, Souzdalnitski D, Vrooman B, et al. Evidence-based knee injections for the management of arthritis. Pain Med 2012;13:740-53.

5. Dobson MM. A further anatomical check on the accuracy of intra-articular hip injections in relation to the therapy of coxarthritis. Ann Rheum Dis 1950;9:237-40.

6. Emma L Rowbotham, Andrew J. Grainger. Ultrasound guided intervention around the hip joint. AJR 2011;197:122-7.

7. Esenyel C, Demirhan M, Esenyel M, et al. Comparison of four different intra-articular injection sites in the knee: a cadaver study. Knee Surg Sports Traumatol Arthrosc 2007;15:573-7.

8. Glattes RC, Spindler KP, Blanchard GM, et al. A simple, accurate method to confirm placement of intra-articular knee injection. Am J Sports Med 2004;32:1029-31.

9. Godwin M, Dawes M. Intra-articular steroid injections for painful knees. Metaanalysis. Can Fam Physician 2004;50:241-8.

10. Han SC, Harrison P. Myofascial pain syndrome and trigger-point management. Reg Anesth 1997;22:89-101.

11. Hubbard DR, Jr. Chronic and recurrent muscle pain: Pathophysiology and treatment, and review of pharmacologic studies. J Musculoskelet Pain 1996;4:123-43.

12. Hurley MV, Scott DL, Rees J, et al. Sensorimotor changes and functional performance in patients with knee osteoarthritis. Ann Rheum Dis 1997;56:641-8.

13. Jensen K, Graf BK. The effects of knee effusion on quadriceps strength and knee intraarticular pressure. Arthroscopy 1993;9:52-6.

14. Jones A, Doherty M. Osteoarthritis (2nd edition), Oxford University Press, 0198509677, New York. 2003.

15. Jones A, Doherty M. Osteoarthritis. 2nd ed. New York: Oxford University. 2003.

16. Jones A, Regan M, Ledingham J, et al. Importance of placement of intra-articular steroid injections. BMJ 1993;307:1329-30.

17. Kamanli A, Kaya A, Ardicoglu O, et al. Comparison of lidocaine injection, botulinum toxin injection, and dry needling

to trigger points in myofascial pain syndrome. Rheumatol Int 2005;25:604-11.

18. Kang YK. Pictorial Guides to Myofasical Trigger Points, 2nd. 2012:322-461.

19. Kantarci F, Ozbayrak M, Gulsen F, et al. Ultrasound-guided injection for MR arthrography of the hip: comparison of two different techniques. Skeletal Radiol 2013;42:37-242.

20. Khoury NJ, el-Khoury GY, Saltzman CL, et al. Intraarticular foot and ankle injections to identify source of pain before arthrodesis. AJR Am J Roentgenol 1996;167:669-73.

21. Kim CH, Park JW. Trigger Point Injection for Myofascial Pain Syndrome. J Korean Orthop US Soc 2014;2:127-13.

22. Labrosse JM, Cardinal E, Leduc BE, et al. Effectiveness of ultrasound-guided corticosteroid injection for the treatment of gluteus medius tendinopathy. Am J Roentgenol 2010;194:202-6.

23. Lang AM. Botulinum toxin therapy for myofascial pain disorders. Curr Pain Headache Rep 2002;6:355-60.

24. Leopold SA, Battista V, Oliverio JA. Safety and efficacy of intraarticular hip injection using anatomic landmarks. Clin Orthop Relat Res 2001;391:192-7.

25. McNair PJ, Marshall RN, Maguire K, et al. Knee joint effusion and proprioception. Arch Phys Med Rehabil 1995;76:566-8.

26. Neustadt DH. Osteoarthritis: Diagnosis and Medical/Surgical Management (3rd edition), W.B. Saunders Company, 0721684394, Philadelphia. 2001.

27. Neustadt DH. Osteoarthritis: Diagnosis and Medical/Surgical Management. 3rd ed. Philadelphia. Saunders. 2001.

28. Palmieri-Smith RM, Kreinbrink J, Ashton-Miller JA, et al. Quadriceps inhibition induced by an experimental knee joint effusion affects knee joint mechanics during a single-legged drop landing. Am J Sports Med 2007;35:1269-75.

29. Pekarek B, Osher L, Buck S, et al. Intra-articular corticosteroid injections: a critical literature review with up-to-date findings. Foot (Edinb) 2011;21:66-70.

30. Peng PW. Ultrasound-Guided Interventional Procedures in Pain Medicine, A Review of Anatomy, Sonoanatomy, and Procedures. Part IV: Hip. Reg Anesth Pain Med 2013;38:264-73.

31. Pourbagher MA, Ozalay M, Pourbagher A. Accuracy and outcome of sonographically guided intra-articular sodium hyaluronate injections in patients with osteoarthritis of the hip. J Ultrasound Med 2005;24:1391-5.

32. Rowbotham EL, Grainger AJ. Ultrasound guided intervention around the hip joint. Am J Roentgenol 2011;197:122-7.

33. Scott NA, Guo B, Barton PM, et al. Trigger point injections for chronic non-malignant musculoskeletal pain: a systematic review. Pain Med 2009;10:54-69.

34. Sibbitt WL Jr, Peisajovich A, Michael AA, et al. Does sonographic needle guidance affect the clinical outcome of intraarticular injections? J Rheumatol 2009;36:1892-902.

35. Simons DG, Travell JG, Simons LS. Travell & Simons 'myofascial pain and dysfunction: the trigger point manual. Volume 1 and 2, Baltimore: Williams & Wilkins; 1992, 1999.

36. Smith J, Hurdle MFB, Weingarten TN. Accuracy of sonographically guided intra-articular injections in the native adult hip. J Ultrasound Med 2009;28:329-8335.

37. Soneji N, Peng PW. Ultrasound-Guided Interventional Procedures in Pain Medicine: A Review of Anatomy, Sonoanatomy, and Procedures: Part VI: Ankle Joint. Reg Anesth Pain Med 2016;41:99-116.

38. Waddell D, Estey D, DeWayne C, et al. Visco-supplementation under fluoroscopic control. Am J Med Sports 2001;4:237-41.

39. Wisniewski SJ, Smith J, Patterson DG, et al. Ultrasound-guided versus nonguided tibiotalar joint and sinus tarsi injections: a cadaveric study. PM R 2010;2:277-81.

40. Wukich DK, Tuason DA. Diagnosis and treatment of chronic ankle pain. Instr Course Lect 2011;60:335-50.

41. Yap EC. Myofascial pain-an overview. Ann Acad Med Singapore 2007;36:43-8.

42. Zink W, Graf BM. Local anesthetic myotoxicity. Reg Anesth Pain Med 2004;29:333-40.

상지의 건활막염
Tenosynovitis in upper extremity

임태강

건 자체 및 건 주위의 문제로 통증이 유발되는 상태(Painful tendon)를 통칭하는 용어로 건병증(tendinopathy)이 있는데, 이는 건의 구조적인 연속성이 소실된 건의 파열(tear)까지 포함하는 포괄적인 표현이다. 파열을 제외한 건병증은, 건증(tendinosis)과 건활막염(tenosynovitis)으로 구분될 수 있는데, 건증은 과사용으로 인한 건 자체의 만성적 퇴행성 변화를 지칭하는 용어로서, 주관절의 외상과염이 대표적이다. 건활막염은 건을 싸고 있는 활액막(synovial sheath) 또는 활액막 내부의 공간에 발생하는 염증성 변화가 발생하는 경우를 지칭하는데, 건 포착(tendon entrap-ment)으로 인한 협착성건활막염(stenosing tenosynovitis)과 증식성건활막염(proliferative tenosynovitis)으로 구분될 수 있다. 이 중, 상지에서 보다 많은 비중을 차지하는 경우는 협착성건활막염으로서, 손목의 드퀘르벵질환(de Quervain's disease)과 수부의 방아쇠수지가 대표적인 질환이다. 증식성건활막염(prolifer-ative tenosynovitis)도 수부에서는 드물지 않은데, 류마티스관절염이 대표적이며, 아밀로이드질환, 통풍, 칼슘침착성건질환 및 화농성 건활막염 등이 이에 해당된다.

과거에는 이러한 건증 또는 건활막염에 대한 명확한 구분 없이 건염(tendinitis)이란 용어가 사용되어 왔는데, 파열된 건, 생검 조직 또는 수술 중 채취된 표본의 조직학적 연구에서, 건 내에 전형적인 염증 반응에 관여하는 염증 전구 물질(inflammatory precurors) 및 염증 세포들이 존재하지 않았다는 사실에 근거하여, 건 통증의 주된 병리 기전이 염증 반응에 의한 건염이라는 기존의 모델이 수정되게 되었고, 이를 토대로, 건염보다는 건증이라는 표현이 보다 적절한 용어로 받아들여지고 있다. 건증의 조직학적 소견은 건의 부종, 정상 콜라젠 배열의 소실 및 세포성 증가 등 건 자체의 퇴행성 변화로 인해 건의 정상 치유 반응이 소실된 상태라 할 수 있고, 이러한 건증은 건의 혈행 변화 또는 기계적 손상에 의해 건 파열로 진행하기 전 전구 단계로 이해되고 있다. 다만, 건증의 진단을 위해서는 병리조직학적 검사가 필요하므로, 임상적인 의미에서, 건에서 유발되는 통증 및 기능 감소 등의 증상을 설명하는 표현으로서, 건병증(tendinopathy)이라는 포괄적인 용어가 보다 보편적으로 사용되고 있다는 점을 밝히면서, 본 장에서는 상지에서 흔하게 발생하는 건 질환들의 임상적 특징 및 각 질환들에서 사용될 수 있는 주사요법에 대해서 기술하고자 한다.

1. 상완 이두 장두 건활막염
Tenosynovitis of the long head of the biceps tendon

견관절에서 발생하는 건활막염으로서 가장 흔한 질환은 상완 이두 장두 건활막염이다. 원인으로는 일차적으로 건 자체의 염증, 퇴행성 변화, 과사용 또는 외상에 의해 발생할 수 있으나, 회전근개파열과 동반되는 이차성 병변으로 나타나는 경우가 더 흔한 것으로 알려져 있다. 해부학적으로 회전근개와 함께 오구견봉 궁(coracoacromial arch) 하방으로 주행하는 경로를 가지고 있으므로, 충돌증후군 또는 회전근개파열과 연관되어 임상 증상을 유발할 수 있다. 상완 이두 장두의 건활막염의 병리 기전을 드퀘르벵질환과 같은 협착성건활막염

으로 설명하는 견해도 있다. 해부학적으로 상완 골두의 이두 구(bicipital groove)를 지나고, 건을 횡상완인대(transverse humeral ligament)가 둘러싸면서 건을 안정화시키는 구조를 가지고 있어서, 인대 내에서 건이 비후되고, 인대에 의한 섬유골성 터널의 협착이 발생하여 건활막염이 발생한다는 이론이다. 실제로, 상완이두건 증상은 이두 구 부위의 통증 및 압통으로 나타나는 경우가 많고, 관절경 검사상, 이두 구 부위를 지나는 건 부위의 충혈 및 염증 반응을 관찰할 수 있다(그림 1-3-1). 반면, 이러한 이러한 상완 이두건 활막염 소견은 유착성 관절낭염 등 다른 견관절 질환에서 흔하게 관찰되는 병변이기도 하므로, 결론적으로, 상완 이두 장두건의 병적 소견이 일차적으로 발생하였는지 또는 이차적인 소견인지 단정 지을 수는 없다고 보는 것이 보다 타당하다. 다만, 상완 이두 장두의 건활막염이 견관절 증상을 유발할 수 있음을 이해하는 것이 중요한데, 상완 이두 장두건에 대한 면역조직학적 연구에서, 건 자체가 감각교감신경 섬유 다발에

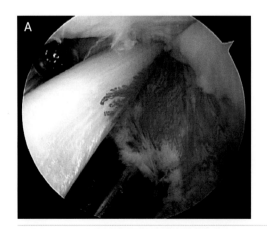
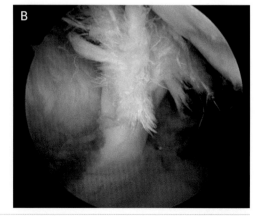

그림 1-3-1. 상완 이두 장두 건활막염의 관절경 소견
관절경 상에서, 건 후면의 건활막염 및 관절강 내 활막염 소견을 관찰할 수 있고(A), 회전근개파열과 동반되어, 건의 부분 파열 또한 흔하게 발생할 수 있다(B).

의해서 둘러싸여 있음이 밝혀진 바 있어, 상완이두 장두건의 이상은 견관절 통증 및 기능 제한의 중요한 원인임을 충분히 유추할 수 있다. 일반적으로 특별한 외상력 없이 발생한 상완이두 장두 건활액막염의 증상은 회전근개 파열 등이 동반되는 건활막염의 경우보다 젊은 연령층에서 흔하게 볼 수 있고, 특히 팔을 머리 위로 반복적으로 들어 올리는 직업 또는 스포츠 활동과 관련된 경우가 많다. 환자의 특징적인 임상 증상은 견관절의 전방 부위에 통증을 호소한다는 점이고, 가장 중요한 신체 검사는 상완이두건 및 이두 구의 압통을 확인하는 것이다. 환자의 팔을 10도 내회전시키면, 건이 견관절의 전방 및 견봉으로부터 약 7 cm 원위부에 위치하게 된다. 압통을 확인하면서 팔을 회전시켜 보면, 이두 구의 위치가 변하면서, 건의 압통점 또한 이동하는 것을 느낄 수 있다. 관절 운동 범위의 경도의 제한이 나타날 수 있으나, 대개 관절막 구축에 의한 것이라기 보다 통증에 의한 제한이므로, 진단적 국소마취제

주입으로 호전되는 것이 일반적이다. 상완 이두건에 대한 유발 검사로서, Speed 검사와 Yergerson 검사가 있는데, 두 검사 방법 모두 진단의 특이도가 낮다는 제한점이 있다. 영상학적 검사법으로서, 단순 방사선 사진, 초음파 및 MRI검사를 사용할 수 있는데, 단순 방사선 사진은, 일반적으로 특이 소견이 없는 경우가 많아서, 초음파 검사가 유용하게 사용될 수 있다. 초음파를 통해서, 건초내 삼출물, 건 파열 또는 탈구 여부에 대한 평가를 비교적 정확하게 할 수 있고, 이두 구의 형태학적 관찰도 가능하며, 무엇보다 동반된 회전근개 병변에 대한 확인이 가능하다는 장점이 있다(그림 1-3-2). 다만, 상완 이두 장두건 병변에 대한 초음파 검사의 정확도에 대한 연구 결과를 보면, 아탈구 또는 탈구에 대해서는 높은 특이도(100%) 및 민감도(96%)를 보였으나, 건 부분 파열에 대해서는 정확도가 낮으므로(민감도 50% 및 특이도 100%), 초음파상 특이 소견이 없더라도, 초음파 소견만으로, 건 병변을 완전

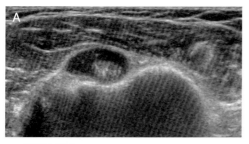
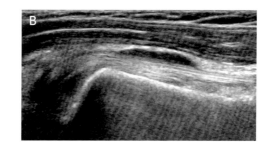
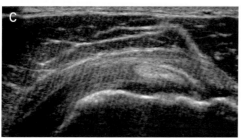

그림 1-3-2. 상완이두장두건의 초음파 영상
초음파 검사를 통해서, 상완이두장두 건초 내 삼출물 소견(단축 영상, A 및 장축 영상, B)의 진단이 용이하고, 건의 아탈구 현상 또한 관찰할 수 있다(C).

히 배제해서는 안 됨을 의미한다.

상완 이두 장두 건활막염의 치료는 대부분 보존적 요법을 사용한다. 고식적인 방법인 휴식, 진통소염제 복용과 더불어 스테로이드 주사요법을 사용할 수 있는데, 주사액을 건 자체가 아닌 건초 내에 삽입해야 하고, 일반적으로 1회 요법을 추천한다. 건초 내에 정확하게 주사를 삽입하기 위해서는 맹검 요법(blinded injection)은 한계가 있으므로, 초음파 유도하 주사요법을 사용하는 것이 주사 부위의 정확도를 향상시키는 면에서는 효과적일 수 있다.

2. 회전근개 건증 Rotator cuff tendinosis

회전근개 건증은 회전근개 건의 과도한 부하에 의해 견관절의 통증과 근력 약화를 야기하는 질환으로, 어깨 통증 진단의 35~50%에 이를 정도로 흔한 질환이다. 특히, 극상근 건에서 가장 흔하게 발생하는데, 이는 극상근 건이 견봉 및 오구견봉 인대 하방으로 주행하는 해부학적 특징에서 기인한 것으로, 문헌상에서, 견봉하 충돌증후군(subacromial impingement syndrome)으로 언급되는 되는 경우가 많다. Neer는 견봉하 충돌 증후군의 병태 생리의 진행 양상을 3단계로 기술하였는데, 제1단계는 건의 부종 및 출혈, 제2단계는 건의 섬유화 및 건염, 그리고, 제3단계는 견봉 골극의 형성 및 건 파열이다. 회전근개 건증은 이 중, 제1 및 2단계의 건의 상태에서 나타나는 임상 증상을 지칭하는 용어라고 볼 수 있다.

그러나, 이러한 견봉하 충돌 현상은 회전근개 건증 병리 기전의 외재적 원인(Extrinsic cause) 중 하나로서 중요한 의미가 있지만, 건 자체의 퇴행성 변화가 선행한다는 내재적 원인(Intrinsic cause) 이론도 또한 한 축으로 인정되고 있어서, 그 병리 기전에 대해서는 아직까지도 논란이 있는 실정이다.

회전근개 건증의 일차적 치료 방법은 비수술적 치료법으로서, 일반 환자군 뿐만 아니고, 던지기 운동 선수 등에서도 좋은 효과가 보고되어 있다. 견봉하 충돌 증후군의 수술적 치료법을 처음 발표하였던 Neer의 연구에서도, 비수술적 치료 방법이 대부분의 환자들에서 효과적이었음이 강조되어 있다는 사실을 주지해야 한다. 또한, 운동 선수군에서 견봉절제술(acromioplasty) 후에 스포츠 활동 복귀율이 그다지 높지 않다는 연구 결과들도 비수술적 치료 방법의 중요성을 시사한다고 할 수 있다. 비수술적 치료의 목표는 손상된 건의 추가 손상을 막고, 가능하면 건 조직의 치유 반응을 촉진시키는 것이다.

1) 비스테로이드성 소염제
Non-steroidal anti-inflammatory drugs, NSAIDs

구체적인 작용 기전이 불분명하고, 건병증에서 염증 반응이 존재하지 않는다는 연구 결과들과 모순되지만, NSAIDs의 경구 및 국소적 투여는 회전근개 건병증에서 통증 감소에 효과가 있다고 알려져 있다. 최근 발표된 메타 분석 연구에서도 Boudreault 등은 경구 소염제는 회전근개 건증의 환자에서 단기적으로는 통증 감소 효과가 있다고 하였고, 스테로이드 주사요법과 비교해서도, 통증 감소 효과가 비숫한 것으로 나타났다.

다만, NSAID 제제가 건의 치유를 제한한다는 사실을 주지해야 하는데, 선택적 Cox-2 차단제가 tendon-derived stem cell의 분화를 방해한다고 밝혀진 바가 있고, 봉합 후 건의 치유에 안 좋은 영향이 보고되기도 하였으며, 이러한 부작용은 투여 용량 및 투여 시기와도 관련이 있는 것으로 알려져 있다. 따라서, NSAID 제제를 선택할 때는 단기 통증 감소의 효과와 장기적인 부작용의 위험을 잘 고려하고 선택할 필요가 있다.

2) 스테로이드 주사요법

스테로이드 제제 역시 그 작용 기전은 불분명하지만, 회전근개 건 뿐만 아니고, 아킬레스건 및 슬개건 등 다양한 건병증에서 임상적인 효과가 보고되어 있다. Placebo군과 비교했을 때, 4주째 더 우월한 통증 감소 효과가 나타났고, 6개월 추시한 다른 연구에서도 대조군에 비해서 통증 및 운동범위의 호전에 우월한 결과가 보고되어, 단기적 효과는 어느 정도 인정되고 있다. 그러나, NSAID 경구 제제와 비교한 연구에서는 보다 우월한 효과는 없는 것으로 보고된 바 있고, 스테로이드 주사 투여 역시 부작용을 고려해야 하는데, 스테로이드 국소 주사는 건 조직의 치유를 방해하고, 건 파열의 위험을 높인다고 알려져 있다. 부작용의 기전 또한 명확하지는 않지만, 슬개건에 Dexamethasone을 투여한 결과, 건 유전자의 발현 양상이 제1형 콜라겐 합성쪽에서 지방

세포 또는 연골세포 합성 쪽으로 변화한다는 사실과, 이러한 악영향은 투여 용량에 비례한다는 결과가 보고된 바 있다. 동물 실험에서도 건 내 스테로이드 투여 후 정상 건 조직의 약화 소견이 확인되었고, 실제 환자에서 스테로이드 투여 후 아킬레스 건 및 슬개건 파열된 사례가 보고되기도 하였다.

또한, 회전근개 건 파열 환자에서, 스테로이드 주사를 4회 미만으로 시행한 군에서 건 조직이 약해서, 봉합시 강도가 감소하였고, 4회 이상 투여한 군에서 봉합 상태가 매우 불량하고, 봉합 후 결과도 안 좋았다는 보고도 있다. 따라서, 스테로이드 주사요법의 단기 효과에 비하여 이러한 장기적 건 파열의 위험성 및 치유에 미치는 악영향 등의 단점이 보다 크다는 사실을 주지할 필요가 있다.

3) 프롤로테라피(증식치료) Prolotherapy

건병증에서 건 부착부에 hypertonic dextrose 용액을 주사하는 프롤로테라피(증식치료, prolotherapy)는 임상적으로 흔하게 사용되고 있는 방법으로, 슬개건 및 외상과염 등에서 임상적 효과가 보고된 바 있다. Bertrand 등은 회전근 건증에 대한 무작위 배정 연구에서, saline injection 방법과 비교하여, 9개월 후 통증 감소 및 환자 만족도 면에서 프롤로테라피가 우월한 결과를 보였다는 연구를 발표한 바 있다.

그러나, 초음파로 추시한 건의 구조적 형태 변화는 두 군에서 차이가 없었다고 했다.

4) 운동 요법 Exercise

회전근개 건병증에서 운동 요법은 통증 감소, 관절 운동 범위의 회복 및 기능 향상에 실질적인 도움이 되는 치료법으로서, Little-wood 등에 의한 Systematic review 연구에서도 운동 요법을 시행한 경우, placebo 또는 운동 요법을 시행하지 않은 군에 비해서 임상적으로 유의한 호전을 보였다.

병태생리적으로, 관절 및 건의 움직임을 제한할 경우, 건의 단백질 합성이 감소하고, 콜라겐 분해 효소(collagenase)의 활성을 증가시켜서 건 조직의 퇴행성 변화가 악화되는 반면, 기계적 부하가 건에 가해지면, 건세포 대사의 향상으로 건의 치유 반응이 촉진된다고 알려져 있으므로, 환자의 통증이 경감되면, 적절한 부하가 가해지는 운동 요법을 바로 시작할 것이 권유된다. 콜라겐 합성의 turnover 능력을 고려하여 적절한 용량의 운동 요법을 시행하는 게 중요한데, 일반적으로 30초씩 3회 반복하고, 각 횟수마다 30초간 쉬어야 하고, 주당 2~3회 시행할 것을 권하고 있다. 회전근개 건병증에서 보편적으로 사용되는 운동 요법은 스트레칭 운동을 통해서 관절 운동 범위를 회복시키고, 전후방 회전근개 및 견갑골 주변 근육들의 근력을 강화시켜서, 상완골 두 안정성을 얻을 수 있도록 시행한다. 회전근개 건병증에서 보편적으로 사용되어 왔고, 교과서적으로 널리 알려진 방법으로서, 1975년 Sarah Jackins에 의해 고안된 Jackins 프로그램이 있다. 전체 5단계로 이루어지는데, 제1단계는 반복된 손상의 회피하여 손상된 건을 보호하는 단계로서, 통증을 유발하는 동작 및 운동을 제한하고, 통증을 경감시키는 약물 치료를 병행한다. 제2단계는 정상 운동 범위 회복기인데, 회전근개 건병증 환자에서 견관절 강직(특히, 후방 관절 구축)이 동반되는 경우가 많으므로, 모든 방향으로의 운동 범위의 회복이 선행되어야 한다. 전방 굴곡, 외회전, 내회전, 내전 및 외전까지 각 방향의 운동을 시행한다. 대개 1개월 정도 시행시 관절 운동의 회복을 얻을 수 있는데, 3개월까지 소요될 수 있다. 관절 운동 범위가 회복되면, 제3단계인 정상 근력의 회복기로 진행하는데, 근력 운동은, 손상된 극상근 건을 보호하기 위해서, 전방 및 후방 회전근에서 먼저 시작한다. 팔을 몸통에 붙인 상태에서, 고무줄 또는 아령을 이용해서, 견관절을 외회전 및 내회전시키는 운동을 시행하고, 점차적으로 삼각근 및 견갑골 강화 운동으로 진행시킨다. 이후 유산소 운동(4단계) 및 직업 또는 스포츠로의 복귀(5단계)를 시행한다.

최근에는 운동 요법을 통해서, 견관절 안정화에 의한 충돌 현상의 감소를 얻고 이를 통해 통증 및 기능 향상을 얻는 데서 더 나아가, 건의 퇴행성 변화의 치유를 유도하고자 하는 연구가 활발히 이루어지고 있다. 편심성 운동 요법(eccentric exercise)이 그것으로, 1984년 Stanish 등이 처음 발표하였는데, 근육의 길이가 늘어나면서 수축이 이루어지는 근육의 편심성 수축을 이용해서 운동하는 방법으로, 조직학적으로, 건의 콜라겐 합성 증가, 신생혈관형성 감소 및 건 조직의 정상화시키는 효과가 있는 것으로 알려졌다. 임상적으로, 슬개건 및 아킬레스 건병증에서는 편심성 운동을 통해 통증 감소 및 기능 향상을 얻었고, 건 조직의 치유에도 도움이 되었다고 하였으며, 이를 바탕으로, 회전근개 건병증에서도 치료 효과가 보고되고 있다. Bateman 등은 비록 환자 수가 적지만, 10명의 환자에서 12주간의 편심성 운동 요법을 통해서 만족할 만한 임상 결과를 얻었다고 하였고, Maenhout 등도 61명 환자에서 일반 운동 요법에 편심성 운동을 추가한 군과 그렇지 않은 군을 비교했을 때 두 군에서 임상적 호전에는 차이가 없었지만, 편심성 운동군의 평균 근력이 15% 좋았다고 보고하였다.

5) 체외 충격파 요법

Extracorporeal shockwave therapy, ESWT

체외 충격파 요법은 건증에서 통증 감소 및 건 조직 치유를 유도할 목적으로 사용되는 방법으로, 진통 효과의 정확한 기전은 밝혀지지 않았으나, 혈류가 감소된 상태의 건 조직에 신생혈관의 증식 및 조직의 재생을 유도함으로써 통증 감소 효과가 생기는 것으로 보고 있다. 견관절 영역에서는 주로 석회성 건염 환자들을 대상으로 주로 쓰이고 있는데, 석회가 없는 회전근개 건증에서 발표된 결과를 보면, 아직 효과가 확실하지 않다. Schmitt 등에 의한 무작위 임상 연구 결과는 치료 6주 및 12주에 대조군에 비해서 유의한 차이를 보이지 않았다.

충격파의 에너지 강도에 따라서, High-energy (energy density 0.2~0.4 mJ/mm^2) 및 Low-energy (0.2 mJ/mm^2 미만) 충격파 치료로 나눌 수 있는데, 두 가지 방법을 비교한 연구에서, 임상적 결과에 차이가 없었다고 되어 있어서, 일반적인 회전근개 건증에서는 Low-energy 충격파 치료가 권유된다.

6) 혈소판 풍부 혈장 Platelet-rich plasma, PRP

혈소판 풍부 혈장(PRP)은 조직의 재생에 중요한 역할을 할 수 있는 성장인자들을 풍부하게 함유하고 있기 때문에, 건 자체의 치유 반응이 소실된 건병증을 근본적으로 치료할 수 있는 방법으로 기대할 수 있다. 성장인자들로는 transforming growth factor b1 (TGFb), platelet-derived growth factor, vascular endothelial growth factor, hepatocyte growth factor 및 insulin-like growth factor 등이 있는데, 이들은 혈관신생, 상피재생, 세포 분화 및 증식, 세포외기질 합성을 촉진시키는 작용을 한다. 건세포 배양 연구에서, 세포 증식 및 콜라겐 합성이 증가됨이 밝혀졌고, in vivo 연구에서도 PRP 치료를 통해서 건세포 수가 증가하고, 건을 구성하는 제1형 및 제3형 콜라겐 합성의 증가가 관찰되어 건 치유에 도움이 되는 것으로 받아들여지고 있다. 그러나, 이론적 배경 및 동물실험에서 검증된 이러한 효과에도 불구하고, 실제 건병증에서 얼마나 큰 임상적 효과를 얻을 수 있는지에 대해서는 아직 논란이 있다. 외상과염의 경우, PRP와 스테로이드 주사요법을 비교한 연구에서, PRP 군에서 임상적으로 더 좋은 결과가 보고된 적이 있지만, PRP와 saline 주사를 비교한 다른 연구에서는 두 군에서 차이가 없었다. 아킬레스 건병증에서 PRP와 placebo 치료를 비교한 연구에서도 양군에서 큰 차이가 없었다고 하였다. 회전근 건병증에 대해서도, 최근 발표된 무작위 배정 연구에서, saline injection 군과 비교해서 1년 후 임상적으로 의미있는 차이가 없는 것으로 나타났다. 그러나, 이러한 연구 결과를 바탕으로 PRP의 효과에 대해 결론 짓기에는 몇 가지 한계점들이 있는데, 연구들마다 PRP 제조 기계 및 방법이 달라서, 각 방법마다 실제 혈소판 개수의 차이가 크다고 알려져 있으므로, 표준적인 PRP 용법의 개발이 선행되어야 한다. 또한, 치료 후 임상적인 결과뿐만 아니고, 건의 구조적 상태 변화(초음파 또는 MRI 영상)도 중요한 결과 변수이므로, 임상적 및 방사선적 상태에 대한 추시 연구가 동시에 이루어져야 할 필요가 있다.

3. 상완골 외상과염 Lateral epicondylitis

주관절에 발생하는 비외상성 통증의 가장 흔한 원인인 외상과염은 40~50대에 호발하고, 팔을 많이 사용하는 스포츠 또는 직업을 가지고 있는 환자들에서 흔하게 발생한다. 외상과의 단요수근 신건이 주로 침범된다고 알려져 있고, 병리 소견상 건 기시부의 정상 콜라겐 성상이 소실된 혈관 섬유 모세포 증식(angiofibroblastic hyperplasia)이 관찰된 이후로 건증(tendinosis)으로 분류되고 있다(그림 1-3-3).

외상과에 국한된 통증 및 압통과 주관절을 신전한 상태에서 손목을 저항성 신전시킬 때 외상과 부위에 통증이 나타나고, 환자가 일상생활에서 겪는 통증이 재현되는 특징적인 임상 증상들만으로 쉽게 진단할 수 있는 질환으로 알려져 있다. 그러나, 매우 흔한 질환이고, 진단이 용이하다는 점에 비해서, 임상 증상을 빠르게 소실시키면서, 건증의 치유까지 얻을 수 있는 근본적인 치료 방법이 없다는 점에서 계속 연구가 필요한 질환이라고 할 수 있다. 비수술적 치료 요법이 일차적으로 선택되어야 하는 기본 방법으로서, 약 90%의 환자들에서 효과를 볼 수 있다고 알려져 있다. 다만, 어떤 연구에 의하면 40%에서 증상이 완전 소실되지 않고, 지속되었다는 보고도 있으므로, 이를 환자에게 충분히 설명하고 치료를 시작할 필요가 있다. 기본적으로 과사용으로 인한 질환이므로, 증상을 악화시키는 활동의 변화(activity

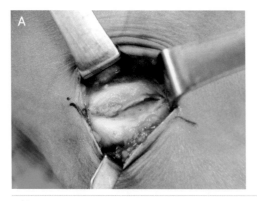
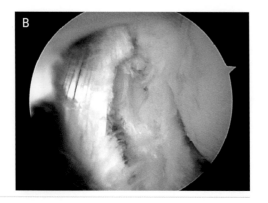

그림 1-3-3. 외상과염의 수술적 소견
개방적 방법으로 수술을 시행 시, 단요수근 신건의 기시부에서 정상 건의 형태가 소실되고, 퇴행성 변성이 진행된 건증(tendinosis) 소견을 확인할 수 있고(A), 이 같은 소견을 관절경 수술 시에도 관찰할 수 있다(B).

modification) 또는 제한이 필요하고, 진통소염제의 복용, 야간 부목 및 counterforce brace 등을 사용해볼 수 있다. 이와 더불어, 전통적으로 통증의 감소와 초기 염증 반응의 완화를 목적으로 스테로이드 주사요법이 널리 사용되어 왔다. 그러나, 외상과염의 병태생리는 건활막의 염증 반응보다는 건 자체의 퇴행성 변화를 수반한 건증이라는 점에서, 치료의 목적은 통증을 경감시키면서, 건 손상을 최소화하고, 추가적인 손상을 막는 것이 일차 목표이고, 이차적으로 건의 치유 반응을 촉진시키는 데 있다는 점에서, 스테로이드 주사요법은 이론적으로 맞지 않는 제한점이 있다. 또한, 주사 후 단기적으로는 증상 호전의 효과가 있으나, 이러한 단기 효과가 오래 지속되지 않고, 주사 치료 12개월 후 임상적 결과는, 특별한 치료를 시행하지 않은 군(wait and see)이나 물리치료만을 시행한 군에 비해서 오히려 좋지 않다는 연구 결과가 발표된 바 있어서, 스테로이드 국소 주사요법의 장기적인 효과에 대해서는 의문이 있는 실정이다.

따라서, 스테로이드 국소 주사요법은 통증이 매우 심해서 일상 생활이 힘들고, 물리치료 등 다른 비수술적 요법을 충분히 시행할 수 없는 환자에서, 제한적으로 사용하는 것이 바람직하다고 할 수 있다.

외상과염 스테로이드 주사요법
Technique of Injection

일반적으로 0.5% lidocaine 2.5 mL와 20 mg triamcinolone을 섞어서 사용하는데, 외상과보다 약간 원위부의 단요수근 신건 부위를 촉지한 후 건막 하방에 주사액을 주입한다. 피부 바로 밑에 주사하거나 반복적으로 자주 주사를 시행할 경우, 피하 위축이 발생할 수 있으니 주의를 요한다(그림 1-3-4). 스테로이드 주사의 적절한 용량 및 부작용을 최소화 할 수 있는 횟수에 대한 임상 자료는 매우 제한적인데, 일반적으로 3회 이상 주사를 시행하지 않고, 건 자체에 직접 주사하는 것은 피할 것이 권유되고 있다. ≫

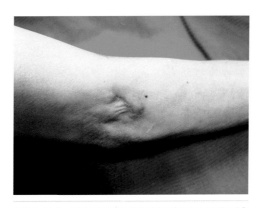

그림 1-3-4. 외상과염 진단 하에 스테로이드 국소 주사요법을 시행 받은 후 발생한 피하 위축
일반적으로 2~3개월 경과 후 정상적으로 회복되는 것이 일반적이지만, 시술 전 환자에게 피하 위축의 발생 가능성을 충분히 설명하는 것이 바람직하다.

Technical tip ≫ 외상과염의 보존적 치료

68세 여자 환자로, 3개월간 지속된 우측 팔꿈치 통증을 주소로 내원하였다. 당뇨 등의 내과적 질환력은 없었고, 가사일을 많이 하는 주부로서, 손을 사용하는 특별한 취미는 없었다. 우측 팔꿈치의 외측부 통증 및 팔꿈치 기능 제한을 호소하였고, (VAS 통증 점수 7점 및 Mayo 주관절 점수 70점), 이학적 검사상, 외상과 부위 압통이 심하였으며, 저항성 손목 신전 검사 시 팔꿈치 외측부 통증 및 불편감이 재현되었고, 신전 근력 약화 소견이 관찰되었다. 초음파 검사상, 외상과에서 기시하는 총신전건 부위에 건의 부종과 더불어 건 실질내 저에코성 병변이 관찰되어(A), 외상과염 진단 하에 보존적 치료를 시행하였다. 먼저, 질환의 기본 경과를 설명하고, 증상을 악화시키는 가사 활동의 조절과, 특히 손목을 신전하면서 사용하지 말 것을 교육하였으며, 통증 조절을 위한 진통소염제와 물리 치료를 처방하였다. 한 달 이후 추시 관찰시 통증이 호전되고 있어서 스테로이드 주사 등의 추가적 치료는 시행하지 않았다. 6개월 추시 결과, 통증 및 기능 회복을 얻을 수 있었고 (VAS 0점 및 Mayo 주관절 점수 100점), 초음파 추시 검사상, 건의 부종 및 저에코성 병변이 많이 호전된 소견을 관찰할 수 있었다(B). ▪

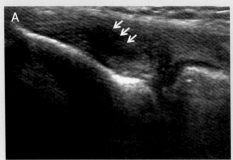 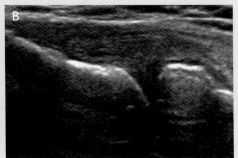

그림 1-3-5.

4. 드꿰르벵 병 De Quervain disease

드꿰르벵 병은 손목의 첫 번째 신전구획 (first extensor compartment) 내에 존재하는 장무지외전건(abductor pollicis longus, APL)과 단무지신건(extensor pollicis brevis)을 침범하는 질환으로, 건을 둘러싸고 있는 지대초 (retinacular sheath)가 좁아지거나 협착되어, 그 내부에서 건의 포착이 발생하는 대표적인 협착성건활막염이다. 주로 손목을 많이 사용하는 직업을 가진 환자에서 호발하고, 임신 또는 출산 후 수유 중인 여성에서도 흔하게 발병한다. 진단은 특징적인 임상 증상과 병력을 통해서 내릴 수 있는데, 손목의 요배측 통증 및 압통이 나타나고, 엄지의 저항성 운동에 통증이 악화되며, Finkelstein 검사에 양성 반응을 보인다. 치료 방법은 경구 진통제, 부목 고정, 물리치료, 스테로이드 국소 주사 및 수술이 있는데, 보존적 요법이 우선되어,

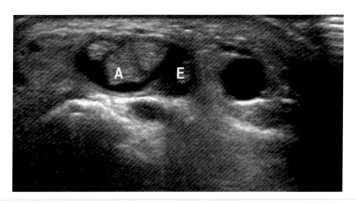

그림 1-3-6. 드꿰르벵 병의 초음파 소견
제1 구획에 대한 단축 영상으로서, 장무지외전건(A)이 여러 개로 관찰되는 반면, 단무지신건(E)은 한 개만 관찰된다.

적절한 통증 조절과 함께, 휴식, 부목 고정 또는 통증을 유발하는 동작의 제한하는 방법만으로도 호전되는 경우가 많다. 특히 임신 또는 수유와 관계 있는 경우는 분만 또는 수유 중단 후 수개월 이내 증세가 소실된다. 이러한 방법으로도 증세가 조절되지 않을 경우, 스테로이드 국소 주사요법을 사용할 수 있는데, 문헌상에서 62%에서 100%의 효과가 보고되어 있고 임상적으로 좋은 결과를 얻을 수 있다. 그러나, 주사 후 피부 탈색, 피부 및 피하 조직 위축 및 일시적 혈당 상승 등의 부작용이 있으므로, 환자에게 미리 충분히 설명을 한 후 치료를 시행해야 한다. 비수술적 치료에 결과가 좋지 않는 요인으로서, 장무지외전건과 단무지신건 사이에 중격(septum)이 있는 경우나 제1 수지의 움직임 시 건의 방아쇠 현상이 동반되는 경우가 알려져 있다. 장무지외전건과 단무지신건을 나누는 중격은 약 40%에서 존재한다고 보고되어 있고, 장무지외전건의 경우 건이 여러 개가 존재하는 경우도 흔하다고 알려져 있으므로, 스테로이드 국소 주사요법의 효과를 제한하는 요인이 될 수 있음을 주지해야 한다(그림 1-3-6). 수술적 치료는 충분한 보존적 치료를 시행 후에도 증상의 호전이 없는 경우에 사용될 수 있고, 국소 마취하에 제1 신전 구획의 신전 지대를 유리시키는 간단한 술식으로 좋은 결과를 얻을 수 있다.

드꿰르벵 병의 스테로이드 주사요법
Technique of injection

손목의 요배측 부위에 무균 소독을 시행 후 주사요법을 시작한다. 용해성(solubility)과 작용 시간에 따라서, 다양한 스테로이드 제제가 사용될 수 있는데, 수용성이 낮은 제제일수록 피부 탈색, 위축 및 지방 괴사 등의 국소 합병증이 높다는 점을 고려할 때, 수용성(water-soluble) 제제를 상용할 것이 권유된다(그림 1-3-7). 일반적으로 2~4 mg dexamethasone 또는 6 mg betamethasone을 1 mL의 1% lidocaine에 섞어 사용된다. 첫 번째 신전 구획은 환자의 엄지를 외전 및 신전시키면 쉽게 촉지할 수 있어 접근이 용이하다. 25- 또는 27-gauge 주사 바늘을 건초에 삽입하는데 주

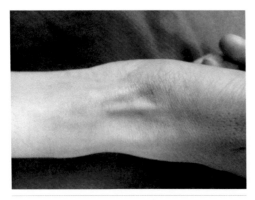

그림 1-3-7. 외상과염 진단 하에 스테로이드 국소 주사요법을 시행 받은 후 발생한 피하 위축이다.

사액을 주입하기 시작할 때 저항을 느낄 수 있다. 주사액을 삽입하면서 천천히 주사 바늘을 건에서 빼내어 주면 주사액이 장무지외전건의 건초를 채우면서 건 주행방향을 따라 볼록하게 솟아오르는 것을 관찰할 수 있다. 단무지신건이 중격을 통해 분리되어 있는 경우를 고려하여, 주사 바늘을 처음 삽입 부위보다 약간 배측 및 척측으로 조정하여 추가적으로 주사액을 삽입한다. 실제로 염색약을 이용한 주사요법 실험에서, 첫 번째 신전구획으로 염색약을 주사했을 때 19례 중 13례에서 단무지신건의 건초로의 삽입이 실패하였다는 연구 결과도 보고된 바 있는 바, 단무지신건 구획으로의 주사액의 삽입이 효과적으로 되지 않을 수 있음을 주지해야 한다.

5. 교차 증후군 Intersection syndrome

손목 배부에 나타나는 통증 및 부종이 특징적인 질환으로서, 장무지외전건과 단무지신건의 근육 힘살(muscle belly)에 발생하는데, 발병 원인으로서, 두 근육 힘살 사이의 마찰에 의해서 발생한다는 설과 두 번째 신전구획에서의 건 포착으로 인한다는 설이 있다. 손목 요측의 장무지외전건 및 단무지신건을 따라서 통증 및 부종이 나타나고, 압통 부위 또한 드꿰르벵 병보다 근위부에 위치한다. 손목의 다른 건 포착 질환들과 마찬가지로, 손목의 반복적인 사용과 관련되는 경우가 많으므로, 일시적인 사용의 제한 또는 부목 고정 만으로 증상의 호전을 얻을 수 있고, 국소 스테로이드 주사요법도 사용될 수 있다.

6. 방아쇠 수지 Trigger finger

방아쇠 수지는 수지의 굴곡건 포착에 의한 현상으로서, 손을 침범하는 가장 흔한 질환이다. 수지를 굴곡 및 신전시킬 때, 통증을 수반하는 걸림 또는 탄발음을 유발하는데, 때로는 수지가 굴곡 상태에서 잠김 현상(locking)이 나타나기도 하고, 드물게는 신전 상태로 잠김 현상이 관찰되기도 한다. 이러한 증상이 오래 지속되면, 통증 때문에 수지의 전체 가동 범위가 제한되게 되어, 근위지관절에 이차적인 굴곡 구축이 발생할 수도 있다. 임상 증상을 그 정도에 따라서, 4단계로 나눌 수 있는데, 제1기는 통증 및 걸림 증상을 호소하고, A1 활차 부위 압통이 확인되지만, 진찰상 방아쇠 현상이 유발되지는 않는 단계이고, 제2기는 수지를 구부릴 때 전형적인 걸림 현상이 관찰되지만, 환자의 능동적인 수지 신전이 가능한 단계, 제

3기는 걸림 현상이 관찰되고, 환자의 능동적인 수지 신전이 불가능하여 수동적으로 수지를 신전시켜야 하는 단계이며, 마지막 제4기는 근위지관절에 굴곡 구축이 고정된 단계이다. 방아쇠 수지의 치료는 비수술적 치료 방법이 일차적으로 선택될 수 있는데, 수지 사용을 제한하고 진통소염제 및 물리치료를 통해서 일부 효과를 볼 수 있고, 전통적으로 스테로이드 주사요법이 가장 많이 사용되어 왔고, 그 효과 또한 받아들여지고 있다. 그러나, 당뇨 환자에서는 효과가 제한적이라는 점을 주지해야 하고, 스테로이드 국소 부작용에 대한 고려가 필요하다.

방아쇠 수지 스테로이드 주사요법
Technique of injection

방아쇠 수지 역시 스테로이드 성분 또는 용량 등에 대해서 다양한 방법이 사용되고 있고 있고, 구체적인 가이드라인은 확립된 바는 없다. 일반적으로 1% lidocaine 1 mL와 triamcinolone 10 mg을 주사기에 섞어서, 25- 또는 27-gauge 바늘을 이용하여 주사한다. 중수골두를 만진 후 바늘을 약 45도 각도로 삽입하여 피부를 뚫고 전진시키는데, 바늘이 굴곡건을 뚫을 때 저항감이 느껴지게 된다. 이때, Syringe plunger를 뒤로 잡아당기면서 조금씩 바늘을 뒤로 빼게 되면, 바늘 끝이 건 밖으로 나오는 순간 압력이 감소함을 느낄 수 있고, 이 시점이 바늘이 건초 내에 위치하게 되는 순간으로서, 동시에 주사액을 주입하면 굴곡건을 따라서 근위 및 원위부로 건초가 부풀어지는 것을 육안으로 확인할 수 있다. 다만, 최근 연구에 의하면 활막외(extrasynovial) 주사용법 또한 비슷한 결과를 얻을 수 있다고 발표된 바 있으나, 다른 건병증에서와 마찬가지로, 건내 주사는 피할 것이 권유되고 있다.

참고문헌

1. Alpantaki K, McLaughlin D, Karagogeos D et al. Sympathetic and sensory neural elements in the tendon of the long head of the biceps. J Bone Joint Surg Am 2005;87:1580-3.

2. Bateman M, Adams N. A randomised controlled feasibility study investigating the use of eccentric and concentric strengthening exercises in the treatment of rotator cuff tendinopathy. SAGE Open Med 2014;2:2050312113520151.

3. Bertrand H, Reeves KD, Bennett CJ et al. Dextrose Prolotherapy Versus Control Injections in Painful Rotator Cuff Tendinopathy. Arch Phys Med Rehabil 2016;97:17-25.

4. Binder AI, Hazleman BL. Lateral humeral epicondylitis-a study of natural history and the effect of conservative therapy. Br J Rheumatol 1983;22:73-6.

5. Boudreault J, Desmeules F, Roy JS et al. The efficacy of oral non-steroidal anti-inflammatory drugs for rotator cuff tendinopathy: a systematic review and meta-analysis. J Rehabil Med 2014;46:294-306.

6. Kazuki K, Egi T, Okada M, Takaoka K. Clinical outcome of extrasynovial steroid injection for trigger finger. Hand Surg 2006;11:1-4.

7. Lapidus PW, Guidotti FP. Local injections of hydrocortisone in 495 orthopedic patients. Ind Med Surg 1957;26:234-44.

8. Littlewood C, Malliaras P, Chance-Larsen K. Therapeutic exercise for rotator cuff tendinopathy: a systematic review of contextual factors and prescription parameters. Int J Rehabil Res 2015;38:95-106.

9. Macnhout AG, Mahieu NN, De Muynck M et al. Does adding heavy load eccentric training to rehabilitation of patients with unilateral subacromial impingement result in better outcome? A randomized, clinical trial. Knee Surg Sports Traumatol Arthrosc 2013;21:1158-67.

10. Neer CS, 2nd. Impingement lesions. Clin Orthop Relat Res 1983:70-7.

11. Schmitt J, Haake M, Tosch A et al. Low-energy extracorporeal shock-wave treatment(ESWT) for tendinitis of the supraspinatus. A prospective, randomised study. J Bone Joint Surg Br 2001;83:873-6.

12. Zingas C, Failla JM, Van Holsbeeck M. Injection accuracy and clinical relief of de Quervain's tendinitis. J Hand Surg Am 1998;23:89-96.

하지의 건활막염
Tenosynovitis in lower extremity

최정윤

1. 고관절 주위의 질환

1) 전자부 점액낭염 Trochanteric bursitis

(1) 정의

전자부 점액낭은 대퇴근막(fascia lata) 밑에 존재하며, 중둔근, 대전자 외측, 외측 광근(vastus lateralis)을 덮고 있다(그림 1-4-1). 발생기전이 명확하게 밝혀져 있지는 않지만, 대전자부와 장경인대(iliotibial band)에 가해지는 반복적인 자극이 주요 원인으로 보이며, 조직학적으로 점액낭에 염증성 소견을 보이지 않는 경우도 많아 점액낭염이라는 용어 대신 최근에는 대전자부 통증 증후군(greater trochanteric pain syndrome, GTPS)이라는 명칭을 사용하고 있다. 40~60세 이상의 중장년층 여성에서 호발하고, 대전자부와 장경인대에 반복적인 마찰이 가해지는 운동선수나 무용가 등에서도 흔히 발생한다.

(2) 진단

주로 고관절 외측 대전자부 주위에 통증이 있고, 밤에 환측으로 누워서 잠을 자기 힘들다고 호소하기도 한다. 신체검사에서 대전자부 외측의 압통이 가장 흔하게 관찰되며, 파행, 대전자 부위의 염발음과 탄발음, 트렌델렌부르크(Trendelenburg) 증후가 나타날 수 있다. 고관절을 외력에 저항하면서 외전시킬 때 통증이 심해질 수 있으며, 고관절을 굴곡, 외전, 외회전시키는 패트릭 검사(Patrik test)에서 고관절 외측부에 통증이 발생하기도 한다.

고관절 외측 통증에 대한 감별진단은 매우 다양하다. 그 중에서도 제2-3 요추신경근증, 요추부 후관절증(lumbar facet joint syndrome)과 같은 척추 연관 질환을 반드시 감별해야 하며, 이 외에도 이상근 증후군(piriformis syndrome), 고관절 퇴행성 관절염, 대퇴경부 골절 등을 감별해야 한다.

단순 방사선 검사는 대부분 정상 소견을 보이나, 약 40%의 환자에서 대전자부 주위에 칼슘 침착 소견이 보이기도 한다. 초음파 검사에서는 주로 중둔근 건 내부의 비후(thickening)나, 건의 부분 파열을 의미하는 저에코 소견이

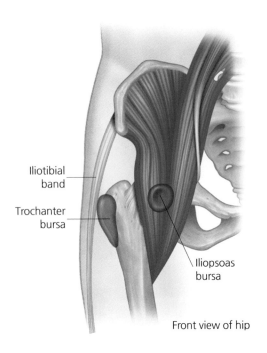

Iliotibial band

Trochanter bursa

Iliopsoas bursa

Front view of hip

그림 1-4-1. 고관절 주위(전방)의 점액낭

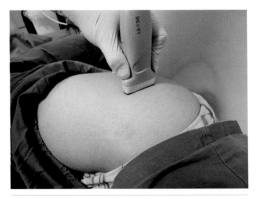

그림 1-4-2. 전자부 점액낭 초음파시 환자의 자세와 탐침자 (probe)의 위치

보일 수 있고, 점액낭 내부의 삼출액에 의해 대둔근건 심부에 초승달 모양의 저에코 소견이 보이기도 한다(그림 1-4-2). MRI에서는 T2 강조영상에서 정상적인 건의 저신호강도와 함께 건 주위 연부조직의 부종이 동반된 소견부터 건의 비대 또는 건 실질 내부의 고신호강도 소견이 나타날 수 있다. 종종 건 부착부위의 석회화 또는 대전자부 피질골의 불규칙적 변화 소견도 보일 수 있다.

(3) 치료

대부분의 경우 비스테로이드성 소염제와 물리치료 등의 보존적 치료를 우선적으로 시행한다. 일부 연구에서는 체외충격파(extracorporeal shock wave therapy)도 효과가 있다고 보

고되었으나, 체계적으로 확립된 방법에 대한 연구는 부족한 상태이다. 증상이 지속된다면, 국소적으로 글루코코르티코이드(glucocorticoid)-국소마취제를 혼합한 주사제를 투여하는 치료를 시도할 수 있으며, 비교적 치료 결과가 좋다고 보고되고 있다. 하지만 고관절과 같은 체중부하관절 주위에서 주사 시 발생할 수 있는 관절병증, 피하조직의 위축, 주사 후 감염 등의 합병증이 발생할 수 있어 주의해야 한다. 주사 치료 시 초음파 등을 통해 주사 바늘의 위치를 실시간으로 확인하면서 시술할 수 있는데, 시술 후 증상 호전에는 큰 차이가 없으나, 보다 정확하게 주사 바늘을 위치시켜 시술 후 발생할 수 있는 합병증을 줄이는데 도움이 된다. 또한 초음파로 진단과 동시에 주사 치료를 시행할 수 있다는 이점을 가지고 있어 널리 사용되고 있다. 보존적 치료에 반응이 없을 경우에는 수술적 치료를 고려할 수 있다. 증상을 일으키는 주요 원인에 따라 관절경적 변연 절제술, 점액낭 절제술, 장경인대 절제술 또는 연장술, 대전자 부분 절제술 등을 선택적으로 시행한다.

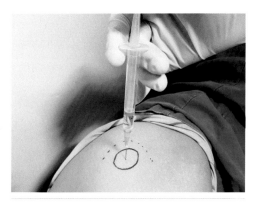

그림 1-4-3. 대전자부 점액낭 주사

위치하지만, 항상 존재하는 것은 아니다(그림 1-4-4). 반복적인 기계적 마찰과 압력에 의해서 연부조직이 변성되어 발생하고, 오래 앉아 일하는 직업(미싱공, 재단사)에서 주로 발생하여 직공 둔부(weaver's bottom)라고도 부른다. 서서히 시작되는 좌골 조면 근처 둔부의 통증과 압통, 연부 조직의 종괴를 호소하며, 딱딱한 바닥에 앉을 경우 통증이 악화되고, 하지로의 방사통이 동반될 수도 있다.

(4) 주사 방법

환자는 환측을 위로 향하게 하여 측와위를 취하고 고관절 신전, 슬관절 굴곡한 자세를 잡는다. 대전자부와 압통이 가장 뚜렷한 부위를 파악하고, 피부에 수직으로 주사바늘을 삽입한다. 주사바늘 끝이 뼈에 닿으면 바늘을 천천히 뒤로 빼면서 주사제를 주입한다. 주사제가 저항없이 주입되기 시작하면 주사기의 위치를 고정시킨 채 나머지 주사제를 모두 주사한다. 주사 후에는 약 일주일간 과도한 활동을 피하고 점진적으로 일상활동으로 돌아가도록 한다(그림 1-4-3, 표 1-4-1).

2) 좌둔 점액낭염 Ischiogluteal bursitis

(1) 정의

좌둔 점액낭은 좌골 조면과 대둔근 사이에

(2) 진단

신체검진에서 좌골 조면 부위의 압통과 연부 조직 종괴가 만져질 수 있다. 하지 직거상 검사가 양성일 수 있으며, 직장 검사(rectal examination)에서 직장 외측에 압통이 있는 종괴가 만져질 수도 있다. 고관절 굴곡 시 동통이 증가하고, 보행 시 통증을 줄이기 위해 보폭이 짧아진다. 대부분의 경우 임상 소견만으로 진단이 가능하나, 초음파 검사나 MRI 검사에서 좌골 조면 주위에 삼출액이 차 있는 종괴를 확인할 수도 있다. MRI 소견 상 T1 강조영상에서 저신호강도, T2 강조영상에서 고신호강도를 보이는 내부에 균일한 내용물을 포함하는 종괴로 나타난다. 감별해야 할 질환으로는 요추 추간판 탈출증이나 혈관정맥염 등이 있다.

표 1-4-1. 대전자부 점액낭염에 대한 주사의 준비

Syringe	Needle	Steroid	Anesthetics	Total volume
5 mL	23-gauge	Methylprednisolone 40 mg (1 mL)	1% lidocaine 3 mL	4 mL

Rear view of hip

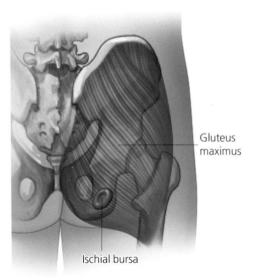

Gluteus maximus

Ischial bursa

그림 1-4-4. 고관절 주위(후방)의 점액낭

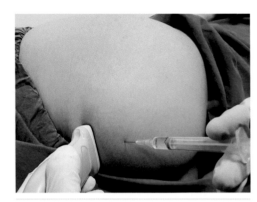

그림 1-4-5. 좌둔 점액낭 주사

(3) 치료

대부분 휴식과 비스테로이드성 소염제 투여 등의 보존적 치료로 증상이 호전된다. 증상이 지속될 경우에는 초음파 유도하에 주사 천자 및 스테로이드 주입술을 시행할 수 있다. 많은 경우에서 좌둔 점액낭에 가해지는 반복적인 자극을 피하고 휴식을 취하는 것만으로도 증상이 호전되는 경우가 많아 스테로이드 주사로 인한 합병증 발생 가능성을 고려하였을 때, 주사 치료는 면역결핍이나, 당뇨 등의 전신적 질환이

없는 환자들에게서 신중하게 시행하여야 한다.

(4) 주사 방법

환자를 환측이 위쪽으로 하여 측와위를 취하고 고관절을 최대한 굴곡시키도록 한다. 초음파 유도하에 좌골신경의 외측에서 주사바늘을 삽입하고 목표지점까지 천천히 진행시켜 주사제를 주입한다. 주사제가 좌골신경에 주입되면 허벅지 뒤쪽과 종아리의 감각이 둔해지거나 저리는 증상이 나타날 수 있다. 일부 환자에서 좌골신경이 지배하는 근육의 약화가 보고되기도 하여 주의가 필요하다. 주사를 시행하는 동안 환자가 전기 자극과 같은 양상의 하지 방사통을 느끼는지 여부를 확인하는 것이 중요하다(그림 1-4-5, 표 1-4-2).

표 1-4-2. 좌둔 점액낭에 대한 주사의 준비

Syringe	Needle	Steroid	Anesthetics	Total volume
5 mL	22-gauge	Triamcinolone 40 mg (1 mL)	1% lidocaine 2 mL	3 mL

3) 장요 점액낭염 Iliopsoas bursitis

(1) 정의

장요 점액낭은 장요근건이 소전자에 부착하는 부위에서 고관절낭과 장요근건 사이에 위치하며, 9~15%는 고관절과 통해 있다. 달리기나 계단 오르기 등으로 인해 장요근건에 반복적인 마찰이 가해져 발생한다. 고관절 전방부의 통증이 주 증상이며, 허벅지 내측과 하지로의 방사통이 동반될 수도 있다.

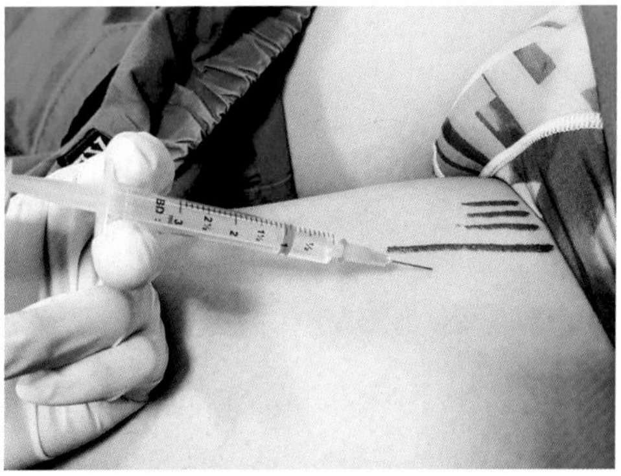

그림 1-4-6. 장요 점액낭 주사

(2) 진단

신체 검진 상 고관절을 굴곡할 때 통증이 심해지고 신전이 제한된다. 단순 방사선 검사는 대개 정상 소견을 보이고, 초음파, CT, MRI에서 장요근건과 고관절낭 사이의 점액낭에 삼출액이 차있는 소견을 볼 수 있다.

(3) 치료

대개 휴식과 비스테로이드성 소염제 복용으로 증상이 호전되나, 호전이 없는 경우에는 스테로이드 주입술 또는 수술적 절개술을 시행하기도 한다.

(4) 주사 방법

환자를 앙와위(supine)로 눕히고 서혜인대(inguinal ligament)의 중심 지점에서 대퇴동맥을 촉지하여 기준으로 삼고 외측 원위부로 2인치가량 떨어진 위치에서 주사를 한다. 주사 바늘을 머리쪽으로 45도, 내측으로 45도 기울여 삽입하고 바늘 끝이 대퇴 경부 전방 피질골에 닿을 때까지 천천히 진행시킨다. 주사 바늘을 약간 뒤로 빼면서 주사제를 주입한다. 대퇴혈관 및 신경이 가까이에 위치하므로, 이들 구조물의 외측 편에서 접근하여 손상을 가하는 것을 피하고, 혈관 내에 주사하지 않도록 주의한다(그림 1-4-6, 표 1-4-3).

표 1-4-3. 장요 점액낭에 대한 주사의 준비

Syringe	Needle	Steroid	Anesthetics	Total volume
5 mL	22-gauge	Triamcinolone 40 mg (1 mL)	1% lidocaine 2 mL	3 mL

2. 슬관절 주위의 질환

1) 슬개골 전 점액낭염 Prepatellar bursitis

(1) 정의

슬개골 전 점액낭(prepatellar bursa)은 슬개골과 피부 사이에 위치하는 구조물로, 슬개골의 원위 1/2에서부터 슬개건의 근위 1/3에 걸쳐 존재한다(그림 1-4-7). 정상 상태에서는 아주 적은 양의 활액을 가지고 있기 때문에 영상학적 검사에서 잘 나타나지 않는다. 주로 장시간 무릎을 꿇고 일을 하거나, 거동이 어려워 바닥에서 무릎으로 기어다니는 환자들에게서 흔히 발생하고, 외상이나 감염 등에 의해서도 발생할 수 있다.

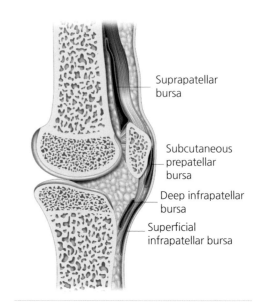

그림 1-4-7. 슬관절 주위의 점액낭

(2) 진단

신체검진 상 슬개골 전방부에 부종 및 압통이 나타난다. 점액낭에 의한 슬개골 전방의 부종은 관절 내 삼출과 반드시 구분을 해야 한다. 초음파 검사에서는 균일한 활액이 차 있는 저에코 소견이 흔하지만 혈액이 고이거나 통풍과 같은 결절성 관절염에 의한 경우 에코 증가 소견이 관찰된다. 슬개골 전 점액낭염은 감염성인 경우도 흔하기 때문에 반드시 감별해야 한다. 국소 열감, 전신 발열 등의 소견이 비감염성에 비해 뚜렷하고, 삼출액 흡인에서 백혈구 수가 뚜렷하게 증가해 있는 소견이 확인된다.

(3) 치료

보존적 치료에 잘 반응하지 않고 자주 재발하는 슬개골 전 점액낭염에 대해서는 흡인 후 스테로이드 주사 치료를 시행할 수 있다. 하지만, 감염성인 경우에는 스테로이드 주사 치료를 시행해서는 안되며, 흡인 후 삼출액에 대한 균배양 검사를 시행하고, 경험적 항생제를 투여하는 것이 원칙이다. 추후 균배양 검사 결과를 확인하여 적절한 항생제로 교체해야 하며, 필요 시 수술적 배농술을 시행해야 할 수 있다.

(4) 주사 방법

환자는 앙와위 자세에서 무릎 밑에 작은 베개 등을 넣어 편안한 자세를 취하도록 한다. 슬개골 전방에서 삼출액이 고여있는 부위를 촉지하고 외측에서 점액낭을 향해 바로 주사바늘을 삽입한다. 먼저 삼출액을 흡인해내고 바늘을 그대로 둔 채 주사기를 바꾸어 주사제를 주입한다. 점액낭을 흡인하는 것만으로도 급성기의 부종과 통증은 상당히 감소할 수 있다.

표 1-4-4. 슬개골 전 점액낭에 대한 주사의 준비

Syringe	Needle	Steroid	Anesthetics	Total volume
5 mL	18-~22-gauge	Methylprednisolone 40 mg (1 mL)	1% lidocaine 2 mL	3 mL

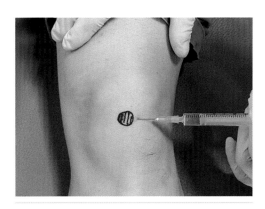

그림 1-4-8. 슬개골 전 점액낭 주사

주사 후에는 주사 부위를 압박 드레싱하고 환자로 하여금 수 일간 과도한 활동을 피하도록 한다(그림 1-4-8, 표 1-4-4).

2) 거위발 점액낭염 Pes anserinus bursitis

(1) 정의

경골 근위부의 전내측부에 봉공근(sartorius), 박근(gracilis), 반건양근(semitendinosus)의 건이 합쳐져 거위발(pes anserinus) 모양으로 부착하는 부위에 있는 점액낭에 염증이 발생하는 질환이다. 과사용, 비만, 슬관절 외반변형 등으로 인해 발생할 수 있다.

(2) 진단

주로 무릎의 전내측 하방부에 통증 및 부종, 압통을 호소한다. 초음파 검사에서 저에코의 점액낭이 커져 있는 것을 확인할 수 있다. 무릎 관절 내부 병변인 경우 광범위한 통증을 호소하지만, 거위발 점액낭염은 탐촉자를 위치시킬 때 국소적인 압통을 호소하는 것이 특징이다.

(3) 치료

우선적으로 활동을 조절하고 휴식을 취하도록 하며, 비스테로이드성 소염제 투여도 도움이 된다. 증상의 호전이 보이지 않을 때에는 주사 치료를 시행할 수 있다. 주사 치료는 진단과 치료를 동시에 시행할 수 있다는 장점이 있다. 하지만 주사 부위의 피부 변색, 피하조직의 위축 및 함몰, 감염 등의 위험성이 있으며, 반복적으로 시행하는 경우 건의 약화나 뇌하수체-부신 축의 억제로 인한 전신적인 부작용이 발생할 수 있기 때문에 신중하게 고려해야 한다.

(4) 주사 방법

환자를 앙와위로 눕히고 무릎 아래에 타월을 접어 넣어 약간 굴곡시킨 자세를 취한다. 최대 압통점을 미리 확인하여 주사 목표 지점으로 삼고 주사바늘을 피부에 수직으로 삽입한다. 주사 바늘이 뼈에 닿는 것이 느껴지면 2~3 mm 가량 후퇴시켜 샅고랑낮힘줄(con-

표 1-4-5. 거위발 점액낭에 대한 주사의 준비

Syringe	Needle	Steroid	Anesthetics	Total volume
3 mL	21- ~23-gauge	Methylprednisolone 40 mg (1 mL)	1% lidocaine 1 mL	2 mL

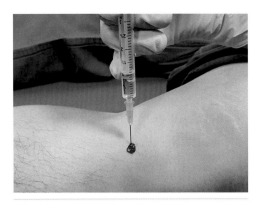

그림 1-4-9. 거위발 점액낭 주사

joined tendon)에 직접적으로 주입하는 것을 예방한다. 주사하는 동안 저항이 느껴지지 않아야 한다. 주사 후에는 2~3일간 하루 4회 얼음찜질을 하도록 하고 4일째에 하지직거상 운동을 시작하도록 한다. 6주 간격으로 주사를 반복할 수 있으나, 건의 약화를 피하기 위해 3회 이상 시행하지 않도록 한다(그림 1-4-9, 표 1-4-5).

3) 슬개건 병증

Patellar tendinopathy, Jumper's knee

(1) 정의

격렬한 운동 후에 무릎의 전방부에서 발생하여 서서히 악화되는 통증으로 나타난다. 주로 농구, 배구 선수와 같이 반복적으로 점프를 하거나 슬관절 굴곡 상태에서 회전을 해야 하는 동작을 하는 경우에 발생한다. 계속 앉아있거나 계단을 자주 오르내릴 때 통증을 호소하기도 한다. 슬개건이 슬개골의 원위부에 반복적으로 충돌하면서 슬개건 후방부에 퇴행성 변화가 일어나고 인접한 활막을 자극하여 증상이 발생하는 것으로 알려져 있다.

(2) 진단

신체검진에서 슬개건과 슬개골에 국소적으로 압통이 나타나는데, 슬관절을 신전하였을 때에는 압통이 뚜렷해지지만, 굴곡시켰을 때에는 대부분 사라지는 특징을 보인다. 초음파나 MRI에서 슬개건이 부착부에서 부분적으로 두꺼워져 있거나, 파열된 소견이 보일 수 있다.

(3) 치료

초기에는 휴식을 취하고, 스트레칭, 등척성 대퇴사두근 운동, 비스테로이드성 소염제 투여, 체외충격파, 주사 치료 등의 보존적 치료를 시행한다. 슬개건 병증에 대한 체외충격파 치료에 대해서는 다양한 연구들이 보고되고 있다. Zwerver 등은 배구, 농구 등 점핑 동작을 많이 하는 운동선수들을 대상으로 체외충격파 치료를 시행한 결과 유효한 증상 호전을 확인할 수 있었음을 보고하였다.

프롤로테라피는 인위적인 염증을 유발하여 창상치유(wound healing)와 같은 기전으로 회복을 유도하는 치료방법이다. 15% dextrose

표 1-4-6. 슬개건 병증에 대한 주사의 준비

Syringe	Needle	Steroid	Anesthetics	Total volume
3 mL	21- ~23-gauge	Triamcinolone 40 mg (1 mL)	1% lidocaine 1 mL	2 mL

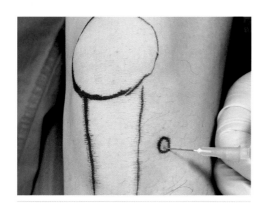

그림 1-4-10. 슬개건 병증에 대한 주사

10 mL를 건이 골조직에 닿는 부위에 주사하는데, 신경이나 혈관 등에 주사할 경우 심각한 합병증이 발생할 수 있어 주의해야 한다. 치료 간격에 대해서는 여러 이견이 있지만, 일반적으로 4~6주 간격으로 시술하여 조직이 회복될 시간을 충분히 확보해주어야 한다고 의견이 모아지고 있다.

이와 같은 보존적 치료를 3~6개월간 시행한 후에도 호전이 없다면 수술적 치료를 고려하도록 한다.

(4) 주사 방법

주로 슬개골 원위부의 가장 증상이 심하게 느껴지는 부위에 주사한다. 스테로이드에 의한 건 파열 가능성 때문에 절대로 슬개건에 직접 주사하지 말아야 한다. 초음파로 주사 부위를 확인하면서 시행할 수도 있다. 주사제 주입 시 저항이 가장 작은 층에 정확히 주사하고 환자가 통증을 가능한 적게 느끼게 하는 것이 중요하다. 주사를 투여한 직후 환자에게 쪼그려앉기(squatting)를 시켜 효과를 확인할 수 있다. 대부분 주사 직후 쪼그려앉기를 할 때 통증이 호전되는 양상을 보인다. 주사 후에는 시술 부위에 얼음 찜질을 하고 10~14일 간 달리거나 점프하는 동작을 하지 않도록 환자에게 교육한다(그림 1-4-10, 표 1-4-6).

3. 족부 및 족관절 주위의 질환, 고관절 주위의 질환

1) 종골 후방 점액낭염 Retrocalcaneal bursitis

(1) 정의

초기에 종골 후방 윤활낭(retrocalcaneal bursa)은 종골과 아킬레스건 사이에 위치하며 (그림 1-4-11), 과도한 운동에 의한 반복적인 외상이나, 류마티스 관절염, 척추관절병증 환자들에게서 염증이 나타날 수 있다. 또한 운동선수들이 발목 관절을 배굴하는 동작을 반복적으로 하면서 점액낭에 자극을 가해 증상이 나타날 수도 있다.

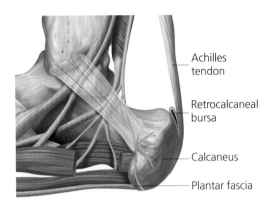

그림 1-4-11. 종골 후방 점액낭

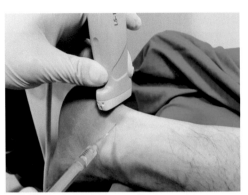

그림 1-4-12. 초음파 유도하 종골 후방 점액낭 주사

(2) 진단

통증은 주로 아킬레스건의 전방과 종골 상방에서 나타난다. 외관상 종골의 상방 점액낭 돌출부 비대로 인해 정상측보다 종골 후방이 돌출된 것을 확인할 수 있다. 발목을 배굴(dorsiflexion)시키거나 외력에 저항하면서 저굴(plantar flexion)시킬 때 통증이 악화될 수 있고, 두 손가락으로 아킬레스건 부착부의 내외측을 압박하였을 때 통증이 유발될 수 있다. 초음파 검사에서 윤활낭의 팽창으로 인한 저에코성의 체액이 관찰된다. 심한 경우에는 점액낭벽의 비후소견이 함께 관찰되기도 하며, 도플러 초음파상 뚜렷한 혈류증가 소견이 관찰된다. MRI 상 종골 후방 점액낭은 정상적으로 높이 6 mm, 폭 3 mm 미만으로 보이나, 점액낭염이 있는 경우 크기가 커지고 내부에 삼출액이 고이기도 한다.

(3) 치료

휴식, 스트레칭, 비스테로이드성 소염제 복용 등으로 증상을 완화시킬 수 있으며, 신발 등으로 인한 반복적 자극이 원인인 경우 패드를 사용하는 것이 도움이 될 수 있다. 증상이 심한 경우에는 스테로이드를 주사하는 방법이 될 수 있으나, 아킬레스건에 인접해서 주사를 해야 하므로 주의를 기울여야 한다. 스테로이드가 교원질의 합성을 저해하여 건 파열의 위험성을 높일 수 있어 가능하면 다른 보존적 치료 방법을 고려해 보아야 할 것이다.

(4) 주사 방법

초음파 유도하 스테로이드 주사 시, 탐침자(probe)를 횡단면으로 위치시키고, 21- 또는 23-gauge 주사 바늘을 사용하도록 한다. 초음파상에서 아킬레스건과 후종골 점액낭은 쉽게 구분이 되며, 아킬레스건의 외측에서 주사 바늘을 삽입하여 아킬레스건에 손상을 입히지 않고 점액낭으로 주사 바늘을 위치시킨다. 10 mg의 triamcinolone acetonide를 주입한다 (그림 1-4-12, 표 1-4-7).

표 1-4-7. 종골 후방 점액낭염에 대한 주사의 준비

Syringe	Needle	Steroid	Anesthetics	Total volume
3 mL	18- ~22-gauge	Triamcinolone 1 mL	1% lidocaine 1 mL	2 mL

2) 족저근막염 Plantar fasciitis

(1) 정의

대개 뒤꿈치 내측에서 시작되어 족부의 내측연을 따라 나타나는 통증이 주증상으로 나타난다. 아침에 일어나서 처음 몇 걸음을 걸을 때 더 심하게 느끼는 통증이 특징적이고, 활동을 하면서 약간 완화되지만, 활동을 계속해서 하게 되면 통증이 더욱 악화된다. 정확한 병인은 밝혀져 있지 않으나, 족저근막의 부착부 주위의 미세손상으로 인한 것으로 알려져 있다.

(2) 진단

신체검진에서 종골의 족저부 내측 조면에 압통이 있고, 족지를 신전시켜서 족저근막을 긴장시키면 더욱 쉽게 압통을 느끼게 된다.

(3) 치료

대부분 보존적 치료에 잘 반응하는 것으로 알려져 있다. 활동 조절, 아킬레스건 스트레칭, 야간 부목, 비스테로이드성 소염제 복용 등이 도움이 된다(그림 1-4-13).

체외충격파는 만성적인 족저근막염에 있어 매우 안전하고 유용한 방법으로 알려져 있다. 하지만 고령, 당뇨 환자에서는 상대적으로 효과가 떨어진다고 보고되었으며, 일부 연구에서는 효과 자체가 없다는 보고도 있어 수술적 치료가 어려운 만성 환자들에게 선택적으로 시도해볼 수 있는 방법이다. 적극적인 보존적 치료에도 효과가 없다면 프롤로테라피와 혈소판 풍부 혈장 주사, 스테로이드 주사 등의 치료를 시도해볼 수 있다. 하지만 족저근막의 파열 및 뒤꿈치 지방 패드의 위축을 유발할 수 있어 반복적으로 시행하지 않는 것이 좋다.

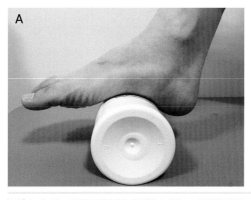
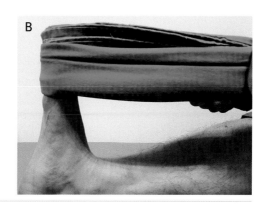

그림 1-4-13. 족저근막염에서 시행할 수 있는 스트레칭 방법
A. 깡통이나 공 굴리기. B. 수건을 이용해 잡아당기기

표 1-4-8. 족저근막염에 대한 주사의 준비

Syringe	Needle	Steroid	Anesthetics	Total volume
5 mL	25-gauge	Triamcinolone 40 mg (1 mL)	1% lidocaine 2 mL	3 mL

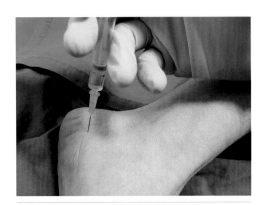

그림 1-4-14. 족저근막염 주사

(4) 주사 방법

환자는 환측을 아래로 하여 측와위를 취하 도록 한다. 종골 원위부의 내측 연부조직에서 최대 압통점 또는 부종을 촉지하고, 주사바늘을 피부에 수직으로 삽입한다. 주사제를 천천히 골고루 분포되도록 주사하는데, 이때 발바닥 지방 패드에 주사되면 위축을 일으킬 수 있어 주의하도록 한다. 주사 후에는 적어도 48시간 동안 무리한 활동을 피하도록 한다. 일부 환자에서 주사 후 24~48시간 동안 증상이 악화되는 경향을 보일 수 있는데, 대부분 얼음 찜질과 비스테로이드성 소염제 투여로 완화될 수 있으므로, 이에 대해 환자에게 미리 설명을 해두어야 한다(그림 1-4-14, 표 1-4-8).

≫

Technical tip ≫ 슬개건 병증(Patellar tendinopathy, Jumper's knee)

- 환자는 앙와위 자세에서 주사를 하고자 하는 무릎 밑에 베게나 타월을 말아 넣어 30도 가량 굴곡이 된 상태를 만들어 편안하게 해준다.
- 22-gauge 주사 바늘이 적당하며, Triamcinolone 20 mg(0.5 mL)와 1% Lidocaine 1.5 mL를 섞어 2 mL를 만들어 사용하고, 주사 부위와 환자의 체구에 따라 주사제의 사용량을 적절하게 조절하게 되며 통상 슬개건의 경우 약 2~3 mL 정도를 사용한다. 프롤로테라피를 시행할 때에는 15% dextrose 5 mL를 사용한다.
- 주사제는 슬개건에 직접 주사하지 않아야 하고, 가장 통증을 심하게 호소하는 위치의 외측에서 접근하여 슬개건 후방부에 주사하되, 초음파 탐침자(probe)를 슬개건에 횡단면으로 위치시켜 직접 확인하면 보다 안전하게 시술할 수 있다.
- 주사 시에는 건의 골 부착부까지 바늘 끝을 진입시켜 자극시키는 것이 좋고, 작은 부챗살 모양을 그리듯 넓은 부위에 주사하는 것이 효과적이다. 주사 후에는 환자에게 쪼그려 앉기(squatting)를 시켜보아 통증이 호전되는 효과를 확인할 수 있다. ■

Technical tip ≫ 종골 후방 점액낭염(Retrocalcaneal bursitis)

- 환자는 복와위 자세를 취하게 하고 발목 부위를 침대 밖으로 내놓아 긴장을 푼 상태로 시술하며, 시술자는 환자의 발 외측 방면에 앉아 시술하는 것이 편하다.
- 주사 바늘은 22-gauge가 적당하며, Triamcinolone 20 mg (0.5 mL)과 1% Lidocaine 1.5 mL를 섞어 사용하고, 주사 부위와 환자의 체구에 따라 주사제의 양을 적절하게 조절한다.
- 종골 후방 점액낭이 아킬레스건의 바로 아래에 위치하기 때문에 초음파 탐침자(probe)를 아킬레스건에 횡단면으로 위치시키고 주사부위를 직접 확인하여 아킬레스건에 주사하지 않도록 한다.
- 주사 바늘은 아킬레스건의 외측 전방에서 삽입하여 내측의 후경골동맥과 경골신경을 피하도록 한다. 흡인을 하면서 주사바늘을 진행시켜 점액낭 내부의 액체가 흡인되는 지점에서 주사제를 주입하는 것이 안전하다. 주사 후에는 주사 부위에 드레싱을 두툼하게 해주거나 패딩을 해주면 환자가 통증이나 자극을 적게 느낄 수 있다. ■

참고문헌

1. Brock G, Gurekas V. The occasional pes anserinus bursitis injection. Can J Rural Med 2014;19:71-3.
2. Cardone DA, Tallia AF. Diagnostic and therapeutic injection of the hip and knee. Am Fam Physician 2003;67:2147-52.
3. Cardone DA, Tallia AF. Diagnostic and therapeutic injection of the ankle and foot. Am Fam Physician 2003;68:1356-62.
4. Checa A, Chun W, Pappu R. Ultrasound-guided diagnostic and therapeutic approach to retrocalcaneal bursitis. J Rheumatol 2011;38:391-2.
5. Chowdhury R, Naaseri S, Lee J, et al. Imaging and management of greater trochanteric pain syndrome. Postgrad Med J 2014;90:576-81.
6. DH Jo, MH Kim. The effects of prolotherapy on knee joint pain due to ligament laxity. J Kor Pain Soc 2004;17:47-50.
7. JD Yoo, HM Lim, YK Kim. Tendinopathy as sports injury: characteristics and management. Korean J Sports Med 2016;34:107-19.
8. JH Wang, JS Jeong, WH Park. Orthopedic disease and sports medicine related to lower limb. J Korean Med Assoc 2011;54:715-24.
9. JH Oh, SW Chung. Platelet rich plasma injection: evidence based analysis. J Korea Orthop US Soc 2011;2;111-22.
10. JW Park, HK Oh. ESWT in musculoskeletal diseases. J Orthop Pain Soc 2015;6:19-29.
11. KH Lee. Soft tissue disease around the hip. J Korean Hip Soc 2009;21:116-26.
12. Maher P, Cardozo E, Singh JR. Technique for fluorscopically guided injection for iliopsoas bursitis. Am J Phys Med Rehabil 2014;93:1105-6.
13. McEvoy JR, Lee KS, Blankenbaker DG, et al. Ultrasound-guided corticosteroid injections for treatment of greater trochanteric pain syndrome: Greater trochanter bursa versus subgluteus medius bursa. AJR Am J Roentgenol 2013;201:W313-7.
14. Monseau AJ, Nizran PS. Common injections in musculoskeletal medicine. Prim Care 2013;40:987-1000, ix-x.
15. Muneta T, Koga H, Ju YJ, et al. Hyaluronan injection therapy for athletic patients with patellar tendinopathy. J Orthop Sci 2012;17:425-31.
16. Yasar E, Singh JR, Hill J, et al. Image-guided injections of the hip. J Nov Physiother Phys Rehabil 2014;1:39-48.
17. YU Kim. Prolotherapy for the lower extremities. J Korea Orthop US Soc 2009;1:37-44.

CHAPTER 5

프롤로테라피
Prolotherapy

이상훈

1. 배경

① 근골격계 통증의 유병률은 전 세계적으로 매우 높으며, 만성화 되는 경향과 재발성 경향이 강한 통증들이 많이 밝혀지면서, 새로운 치료 방법에 대한 요구가 증대되었다.

② 과거에서부터 현재까지 여전히 근골격계 치료의 처음 옵션으로 알려져 있는 스테로이드 치료의 경우, 효과의 지속성에 많은 의문이 제기 되고 있고, 매우 효과적인 질환들이 분명 존재하나, 인대나 건 분야의 퇴행성 변화가 생긴 경우는 단기적 효과에 그치는 것이 알려지면서, '증식'을 유도하는 치료에 많은 관심이 집중되기 시작하였다.

③ 1950년대에 처음 발표된 프롤로테라피는 이후 조금씩 과학적 근거를 획득해가면서, 최근에는 충분한 논문들의 지원을 받고 있는 의학으로 인정받기 시작했다.

④ 특히 최근 10년간 프롤로테라피(prolotherapy)는 건증(tendinopathy)과 관절염(osteoarthritis) 치료의 새로운 대안으로 많은 관심을 받고 있는 치료이다.

2. 정의

1) 용어에 대한 혼돈

전 세계의 의사들은 일부는 이를 Sclerotherapy라고도 부르고, Prolotherapy라고도 부른다. 즉, 어떤 목적으로 사용하느냐에 따라 다른 이름으로 부르고 있으나, 큰 의미에서는 프롤로테라피로 불리우고 있다. 신생혈관재생(Neovascularization)이 통증의 원인이라 믿는 의사들은 이를 경화(sclerosing)시키기 위해 특정 물질을 사용하면서 이를 Sclerotherapy라고 부르고, 조직을 보다 강한 조직으로 재생시켜 한다고 믿는 그룹은 증식 유도 물질을 사용하고, 이를 Prolotherapy라고 부른다. 필자도 이번 챕터에서는 '증식'에 초점을 맞추어서 포도당 용액을 이용한 증식치료(prolotherapy)를 중점적으로 다루고자 한다.

2) 정의

2017년 재생의학자들에 의해 정리된 프롤

로테라피의 정의는

① 특정물질을 주사하며(특정물질은 아래 따로 기술)
② 관절강 내, 인대, 건에 주사하며
③ 통증의 감소를 목적으로 한다.

3) 주입 물질에 따른 정의

① 결국 주입하는 '물질'에 의해서 재생이 결정되는 만큼, 최근 재생의학을 연구하는 학자들은 그냥 증식치료(prolotherapy)가 아닌, DTP (Dextrose Prolotherapy, 포도당주입 증식치료) 또는 PRP (Platelet-Rich Plasma. 혈소판 풍부 혈장 주입 증식치료) 등의 이름으로 치료를 구체적으로 정의할 것을 추천하고 있다.
② 프롤로테라피 주사에 사용되는 용액들은 표 1-5-1과 같다.

3. 이론 및 과학적 근거

1) 이론

① 현재까지도 완벽한 이론이 규명되지는 않았으나, 많은 동물실험을 통해서 과학적 근거가 제시되고 있다.
② 자극 또는 재생을 촉진하는 주사액이 염증매개체들을 유인해서 성장인자(growth factors)를 분비시킴으로써 재생 효과를 촉진시킨다는 것이다. 과거에는 염증 유도물질로 인식하였으나, 최근의 논문들은 세포단위의 부피 변화(또는 세포 손상)를 일으켜서 성장인자를 분비 및 유인하고 콜라겐 생성을 촉진시키는 쪽으로 설명하고 있다.
③ 이러한 일련의 과정으로 콜라겐의 신생성과 성숙이 촉진되어서 결국 관절 안정성이 회복되고 기능이 회복되며 통증이 감소되는 것이 최종 목적이 된다.

표 1-5-1. 프롤로테라피 주사에 사용되는 용액

주사용액	작용
고농도 포도당액	· 고장성(hypertonic) 환경을 만들어서 세포의 부피 변화를 유도한다. · PDGF (platelet-derived-growth-factor)의 발현을 증강시킨다.
Morrhuate sodium	· 염증매개체들을 유도한다. · 혈관들을 경화시킨다.
Phenol-glycerine glucose	· 세포 자극 역할(더이상 사용되지 않음)
그 외 다양한 물질들	· polidocanol, manganese, zinc, human growth hormone, pumice, ozone, glycerin, phenol, platelet-rich plasma (PRP), bone marrow(골수), adipose tissue(지방세포)

2) 치료 효과에 대한 이론

동물 및 인체 실험에서 고농도 포도당 주사 후 현미경적 관찰을 통한 결과는 다음과 같다.
- 염증 유발
- 인대 사이즈 증대
- 건 사이즈 증대
- fibroblast의 증식
- 연골 결손의 회복

4. 임상적 근거

나열할 수 없을 정도로 많은 논문들과 함께 메타분석, Systemic review 논문들까지 충분히 나와 있기 때문에, 이를 따로 설명하지는 않겠으나, 어느 정도의 근거를 가지고 있는지를 부위별로 살펴보는 것은 필요하다고 판단된다.

1) 건증

① 오스굿씨 병에서는 강한 레벨 1 근거를 보인다.
② 아킬레스 건증, 상완골 외상과 건증, 슬개골건증, 어깨 통증, 만성 서혜부 통증에서 강한 레벨 4 근거를 확보했다.
③ 그러나 초음파 또는 영상의학적 근거에 의거한 임상적 근거는 슬개골건증, 아킬레스 건증, 상완골 외상과 건증에서만 확인된다.
④ 필자의 사견: 필자의 여러 연구들(Lhee et

al, JSES, 2013)을 포함해서 전향적 연구들 중 의학자들에 의해 공통적으로 적응증으로 인정받는 분야는 상완골 외상과 건증(lateral epicondylosis), 아킬레스 건증에 국한되어 있다. 이 두 질환에서는 매우 강한 의학적 근거가 확보되어 있다. 그러나 향후 다른 부위의 건증에 대해서도 추가적으로 좋은 연구들이 나오게 되면, 의학적으로 근거가 마련될 수 있다고 판단한다.

2) 퇴행성 관절염

① 통증과 부종의 감소에 있어서는 강한 레벨 1 근거를 확보하였다.
② 필자의 사견: 슬관절 학회의 많은 멤버들은 아직 이 근거에 대해서 확신을 가지고 있지는 못하나, 점점 더 관련 논문들이 나오면서 조금씩 시각의 변화가 일어나는 시점이다. 그러나, 아직 '의학적 근거'를 확보했다고 말할 수는 없는 부분인만큼, 퇴행성 관절염에서의 사용은 신중할 것을 추천한다.

3) 요통 및 골반통

① Sacroiliac joint 통증에 대해서는 스테로이드에 비해서 장기간에 걸친 기능호전과 통증 감소를 가져온다는 레벨 1 근거가 확보되었다.
② 경추, 흉추, 요추 통증과 기능 저하의 향상에 있어서 강한 레벨 4 근거를 확보하였다.

4) 근막 통증 증후군

통증 호전에 있어서 레벨 2 근거를 확보하였다.

5. 금기증

- 감염이 의심되는 부위
- 피부의 발적, 부종, 염증 상태가 확인되는 부위

6. 시술 방법

1) 용액의 준비

① 여러 용액들 중 포도당은 가장 저렴하고 안전하고 누구나 쉽게 구할 수 있기 때문에 필자는 프롤로테라피 용액들 중 포도당 주사방법을 가장 선호한다.
② 주로는 12.5%나 25% 정도의 포도당용약을 사용한다. 현재 여러 문헌들은 10% 이상의 포도당 용액일 때 효과가 있다는 것을 주장하고 있다.

2) 적응증 확인

① 질환별로 적응증에 해당하는지 먼저 확인해야 한다.
② 금기라고 할 수는 없으나, 예를 들어 경추성 신경병증(cervical radiculopathy)에서 프롤로테라피를 하는 것은 적응증으로 좋지 않다.

3) 시술 부위의 결정

① 예를 들어 상완골 외상과 건증(lateral epi-condylosis)이라면, common extensor의 기시부의 건과 Extensor Carpi Radialis Brevis의 기시부의 건 중 선택하거나 양측 모두 시술 부위로 선택해야 한다. 병변의 부위를 잘 선정해야 한다.
② 통증이 일어나고 있는 부위에 정확히 시술할 때 효과가 올라간다. 시술할 부위는 MRI, 초음파, Elastogram 등을 이용하면 정확도를 높일 수 있다.
③ 그림 1-5-1의 MRI를 보면 상완골 외상과 건증(lateral epicondylosis)의 전형적인 소견이며, 파열까지는 진행되지 않은 경도의 common extensor origin tendinosis이다. 이학적 검사와 일치한다면, MRI상 보이는 건증의 국소부위가 주사 위치가 된다.
④ Elastogram을 이용하게 되면, MRI에서 쉽게 보이는 건증 위치 이외에도 경도가 떨어져있는 부위를 추가적으로 확인할 수 있다. 이 부위도 추가적인 주사부위가 될 수 있다(그림 1-5-2).

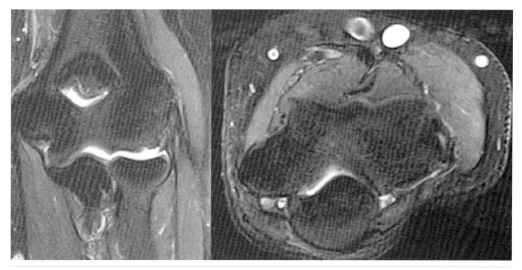

그림 1-5-1. Lateral Epicondylosis의 MRI

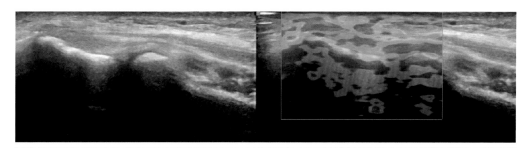

그림 1-5-2. Elastogram에서 확인되는 건증

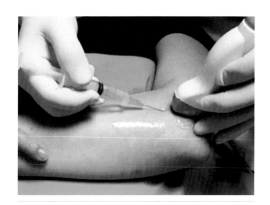

그림 1-5-3. 초음파 확인 하에 상완골 외상과 건증의 프롤로테라피 시술하는 장면

4) 실제 주사

① 시술 전 충분히 피부 소독을 해주어야 하고, 시술자의 손도 가능한 멸균 장갑을 끼고 시술하는 것을 추천한다. 소독액은 베타딘 소독도 유효하지만, 많은 문헌들은 최근 클로르헥시딘글루콘산염액을 이용한 소독을 추천하고 있다.

② 시술 부위는 초음파로 확인하여야만 정확도를 높일 수 있다(그림 1-5-3).

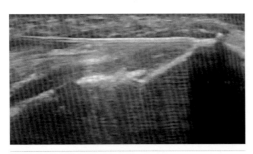

그림 1-5-4. 실제 주사 실시간 초음파 사진

5) 각 부위별 주사

① 관절강 내 프롤로테라피는 일반적인 관절 강 내 주사의 방법을 따른다.

② 척추통의 경우는 보통 facet joint pain이 흔하여, 이 부위 주사를 추천하는 문헌들이 많으나, 그보다는 경추, 흉추, 요추의 국소 부위 통증이 어느 부위인가에 따라서 결정 하는 것이 좋다. 예를 들어서 Interspi- nous ligament가 통증부위라면 이부위에 주사하는 것이 맞고, Facet joint가 통증 부위라면 그 부위에 주사하는 것이 맞다.

③ 정확한 위치를 결정하는 데는 MRI가 가장 유용하고, 주사부위의 정확도를 올리기 위 해서는 초음파가 필수적으로 필요하다.

7. Technical tip and pitfall

1) 주의점

① 해부학만 완벽히 이해하고 있다면, 부작용 이 일어날 일은 매우 적다. 단, 신경과 혈 관 위치들을 정확히 이해하지 못한다면, 아 무리 초음파를 보고 주사하더라도 신경이 나 혈관 손상이 가능하기 때문에, 해부학의 이해가 가장 최우선되어야 할 것이다.

② 시술 시 보통 통증이 동반된다. 이를 방지 하기 위해서 국소마취제를 흔히 섞게 되는 데, 많은 동물 실험에서 국소마취제 성분 이 건의 재생을 방해할 수 있다는 보고들이 발표되고 있기 때문에, 환자가 통증을 감 수할 수만 있다면 국소마취제 없이 치료하 는 것을 추천하고 싶다.

2) 주사 시 유의점

힘줄 실질에 주사할 때는 부위 당 0.5 mL 이내를 추천하고 있다. 이유는 많은 양을 주사 시 양(volume)에 의한 인위적 손상을 일으킬 수 있기 때문이다. ▶

Technical tip ≫ Patella tendinitis에서의 프롤로테라피

- 3 mL 주사기를 준비한다.
- 3 mL의 10~15% 정도 농도의 포도당 용액을 준비한다(해당 농도의 수액이 없다면 생리식염수와 섞어서 농도를 맞추면 됨).
- 바늘은 가능한 가는 것이 좋으며 24-gauge 전후의 바늘을 사용하는 것을 추천한다.
- Patella tendon 중 건의 patella insertion 부위, patella midsubstance, 건의 tibia insertion 부위 중 어느 부위가 현재 문제인지 미리 파악해 두어야 한다.
- 미리 찔러 들어갈 부위를 머릿속에서 해부학적 구조로 이미징 해두어야 한다.
- 초음파를 보면서 건의 실질 속에는 한 번에 0.1 mL 정도만 넣어야 하며(더 많이 주입 시 volume effect로 추가 손상이 가능함) 가장 문제가 된다고 결정한 부위들을 정해서 주사해야 한다.
- 주사 후 아플 수 있고, 즉각적인 통증 감소가 있지는 않음을 환자에게 설명해 주어야 한다. ▪

참고문헌

1. DeChellis DM, Cortazzo MH. Regenerative medicine in the field of pain medicine: prolotherapy, platelet-rich plasma therapy, and stem cell therapy-theory and evidence. Tech Reg Anesth Pain Manag 2011;15:74-80.
2. Distel LM, Best TM. Prolotherapy: a clinical review of its role in treating chronic musculoskeletal pain. PM R 2011;3(6 suppl 1):S78-81.
3. Goswami A. Prolotherapy. J Pain Palliat Care Pharmacother 2012;26:376-8.
4. Jensen KT, Rabago DP, Best TM, Patterson JJ, Vanderby R Jr. Early inflammatory response of knee ligaments to prolotherapy in a rat model. J Orthop Res 2008;26:816-23.
5. Jensen KT, Rabago DP, Best TM, Patterson JJ, Vanderby R Jr. Response of knee ligaments to prolotherapy in a rat injury model. Am J Sports Med 2008;36:1347-57.
6. Linetsky FS, Manchikanti L. Regenerative injection therapy for axial pain. Tech Reg Anesth Pain Manage 2005;9:40-9.
7. Sanchez M, Anitua E, Orive G. Platelet-rich therapies in treatment of orthopaedic sport injuries. Sports Med 2009;39:345-54.
8. Sang-Hoon Lhee et al. Prospective Randomized Clinical Study for the Treatment of Lateral Epicondylitis: Comparison among PRP (Platelet-Rich Plasm), Prolotherapy, Physiotherapy and ESWT. JSES 2013;22, e30-31.
9. Tabata Y. Tissue regeneration based on growth factor release. Tissue Eng 2003;9:S5-15.

CHAPTER
6

PRP

이상훈

1. 배경

① 근골격계 통증의 유병률은 전 세계적으로 매우 높으며, 만성화되는 경향과 재발성 경향 때문에, 보다 근본적인 치료 방법에 대한 요구가 증대되고 있다.

② 다양한 통증 원인들 중 소위 건증(tendinosis)과 같이 퇴행성 병변을 기반으로 한 건(tendon)의 병면, 인대의 병변 등에서 그동안 가장 흔한 치료 방법이었던 스테로이드 주사 치료의 한계가 명확히 밝혀지기 시작하면서, 새로운 치료방법에 대한 연구가 급격히 증가하였다. 매우 많은 연구들 중 이들에 대한 '재생'을 유도하는 방법들이 많은 관심을 받고 있다.

③ 재생 연구의 많은 방법들 중 가장 관심을 받는 것은 줄기세포 치료와 혈소판풍부혈장(Platelet Rich plasma, PRP)이다. 이들을 통해서 그동안 치료의 중심에 있던 스테로이드 치료를 대체하려는 움직임이 전 세계적으로 강하게 일어나고 있는 추세이다.

2. 정의

1) 사전적 정의

PRP (Platelet-Rich Plasma): 혈소판 풍부 혈장)

(1) 범용적 언어적 의미
혈소판이 농축되어 있는 혈장을 의미한다.

(2) 근골격계 통증 치료에서의 언어적 의미
자가혈을 채취하여, 이를 원심분리 시킨 후 다양한 방법을 통해 혈소판이 풍부한 혈장층을 따로 채취하여 만든 용액을 의미한다.

2) 임상적 정의

① 재생을 목적으로 하는 주사이고,
② 혈소판의 농축이 이루어져야 하며,
③ 혈소판 속의 '재생인자'들이 인체의 혈액

농도보다 높은 농도로 농축된 용액이어야
하며,
④ 이 용액을 손상된 조직에 주사하는 치료를
PRP 치료라 부른다.

3. 혈소판의 중요성

1) 혈액 구성 성분

혈액은 크게 세포성분(적혈구, 백혈수, 혈소
판)과 혈장성분으로 나뉜다. 이 중 혈소판은
무핵 세포이고, 혈액의 응고에 관여하는 세포
이다.

2) 혈소판의 성분 및 기능

① 혈소판 안에는 alpha-granule이라는 과립
구가 들어있고 그 안에 재생에 관여하는 많
은 성장인자(growth factor)들이 존재한다
(그림 1-6-1).
② 이러한 재생 능력의 집적체인 자가혈의 혈
소판을 농축시켜서 자신의 손상된 조직에
주사하여, 재생을 도모할 수 있다는 생각
으로 PRP 치료는 처음 시작되었다.

3) 재생, 성장인자의 의미

① Growth Factor(성장인자)들을 고농도로
만든 후 이를 손상된 조직 부위에 주사하
여, 최대한의 재생효과를 일으켜서 통증을
소실시킨다는 것이 PRP 치료의 근간이다.

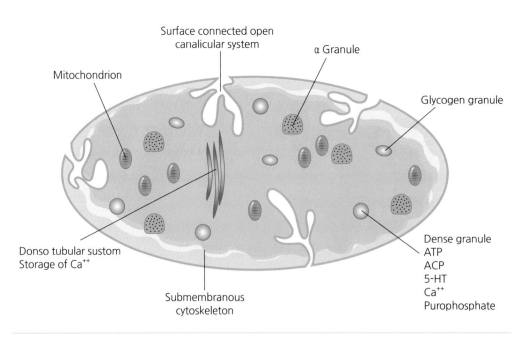

그림 1-6-1. 혈소판의 전자현미경 소견

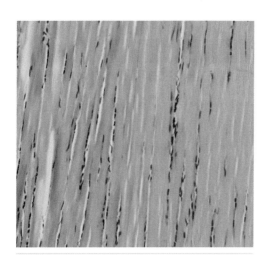

그림 1-6-2. 정상 건의 현미경 사진
(CM병원 동물 실험실 제공)

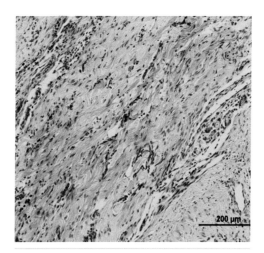

그림 1-6-3. 건증이 발생된 건
(CM병원 동물 실험실 제공)

② 재생된다는 의미를 조금 더 설명해보자면, 가장 흔한 PRP 치료의 적응증인 건증(ten-dinosis)의 예를 들어보기로 하겠다.

　먼저 정상 건(tendon)의 현미경 소견은 그림 1-6-2와 같다. 보이듯이 콜라겐 배열들이 나란하게 정렬되어 있다.

　반면 건증(tendinosis)이 있는 건의 현미경 소견은 그림 1-6-3과 같다.

　그림 1-6-3에서와 같이 건증이 발생하게 되면 콜라겐 배열이 뒤틀어지게 되고 섬유모세포(fibroblast)들이 방향성이 소실되어서 무작위하게 분포하게 되면서 신생혈관 발생이 확인된다. 그러나, 중요한 것은 염증세포(PMN)는 발견되지 않는다는 것이다.

③ 과거 테니스엘보의 경우 상완골 외상과염(lateral epicondylitis)이라고 명명되어 왔었다. 그러나, 이렇듯 현미경 사진에서 염증세포가 없는 것이 확인되면서 건증(tendi-nosis)이 병의 정체이며, 결국 퇴행성 변화에서 기인하는 것임을 알게 되었다. 그렇기

때문에 스테로이드 같은 항염증 치료보다는 재생을 돕는 '재생계열'의 치료가 필요하다는 것이다.

4. 제조방법 및 사용

① 자가혈을 채취한 후 이를 원심분리시키게 되면, 먼저 적혈구가 가장 아래에 가라앉으며 분리된다. 원심분리를 더 하면 혈소판과 백혈구 층을 혈장층으로부터 다시 분리해낼 수 있다(그림 1-6-4).

② 이 혈소판-백혈구 층만을 분리해내면 이 용액이 PRP (Platelet-Rich Plasma)가 된다.

③ 현재는 자동으로 이 층을 분리해낼 수 있는 상품화된 제품들에 수십여 개 시장에 출시되어 있으나, 필자의 연구(BSJM, Lhee et al, 2016)에 의하면 이들의 결과물

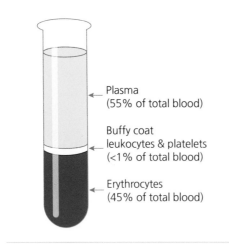

Plasma
(55% of total blood)

Buffy coat
leukocytes & platelets
(<1% of total blood)

Erythrocytes
(45% of total blood)

그림 1-6-4. 혈액 원심분리 후의 성분 분리 단층

이 지나치게 큰 차이를 보이고 있는 만큼, 상품화된 PRP 제조키트를 사용할 때에는, 제품의 결과물에 대한 보다 자세한 지식을 가지고 선택해야 한다.

④ PRP 용액이 완성되었으면, 이를 손상된 조직에 초음파 확인하에 주사하게 되는데, 주사 전에 혈소판을 활성화시키기 위해서는 thrombin과 칼슘을 섞은 용액을 주사하기 직전에 혼합한 후 조직에 주사하게 된다. 그러나, 과연 혈소판을 조직에 주사하기 전에 미리 활성화하는 것이 유리하느냐에 대해서는 서로 반대되는 이론들이 존재한다. 필자는 따로 thrombin 등을 섞지 않고 PRP 용액 자체를 주입하는 것이 더 유리하다고 주장하는 학파에 속해 있기 때문인지 모르겠지만, 몸 밖에서 activation되는 것의 단점이 훨씬 크다고 생각한다. 그렇기 때문에 PRP 용액이 완성되면 이를 그대로 몸에 주입하는 것을 추천하고 싶다.

5. 비임상적 실험의 근거

1) 종합 분석

① 영어로 발표되어 있고, PRP의 재생능력을 검증하기 위한 실험에 초점을 맞춘 비임상 실험 논문들은 최소 63개 이상이 확인된다. 대략 75% 정도에서는 PRP의 재생능력이 유의하게 인정된다고 발표하고 있다.

② 동물실험 등에서의 부작용을 정리해보면, 매우 적은 확률이지만, 손상이 없는 곳에 주입했을 때, 염증 반응을 일으킬 수 있음이 발표되었고, thrombin을 섞어서 주입했을 경우는 관절 내 주사에서 염증 반응을 국소뿐 아니라 전신에서도 일으킬 수 있다고 발표되었다. 회전근개 복원술 동물 모델에서는 조직괴사를 유도할 수도 있다고 연구되기도 하였다.

2) 실험들의 해석

수많은 비임상 실험들에서 PRP 제형 및 제조 방법에 대해서 지나치게 서로 다른 방법과 결과물을 가지고 실험들을 진행했기 때문에, 이들을 하나로 묶어서 결론을 도출한다는 것은 전혀 과학적이지 못하기 때문에, 현 시점에서는 이들 결과들에 대해서 대략적인 방향을 이해하는 수준이면 충분하지 않을까 생각한다.

6. 임상적 근거

실제 환자 치료의 지침이 되는 것은 임상적 연구 결과들이다. 이들의 종합적 결과만을 봐서는 안될 것이며, 어떤 PRP 유형을 썼는지, 어느 질병에서 어떤 구체적 결과가 나왔는지에 대해서도 관심을 가지는 것이 바람직하리라 생각한다.

1) 종합적 분석

① 현재 의학 치료의 가장 강력한 근거자료로 쓰이는 Cochrane Review의 내용을 말해보자면, 단기-중기-장기 모두에 걸쳐서 PRP의 장점을 찾을 수 없다는 것이다.

② 이는, 장점이 없다는 것이 아니라, 장점을 입증하기에 논문들의 실험방식의 통일성이 결여되어 있고, 일괄적으로 '장점이 뚜렷하다'고 말하기는 힘들다는 의미임에 유의해야 하겠다.

2) 건증 Tendinopathy

(1) 슬개골 건증
19개의 논문들을 분석해보면, PRP가 우월한 결과를 보이는 것으로 보인다.

(2) 아킬레스 건증
24개의 논문들을 분석해보면 PRP의 사용을 장려하기는 힘들다는 쪽의 결론이 보다 최근의 추세이다.

(3) 상완골 외상과 건증
29개의 논문들을 분석해 보면 대부분 PRP 사용의 임상적 효용성을 유의하게 증명하고 있다. 전향적 연구로 축약해보면 그 근거는 더욱 강력해지기 때문에, lateral epicondylosis에서는 거의 대부분의 systemic review에서도 그 근거를 인정하고 있다. 국내에서 유일한 전향적 임상연구였던 필자의 논문에서도 PRP가 체외충격파 치료에 비해서 상완골 외상과 건증에서 유의하게 좋은 결과를 보였음을 증명하였고, 가장 큰 규모의 4가지 치료법의 전향적 임상비교 연구에서도 PRP의 효용성을 증명한 바 있다(BJSM 2016, Lhee et al.).

(4) 회전근개 건증 또는 파열
32개의 논문들을 분석해 보면 보존적 치료에 대해서는 너무나 연구가 부족하기 때문에, 결론을 도출할 수 없으나, 수술의 경우에서는 PRP를 같이 사용하는 것에 대해서는 근거가 없음이 점점 더 밝혀지고 있는 추세이다.

3) 관절염

① 현재까지의 증거는 아직 PRP를 관절염에서의 첫 번째 치료 방법으로 선택하는 것은 추천하고 있지 않다.

② 다른 관절 내 주사 치료에 비해서 PRP 치료는 주사 후 통증이 큰 것으로 보고되고 있다.

③ 슬관절 관절염에서는 증상 소실의 면에서는 PRP 치료가 약간의 효용성을 보인다고 보고하는 논문들이 있다.

④ 전반적으로는 아직 관절염에서는 PRP 치료의 근거가 있다고 말할 수는 없다.

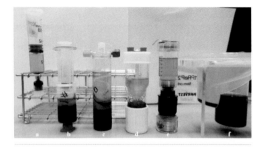

그림 1-6-5. 다양한 제조사의 PRP 결과물들
(CM병원 임상시험센터 제공)

7. 시술 방법

1) PRP 용액의 준비

① 이번 장 초반에 이미 설명했던 부분이다. 인증 받은 실험실에서의 제조도 가능하고, 간단히 이미 시장이 출시된 제품들을 이용하여 PRP 용액을 제조하여도 좋다. 하지만 여러 방식들의 장단점을 이해하고 선택하여야 하겠다.

② 먼저 환자에게서 필요한 만큼의 혈액을 채취한 후 제조 방식에 맞추어서 PRP 용액을 제조한다.

③ 제조사에 따라 반드는 방법이 다르고, 혈액을 채취하는 양도 다르다. 그림 1-6-5와 같이 다양한 PRP 결과물들이 있으며, 시장에는 이보다 훨씬 다양한 30여 가지의 제품들이 출시되어 있는 상황이다.

2) 적응증 확인

① 물론 PRP 용액을 제조하기 이전에 질환별로 적응증에 해당하는지 먼저 확인하는 절차가 필요하다. 2017년 현재 국내에서는 식약처 인증된 '임상실험'의 경우에만 PRP 주사가 허용되고 있음을 상기하도록 하자.

② 적어도 여러 논문들과 문헌에서 연구되어 있는 적응증에 해당하는 질환에 PRP 치료를 적용시키는 것이 합당하겠다.

③ 금기증으로는 감염이 의심되는 부위, 피부의 발적이 심한 부위, 부종이 심한 부위, 염증 상태가 뚜렷하게 확인되는 부위 등에 주사하는 경우가 해당되겠다.

3) 시술 부위의 결정

① 예를 들어 상완골 외상과 건증(lateral epi-condylosis)이라면, common extensor의 기시부의 건과 Extensor Carpi Radialis Brevis의 기시부의 건 중 선택하거나 양측 모두 시술 부위로 선택해야 한다. 병변의 부위를 잘 선정해야 한다.

② 통증이 일어나고 있는 부위에 정확히 시술할 때 효과가 올라간다. 시술할 부위는 MRI, 초음파, Elastogram 등을 이용하면 정확도를 높일 수 있다.

③ 그림 1-6-6의 MRI를 보면 Lateral Epi-condylosis의 전형적인 소견이며, 파열까

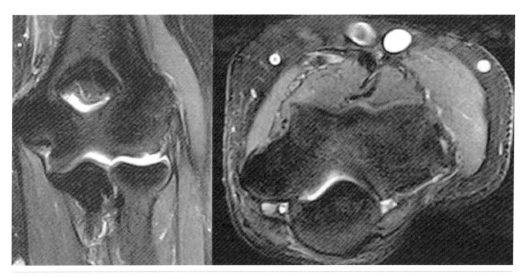

그림 1-6-6. Lateral Epicondylosis의 MRI

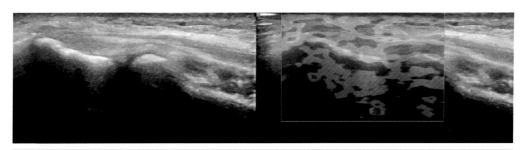

그림 1-6-7. Elastogram에서 확인되는 건증

지는 진행되지 않은 경도의 common extensor origin tendinosis이다. 이학적 검사와 일치한다면, MRI상 보이는 건증의 국소부위가 주사 위치가 된다.

④ Elastogram을 이용하게 되면, MRI에서 쉽게 보이는 건증 위치 이외에도 경도가 떨어져있는 부위를 추가적으로 확인할 수 있다. 이 부위도 추가적인 주사부위가 될 수 있다(그림 1-6-7).

4) 실제 주사

① 시술 전 충분히 피부 소독을 해주어야 하고, 시술자의 손도 가능한 멸균 장갑을 끼고 시술하는 것을 추천한다. 소독액은 베타딘 소독도 유효하지만, 많은 문헌들은 최근 클로르헥시딘글루콘산염액을 이용한 소독을 추천하고 있다(그림 1-6-8).

② 시술 부위는 초음파로 확인하여야만 정확도를 높일 수 있다(그림 1-6-9).

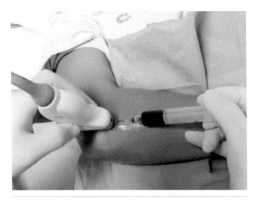

그림 1-6-8. 실제 PRP주사 장면이다.
(CM병원 임상시험센터 제공)

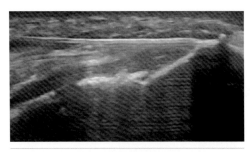

그림 1-6-9. 실제 주사 실시간 초음파 사진

5) 각 부위별 주사

① 관절 강내 프롤로테라피는 일반적인 관절 강 내 주사의 방법을 따른다.

② 척추통의 경우는 보통 facet joint pain이 흔하여, 이 부위 주사를 추천하는 문헌들이 많으나, 그보다는 경추, 흉추, 요추의 국소 부위 통증이 어느 부위인가에 따라서 결정 하는 것이 좋다. 예를 들어서 interspinous ligament가 통증 부위라면 이부위에 주사 하는 것이 맞고, facet joint가 통증 부위라 면 그 부위에 주사하는 것이 맞다.

③ 정확한 위치를 결정하는 데는 MRI가 가장 유용하고, 주사부위의 정확도를 올리기 위 해서는 초음파가 필수적이다.

8. Technical tip and pitfall

1) 주의점

① 해부학만 완벽히 이해하고 있다면, 부작용 이 일어날 일은 매우 적다. 단, 신경과 혈 관 위치들을 정확히 이해하지 못한다면, 아 무리 초음파를 보고 주사하더라도 신경이 나 혈관 손상이 가능하기 때문에, 해부학의 이해가 가장 최우선 되어야 할 것이다.

② 시술 시 통증을 소실시키기 위해서 국소마 취제를 섞는 경우가 있는데, 이에 대해서 는 부정적 의견이 많다. 실험에서 국소마 취제 성분이 건의 재생을 방해할 수 있다는 보고들이 발표되고 있기 때문에, 환자가 통증을 감수할 수만 있다면 국소마취제 없 이 치료하는 것을 추천하고 싶다.

2) 주사 시 유의점

힘줄 실질에 주사할 때는 부위 당 0.5 cc 이 내를 추천하고 있다. 이유는 많은 양을 주사 시 양(volume)에 의한 인위적 손상을 일으킬 수 있기 때문이다. »

Technical tip ≫ Lateral Epicondylitis의 PRP

- 시술하기에 앞서 식약처에 임상시험 신청서를 제출하고 이를 승인 받은 경우에 한해서 시술할 수 있다.
- 2017년 8월 현재까지는 독립적인 임상시험이 승인된 경우 시술이 가능하다.
- 본인이 사용하려는 PRP키트의 제조방법(설명서)에 정확히 의거해서 환자에게 적절한 양을 채혈한다.
- 채혈한 피를 PRP 제조업체에서 제공하는 원심분리기를 이용해서 제조 방법대로 최종 PRP 결과물을 획득한다.
- 통상적으로 테니스엘보의 경우는 ECRB 및 common extensor의 origin부위에 diffuse하게 tendinosis가 발생하여 있고, 경우에 따라서는 파열이 진행한 경우가 많기 때문에, 먼저 환자의 질병을 정확히 이해하여야 한다. PRP는 기본적으로 파열되어 있는 빈 공간에 주사해서는 안 되며, tendinosis는 있지만 integrity는 유지되는 실질에 주사하여야 한다.
- 바늘은 22-gauge보다는 큰 직경을 가진 바늘을 사용하는 것이 좋다. 그 이유는 PRP에서 만들어진 cell들이 송상되지 않고 쉽게 바늘구멍을 통과하여야 하기 때문이다.
- 초음파로 주사놓을 부위를 다시 한번 체크하고 문제가 있는 실질에 부위당 0.1 cc만 주사한다.
- 환자에게 주사 후 통증이 심함을 설명해준다. ▪

참고문헌

1. Beck J, et al. The biomechanical and histologic effects of platelet-rich plasma on rat rotator cuff repais. The AJSM 2012;409):2037-44.
2. Brossi PM et al. Platelet-rich plasma in orthopedic therapy: a comparative systematic review of clinical and experimental data in equine and human musculoskeletal lesions; BMC Vet Res 2015;11:98.
3. Giuseppe Filardo1 et al. Knee Surg Sports Traumatol Arthrosc: Platelet-rich plasma in tendon-related disorders: results and indications. 2016 Sep 24. [Epub ahead of print]
4. JH Oh, SH Lhee, JY Park. Extracorporeal shock wave therapy versus platelet-rich plasma injection for the treatment of lateral epicondylitis: a prospective randomized clinical trial. J Korean Soc Surg Hand 2011;16:241-6.
5. Lee A-J et al. Anterior cruciate ligament reconstruction in a rabbit model using canine small intestinal submucosa and autologous platelet-rich plasma. J Surg Res 2012;178:206-15.
6. Lhee S-H et al. Comparison of laboratory data among the 6 different PRP separation systems using 144 samples. BJSM 2016;50:e4.
7. Moin Khan, Asheesh Bede. Cochrane in CORR: Platelet-rich Therapies for Musculoskeletal Soft Tissue Injuries (Review). Clin Orthop Relat Res 2015;473:2207-13.
8. S-H Lhee et al. Prospective randomized clinical study for the treatment of lateral epicondylitis: comparison among PRP, prolotherapy, physiotherapy and ESWT. British Journal of Sports Medicine 2016;50:e4.
9. Textor JA, Willits NH, Tablin F. Synovial fluid growth factor and cytokine concentrations after intra-articular injection of a platelet-rich product in horses. Vet J 2013;198:217-23.

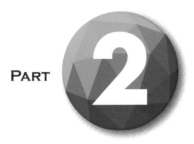

PART **2**

근골격계 신경차단술과 주사요법

척추신경차단술

Spinal block

1. 해부학적 특징

Anatomy

1) 경부 통증 및 해부학적 특징

경부 및 경부주위에 통증의 원인은 복잡하고 다양한 원인들이 동반되어 경추부 후관절 질환의 유병률과 정확한 원인 등이 파악되어 있지는 않다. 그러나 대략적으로 경추의 통증 유발 원인으로는 척추에 정렬에 불안정성, 척추 후관절 질환, 척추체 염증, 신경근육계의 이상, 추간판 질환, 인대손상, 신경근의 염증, 종양 등이 있을 수 있다.

경추 후관절 질환을 유발하는 원인으로 가장 흔한 것은 골관절염으로 후관절 연골의 감소나 소실 후 후관절의 퇴행성 변화와 후관절 가장 자리의 침식(erosion) 후 과도한 골극 형성으로 진행되고 궁극적으로 척추에 아탈구가 초래되어 불안정을 가져올 수 있다. 이와 함께 경추 후관절과 주위조직을 지배하는 감각신경 말단들의 염증 과정에 의해 자극을 받을 수 있으며 화학 전달물질이나 면역학적 요소들이 통증 발생에 어느 정도 관여하는 것으로 알려져 있다. 일명 경추 후관절 증후군이란 진단명 및 증상이 모호하지만 대략적으로 특별한 자세에서 통증이 악화, 발생한다. 두부, 경부 및 견갑부 전이통, 회전운동에 의한 통증의 악화, 신전시 통증의 악화, 아침 강직, 이환된 경추 부위 압통, 경추부 운동 범위의 감소와 연관통을 가지고 있는 특징들이 있다(그림 2-1-1).

1963년 Hirsch 등은 척추 후관절 주위에 10% 고장성 생리 식염수 주입으로 통증 유발을 증명하였다. 이후 경추부 후관절 증후군으

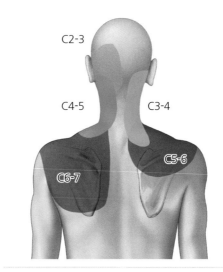

그림 2-1-1. Distribution of referred pain from structures (z-joints or discs)

117

로 판단되어지는 경우 진단적 통증 조절 목적으로 경추 후관절 차단술을 시행할 수 있다.

2) 방사통 Radiculopathy

경추 방사통의 유병률은 10만 명 당 83명으로 보고되고 있다. 전형적인 원인은 경추의 퇴행성 질환, 척추증의 결과로 발생하는 추간공 협착증, 드물게 급성 연성 추간판 탈출증 등이 있다. 신경병성과 척수병성 모두에서 경추부 방사통의 자연 경과는 비교적 좋은 것으로 알려져 있다. 또한, 경추부 추간판 탈출증의 경우 한 분절이 아닌 연속적인 여러 분절에서 추간판 탈출증이 발생하는 경우가 적지 않아 보존적 치료를 시행하게 된다. 증상을 조절하기 위한 첫 번째 단계는 비침습적인 방법으로 보존적 치료를 시행하는 것이다.

2. 경추/흉추 초음파 유도하 차단술
Cervical/thoracic ultrasound guided block

경추/흉추 초음파 유도하 차단술(Cervical/thoracic ultrasound guided block)은 크게 2개의 목적을 가지고 시행된다. 통증 완화의 목적과 마취 목적으로 시술 되어지고 있다. 정형외과 영역에서는 마취 목적보다는 통증 완화의 목적으로 이루어지고 있다. 따라서 마취 목적의 기술보다는 통증 완화 목적의 초음파 유도하 기술을 주로 기술하겠다.

경추/흉추 초음파 유도하 차단술은 비수술적 치료의 일환으로 대개 외래에서 안전하게 시술할 수 있는 술식이지만 정확한 적응증과 피해야 할 금기사항을 잘 알고 있어야 한다. 모든 술기에 해당하는 일반적 금기 사항과 부위에 따라 고려하여야 할 금기 사항이 있다. 전체적인 각론을 언급하기 전에 공통적인 금기사항들에 대하여는 한번에 언급하고 각 항목에 해당하는 금기사항은 각 항목에서 다시 한번 언급하도록 하겠다.

3. 경추 초음파 유도하 신경근 차단술
Cervical ultrasound guided root block

초음파를 위한 경추부 전방 해부학

환자를 앙와위로 눕히고 경부 전면의 중앙선 상에 횡축의 초음파 영상을 확인한다. 보통 윤상 연골 부위가 제6 경추의 높이가 되기 때문에 윤상 연골을 중심으로 초음파 탐촉자(probe)로 횡축 영상을 얻도록 한다(그림 2-1-2).

중앙에 윤상 연골이 놓이고 양측으로 갑상선을 확인할 수 있다. 이 부위에서 내측으로 윤상 연골과 바로 외측에 갑상선이 보이고 갑상선의 심부에 기도가 확인된다. 기도 심부로 식도가 확인된다(그림 2-1-3). 2~3 cm 정도 외측으로 초음파 탐촉자를 이동하면 표피층으로부터 목빗근(sternocleidomastoid muscle), 목동맥(carotid artery), 내경정맥(internal jugular vein), 긴목근(longus colli muscle) 그리

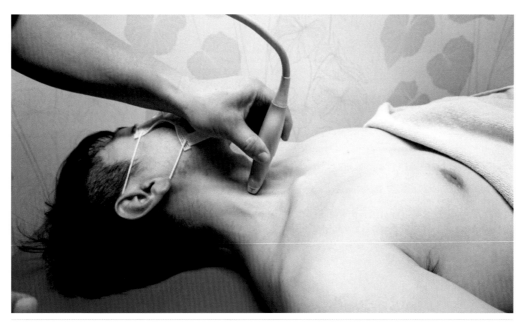

그림 2-1-2. 전방 경추부에서 cricoid cartilage를 확인하여 그 위치에서 외측으로 초음파 probe를 이동하면 대개 C6 transverse process의 anterior, posterior tubercle과 C6 root를 확인할 수 있다.

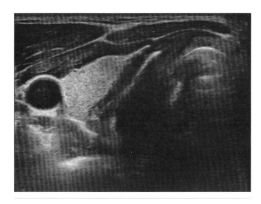

그림 2-1-3. Cricoid cartilage 위치의 central 부위 초음파 소견 Trachea와 그 외측의 thyroid tissue, carotid artery가 위치하고 있으며 그 deep side에 longus colli muscle이 위치하고 있으며 그 deep side로 transverse process의 bone cortex가 hyperechoic하게 반사를 하고 있다.

고 가장 깊은 부위에 고에코하게 반사되는 경추 가로돌기(cervical transverse process)의 앞쪽 피질이 보인다. 경동맥이 박동하고 있는 것을 확인할 수 있다. 간혹 경동맥이 있을 것이라고 생각하는 부위에 여러 개의 혈관 구조가 보일 수 있는데 이런 경우 지그시 초음파 탐촉자를 눌러 압력을 가하면 정맥들은 눌리게 되고 경동맥만 박동하고 있는 것을 확인할 수 있다. 주로 경동맥과 내경정맥이 만나는 깊은 부위에 미주신경(vagus nerve)이 지나간다. 긴목근의 얕은 부위에는 척추앞 근막(prevertebral fascia)이 덮고 있다. 약간 외측으로 탐촉자를 더 이동하여 경동맥 직경의 1과 1/2 외측의 깊은 부분을 보면 강한 후방 그림자를 보이는 2개의 구조물을 확인할 수 있다. 초음파는 피질골의 뒷면을 투과하지 못하기 때문에 강한 후방 그림자를 보이면서 피질골만 고에코의 반사를 나타낸다. 내측에 있는 앞쪽 결절(anterior tubercle)과 외측의 뒷쪽 결절(posterior tubercle)을 확인할 수 있다. 그 사이로 경추 신경근(cervical root)이 지나가는 것이 확인된

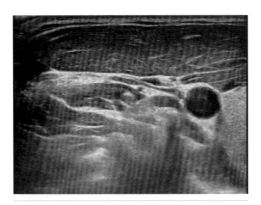

그림 2-1-4. 그림 2-1-3보다 약간 더 외측의 심부 초음파 소견 Carotid artery의 외측에 posterior shadowing을 보이고 있는 C6의 anterior, posterior tubercle의 영상 Tubercle 사이의 C6 root가 hypoechoic하게 보인다.

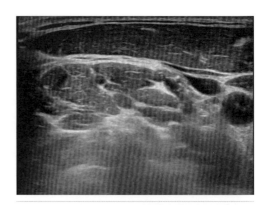

그림 2-1-5. C6 root가 보이는 부위에서 약간 distal로 초음파 probe를 이동하면 anterior tubercle 없이 posterior tubercle 만 보이는 C7 transverse process를 확인할 수 있다. Anterior scalene muscle과 middle scalene muscle 사이를 지나고 있는 C5, C6, C7의 brachial plexus의 trunk가 지나고 있다.

다(그림 2-1-4).

신경근의 레벨 확정이 중요한데 영상에서 보이는 척추 구조물의 층(level)이 윤상돌기에 대한 횡축 영상이라고 해서 꼭 제6 경추부라고는 확신할 수는 없다. 경추간 수직 거리가 요추에 비해 짧으므로 윤상돌기에 대한 횡축이 조금만 기울어져도 다른 층의 경추 영상을 얻게 되기 때문이다. 그래서 다른 방법으로 그 층의 횡돌기를 관찰하여 확인하는 방법으로서 각 층의 구조물들의 특성을 이용한다. 일단 전결절과 후결절이 보인다면 그 영상은 제4, 5, 6 경추 영상면 중에 하나일 수가 있다. 특징적으로 즉 제7 경추부에서는 횡돌기의 전 결절이 없어지며 상부 경추에서는 전결절로 인해 가려져 있던 추동맥(vertebral artery)이 보이면서 견갑설골근(omohyoid muscle)이 경동맥 표층을 외측으로 가로질러 가는 특징을 가지게 된다(그림 2-1-5, 2-1-6). 또한 이 부위에서는 갑상선의 영상이 내측에 안 보이게 된다. 제7 경추가 확인되면 이 부위부터 상부로 탐촉자를 이동하면서 처음으

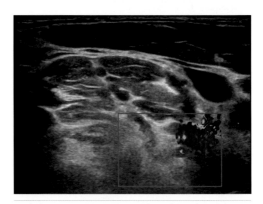

그림 2-1-6. C7 위치에서의 vertebral artery 확인 C7 root의 주행 내측으로 도플러로 혈관을 확인하면 C7 root 앞으로 지나가는 vertebral artery의 도플러 영상을 확인할 수 있다.

로 나타나는 전결절과 후결절 부위 보이는 위치가 제6 경추 부위가 된다. 제6 경추부의 내측에는 갑상선의 하부가 관찰된다. 제6 경추의 전결절 높이가 후결절에 비해 높고 뾰족하며 결절들 사이의 고랑(groove)이 넓은 U자 형태를 보이는 데 비하여 제5 경추는 이런 특징이 없고 두 결절의 높이가 비슷하다는 점이 제5 경추와 제6 경추를 감별하는 점이다. 제6 경추가 보이는 부위에서 탐촉자를 더 상부

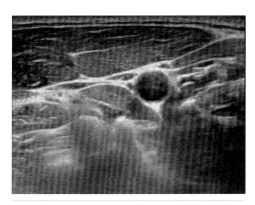

그림 2-1-7. C6 tubercle이 보이는 위치에서 상방으로 이동하며 좀 작은 양상의 anterior, posterior tubercle을 가지고 있는 C5 root를 확인할 수 있다.

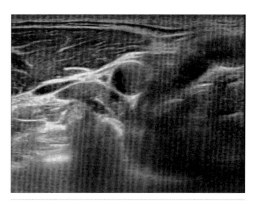

그림 2-1-8. C5 tubercle보다 좀더 proximal로 초음파 probe를 이동시키면 C4 root가 나오고 있는 C4 tubercle을 확인할 수 있다.

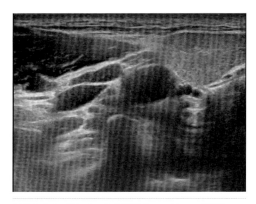

그림 2-1-9. C4 tubercle 위치에서 carotid artery가 bifurcation 되는 것을 확인할 수 있다.

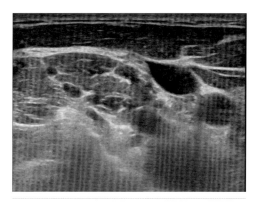

그림 2-1-10. Anterior scalene muscle과 middle scalene muscle 사이에 위치하는 brachial plexus의 trunk

로 평행 이동하면 그 다음에 보이는 전결절과 후결절이 제5 경추부위이다(그림 2-1-7). 제5 경추부의 내측에는 갑상선의 상부가 관찰된다. 더 상부로 탐촉자를 이동하면 훨씬 더 작은 크기의 전결절과 후결절이 관찰되는데 이 부위가 바로 제4 경추부위가 되겠다. 제4 경추부에서는 경동맥이 두 개로 분지되기 시작하며 내측에는 갑상선 조직이 보이지 않는다(그림 2-1-8, 2-1-9).

　탐촉자를 약간씩 상하방으로 이동하면 신경근이 두 결절들 사이로 마치 야구공이 글로브

로 들어갔다가 나오는 양상으로 들어갔다 나왔다 하는 영상이 관찰된다. 신경근이 들어갔다 나왔다 하는 영상의 앞에 마치 계란을 비스듬히 자른 듯한 모양의 전방사각근(anterior scalene muscle)과 중간사각근(middle scalene muscle)이 보인다. 신경근의 앞쪽에 위치하고 있는 근육이 전방사각근이고 신경근의 후방에 위치하고 있는 것이 중간사각근이다. 그 사이로 상완신경총을 이루는 신경근들이 일렬로 비스듬하게 정렬되어 있는 양상이 관찰된다. 이 부위에서 보이는 신경다발은 상완신경총(brachial plexus)의 몸체층(trunk level)이 되겠다 (그림 2-1-10).

off)를 보이는데 바로 그 위쪽으로 추동맥이 관찰된다(그림 2-1-13, 2-1-14). 하경추부에서는 C7의 횡돌기가 관절 기둥의 앞쪽에서 보인다. 이 경우 주사 위치의 기준이 되기도 한다.

4. 경추 내측 척추 분지 초음파 유도 신경차단술
Cervical medial branch block

초음파 해부학 Sonoanatomy

(1) 관상(장축) 스캔 Coronal (long axis) scan

장축도는 주로 상하 경추의 층을 확인하기 위해서 스캔하는 것이다(그림 2-1-11). 장축으로 보게 되면 관절 기둥(articular pillar)은 산(peak, zygoapophyseal joint lines)과 계곡(valley, concave shapes of the articular pillar)으로 보이게 된다(그림 2-1-12). C2-C3 관절의 상부로 C2의 상방 관절돌기(superior articular process)는 특징적인 급 경사(drop

(2) 횡축(단축) 스캔 Transverse (short axis) scan

이 상은 주로 해당 부위의 기둥의 횡축 스캔 초음파 영상하에(그림 2-1-15) in-plain tech-niuqe으로 주사를 자입할 때 보는 영상이다. 전방에서 후방으로 횡축도를 확인하면서 전면에서부터 보이는 경동맥, 횡돌기의 전방 그리고 후방 결절을 지나 경추 후관절의 횡면을 확인할 수 있다(그림 2-1-16). C3의 내측 분지의 깊은 가지와 C4-C6의 내측 분지를 맞추기 위해서는 관절 기둥의 외측 부위의 중심면이 표적점이 되겠다. 중심면은 탐촉자를 신체 장축 방향(cephalo caudal direction)으로 움직임에 따라 특징적 얇은 고에코의 선으로 확인할 수 있다. 더 동그랗고 저에코한 관절선과는 쉽게 구별된다. 반가시근(Semispinalis capitis mus-

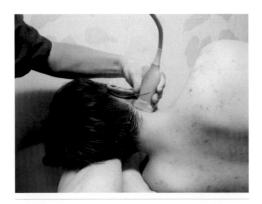

그림 2-1-11. Cervical medial branch block을 하기 위한 coronal longitudinal scan의 초음파 probe 자세

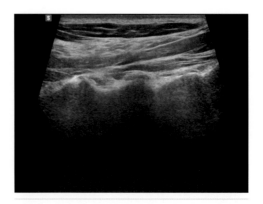

그림 2-1-12. cervical pillar의 lateral view
Convex하게 튀어나온 facet joint와 concave하게 들어간 waist portion이 구별된다. Cervical medial branch는 concave한 waist portion에 위치하고 있다.

cle)의 나눔힘줄(tendinous intersection)은 바로 관절 기둥의 바로 위에서 확인할 수 있다. 이의 중요성은 이 나눔힘줄이 골막면(periosteal plane)에서 주사제의 확산을 방해한다는 것이다. 이러한 해부학적인 구조로 인하여 부분마취제(local anesthetics)의 적은 양을 가지고 도 성공적인 차단술을 할 수가 있다. 하경추부에서 유용한 지침 부위는 전방 결절을 가지고 있지 않은 C7의 좁은 횡돌기이다. 이와 같은 모양은 다른 경추 부위의 횡돌기와 구별할 수 있는 점이 되며 흉추의 더 넓고 직각 모양의 횡돌기와는 구별이 된다.

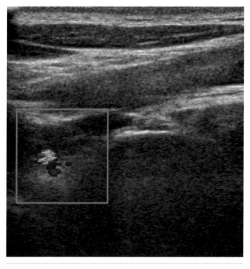

그림 2-1-13. 경추부의 외측에서 종축으로 초음파 probe를 댄 후 심부 초음파 영상 C2 facet이 proximal로 drop off되고 있으며 그 심부에는 vertebral artery의 도플로 영상이 보이고 있다.

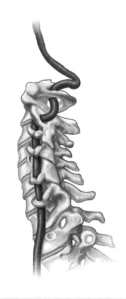

그림 2-1-14. Vertebral artery와 cervical articular pilla의 관계

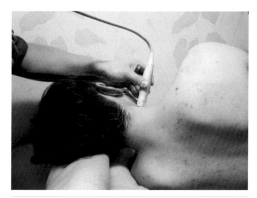

그림 2-1-15. Cervical medial branch block을 하기 위한 transverse scan의 초음파 probe 자세

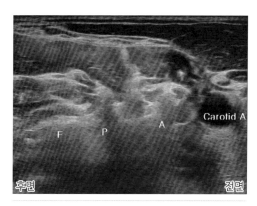

그림 2-1-16. tranverse view 소견으로 본 ariticular pillar의 심부초음파 영상

A, anterior tubercle; P, posteior tubercle; F, cervical facet

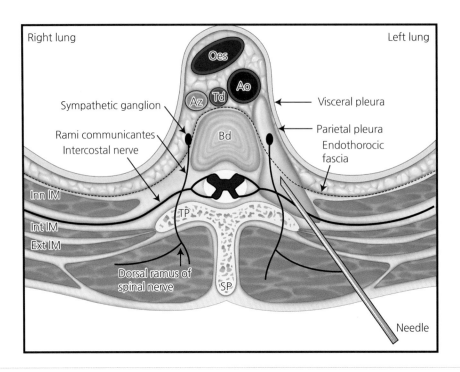

그림 2-1-17. TPVS (thoracic paravertbal space)의 모식도

Throacic vertebra의 양 외측에 있는 공간으로 단면상 삼각형의 모양을 취하고 있다. Base는 vertebral body, intervertebral disc, intervertebral foramina, articular process의 posterolateral aspect가, anterolateral border는 parietal pleura, posterior border 는 superior costotransverse ligament로 이루어져 있다. Superior costotransverse ligament는 상방 transverse process의 inferior aspect에서 시작하여 distal로 주행하여 그 아래의 rib tubercle의 superior aspect에 insertion한다.

5. 흉추 주위 공간 차단술
Thoracic paravertebral block

시술을 위한 국소적 해부학

흉추 주위 공간 차단술은 횡축상 삼각형 모양이다. 기저부는 척추체, 추간판, 추간공, 관절돌기의 후외측면에, 전외측면은 벽측 흉막(parietal pleura), 후측면은 상방늑골횡돌기인대(superior costotransverse ligament)로 이루어져 있다. 상방늑골횡돌기인대(superior costotransverse ligament)는 상방 횡돌기의 하방변에서 시작하여 원위부로 주행

하여 그 아래의 갈비뼈 결절의 상방면에 부착한다. 초음파 관찰하 흉추 주위 공간 차단술은 이 공간에 원하는 약물을 주입하여 효과를 보는 것이다(그림 2-1-17).

6. 초음파 유도하 흉추 내측 측부신경차단술
Thoracic medial branch block

초음파 흉추 내측 분지의 신경근 차단술은 흉추의 부위에 따라 흉측 내측 분지의 신경근

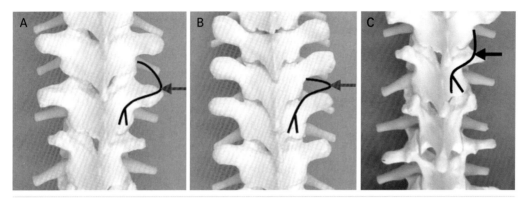

그림 2-1-18. 전형적인 course를 취하는 thoracic medial branch course 주로 흉추 1, 2, 3, 4, 9, 10 내측 분지가 취하는 경로이다. B. 5, 6, 7, 8 흉추 내측 분지가 취하는 경로로 비전형적인 course를 취한다. C. 제11, 12 흉추 내측 분지는 요추의 내측 분지 신경의 course를 취한다.
(Copyright by '문상호 박사와 함께하는 근골격계 초음파로의 여행')

의 주행 방향이 달라지기 때문에 신경 블록 방법도 내측 분지 신경의 주행 방향이 달라짐에 따라 방법을 달리하여야 한다. 흉추부 내측 분지 신경은 크게 3가지 경로를 취한다. 흉추 1, 2, 3, 4, 9, 10 내측 분지는 전형적인 주행을 5, 6, 7, 8 내측 분지는 비전형적인 주행을 제11, 12 흉추 내측 분지는 요추의 내측 분지 신경의 주행을 따라간다(그림 2-1-18).

7. 요천추부 방사선 투시하 차단술
Lumbosacral fluoroscopic guided block

각론에서 영상과 함께 설명하도록 하겠다.

8. 요천추의 초음파 유도하 차단술
Lumbosacral ultrasound guided block

1) 종축에서 중요한 해부학적 구조물

종축(longitudinal axis)(그림 2-1-19, 2-1-21)은 극돌기(그림 2-1-20), 후궁, 후관절(그림 2-1-22), 횡돌기(그림 2-1-23) 순으로 관찰한다.

2) 횡축에서 중요한 구조물

횡축(transverse axis, 그림 2-1-24)은 극돌기, 후관절, 횡돌기 순으로 관찰한다(그림 2-1-25). 후궁과 후궁 사이의 창(interlaminar window)에 위치 시 경막(dura)도 관찰된다(그림 2-1-26).

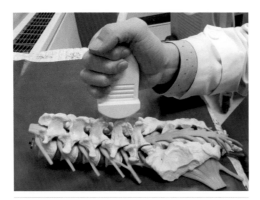

그림 2-1-19. 종축에서 탐침의 위치

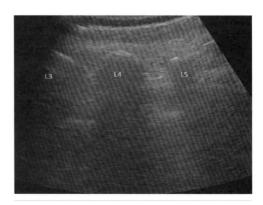

그림 2-1-20. 종축에서 정중앙에 탐침이 위치하면 극돌기가 관찰된다.

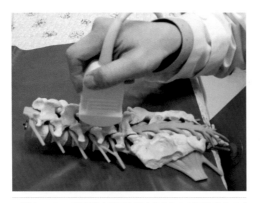

그림 2-1-21. 중축에서 정중앙에서 외측으로 이동하면 후궁과 후관절이 관찰되고 좀더 외측으로 가면 횡돌기가 관찰된다.

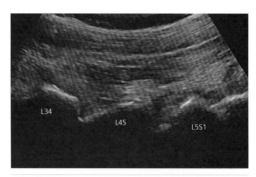

그림 2-1-22. 후관절과 후궁의 일부가 관찰되며 분절을 확인할 수 있다.

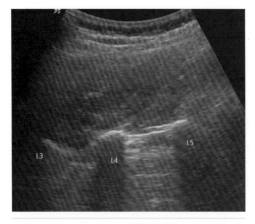

그림 2-1-23. 종축에서 좀더 후관절 외측으로 횡돌기를 관찰할 수 있다.

3) 해당 분절 찾기

극돌기와 후관절을 보고 분절을 파악할 수 있다(그림 2-1-20, 2-1-22). 횡돌기 역시 좋은 해부학적 지표가 된다(그림 2-1-23). 종축에서 목표가 되는 분절을 정가운데 위치하고 탐침(probe)을 90도로 회전하여 얻는 횡축 영상을 통해 후관절 혹은 내측지분절 차단술 등을 시행한다.

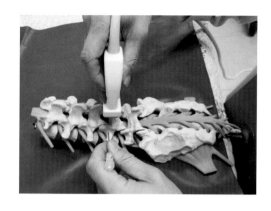

그림 2-1-24. 종축에서 보고자 하는 분절을 정중앙에 놓고 90도로 회전한 후 횡축에서 구조물을 관찰한다. 내측지 차단술을 하는 목표점

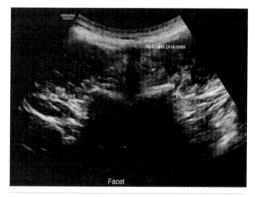

그림 2-1-25. 횡축에서 극돌기 후관절 그리고 횡돌기를 관찰한다.

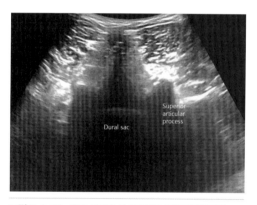

그림 2-1-26. 후궁 사이의 창 사이에서 경막도 관찰된다.

(1) 적응증/금기증

i) 일반적응증

방사통이 효과적이고 일반적인 적응증에 해당된다. 경추에서 방사통, 퇴행성 척추증 경추 염좌, 급성 혹은 만성 경부 통증에 사용될 수 있으며 요추에서 추간판 질환에 의한 급성 혹은 만성 방사통, 척추협착증에 의한 요통이나 방사통, 척추 수술 후 통증, 대상포진 후 신경통, 원인 불명의 방사통 유사 증상 등에 적용해볼 수 있다.

ii) 금기증

1. 환자의 거부(심리적 요인)
2. 부분마취에 대하여 불안해 하는 환자
3. 주사 관통부위의 화농성 염증 소견
4. 한쪽 폐의 기능부전으로 시술하는 쪽의 폐가 일시적 기능부전에 빠질 가능성이 있는 환자
5. 심각한 만성폐쇄성 폐질환
6. 응고 장애(PT INR >1.5, Platelet <100,000 mm^3) 및 약물복용으로 출혈 소인 높은 사람
7. 근 위축, DTR 소실

8. 알러지(약제 혹은 주사 알러지)

9. 이미 최대 허용량 이상의 스테로이드 주사를 맞은 경우

10. 조절되지 않은 당뇨 및 녹내장

11. 임신

12. 시술자가 정확한 해부학 구조를 인지할 수 없는 경우

이외에도 각 시술 부위 및 방법에 따른 금기증은 각론에서 다루도록 하였다.

(2) 합병증

i) 경미한 합병증

작은 합병증은 어떠한 장기간의 의료적 손상 없이 상대적으로 빠르게 해결되는(24시간 이내) 부작용을 말한다. 흔한 경미한 합병증으로 주사부위 통증, 두통, 안면 홍조증, 미주신경 현상 등이 있으며 문헌에서 언급된 다른 경미한 부작용들은 구역, 구토 그리고 밤에 열나는 현상(0.3%), 오심, 구토, 호흡부전, 일시적인 상하지 근력 저하, 불면증 등이 있다.

ii) 주요 합병증

경막외 혈종의 경우 드물게 나타나며 경막외 주사 후 자발적인 척추 경막 외혈종의 가장 높은 발생부위는 경흉부위이다. 증상들은 일반적으로 어깨와 상지부근의 날카로운 통증으로부터 시작한다. 주사 후 경막외 혈종을 발달시키는 잠재적인 위험 요소들은 항응고 치료법, 기술적인 어려움으로 인한 수많은 시도 등이 있다.

경막하 합병증의 경우 경막하 공간은 경추부위에서 크기 때문에 경막하 주사의 위험을

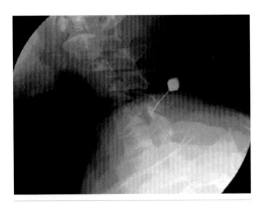

그림 2-1-27. 경추신경근 차단술 시 투시촬영 영상

증가시킨다. 경막하 차단과 척추강 내의 차단을 구별하는 것이 중요하다. 경막하 주사로 나타나는 호흡억제와 현저한 저혈압이 지연되어 발생(5~30분)한다. 척추강 내 주사로 나타나는 무호흡과 극심한 심혈관허탈은 급작스럽게 발생(2~3분)한다.

경추부 스테로이드 주입술로 인한 경막천자는 0.25~2.65%까지의 범위로 기록돼있다. 이로 인한 경막천자 후 두통이 발생할 수 있으나 일부 임상의사들은 전후면(AP plane)에서 형광투시를 사용하는 것을 선호한다. 반면에 다른 임상의사들은 저항의 손실(LOR)을 체크하면서, 바늘의 진행을 보기 위한 측면 view를 사용하는 다방면의 접근을 추천해 왔다.

주사 후 감각 이상은 일시적으로 나타나기도 하고 영구적으로 나타나기도 한다. 바늘을 삽입하는 동안 신경근 손상은 신경병증상의 발생기전으로 생각된다. 영구적인 감각이상의 경우 바늘 주사동안 환자의 갑작스런 움직임이 있는 경우 나타났다. 신경병 통증은 DepoMedrol에 의한 신경근 자극이 원인이거나, 척수 또는 신경근의 경막 천자 없이 시행된 바늘 끝에 의해 손상되는 것으로 생

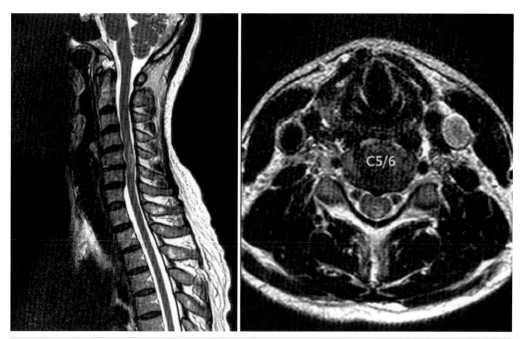

그림 2-1-28. 시술 1주일 후 T2W 자기공명 영상
좌측 상지와 하지에 심해진 동통 및 감각저하로 시술 후 1주일 째 자기공명 검사상 T2 강조 영상에서 경추 4-5번 부위에서 경추 5-6번 부위까지 척수의 중심부에 고신호 강도가 관찰되었다.

각된다.

두개 내의 저혈압과 경막외 육아종으로 인해 경부강직, 구역, 구토, 어지럼증, 광선 공포증, 흐릿한 시야, 복시증, 귀막힘, 이명 등의 증상들이 동반되어 나타날 수 있다.

수술 후 1~3일 이내에 나타나고 등을 바닥에 누우면 완화되는 경막 천자의 두통과 반대로, 기뇌증으로 인한 두통은 즉시 나타나고 움직이면 악화되고, 등을 바닥에 누워도 약해지지 않고 이틀 내에 해결된다. 형광투시의 사용과 환자가 갑작스럽게 움직인 후에 바늘의 재배치는 이 합병증을 예방할 수 있다.

쿠싱 증후군(Cushing's syndrome)은 스테로이드 주사를 과도하고, 자주 시행하는 경우에 발생하며, 협착증 같은 만성적인 질병 군의 환자에서 많이 발생하는 경향이 있다. 대개 혈청 코티솔 수치가 주사 치료 후 1~2주 정도 감소양상을 보이다가 3주 후에나 정상으로 되돌아 온다는 결과가 있어 짧은 기간의 반복적인 주사 치료는 옳지 않다.

이온성 조영제(metrizamide 등)에 비해 비이온성 조영제에서 부작용이 훨씬 적다. 대개 척추 시술에는 비이온성, 등장성 또는 저장성 조영제를 사용한다. Iodine이나 과거 조영제에 부작용이 있다거나, 음식 알러지, 천식, 건초열의 기왕력이 있는 경우 아나필락시스나 심혈관계 합병증이 자주 발생하는 것으로 되어 있으며, 이런 환자의 경우 시술 전 항히스타민이나 스테로이드 치료로 생명에 위협을 주는 반응을 예방할 수 있다. 이 외에도 두통, 구역 및 구토, 근육통과 저혈압 등이 보고되지만, 대개 15 mL 이상 사용했을 때이며, 대개 척추

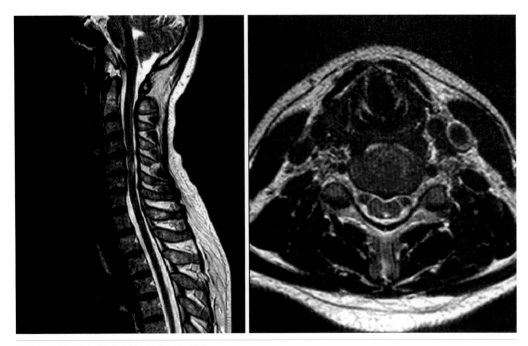

그림 2-1-29. 시술 6개월 후 T2W 자기공명 영상
시술 후 6개월 째 시행한 자기 공명 검사상 T2 강조 영상에서 보이던 척추 중심부의 고신호 강도가 줄어든 소견이 관찰되었고 동통 및 감각저하 소견은 상당한 호전을 보였다.

시술에는 3 mL 이하의 양을 사용하기에 걱정할 필요는 없을 것으로 사료된다.

경추신경근 차단술 후 급성 척수 손상은 드물지만 심각한 결과를 초래할 수 있는 합병증이다.

이외에도 영구적인 척수 손상 및 혈관 내 주입제의 흡수로 인한 합병증이 있다.

(3) 사용 약물

통증 조절 목적으로 시행될 때에는 주로 국소마취제(예, 1% 또는 2% Lidocaine, 0.75% Ropivacaine, 0.5% Bupivacaine 등)과 스테로이드(Dexametasone), normal saline을 섞어서 사용하며, 진단 목적으로 시행될 때에는 국소마취제(예, 1% 또는 2% Lidocaine, 0.75% Ropivacaine, 0.5% Bupivacaine 등)만을 사용한다.

주입약물은 조영제와 국소마취제, 스테로이드 혼합액 2개로 구분할 수 있다. 이때 두 개의 약물을 구별하기 위해 다른 바늘을 사용하면 좋다. 대개 조영제가 점도가 높아서 16 gauge 붉은색 바늘을 이용하고, 혼합액은 24 gauge 파란색 바늘을 이용하여 구분한다.

조영제는 비이온성 조영제인 Iopamidol (Iopamidol 370 inj; Ilsung Pharm., Seoul, Korea), Iopomide (Ultravist; Schering AG, Berlin, Germany), Ioversol (Optiray; Mallinckrodt Medical, St. Louis, U.S.A.), Iohexol (Omnipaque; WinthropBreon, New York, U.S.A.) 등이 사용되며, 과민반응을 유발할 수 있기에 주의가 필요하다.

주입 약물에 대해서는 여러 논란이 많다. 스테로이드 사용 여부, 국소마취제 사용 여부, 주입 약물의 양에 따른 결과의 차이 등 여러 논문이 발표되었으나, 정확한 결정은 없다. 현재 시술자에 따른 각기 다른 약물을 만들어 쓰고 있다. 다만 국소마취제 사용은 여러 부작용을 유발할 수 있기에 적정량을 사용하고, 스테로이드는 non-particulated(국내 의료법상 덱사메타손만 경막외 주사를 허용하고 있음)를 이용해야 한다. 저자가 사용하는 약물은 1% Lidocaine과 0.75% Ropivacaine, Normal saline을 1:1:2로 혼합하고, dexamethasone 1 mL를 mix하여 사용해 왔다. 리도카인의 빠른 작용시간의 장점이 있어, 시술 후 효과 유무를 바로 확인할 수 있고, Ropiva-

caine의 긴 작용시간과 심혈관계 부작용이 낮은 장점이 있기 때문이다. 스테로이드의 경우는 처음 시행하는 환자에 한에 1회 사용하고 이후 재 주사를 원하거나 필요한 환자에게는 사용하지 않았다. 지금까지 부작용은 없었다.

주입약물 주입 시에는 국소마취제의 부작용 여부를 확인하기 위해 시작 시 0.1~0.2 mL를 주사해보고, 2~3분 정도 환자와 대화로 상태를 관찰한 후 나머지 용액을 주입한다.

(4) 기타 - 차단술 전 환자 설명, 동의서

시술 전 시술의 방법, 효과, 주의사항, 합병증 및 후유증 등에 대하여 충분한 설명 후 시술을 시행하는 것이 권장된다(별첨).

선택적 신경 차단술 · 마취 동의서

등록번호 :　　　　　　　진 료 과 :　　　　　　　병　실 :

성　명 :　　　　　　　성별/나이:　　　　　　　담당교수 :

1. 환자상태 또는 특이사항

☐ 없음

☐ 알레르기 ☐ 특이체질 ☐ 당뇨병　☐ 고혈압　　☐ 저혈압　☐ 신장질환

☐ 심장병　☐ 아스피린/항응고제/항혈소판제 복용/그 외 출혈소인 ☐ 간질환

☐ 천식　　☐ 결핵　　☐ 약제(마약포함)과민반응 기타(　　　　　　　　)

☐ 기타 특이사항(　　　　　　　　　　　　　　　　　　　　　　　)

2. 예정된 시술명

귀하에게 현재 예정된 시술은 DNB(선택적 신경 차단술)입니다.

3. 시술의 목적 및 필요성

좁아진 척추관에 의해 신경이 압박되어 발생되는 통증 또는 저림증상 및 완화를 목적으로 하는 시술입니다.

4. 방법 및 치료경과

1) 수술실 테이블에 엎드린 자세로 눕습니다.

2) 시술 시작시, 이동식 X-ray(G-arm)을 통해 통증 혹은 저림증상의 부위로 분지되는 신경이 시작되는 부위의 척추 위치를 확인합니다.

3) 이후 증상경감 및 염증완화를 위한 약물을 해당 신경분지 부위에 주사합니다.

4) 시술 후, 병동에 돌아와서 4-5시간 가량 침상안정을 취한 뒤 특이증상이 없을 경우 퇴원합니다.

5) 시술 후 다리에 힘이 빠지거나 불편감이 있을 경우 다음날 퇴원할 수도 있습니다.

5. 합병증(부작용) 및 후유증

척추관내 압력 증가로 인한 두통, 오심, 구토가 발생할 수 있고, 경우에 따라 증상이 있는 부위의 운동, 감각 저하가 일시적으로 발생할 수 있습니다.

6. 마취과정 중 발생 가능한 부작용

1) 일반적인 부작용으로 감염, 출혈, 쇼크, 사망이 발생할 수 있습니다.

2) 국소 마취 시 부가적으로 발생할 수 있는 문제

(1) 심혈관계 억제로 저혈압, 심실 부정맥, 심근경색, 심정지가 발생할 수 있습니다.

(2) 호흡기계 억제로 호흡 빈도 감소와 무호흡이 나타날 수 있습니다.

(3) 중추신경계 부작용으로 두통, 어지러움, 금속성 맛, 이명 경련 혼수 등이 나타날 수 있습니다.

(4) 알레르기 반응을 일으킬 수 있는데 홍반, 부종, 기관지 수축, 저혈압 등이 발생할 수 있습니다.

3) 기존 질환의 심각한 악화로 인해 생명활력 징후 저하 등 부작용이 일어날 수 있습니다.

4) 마취방법의 변경가능성

수술(시술) 준비 중 환자의 상태에 따라 부득이하게 마취방법이 변경될 수 있습니다.

7. 시술 이외의 시행 가능한 다른 치료방법(대안)

통증경감 및 저림감에 대해선 약물 치료 이외에는 치료 대안이 없습니다.

8. 예정된 의료행위(치료)를 하지 않을 경우의 결과

환자의 통증 및 증상이 지속될 수 있으며 질병의 악화 등이 발생할 수도 있습니다.

등 록 번 호 :	진 료 과 :	병 실 :
성 명 :	성별/나이:	담당교수 :

통증경감이 이 잘 이루어지지 않아 불편감이 더 커질 수 있습니다.(경/흉/요/천추 (   )번)의 척추관 협착(증) 치료를 위한 DNB(선택적 신경 차단술)의 방법과 시술에 따른 후유증과 합병증에 대하여 **충분** 히 이해하였으므로 본 시술을 받을 것을 신청합니다. 시술에 따른 모든 지시사항을 충실히 이행하며 주 치의 및 시술의사의 지시와 판단에 전적으로 협조할 것을 서약합니다.

★ 의사의 상세한 설명은 이면지 또는 별지를 사용할 수 있습니다. (이 동의서에 첨부함)

★ 환자(또는 대리인)는 이 동의서 또는 별지 사본에 대한 교부를 요청할 수 있으며, 이 요청이 있을 경 우 지체 없이 교부하도록 합니다. 단 동의서 또는 별지 사본 교부 시 소용되는 비용을 청구할 수 있 습니다.

작성일시 : 20 년 월 일 시	설명의사 성명 : (서명)

환   자 성 명 : _____(서명)

환자와 함께 설명을 들은 보호자 성명 : _____(서명) **환자와의 관계 : 환자의** _____

≪ 환자 서명을 하지 못하는 경우≫ 동의권자 서명과 사유를 아래에 기재하여야 합니다.

동의권자 성명 : _____(서명) **환자와의 관계 : 환자의** _____

사   유 : ☐ 환자의 신체 정신적 장애로 내용을 이해하지 못하는 경우
　　　　　☐ 미성년자인 경우 (환자가 만 14세 미만인 경우)
　　　　　☐ 설명이 환자의 심신에 중대한 나쁜 영향을 미칠 것이 명백함
　　　　　☐ 환자 본인이 특정인에게 동의권을 위임하는 경우
　　　　　　 (이 경우 별도의 위임계약서를 본 동의서에 첨부해야 합니다.)
　　　　　☐ 기타 (   )

참고문헌

1. 김영훈. 초음파를 이용한 중재적 치료. J Korean Med Assoc 2014;57:326-33.

2. 심대무, 김태균, 오성균, 이석중, 양회석. 요추부 해부학적 계측에 있어 자기공명영상과 초음파의 비교. J Korean Ortho Assoc 2012;47:140-5.

3. 이석중, 심대무, 김창수, 오성균, 황재선. 외래에서 초음파를 이용한 후관절 차단술의 유용성. J Korean Soc Spine Surg 2012;19:164-70.

4. 전영대, 김태균, 심대무, 김창수. 초음파를 이용한 제 1천추 선택적 신경근 차단술의 유용성. J Korean Orthop US Soc 2014;2:113-9.

5. 최용수, 허주영. 요추부 초음파 유도하 중재술. J Korean Orthop Assoc 2015;50:107-15.

6. Galiano K, Obwegeser AA, Bodner G, Freund M, Maurer H, Kamelger FS, Schatzer R, Ploner F. Real time sonographic imaging for periradicular injections in the lumbar spine: a sonographic anatomic study of a new technique. J Ultrasound Med 2005;24:33-8.

7. Gofeld M, Bristow SJ, Chiu SC, McQeen CK, Bollag L. Ultrasound guided lumbar transforaminal injections:feasibility and validation study. Spine 2012;37:808-12.

8. Loizides A, Gruber H, Peer S, Brenner E, Galiano K, Obernauer. A new simplified sonographic approach for para-radicular injections in lumbar spine:a ct controlled cadaver study. Am J Neuroradiol 2011;32:828-31.

9. Loizides A, Gruber H, Peer S, Galiano K, Bale R, Obernauer J. Ultrasound guided versus CT controlled pararadicular injections in the treatment in the lumbar spine: a prospective randomized clinical trial. Am J Neuroradiol 2013;34:466-70.

1. 경추부 방사선 투시하 차단술
Cervical fluoroscopic guided block

– 김태균

1) 시술 준비 과정

(1) 환자의 준비

환자는 거의 대부분 옷을 입은 채로 상의 단추 1~2개를 풀고 차단술을 시행받는다. 휠체어를 준비하여 시술장으로 이동하여야 하며 시술 후 입원환자는 병실에서, 외래환자는 1~2시간 누워서 휴식할 수 있는 공간이 필요하다. 시술 후 환자의 상태를 관찰하고, 이동에 도움(운전 등)을 줄 수 있는 보호자를 동반하도록 하는 것이 안전하다.

(2) 의사의 준비

차단술 시행 전 환자의 과거력 및 복용 약물에 대한 면밀한 조사가 필요하다. 특히 고혈압, 뇌졸중, 심근경색의 기왕력이 있는 환자는 Aspirin, warfarin 등 항응고제, 항혈소판제를 복용하는 경우가 있기 때문이다. 또한 가능하다면 PT, aPTT를 확인하여 출혈경향이 있는지 확인하여야 한다. 출혈경향이 있는 경우에는 혈종으로 인한 신경압박, 기도압박 위험성이 높으므로 차단술 전 환자 및 보호자에게 동의서를 받으면서 충분한 설명이 필요하다.

시술 시행 전 상지 근력 및 감각 측정을 시행하며, 시각통증등급(VAS score)을 측정하여 시술 후와 비교하여야 한다. 시술 중 진정이 필수적인 요건은 아니다. 하지만 필요하다면 Midazolam 1~2 mg, Fentanyl 0.5 amp을 정맥 투여할 수 있다. 진정을 시행한다면 혈압 및 산소 포화도에 대한 감시를 시행하여야 한다.

(3) 준비물

- C-arm or Fluoroscopy
- 22 or 25 guage spinal needle
- Potadine, forcep, 4×4 gauze
- Non-iodonic contrast media
- 구멍포
- Lidocaine (or bupivacaine), Corticosteroid (Dexamethasone)
- 3 cc syringe (1분절 시), 5 cc or 10 cc sylinge(여러 분절 시)

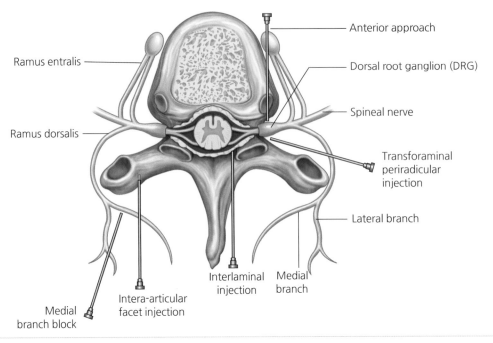

Ramus entralis

Ramus dorsalis

Anterior approach

Dorsal root ganglion (DRG)

Spineal nerve

Transforaminal periradicular injection

Lateral branch

Interlaminal injection

Medial branch

Intera-articular facet injection

Medial branch block

그림 2-2-1. 후외측 접근법과 후방 접근법

- 반창고
- 약물의 용량 및 용법에 관해서는 총론에 기재되어 있다.

2) 시술 방법

(1) 경막외 스테로이드 주입술

경막외 스테로이드를 주입하는 경로로는 크게 3가지 방법으로 나눌 수 있다. 앙와위 자세로 실시하는 전방접근법과 후외측접근법, 그리고 복와위 자세로 시행하는 후방접근법으로 나눌 수 있다(그림 2-2-1, 2-2-2).

i) 전방 접근법 Anterior approach

전방 접근법을 통한 경막외 스테로이드 주입술 시 가장 주의해야할 구조물은 경동맥과

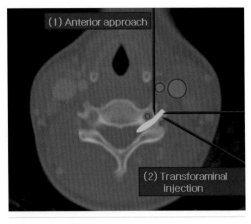

(1) Anterior approach

(2) Transforaminal injection

그림 2-2-2. 전방 접근법

경정맥, 그리고 척추동맥이다. 경동맥을 촉지하기 위하여 C6의 샤쎄냑 결절(Chassaignac tubercle)을 이용할 수 있다. 샤쎄냑 결절은 목 앞에서 가장 두드러지는 결절로, C6 횡돌기의 견방결절이다. 흉쇄유돌근(SCM)의 내측연과

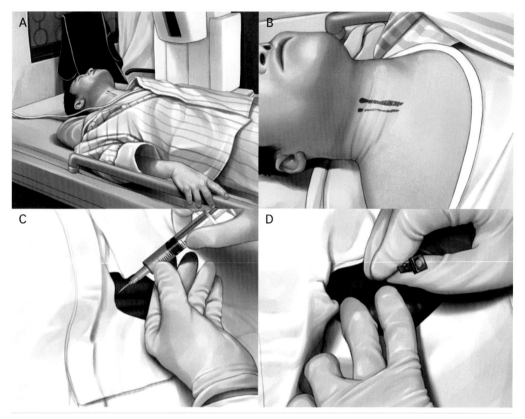

그림 2-2-3. Fluroscopic guide Block

윤상 연골(Cricoid cartilage)의 사이에 위치하며 경동맥을 압박할 수 있는 위치이다.

환자를 앙와위로 눕힌다. 이때 목을 살짝 신전시키면 정확한 주요지물들을 만질 수 있게 된다. 피부 소독 후 무균적으로 drap을 시행한다. 흉쇄유돌근의 내측연과 윤상연골의 위치를 확인하고 C6 level에 있는 샤쎄냑 결절을 촉지한다(그림 2-2-3).

흉쇄유돌근과 경동맥을 검지와 3번째 손가락을 이용해 외측(Lateral)으로 당겨 바늘이 들어갈 경로를 확보한다(그림 2-2-4).

주사 삽입부위의 국소마취를 시행하고, 22guage needle을 이용하여 삽입한다. 이때 방사선 투시하 후방을 향해 접근한다. 감각이

상이 발생하게 되면 신경근에 접근한다는 것을 확인할 수 있다. 조심스럽게 리거지(regurge) 후 1~2 mL의 비이온성의 조영제를 삽입한다. 만약 바늘이 근육내로 삽입되었다면 하방을 향하는 직선형의 조영을 확인할 수 있다(그림 2-2-5). 만약 조영제가 벌집모양(그림 2-2-6)으로 보인다면 이는 바늘 끝이 근육의 전방 근막면에 위치한 것으로 확인할 수 있다. 또한 조영제와 방사선투시장치를 이용해 혈관 내로 삽입되는지 확인할 수 있다.

ii) 후외측 접근법 Transforaminal approach

경추신경근 차단술은 방사선 테이블 위에 환자를 앙와위로 눕게한 후 방사선 투시하에

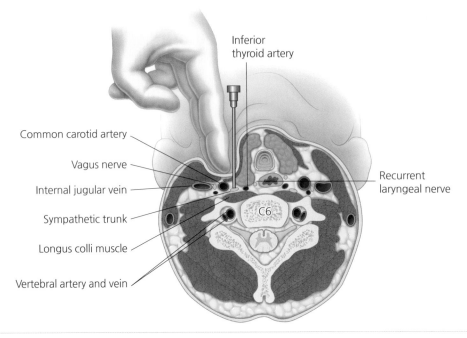

Inferior
thyroid artery

Common carotid artery

Vagus nerve

Internal jugular vein

Sympathetic trunk

Longus colli muscle

Vertebral artery and vein

Recurrent
laryngeal nerve

C6

그림 2-2-4. Stellate ganglion block blind approach at C6

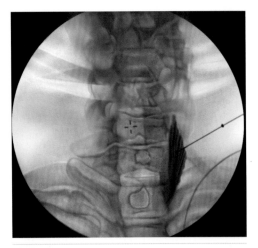

그림 2-2-5. Anteroposterior view showing the spread of
the contrast agent.

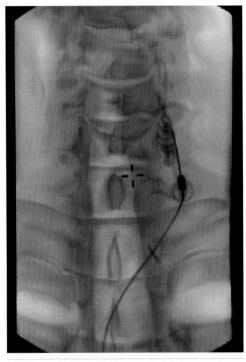

그림 2-2-6. Anteroposterior view showing the correct
spread of the contrast agent along the anterior surface of
the longus colli muscle; "honeycomb" appearance.

시행하였다. 앙와위에서 고개를 주사부위 반대측을 향하여 30~40도 가량 회전시킨다. 베타딘을 이용하여 전경부위의 하악골부터 쇄골수준까지 소독을 시행한다. 구명포를 이용하여 무균적 소독을 시행한다.

방사선 투시장치를 이용하여 측면영상을 통해 추간공을 확인한다. 1% 리도카인을 이용하여 국소마취를 시행한다.

25 gauge 척추바늘을 후방으로부터 삽입하여 상방 관절 돌기의 외측면에 접하도록 전진시켰으며, 이를 통해 주사바늘이 목표로 한 구멍의 후방을 통해 접하게 된다. 주사바늘을 지속적인 방사선 투시하 부드럽게 2~3 mm 전진한다. 전후방영상상 주사 바늘이 관절 기둥 중심에 오는 것을 확인한다. 상지 방사통이 유발되면 리거지 테스트를 하여 척수액이나 혈액이 나오지 않음을 확인한다. 약 0.2 cc의 수

용성 조영제(water soluble contrast)를 주입하여 바늘의 위치와 신경근의 주행을 확인한 후 0.5 cc의 dexamethasone과 1 cc의 2% lidocaine을 혼합하여 주입하였다(그림 2-2-7, 2-2-8, 2-2-9, 2-2-10).

iii) 후방 접근법 Interlaminar approach

환자들을 수술침대 혹은 방사선투시기 테

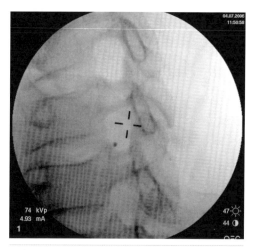

그림 2-2-8. C6 transforaminal epidural block; Needle insertion.

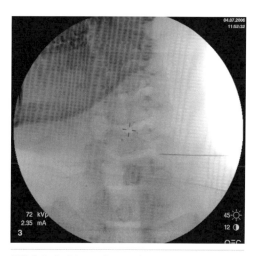

그림 2-2-9. C6 transforaminal epidural block; AP view: middle of articular pillar.

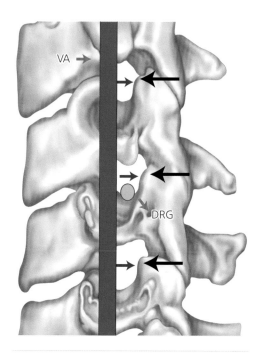

그림 2-2-7. Target point for Cx STE

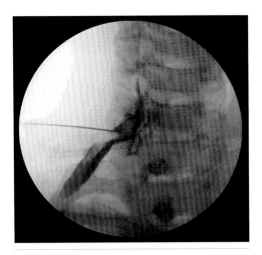

그림 2-2-10. C6 transforaminal epidural block After injection of contrast media.

이블에 엎드려 눕게 한다. 피부 소독을 시행한 후, 1% lidocaine을 주사하여 국소마취한다. 멸균포를 이용하여 시술 부위를 덮는다. 22-gauge Tuhoy needle을 방사선 투시기(혹은 씨암)하 정중선으로 찔러 넣는다. 공기를 이용한 저항의 소실(LOR)이 느껴지면 경막외에 정확히 진입했다는 것이다. 만약 측면 영상을 이용하여 주사바늘이 극돌기의 기저부에 도달한 것을 확인했음에도 저항의 소실이 느껴지지 않는다면 조영제(Contrast medium, Iotrolan 240 mg I/mL)를 주사하여 경막외 공간을 확인한다.

(2) 후관절 차단술 Facet joint block

경추 후관절은 관상면 또는 시상면에서 45도 경사로 관찰되며 후관절의 외측은 두껍고 섬유화된 캡슐로 되어 있고 외측 recess는 경추 후관절 주입을 위해 경피적으로 접근할수 있다.

경추 후관절 차단시 접근법은 외측 접근법

과 후외측 접근으로 시행할 수 있다.

외측 후관절 차단술 시 통증 부위를 단순 투시 촬영상(또는 c-arm)에 위쪽으로 향하게 환자를 측와위로 하고 경추을 침대와 팽행하게 유지하며 반대편 경추부에 타월 또는 베개를 이용하여 경추 후관절 공간을 확대하는 것이 차단술 시 바늘을 관절 내 위치시키기가 유리한 이점이 있다. 시술 전 환자의 상지 근력 및 감각에 대하여 확인 후 기록이 필요하며 정확한 차단술 위치를 정하고 피부에 대한 무균적 소독후 구멍포 내지 소독포를 이용하여 drap을 한다.

피하에 0.5% lidocaine으로 국소마취 후 주사침을 투시상 정 측면에서 차단술 위치의 후관절로 전진시키면 관절막을 천자하는 느낌과 또는 상, 하 관절에 닿을 때까지 전진시킨다.

바늘의 깊이는 전후상과 측면상을 검사하여 확인한다.

이때 사용하는 바늘은 보통 23-25 gauge, 3.5 inch 바늘을 사용하며 초기 시술시에는 피하 마취후 23 gauge 사용이 좀 편리하며 숙달 이후에는 25 gauge 바늘을 사용 시 피하 국소마취 없이도 쉽게 차단술을 시행할 수 있다.

정확한 위치 확인은 0.3~0.5 mL 조영제를 이용하여 후관절 조영술을 시행할 수 있으며 이때 후관절의 낭종이나 파열등을 관찰수 있다(그림 2-2-11).

약물에 주입은 시술자마다 선택이 다르지만 일반적으로 진단적 목적일 때는 국소마취제 또는 생리 식용수만 사용하며 치료적 목적 시에는 장기 국소마취제와 스테로이드를(betamethasone) 같이 주사하기도 한다.

보통 국소마취제와 스테로이드를 1:1 혼합

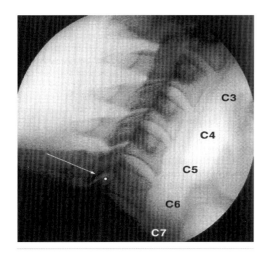

그림 2-2-11. 후관절 차단술(facet joint block)

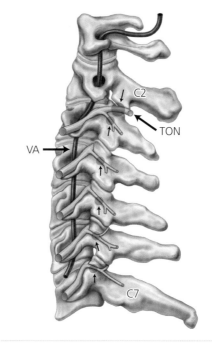

그림 2-2-12. Target on medial branch block

하여 한분절당 1~2 mL 주입을 한다. 다른 방법인 후외측 접근법은 예정된 위치보다 아래 2~3 위치 아래의 후 외측에서 바늘을 시도 할 수 있으며 내측지 차단술 시도 사용할 수 있는 방법이나 약간 어려우며 경부를 좌우로 약간씩 회전하면서 접근 시 좀더 정확한 관절 내 진입이 이루어질 수 있다.

(3) 내측지 차단술 Medial branch block

경추부에 내측지 차단술은 척추 후관절과 관련된 통증 진단 및 치료에 유용한 방법이며 특이도가 높은 시술이다. 경추에 내측지는 C2, C3와 하부 경추인 C4-8 경추 후지와는 다른 주행을 보인다. 제4-8 경추 후지는 후근 신경절에서 나와 추간공 외측으로 진행한다(그림 2-2-12).

하부 경추에 내측지는 요추의 내측지와 유사 하지만 내측지 번호는 흉, 요추와 다르다. 즉 C5-6에서 경추 후관절은 제5 및 6 경추 내측지의 신경 지배를 받는다. 그런데 제8 경추

의 내측지가 있기 때문에 흉추와 요추의 순서는 달라진다. 예를 들면 L4-5 요추 후관절은 제4 요추 횡돌기 기저부를 지나는 제3 요추 후지내측지와 제5 요추 횡돌기 기저부를 지나는 제4 요추 후지 내측지의 지배를 받는다. 이와 이 척추의 후관절은 각각 2개의 신경으로부터 지배를 받기 때문에 시술은 목표한 관절의 위, 아래 2군데 이상의 내측지 차단이 효과적이다 (그림 2-2-13).

i) 상부 경추 내측지 차단술

특별히 경추에 제2-3 경추 후 관절 차단술에서는 3번째 후두신경(occipital nerve) 차단술과 C2의 교통가지(communicating branch)들의 차단술이 실시될 수 있다.

• 경추 2-3 후관절의 1차적 신경은 3번째 후두신경이다. 이 신경은 경추 후관절에 분

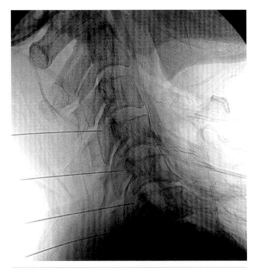

그림 2-2-13. 2 points or more within medial branch block

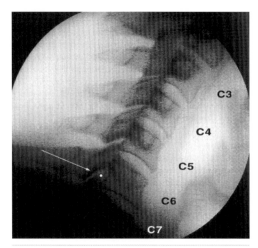

그림 2-2-14. Similar on target of facet block

포함뿐 아니라 머리 후두부에 표피신경도 공급하여 두통에 원인이 되기도 한다. 이때 차단술은 제2-3 경추 관절낭을 후관절 차단술과 유사하게 시행한다(그림 2-2-14).

- C2의 교통가지들 차단술 경우 경추 2-3 후관절 상, 하부에 차단술이 필요하다.

ii) 하부 경추 내측지 차단술

하부 경추 내측지 차단술 시 환자는 측와위로 하고 목표지점을 위로 하며, 반대편 머리 아래에 타올 또는 베개를 받혀줌으로써 후관절의 간격을 확장시키고 시술자의 손이나 팔이 환자의 어깨에 걸리는 것을 줄여줄 수 있다. 영상 투시기 하에 환자의 뒤쪽에서 통증을 유발하는 관절의 후 외측방 접근을 쉽게 할 수 있다.

시술 전 정확한 위치 확인후 무균적 소독과 drap을 시행한다. 주사 바늘의 진입은 목표관

표 2-2-1. 신경 목표 지점

신경	목표 지점
C2/3	· Third occipital nerve · C2/3 facet joint
C2/3	· C2의 communicating branches · C2/3 Facet joint의 상/하부
C3~6	· Lateral view : lateral mass의 pillar (diamond shape) 정중앙 · AP view : 경추 lateral mass 외연
C7	· C7 transverse process의 상측방 부분 · C7 상관절 돌기의 기저부
C8	· 제1 흉추 횡돌기와 상관절 돌기가 만나는 부분

A

B

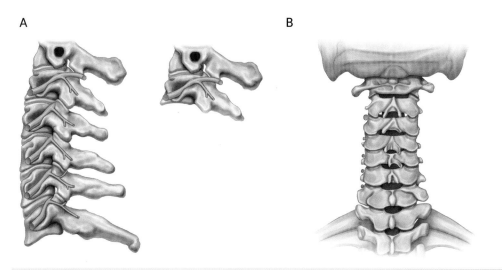

그림 2-2-15. Third occipital nerve

절의 후외측에서 접근하게 되며, 흉쇄유돌근 (SCM)의 후연에서 진입한다. 시술 전 바늘 진입부위로 2% Lidocaine을 이용하여 국소마취를 시행한다면 환자의 불편감을 덜어줄 수 있다. 피하 마취 후 22~25 gauge needle 이용하여 후외측에서 주사침 진입 시 근육과 근막을 통과는 촉각을 느낄 수 있으며 이쪽 방향 진입 시 경상동맥이나 척추동맥 등 중요 혈관이나 신경의 뒤쪽에 위치하여 안전하게 목표 지점에 도달할 수 있다.

목표에 주사침의 위치는

• 경추 3-6번에서는 측면 방사선상 외측 구조물의 기둥(diamond shape) 정중앙이 위치하게 되며, 전후 사진에서는 경추 외측 구조물 외연이다(그림 2-2-15).

• 제7 경추에서는 다른 위치보다 약간 위쪽에 위치하게 되며 상관절 돌기 기저부에 위치시킨다.

• 제8 경추 내측지 차단시에는 제1 흉추 횡돌기와 상관절 돌기가 만나는 지점을 차단한

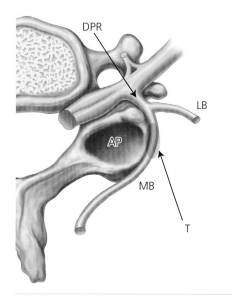

그림 2-2-16. The point where the first thoracic transverse and superior articular process meet is blocked.

다(그림 2-2-16).

경추 후관절 차단술과 같이 사용하는 약물은 시술자마다 다르지만 진단적 목적과 치료적 목적에 따라서 짧은 작용시간의 국소마취제와 긴 작용시간의 국소마취제를 번갈아가며

사용하는 방법과 스테로이드 혼합 용법등을 고려해볼 수 있다. 합병증은 감염이나 혈종 등이 고려되나 큰 합병증 없이 경추부 통증이 존재할 때 시행해볼 수 있는 차단술이다. 또한 퇴행성 변화로 비후된 후관절에서 관절에

접근이 어렵고 건강한 경추의 후관절에 손상을 피할수 있다는 장점이 있을 수 있다. 위에서 설명한 경추 후관절 차단술과 내측지 차단술에 대한 적응증은 유사하며 그 효과 또한 여러 연구에서 비슷하게 보고하고 있다.

Technical tip ≫ 경추신경근 차단술 후 발생한 급성 척수 손상

임상증상 및 과거력

52세 여자 환자 특이 병력 없는 분으로 2달 전부터 발생한 좌측 상완부의 외측으로 방사통 및 두 번째 손가락의 끝의 감각이상을 호소하여 외래 내원하였다. 우선 약물치료를 통한 보존적 치료 시행하였으나 증상에 대한 호전이 없었다. 환자의 신경학적 검사상 근력은 정상이었고 통증 및 감각이상 외에는 특이 신경증상은 보이지 않았다.

영상 소견

단순 방사선 검사상 경추의 전반적인 퇴행성 변화 소견 보였으며 자기공명영상 소견에서 퇴행성 변화 및 C5/6 level의 intervertebral disc region에 신경근이 압박되는 소견 보였다.

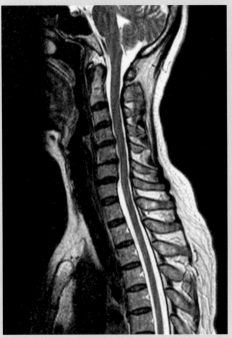 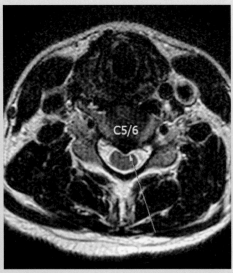

그림 2-2-17. Initial T2W MR images show degenerative change and burging disc in C5-6.

치료

선택적 경추신경근 차단술은 C6 nerve root에 시행하였다. 국소마취하에, 22 gauge, 3.5 inch spinal needle을 사용하였고, 조영제로 0.5 mL telebrix와 0.5 mL dexamethasone 그리고 0.5 mL lidocaine을 사용하였다.

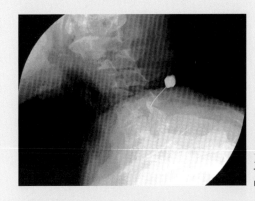

그림 2-2-18. Fluoroscopic image during cervical nerve root block

결과

2일이 지난 후 환자분 좌측 상하지의 통증이 새롭게 나타났으며, 특히 좌측 무릎에 죄이는 듯하는 통증과 감각저하를 호소하였다. 보존적 치료(경과관찰)가 1주일 동안 추가적으로 시행되었으나 증상에 대한 호전 없었고 다시 자기공명영상 검사를 시행하였다.

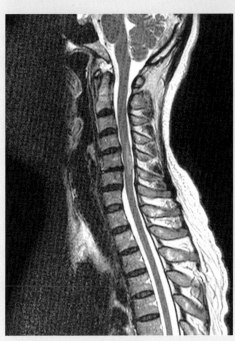 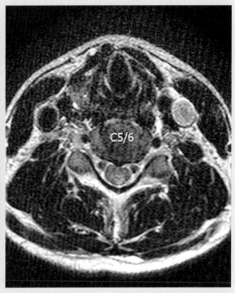

그림 2-2-19. T2W MR image after 1 week

T2W 사진에서 C4/5/6 영역의 central spinal cord에 high signal intensity 소견을 보이고 있었다. 보존적 치료가 추후 지속되었으며 6개월 후 환자분은 간헐적인 좌측 상지와 무릎의 통증을 호소하였다. 또한 좌측 상하지의 감각저하 및 손의 미세운동 저하 소견을 보였지만 근력은 모두 회복되었다. 자기공명영상검사의 추시에서도 spinal cord의 high signal intensity 감소한 소견을 확인할 수 있었다.

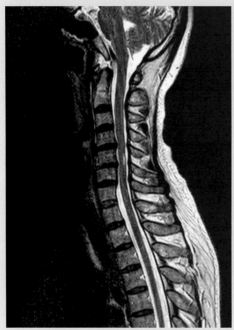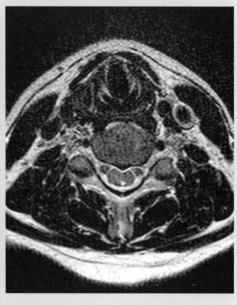

그림 2-2-20. T2W MR image after 6 months

2년 4개월이 지난 외래 추시에서 환자분의 증상이 많이 호전되었으나 오직 좌측 팔꿈치 및 무릎의 간헐적이며 경미한 통증만 남아있었다.

나의 경험!
1. 방사선 투시경 등의 비디오 장비를 반드시 확인하며 숙련된 의사가 진행해야 하는 시술이다.
2. Lateral decubitus position 보다는 prone position를 통한 정확한 위치에 조영제를 사용하는 것이 중요하다.
3. 방사선을 통해 모든 면(AP&Lat.)을 확인할 수 있어야 한다.
4. 환자가 의식이 있는 상태에서 시술을 해야 한다.
5. 환자가 하지쪽으로의 방사통 및 근력저하를 호소한다면, 급성 척수 손상의 가능성을 배제해서는 안 된다. ■

Technical tip ≫ 경추부 선택적 신경근 차단술의 좋은 사례

임상증상 및 과거력

53세 남자환자 고혈압 외에 특이 병력 없는 분으로 수년 전부터 지속된 양측 어깨의 통증을 주소로 외래 통해 내원하였다. 어깨에 대한 진료만 받아오시다 로컬병원에서 경추부에 대한 검사 후 수술적 치료를 권유 받은 상태로 내원하였다. 양측 상지의 근력과 감각은 모두 정상이었으며 신경학적 증상은 보이지 않았다.

영상 소견

단순 방사선 검사상 경추의 전반적인 퇴행성 변화 소견 보였으며 자기공명영상 소견에서 퇴행성 변화 및 C5/6 level의 intervertebral disc가 burging된 소견 보였다.

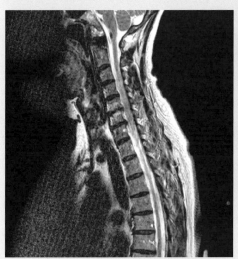

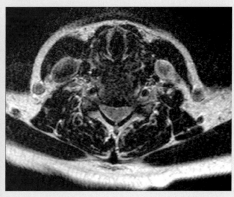

그림 2-2-21. T2W MR images show degenerative change and burging disc in C5-6

치료

선택적 경추신경근 차단술은 C6 nerve root 에 시행하였다. 국소마취하에, 22 gauge, 3.5 inch spinal needle을 사용하였고, 조영제로 0.5 mL telebrix와 0.5 mL dexamethasone 그리고 0.5 mL lidocaine을 사용하였다.

결과

양측 어깨의 지속적인 심한 통증은 호전되었으며 추가적인 약물 치료를 병행하여 6개월 추시 결과 통증은 완전히 호전된 상태였다. 수술적 치료를 권유받았던 환자분으로 이러

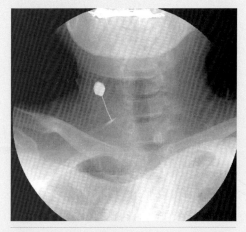

그림 2-2-22. Fluoroscopic image during cervical nerve root block

한 선택적 신경근 차단술은 증상에 대한 진단적 의미를 갖고 있지만 치료적 가치 또한 가질 수 있는 방법인 것을 다시 한번 확인할 수 있었으며 만약 위 환자분께서 증상에 대한 호전이 없었다면 본인 또한 수술적 치료에 대해 고려했을 것이다. ■

2. 경추/흉추 초음파 유도하 차단술

Cervical/thoracic ultrasound guided block

– 선승덕

1) 경추 초음파하 신경근 차단술

Cervical ultrasound guided root block

시술 방법: 초음파 경추신경근 차단술

철저한 소독과 드레핑을 실시하여 모든 오염의 원인을 차단한 후 비닐로 감싼 프로브를 윤상연골 부위에 횡으로 위치시켜 심부조직의 초음파 소견을 관찰한다. 중앙으로부터 기도, 식도 그리고 레벨에 따라 갑상선 조직이 보이기도 한다. 박동을 하고 있는 경동맥을 찾아 그 경동맥 직경의 1~2배의 거리에서 초음파 소견을 잘 확인하면 2개의 후방 그림자를 보이는 경추의 횡돌기의 전결절과 후결절을 확인할 수 있다. 경추 횡돌기의 전결절과 후결절 사이를 지나는 경추신경근을 확인한다. 대개 윤상연골의 높이에서 횡측으로 이동하여 관찰되는 신경은 5-6 경추신경공에서 나오는 제6번 신경이다.

2) 초음파하 경추 내측 분지 신경차단술

Cervical medial branch block

시술 방법: 초음파하 내측 분지 신경차단술 및 후방관절 관절 내 주입술

초음파하 내측 분지 신경차단술

환자를 측와위로 자세를 잡은 상태에서 종축으로 경부의 위치를 확인한 후 시술하는 방법과 경부의 횡축으로 초음파의 탐촉자를 대어 레벨을 확인하고 신경차단을 실시하는 2가지 방법이 있다.

(i) 종축으로 보면서 차단하는 방법

경부의 종축으로 탐촉자를 이용하여 위치를 확인하는 방법은 우선 종축으로 탐촉자를 대고 제2, 3 경추간 후방관절에서 제2 경추의 면이 근위부 심부로 급 경사되는 특징적인 소견이 있으므로 이를 먼저 찾는다. 그 관절의 원위부로 잘룩하게 들어가는 고랑 모양의 요위에 제3 경추 내측 분지의 깊은 가지가 지나가고 다시 그 원위부에 언덕이 나타나는데 제3, 4 경추 간 후방관절이 된다. 이러한 모양으로 반복되므로 제6 경추 내측 분지까지 위치를 같은 방법으로 확인하여 원하는 위치의 내측 분지에 전방에서 후방으로, 또는 후방에서 전방 방향으로 각변형(out of plane) 주사하여 차단술을 시행한다.

(ii) 횡축으로 보면서 차단하는 방법

횡축 영상만으로 위치를 확인하는 좀더 쉬운 방법으로 경부 가장 원위부 측면에서 횡축 영상으로 늑골을 찾은 후 근위부로 올라오면 두 개의 산봉우리가 접해 있는 양상의 제7 경추 횡돌기와 제1 늑골이 만나는, 마치 관절을 형성하는 듯한 지점을 찾은 후 탐촉자를 그대로 횡축을 유지한 채 근위부로 이동하면 첫 번째 보이는 후방관절이 제6, 7 경추간이 된다. 거기서 계속하여 근위부로 이동하면 후방 관절의 위치를 확인하면 쉽게 원하는 위치를 찾을 수 있다. 저자는 종축영상으로 목표로 하는 후방관절의 위치를 확인한 후 90도로 탐촉자를 돌려서 후방관절에 대한 횡축 영상을 얻고 그 원위부와 근위부로 각각 조금씩 이동하여 관절부에서 높이가 낮아지며 기둥으로 바뀌어지는 영상 하에서 바늘을 in-plane 술기로 삽입하는 방법을 사용하고 있다(그림 2-2-23). 후방관절의 기둥을 지나는 내측 분지를 모두 차단하는 이유는 제3 경추에서부터 제7 경추까지의 후방 관절은 바로 그 원위부 및 근위부를 지나는 각각의 내측 분지에 의하여 이중 지배를 받기 때문이다. 예를 들어 제4, 5경추간 후방관절은 그 관절의 근위부 기둥을 지나는 제4 내측 분지와 원위부 기둥을 지나는 제5 내측 분지의 이중 지배를 받으므로 두 군데의 내측 분지를 차단하여야 한다. 이런 방식으로 후방에서 바늘을 삽입하는 것을 더 선호하며 in-plane 술기로서 실시간으로 약제의 퍼짐을 주의 깊게 본다면 전방 구조물로의 약제 퍼짐은 충분히 방지할 수 있다고 생각한다. 제7 경추 내측 분지는 하부 경추의 영상을 보기 위하여 탐촉자를 원위부로 이동할 때 쇄골에 의하여 탐촉자가 원위부로 이동하는 것이 막혀 영상을

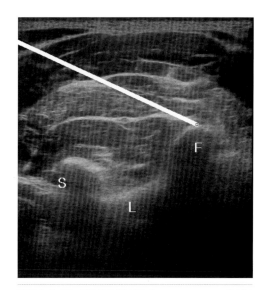

그림 2-2-23. 외측에서 본 경추의 transverse view의 심부 초음파 소견
S, bifurcated spinous process; L, lamina; F, Cervical Facet. Transverse view상 cervical medial branch block은 이 view에서 cervical facet의 waist를 향하여 block을 시행한다.

얻기가 어렵고, 다른 내측 분지에 비하여 피부로부터 상대적으로 깊은 위치에 있어 이러한 술기로는 추천되지 않는다.

3) 흉추 주위 공간 차단술 TPV block

시술 방법: 초음파 관찰하 흉추 주위 공간 차단술

초음파 관찰하 흉추 주위 공간 차단술은 두 가지 방법으로 시행할 수 있다. 흉추의 축과 종축으로 초음파의 탐촉자를 위치시키고 원위부에서 근위부로 시술을 하는 방법과 흉추의 축과 직각으로 초음파 탐촉자를 위치시킨 후 외측에서 내측으로 시술을 하는 방법이 있다.

① 흉추의 축의 종축으로 초음파 탐촉자를 위치시키고 시술을 하는 경우 원하는 부위의

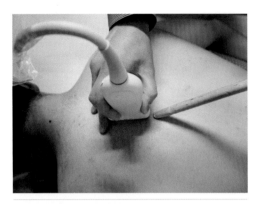

그림 2-2-24. Longitudinal하게 thoracic paraverterbral block 하는 초음파 probe 위치 및 자입 위치

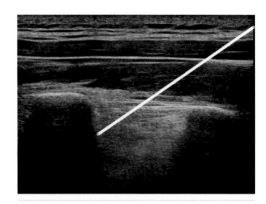

그림 2-2-25. Longitudinal view 하에서 superior costotrans- verse ligament를 뚫고 TPV block을 시행하는 방법
Distal에서 proximal로 바늘을 자입하여 superior costotrans- verse ligament의 deep side에 약물을 주입하도록 한다.

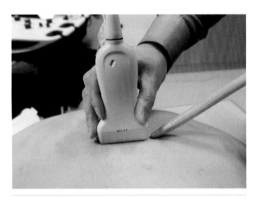

그림 2-2-26. Transverse view로 TPV block 시행 시 초음파 probe 위치와 needle의 위치

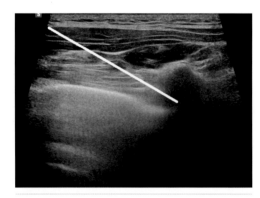

그림 2-2-27. Transverse view상 외측에서 thorax의 trans- verse process deep side에 위치하는 thoracic paravertebral space block

흉추 정중앙선을 따라 탐촉자를 위치시킨 후 조금씩 시술하고자 하는 외측 부위로 탐촉자를 평행 이동하면서 흉추의 가시돌기, 후궁 그리고 흉추의 횡돌기를 확인한다(그림 2-2-24). 흉추의 횡돌기가 확인 되면 신경차단하고자 하는 부위의 근위부 횡돌기와 원위부 횡돌기가 한 화면에 위치하도록 초음파상을 만들어 놓은 후 근위부 횡돌기의 얕은 부위에서 원위부의 깊은 부위로 경

사지게 주행하는 늑골횡돌기인대(superior costotransverse ligament)를 확인하도록 한다. 늑골횡돌기인대를 뚫고 흉추 주위 공간에 약을 주입한다(그림 2-2-25).

② 흉추의 축에 대하여 직각으로 즉 흉추의 축에 대한 가로면으로 탐촉자를 위치시키고 신경차단을 하는 방법은 우선 흉추의 축에 횡으로 중앙에 위치시킨 후 탐촉자를 시술하고자 하는 부위로 점차 외측으로 옮기면

서 초음파상 나타나는 흉추 극돌기, 추궁 그리고 횡돌기를 횡축의 이미지로 관찰한다(그림 2-2-26). 초음파 탐촉자가 갈비뼈 사이의 공간으로 진행하게 되면 깊은 부위에서 호흡에 따라 움직이는 가슴막을 확인할 수 있다. 가슴막이 외측에서 내측으로 진행하면서 깊은 부위로 빠지면서 횡돌기 밑으로 꺼져 들어가는 부위를 확인할 수 있다. 이 초음파 소견에서 신경차단 방법은 외측에서 내측으로 시술바늘을 주입시켜 가슴막을 손상시키지 않도록 조심하면서 흉추 주위 공간에 신경차단을 시행하는 것이다(그림 2-2-27).

4) 흉추 초음파하 내측 분지 신경차단술
Thoracic medial branch block

시술 방법: 초음파 흉추 내측 분지 신경근 차단술

i) 전형적인 흉추부 내측 분지의 신경차단 (흉추 1, 2, 3, 4, 9, 10 내측 분지)

흉추부의 내측 분지는 위치에 따라 내측 분지의 주행 방향이 다르다. 흉추 1, 2, 3, 4, 9, 10의 내측 분지는 전형적인 내측 분지의 주행을 보여준다. 전형적인 내측 분지는 흉추 횡돌기의 상외측 가쪽으로 지나가는 주행을 말한다. 이 위치의 초음파 흉추 내측 분지 신경근 차단술의 시행은 흉추의 위치를 확인하는 것으로부터 시작된다. 근위부의 경우 T1부터 확인하여 위치를 확인하며, T9, T10의 경우 갈비뼈의 시작되는 부위인 T12부터 확인하여 위치를 결정하도록 한다. 우선 위치가 결정되면 각

위치에 따라 내측 분지의 주행 방향의 위치를 추정한다. 전형적인 내측 분지의 주행을 따르는 위치의 초음파하 흉추 내측 분지 신경차단술은 다음과 같이 시행한다. 우선 초음파를 이용하여 해당 횡돌기에 대한 횡축 영상을 얻은 후, 초음파 탐촉자의 횡면을 유치한 채 탐촉자를 근위부 쪽으로 평행이동하면 횡돌기가 사라지고 갈비뼈만 보이는데, 다시 탐촉자를 원위부로 조금씩 이동하면 아직 갈비뼈는 보이지만 횡돌기가 다시 막 출현하는 시작하는 위치가 나온다. 여기 위치에 탐촉자를 고정하고 계단 모양의 횡돌기의 외측면을 목표로 바늘을 외측에서 시작하여 내측을 향해 in-plane 술기로 주입을 하도록 한다(그림 2-2-28).

ii) 비전형적인 흉추부 내측 분지의 신경차단 (흉추 5, 6, 7, 8 내측 분지)

비전형적인 경로를 취하는 제5, 6, 7, 8의 흉추 내측 분지의 차단술은 좀 다른 방법으로 신경차단을 하여야 한다. 이들의 내측 분지는 흉추의 횡돌기와 접촉하지 않는 경로를 취하고 있다. 경로는 전형적인 내측 분지의 경로를 취하는 것과 유사하지만 경로의 전체가 그대로 약간 근위부 쪽으로 이동되어 있어 내측 분지는 횡돌기의 외측 상부분을 접하지 않고, 그 상부의 횡돌기와 해당 분절의 횡돌기 사이의 근육 사이를 지나가고 있다. 비전형적인 흉추부 내측 분지의 신경차단은 다음과 같이 시행한다. 목표로 하는 횡돌기 사이 공간에 대해 원위부에 위치하는 횡돌기와 가슴막이 보이는 가로면의 정중주위 영상을 먼저 얻은 후, 횡면을 유지한 채 탐촉자를 근위부 쪽으로 평행이동하면 횡돌기가 사라지고 가슴막에 비해 상당히 표면으로 솟아오르면서 후방 음영을 동반하

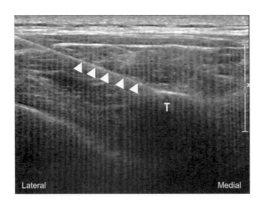

그림 2-2-28. Transverse 초음파 영상으로 thoracic trans-verse process의 superolalteral corner의 thoracic medial branch가 지나가는 부위로 neele을 insertion하여 block을 하고 있다.
Needle (arrowheads). T-superolateral corner of the trans-verse process. (Copyright by '문상호 박사와 함께하는 근골 격계 초음파로의 여행')

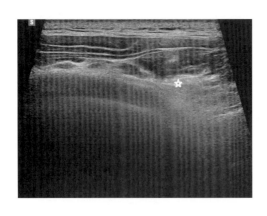

그림 2-2-29. 비전형적인 course를 취하는 T5, 6, 7, 8 medi-al branch block은 thoracic transverse process 사이의 공간에 상응하는 위치와 높이에 근육 사이를 지나가는 medial branch block을 타켓(star)으로 block을 시행하게 된다.

는 갈비뼈가 나타나게 되는데 조금 더 근위부로 탐촉자를 평행이동 하면서 갈비뼈가 사라지는데 이 순간에 횡돌기의 외측 부위의 가상위치의 높이의 근육 사이에 내측 분지가 지나가기 때문에 이 위치를 목표하여 신경차단술을 시행하도록 한다(그림 2-2-29).

iii) 요추와 비슷한 경로를 취하는 흉추부 내측 분지의 신경차단(흉추 11, 12)

제11, 12 흉추 내측 분지는 요추부의와 유사한 해부학적인 특성을 가지고 있고 내측 분지의 주행경로도 요추부와 유사하게 상부 관절 돌기와 횡돌기의 교차점을 지나기 때문에 다음과 같이 신경차단을 하도록 한다. 시술 방법은 횡돌기와 상부 관절 돌기가 화면의 중앙에 위치하도록 한 정중주위 횡면의 영상을 얻고 그 위치에 탐촉자를 고정한 후 한 평면에 바늘 전장이 보이게 하는 in-plane 술기를 상용하면서 상부 관절 돌기와 횡돌기의 교차점, 즉 계단 모양의 구석이 바늘이 놓이도록 진행하도록 한다.

3. 요천추 방사선 투시하 차단술

Lumbosacral fluorosocpic guided block

— 김창수

1) 추간공 경막외 차단술

하지 방사통이 주된 증상의 환자를 대상으로 하며, 임상증상에 따라 신경근을 구분하여 선택적으로 시행한다. X-ray 및 MRI 영상을 참조하여 병변(lesion) 부위를 확인한다면, 차단술을 병변에 가깝게 할 수 있고, 비교적 많은 약물을 병변으로 전달할 수 있다.

2) 후관절 관절강 내 차단술

Facet joint intra-articular block

과거의 외상이나 반복적, 퇴행성 손상으로 후관절에 관절증이 발생한 경우 그로 인해 만성적인 요통이 나타날 때, 시행할 수 있다. 정확한 진단이 중요하며, 진단의 좋은 방법으로 차단술을 이용할 수 있다. 이학적 검사상 움직일 때 통증을 호소하며, 특히 허리를 신전시에, 저명한 통증이 있고, 방사선 소견상 관절증이 저명한 부위에 동통이 있다면 의심할 수 있다. 여기에 진단적 차단술의 형태로 국소마취제를 이용하여 관절강내 주입술을 해보는 것이 정확한 진단을 할 수 있는 방법이다.

3) 내측지 차단술 Medial branch block

후관절 관절증으로 인해 통증이 발생할 경우, 관절의 통각수용기 신호(nociceptive sig-nal)를 중앙으로 전달하는 신경이 후측 내분지 신경(medial branch)이다. 관절강내 차단술이 관절 내 연골 손상이나, 관절염을 유발할 수 있다는 의견이 있으며, 내측 관절낭에 문제가 있다면 경막외 공간에 약물이 들어갈 수 있기에 진단적 가치에 있어 내측지 차단술이 더 우위에 있다. 실제 내측지가 요추의 후방 기립근을 지배하고 있기에 요추의 염좌시 근육통의 완화에도 도움이 된다. 내측지 차단술로 진단 및 통증 조절 후에 증상이 호전되었다가 재발한 경우, 치료 목적으로 고주파 차단술을 내측지 차단술의 위치에 시행하기도 한다.

4) 천장관절 차단술 Sacroiliac joint block

설명이 안 되는 엉치 통증(척추 협착증, 요추부 염좌, 외상, 추간판 탈출증 등)의 경우에 의심할 수 있으며, 방사선 사진 상에서 관절증이 존재할 시에 진단목적으로 국소마취제를 이용하여 차단술을 시행할 수 있다. 차단술로 호전되면 천장관절 관절증으로 인한 통증으로 진단할 수 있으며, 치료 목적으로 추후 스테로이드를 추가하여 시행할 수 있다.

5) 천골공 차단술

Sacral hiatus block, Caudal epidural block

요추부 통증이나 하지 방사통시 척수강 내 약물주입으로 증상을 호전시킬 수 있는 고식적인 방법 중 하나이다. 다른 방법에 비해 해부학적 기준이 피부 가까이에 있어 찾기 쉬워 맹검 주사법으로 하는 경우도 있다. 최근 척추 중재술의 방법으로 천골열골(sacral hiatus)을 많이 이용하기에 정확한 위치 및 술기에 대해 확인할 필요가 있다.

6) 환자의 준비

- 환자는 대개 환자복을 입고 있는 상태에서 차단술을 시행한다.
- 방사선 투시를 사용할 수 있는 수술침대에 엎드린 상태에서 시술을 시행한다(그림 2-2-30).
- 시술 전 신경학적 이상 유무 및 증상에 대해서 확인한다. 시술 후 일시적으로 근력의 저하가 올 수 있기에 시술 전에 근력의 상태에 대해서 확인하고 환자에게 설명해야 신뢰감 있는 시술이 될 수 있다.
- 알코올과 포타딘으로 시술 부위를 넓게 닦는다. 포타딘 drap은 마르면서 효과를 내기에, drap 후 주입약물을 만들면 충분히 마를 여유가 있다.
- 수술 준비: 수술실에 들어오는 환자의 불안감을 조절하기 위해 병동에서 Midazolam (Benzodiazepin) 2~3 mg을 근육 주사한다. 수술실에서 환자가 수면을 원하면 추가적으로 Midazolam 2 mg을 정맥 주사한다. 서맥, 저혈압, 무호흡증 등의 부작용에 주의한다.
- 술후 관리: 신경차단술 시 환자 및 보호자분께 마취가 풀릴 때까지는 단독 보행은 금지한다. 시술 후 약 2~3시간 침상안정 후 가급적 보호자와 함께 보행할 것을 설명해야 한다.

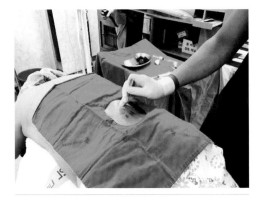

그림 2-2-30. 시술 전 준비 및 방법

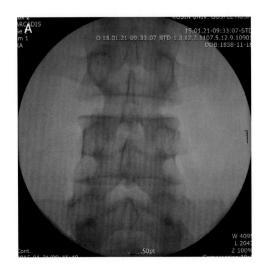

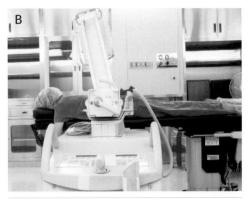

그림 2-2-31. 목표로 했던 target에 정확한 needling을 위해서는 fluoroscopy의 방사선 방향과 평행하게 needling이 필요하다.

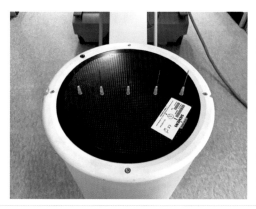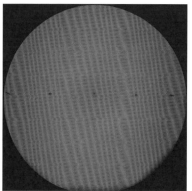

그림 2-2-32. Fluoroscopy와 평행하게 needling

7) 방사선 투시기(Fluoroscopy) 정렬

목표로 하는 신경, 관절에 해당하는 척추체를 바르게 투사하는 것이 필요하다.

정확한 전후 및 측면을 확인해야 하며, 해당 척추체의 상부 종판(superior endplate)이 평행이 되게 C-arm을 조정해야 한다. 전후면은 양측 척추경 사이 중앙에 척추 후극이 존재해야 하며, 상부 종판이 평행할 때를 참된 진후면이라고 할 수 있다. 참된 측면은 양측 척추 경이 평행하게 존재하여 1개로 보여야 하며, 상부 종판이 평행하게 보일 때이다(그림 2-2-31A).

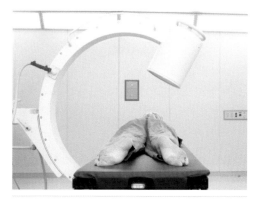

그림 2-2-33. 시술할 방향(예시: 우측)으로 Fluoroscopy을 15 tilt한다.

8) 추간공 경막외 주사(Transforaminal epidural injection) – 요추 2, 3, 4 신경근 (Lumbar 2, 3, 4 root)

① 참된 전후면 상태(대게 요추가 만곡이 있기 때문에 아래경사가 필요함)에서 주사 표적 부위 방향(오른쪽, 왼쪽)에 따라 방사선 투시를 15도 기울인다(그림 2-2-31B).

② 방사선 투시 촬영 후 "safe" triangle(그림 2-2-34)을 확인한다.

③ "Safe" zone에 바늘이 방사선과 평행하게 위치한 후 반듯하게 진행한다. 바늘 끝에 골 접촉이 이루어진 후 contrast media (OMNIPAQUE™)를 1 cc 주입하고 신경근을 따라서 기저부 하방으로 연결되어 있는 Myelogram(그림 2-2-35)을 확인한 후 준비해 놓은 주입 약물을 주입한다.

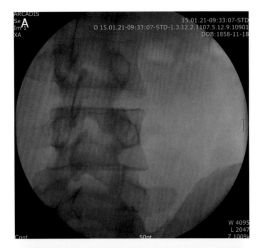

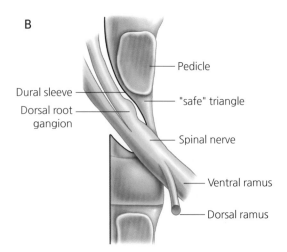

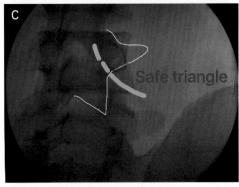

그림 2-2-34. 'Saft triangle'를 확인하기 위해 시술부 측사면 상(oblique)을 촬영하고(A), 도해와 같이 Pedicle(삼각의 천정부)과 rootlet(삼각의 내측벽), 척추체의 외연(삼각의 외측벽)이 'safe triangle(안전삼각)'을 형성한다(B).

9) 추간공 경막외 주사(Transforaminal epidural injection) − 요추 5번 신경근 (Lumbar 5 root)

① L5 신경근의 "safe" zone은 요추 2, 3, 4 신경근처럼 기울여 바늘 진입을 하더라도 천골 날개와 L5 횡돌기의 방해로 어렵다. 이때 최선의 선택은 two needle technique이다. 두 번의 바늘 진입이 필요하기에 국소마취제(1% lidocaine)로 진입부(피부)를 마취한다.

② 참된 전후면 상태 바늘의 진입부를 L4 횡돌기 정 외측에 유지한다. 장골능과 겹치는 경우에는(퇴행성 변화 및 변성 등) 그보다 1×1 cm 상방외측에 진입 위치를(그림 2-2-36) 둔다.

③ 1st 표적은 L5의 횡돌기의 근위부로 바늘을 진행하여 골 접촉을 한다.

④ 같은 진입부에 추가 바늘 진입을(그림 2-2-37) 시행한 후에 L5의 횡돌기와 하부 관절돌기 경계부를 표적으로 바늘을 진행하다가 1st 바늘의 깊이에서 멈추고 골 접촉이 일어나지 않는 상태로 0.5 cm 정도 추가로 진행한 후 contrast media (OMNIPAQUE™)를 1 cc 주입한다.

⑤ 신경근 주행에 따라 기저부 하방으로 연결되어 있는 Myelogram(그림 2-2-38)을 확인한 후 준비해 놓은 약물을 주입한다.

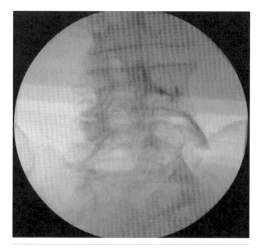

그림 2-2-35. 우측 요추 4번 신경근 차단술 시 조영제 주사 후 사진

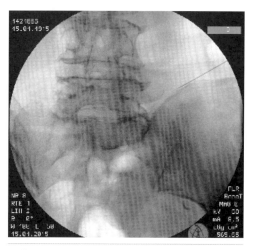

그림 2-2-36. 요추 5번 신경근 차단술 시 skin entry point

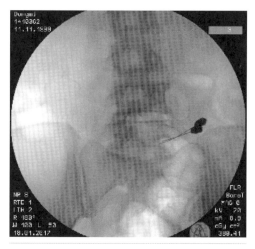

그림 2-2-37. 요추 5번 신경근 차단술 시 두개의 needle을 이용하는 방법

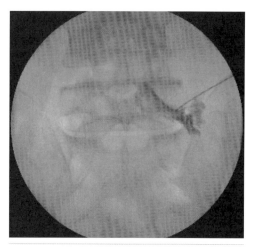

그림 2-2-38. 우측 요추 5번 신경근 차단술 시 조영제 주사 후 사진

10) Transforaminal epidural injection (Target : Sacrum 1 root)

① 천골을 기준으로 참된 전후면을 촬영한다 (그림 2-2-39).

② L5 기저부와 S1 기저부, S2 기저부가 거의 동일 간격이며, S1 구멍은 S1 기저부 직하방에 존재한다(그림 2-2-40A).

③ S1 구멍의 하외측에 1×1 inch 외측에 바늘 진입부로 시작하며, 상내측 방향으로 바늘을 진행한다. 깊이의 가늠이 어렵다면 구멍의 하외측 가장자리로 바늘을 진행하여 골 접촉한 후 그 깊이에서 바늘을 약간 옮겨 1 cm 이내로 진행한 후 조영제(OMNIP-AQUE™)를 주입 myelogram(그림 2-2-40B)을 확인한다.

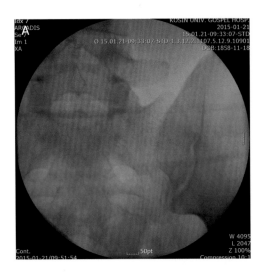

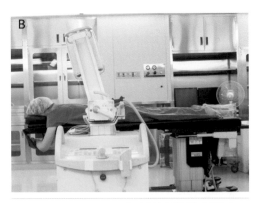

그림 2-2-39. S1 foramen을 정확하게 확인하기 위해 fluoroscopy를 caudal tilt 15도 시행한 후(B), Sacral upper endplate가 평행 만든다(A).

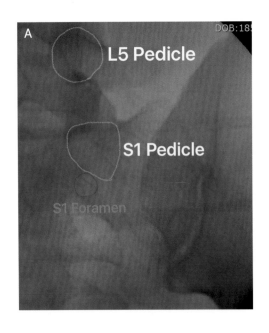

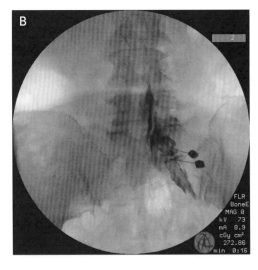

그림 2-2-40. S1 foramen 조영제 주사 후 촬영한 사진

④ 확인 후에 약물을 주입한다.

11) Facet joint intra-articular block

① 표적 관절을 확인하고, 상부 요추체의 상부종판이 평행이 되게 참된 전후면을 확인한다(그림 2-2-41).

② 표적 관절 위치에 따라 방사선 투시를 좌, 우로 15도 기울인다(L4/5 우측 후관절 주입술을 위해 4번 요추체 상부 종판이 평행으로 참된 전후면을 확인한 후 우측으로 기울인다).

③ 관절을 확인한 후 상부, 혹은 하부를 향해 바늘을 방사선과 평행으로 유지하여 주입한다.

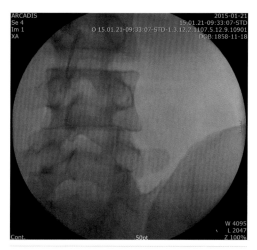

그림 2-2-41. Target joint의 상부추체의 종판이 평행이 되고, 시술 방향으로 15도 tilt하여 촬영 요함

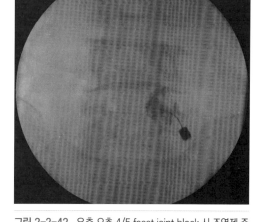

그림 2-2-42. 우측 요추 4/5 facet joint block 시 조영제 주입 후 촬영 사진

④ 조영제(OMNIPAQUE™)를 주입하고 myelogram을 확인한다(그림 2-2-42).

⑤ 약물을 주입한다.

12) 내측지 차단술 Medial branch block

① 내측지는 관절을 양쪽으로 지배한다. L4/5 후관절은 L3 내측지(L4 추체에 존재), L4 내측지(L5 추체에 존재)가 신경 지배한다. 하나의 관절을 차단술 하기 위해서는 2개의 추체에 주입이 필요하다.

② 표적 관절 위치에 따라 방사선 투시를 좌, 우로 15도 기울인다.

③ L1~4까지의 내측지는 L2~5 추체의 상부 관절돌기와 횡돌기 중앙으로 진행을 한다. 따라서 바늘 표적 지점은 횡돌기의 상부면과 부영양 절흔(mamilloaccessory notch)의 중앙이다. 방사선 투시 사진상에서 그 위치가 대개 "eye of the Scotty dog"의 상외측 면에 존재한다(그림 2-2-44).

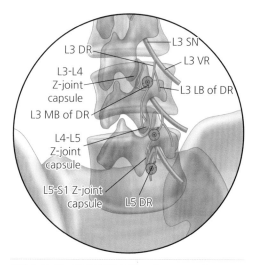

그림 2-2-43. 내측지 차단술의 needle target point

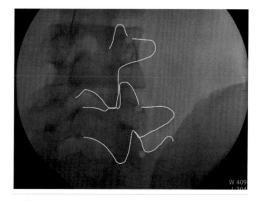

그림 2-2-44. Medial branch target point

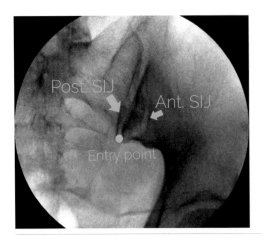
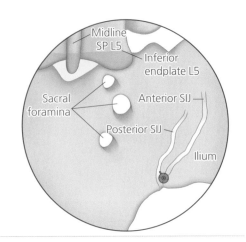

그림 2-2-45. Sacroiliac joint injection target point

④ L5의 후방 분지(내측지라 명명할 수 없음. 외
측 분지가 나가기 전 분지임)는 또한 천골 날
개와 상부 관절돌기 사이에 주행하기에 표
적 치료를 할 수 있다. Scotty dog의 형태
가 나타나지 않기에 다음위치로 표시할 수
있다.

⑤ 방사선과 평행으로 바늘 진입을 시행한 후
조영제를 주입하며 관절의 외측으로 근육
면을 따라 조영하며, 경막외 및 혈류가 아
닌 것을 확인한 후에 약물을 주입한다.

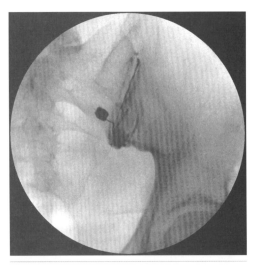

그림 2-2-46. Sacroiliac joint 조영제 주사 후 방사선 영상

13) Sacro-Iliac joint block

① 대개 천장 관절의 관절면은 천장인대결합
의 하부 1/3이다. 따라서 정확한 주입을 위
해서는 바늘 표적을 천장관절 인대결합의
하부 가장자리로 해야 한다(그림 2-2-45).

② 표적 지점으로 직접적인 주입을 시행한 후
조영제 1~2cc 주입 후 관절 조영술을 확인
하면 된다. 골반 앞쪽으로 바늘이 진행하

면 전방 구조물의 손상이나 염증을 유발할
수 있으니 측면 영상 또한 확인하는 것이
중요하다.

③ 조영제(OMNIPAQUE™)를 주입하고
myelogram을 확인한다(그림 2-2-46).

④ 약물을 주입한다.

14) 천추열공 경막외 차단술

Sacral hiatus block, Caudal epidural block

척추 중재술 중 가장 오래된 술식 중 하나로 경막외 공간 내에 약물을 비교적 안전하게 주입할 수 있는 방법 중 하나이다. 일반적으로 10 cc 이상을 주입해야 원하는 하부 요추 통증 문제 지점에 도달할 수 있기에 약제 조제 시 많은 양의 생리식염수를 혼합하여 주입해야 한다.

① 바늘 진입부를 찾는 것은 방사선 투시로 하는 경우보다는 술자의 촉진으로 찾는 것이 우선이다. 대개 양측 상후장골극을 기준으로 정삼각형 형태의 밑 꼭지점(그림 2-2-47)에 열공이 있는 것이 대부분이며, 열공은 특징적으로 양측으로 천골각(Sacral cornua)이 있어 가늠할 수 있다.

② 양측 천골각을 인지와 검지로 확인한 상태에서 그 사이 중앙부 1 cm 하방에서 바늘을 45도 각도로 진행한다. 골 접촉 후 바늘 경사면을 아래로 하여(그림 2-2-48) 다시 상부로 진입한다.

③ 1~2 cm 진행 후에 방사선 투시로 측면을 확인하여 바늘 끝을 확인한다. S3 위치까지 경막낭(dural sac)이 있어 바늘이 S3 이상 있을 경우(그림 2-2-49) 경막내 주입의 가능성이 있기에 주의해야 한다.

④ 조영제(OMNIPAQUE™)를 주입하고 myelogram을 확인한다(그림 2-2-50).

⑤ 확인 후에 약물을 주입한다.

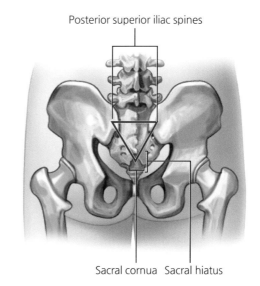

그림 2-2-47. Sacral hiatus는 양측 PSIS (posterior superior iliac spines)와 정삼각형을 이루는 곳에 존재한다.

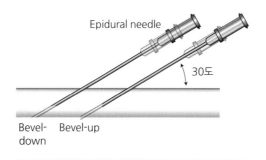

그림 2-2-48. Bevel Up, Bevel Down

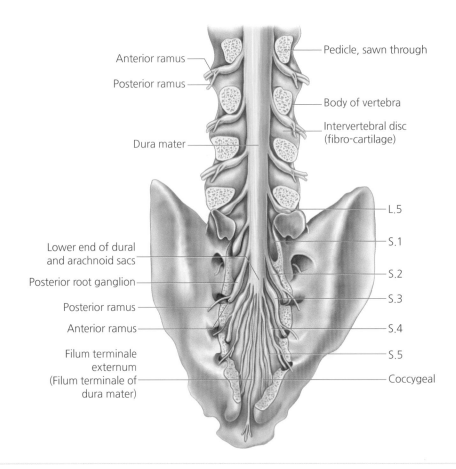

Anterior ramus
Posterior ramus
Dura mater

Pedicle, sawn through
Body of vertebra
Intervertebral disc (fibro-cartilage)
L.5
S.1
S.2
S.3
S.4
S.5
Coccygeal

Lower end of dural and arachnoid sacs
Posterior root ganglion
Posterior ramus
Anterior ramus
Filum terminale externum (Filum terminale of dura mater)

그림 2-2-49. S3 level : dural sac 존재, needling을 너무 깊게 하면 intradural injection의 위험

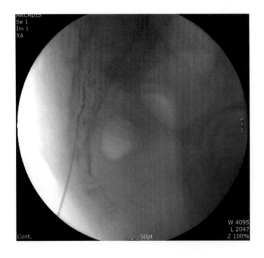

그림 2-2-50. Sacral hiatus block의 조영제 삽입모습

Technical tip ≫

M / 23

• 주호소: 4년 전부터 아팠고, 4일 전부터 너무 아파서 왔어요. 허리가 힘이 안 들어가고 움직이면 아프고, 양측 다리가 저리고, 좌측 다리가 좀더 저려요.

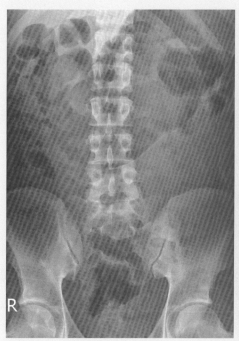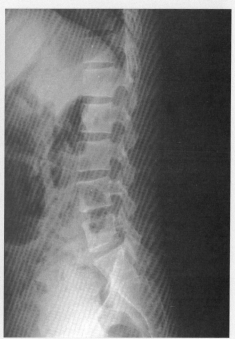

그림 2-2-51.

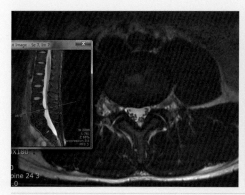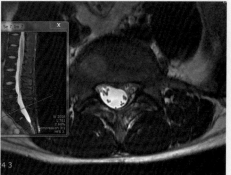

그림 2-2-52.

방사선 소견상 L6, 소견이 보이고 MRI 상에서 L4/5, L5/S1 Lt. side disc herniation 소견으로 L5, S1 block 시행함 ▪

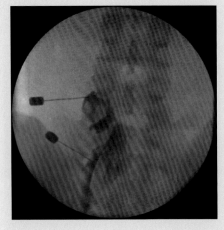

그림 2-2-53.

Technical tip ≫

M / 61

허리통증과 양측 엉치 통증을 호소로 내원함

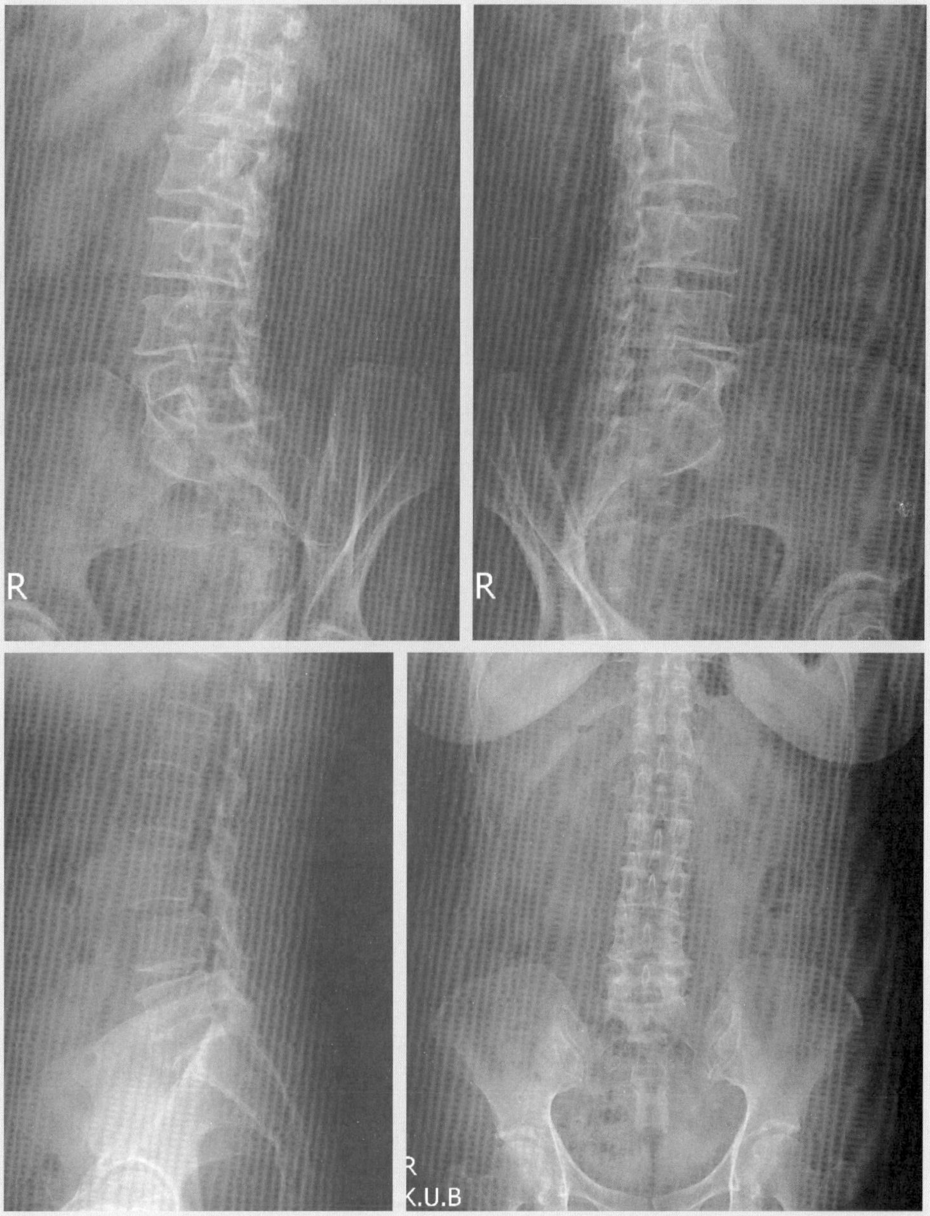

그림 2-2-54.

Sacral hiatus block에 호전이 없고, 지속적으로 허리통증, 엉치 통증을 호소함 방사선 소견상 L3/4 spondylolithesis 소견 보이며, L4/5 disc space narrowing, degenerative osteophyte 소견 관찰됨. Oblique 상에서도 L4/5 facet degenerative change 소견 보임. P/Ex.상에도 paravertebral area tenderness 소견 보여, L3/4, L4/5 Facet joint block 시행함 ■

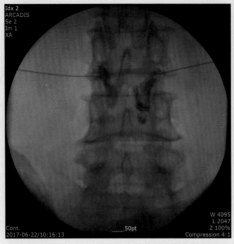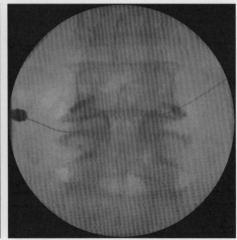

그림 2-2-55.

4. 요천추의 초음파 유도하 차단술

Lumbosacral ultrasound guided block

- 오성균

초음파 유도하 시술 시 초음파는 다른 영상법에 비해 주관적이고 해부학적 지식이 선행되어야 하므로 기존의 방법들에 익숙해진 상태에서 시행해야 한다. 또한 영상의 질이 다른 영상에 비해 장비나 환자의 영향을 많이 받을 수 있어 심부의 구조물에는 한계점이 있다는 것을 알아야 한다. 특히 요추부의 경우 변형이 있는 환자나 고령의 비만 환자의 경우 시행이 어려울 수 있다. 또한 시술 중 바늘 영상이 전장에 걸쳐 보이지 않을 수도 있으므로 바늘을

조금씩 움직여서 조직의 움직임을 유발하는 것, 초음파 방향에 평행보다는 수선이 더 잘 보인다는 것, 직경이 굵고 내경에 탐침(styleted needle)이 있는 경우 더 잘 보인다는 것, 그리고 조금 주사해서 바늘 끝의 위치를 파악하는 것(hydrolocation) 등의 술기를 익혀야 한다.

1) 초음파 유도 후관절 주사 및 내측지 차단술 Ultrasound guided facet joint injection and medial branch block

척추 후관절 관절낭과 그 주변에 분포하는 신경 말단을 선택적으로 차단하는 것을 말한다. 또한 척추 후관절 내로 주사하지 않고 그

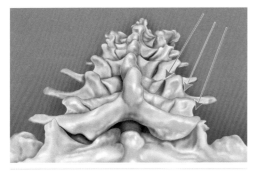

그림 2-2-56. 내측부터 후관절 차단술, 내측지 차단술, 신경 근차단술의 목표점 및 바늘의 위치이다.

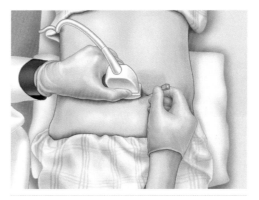

그림 2-2-57. 횡축에서 in-plane 술기로 후관절 차단술을 시행한다.

주변의 후지 내측지 주변에 국소마취제 혼합물을 소량 주입하는 것을 내측치 차단술이라고 한다(그림 2-2-56).

환자, 마취제 및 시술의 준비

i) 환자의 준비

복와위에서 베개를 이용해 요추 전만을 소실할 수 있는 자세를 만들어주면 된다(그림 2-2-57).

ii) 시술 방법: 초음파 유도 후관절 차단술

Ultrasound guided facet joint block

보통 깊숙한 구조물을 보기 위해서는 복부용 라운드형 5~2 Mhz 탐촉자를 이용한다. 소독하기 전 미리 초음파를 종축과 횡축으로 확인하여 극돌기, 횡돌기, 후관절을 참고하여 종축에서 목표 분절을 찾고 90도 회전하여 횡후관절만 보이는 횡축 스캔에서 상관절 돌기와 하관절 돌기가 만나는 관절의 입구를 향해 in-plane 접근법으로 21 gauge를 삽입하고 약물을 주입한다(그림 2-2-58). 횡축 스캔에서 미리 바늘 자입부를 손가락으로 눌러 위치를

확인한 후 국소마취를 시행한 후 할 수도 있으며 약물이 0.5 cc 이상 주입 시 저항감을 느낄 수 있으며 후관절이 손상당했거나 심한 불안정성이 있는 경우 더 많은 양이 주입될 수도 있다. 초음파상 주사 바늘이 잘 보이지 않으므로 조금씩 움직이면서 조직의 움직임을 유발하여 보이게 하거나 주사 양을 조금 여유 있게 준비해서 조금 주사하면 주사 바늘의 끝 위치 파악에 도움이 된다(그림 2-2-59).

2) 초음파 유도 미추 경막외 주사

Ultrasound guide caudal epidural block

천추의 열공을 통해 하위 경막외 공간에 접근하여 약물을 주입한다.

환자, 마취제 및 시술의 준비

i) 환자의 준비

복와위에서 베개를 이용해 요추 전만을 소실할 수 있는 자세를 만들어주면 된다. 미리

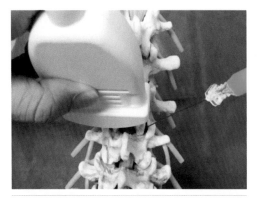

그림 2-2-58. 횡축에서 후관절과 탐촉자 그리고 21게이지 주사바늘의 위치

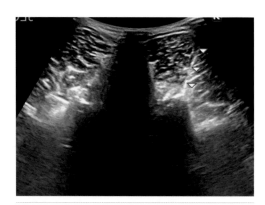

그림 2-2-59. 횡축에서 in-plane 술기로 후관절 차단술을 시행

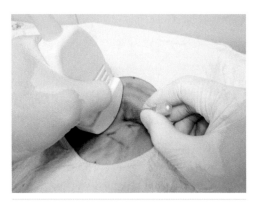

그림 2-2-60. 천골 열공을 찾아 마취 후 out-of-plane 술기로 천추각사이 정중앙에 바늘을 삽입한다.

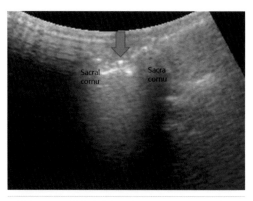

그림 2-2-61. 천추각 사이 중앙부에 바늘의 단면이 관찰된다.

MRI나 단순 방사선 검사를 통해 천골 열공의 존재를 확인하고 천골의 경사도를 참고하여야 한다.

ii) 시술 방법

라운드형 5-2 Mhz 탐촉자나 표재성 구조물 관찰이 용이한 편평한 12- MHz 탐촉자 모두 가능하며 해부학적 구조물인 천골 열공, 천골각, 천미인대가 확인이 잘 되는 선호하는 탐촉자를 이용한다. 소독하기 전 미리 초음파를 종축과 횡축으로 확인하여 천골각(sacral cornua) 사이의 천골열공(sacral hiatus)을 찾아

바늘 자입부를 찾아 마킹펜으로 표시한다. 횡축에서 마치 개구리 양 눈처럼 보이는 것이 천골각이고 그사이에 개구리 입에 해당하는 것이 천골의 바닥이고 이 사이 공간이 천골 열공이다(그림 2-2-60, 2-2-61). Chen 등은 천골 열공의 직경이 매우 작거나 막혀 있는 경우 시술이 불가할 수 있으므로 미리 척추열공을 확인할 수 있는 영상을 확보할 수 있는 것이 중요하다 하였다. 직경이 작거나 천미인대의 골화로 인해 차단술이 실패할 수 있는 가능성이 있으므로 이때는 S1 차단술이나 다른 방법으로 전환을 고려해야 한다.

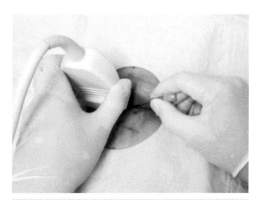

그림 2-2-62. 종축으로 바꾸어 천추열공에 바늘이 삽입된 것을 확인한다.

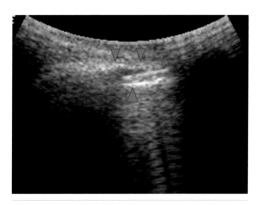

그림 2-2-63. 종축에서 in-plane 술기상 바늘이 천추열공 내로 삽입된 것이 관찰된다.

처음 횡축에서 바늘 자입을 하게 되면 각변형(out of plane)으로 접근하여 바늘이 천골 열공 중앙부에 있는 것을 확인한 후 종축으로 전환하여 in-plane으로 천골관 내로 삽입된 것을 확인한 후 약물을 주입하면 된다(그림 2-2-62, 2-2-63).

3) 초음파 유도 천장 관절 주사
Sacroiliac joint injection

천장 관절을 통해 국소마취제 혹은 스테로이드와 혼합하여 관절 내에 약물을 주입한다. 보통 관절의 아래쪽 1/2에서 1/3 부분이 활액막이 있는 부분이므로 이 부분이 목표 지점이다.

환자, 마취제 및 시술의 준비

i) 환자의 준비

복와위에서 베개를 이용해 요추 전만을 소실할 수 있는 자세를 만들어주면 된다(그림 2-2-64).

ii) 시술 방법

라운드형 5-2 MHz 탐촉자를 이용한다. 소독하기 전 미리 초음파를 횡축으로 확인하여 아래 천골부에서 근위부로 올라가 외측에 장골능이 검게 나타나는 부위가 천골과 장골 사이 관절의 아래 부분이므로 이 부분을 목표로 in-plane 방법으로 바늘 자입부를 찾아 마킹펜으로 표시한다. 외측에서 바늘을 자입하기 어려우므로 in-plane 방법으로 내측에서 비스듬히 외측으로 접근해야 한다(그림 2-2-64, 2-2-65).

4) 초음파 유도 선택적 신경근 차단술
Ultrasound guided selective nerve root block

진단적인 목적으로 신경근 주변에 약물을 주입하여 신경근병증의 호전 정도를 보고 병인을 예측할 수 있으며 약물 용량이 증가하거나 내측으로 바늘이 삽입되면 경막외 차단까지도 기대할 수 있다.

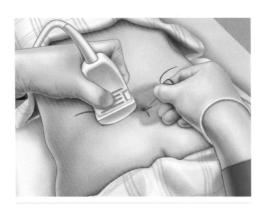

그림 2-2-64. 외측에서 내측으로 천장관절을 향해 삽입되고 있다.

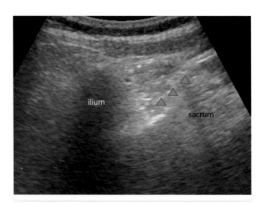

그림 2-2-65. In-plane 술기상 외측의 검은색 융기처럼 보이는 장골과 천골 바닥과의 경계부를 향해서 바늘을 삽입한다.

환자, 마취제 및 시술의 준비

i) 환자의 준비

복와위에서 베개를 이용해 요추 전만을 소실할 수 있는 자세를 만들어주면 된다.

ii) 시술 방법

치근 주위의(Periradicular) 접근법과 치근 주위의(Periradicular) 접근법이 있으나 투시 영상을 통한 신경차단술이 익숙한 경우 치근 주위의(Periradicular) 접근법이 용이하다. 초음파로 요추의 분절을 확인한 후 횡축 스캔에서 극돌기, 척추 후궁, 그리고 후관절을 확인할 수 있다. 후관절과 횡돌기가 같이 보이면 후관절의 하방이며 후관절의 가장 높게 보이는 부분은 상관절 돌기이며 이 부분 혹은 바로 위 횡돌기 음영이 사라지는 부분에서 영상을 고정시키고 후관절 옆쪽 기저 부분을 바늘의 목표점으로 삼고 후관절 차단술 때보다 좀더 외측을 목표로 in-plane 방법으로 접근한다(그림

2-2-67). 횡돌기와 횡돌기 사이를 환자의 피부에 표시하고 후관절의 첨부의 외측 공간을 목표로 하고 횡돌기보다 2~3 mm 아래 공간에 주사하면 되며 미세하게 환자가 방사통이 유발되고 어느 부위로 방사되는지 확인한 후 약간 바늘을 뺀 후 약물을 주입한다(그림 2-2-66).

가장 많이 시행되는 요추 5번 신경근 차단술의 경우 5번 횡돌기 아래에서 요추 5번 천추 제1번 후관절 외측으로 접근하게 되며 딱딱한 골조직에 닿게 되면 횡돌기 혹은 상관절 돌기 외측이므로 방향을 상황에 맞게 수정하여야 한다(그림 2-2-68).

천추 1번 차단술의 경우 아래 후관절이 위치할 곳에 S1 신경공이 위치하며 중축에서 후관절들이 보이는 영상에서 후관절이 위치할 곳에 갑자기 음영이 사라지는 곳이 신경공이므로 그곳을 목표로 in-plane 방법으로 외측을 약간 아래로 회전해야 장골을 피해 주사 바늘의 각도가 나올 수 있다. ▶▶

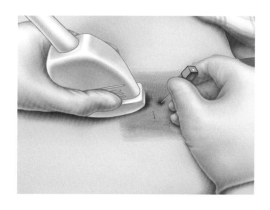

그림 2-2-66. 미리 유성펜으로 횡돌기의 위치를 마킹한 후 in-plane 술기로 후관절 차단술때보다 좀더 외측에서 바늘을 자입한다.

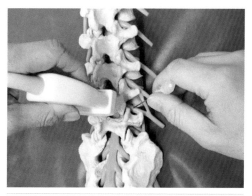

그림 2-2-67. 가장 첨부가 후관절의 상관절 돌기이므로 이 외측을 목표로 접근하고 방사통이 유발되는지 환자에게 미리 이야기 한다.

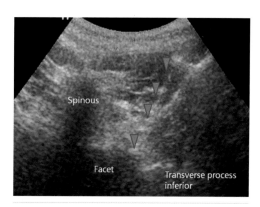

그림 2-2-68. In-plane 술기를 통해 후관절 외측으로 접근하여 바늘 끝 위치를 계속 파악한다.

Technical tip ≫ 초음파 영상 유도하 천장관절 주사

임상증상 및 과거력

79세 여자환자로 13년 전 요추 4번 5번 천추 1번간 후방기기 고정 및 유합술을 받은 환자로 수년 전부터 발생한 양측 둔부 통증을 호소하였다. 통증은 둔부에 국한되었으나 20분 정도 보행 후에는 통증이 악화되어 보행이 힘들 정도였으며 오래 앉아 있는 것 역시 증상을 악화시켰고, 경막외 신경차단술에도 효과가 없었다.

환자의 신경학적 검사상 근력은 정상이었고, 하지 직거상 검사및 고관절의 운동범위 검사도 정상이었다. Patrick 검사상 양성이었고 천장관절주위의 압통이 있었다.

영상 소견

단순 방사선 검사상 양측 천장관절의 퇴행성 관절염 소견 및 관절면을 따라 경화된 소견 및 검은 공기 음영관찰되고 있으며 자기공명 검사 소견에서도 유합 근위부 경미한 인접관절의 퇴행성 변화 외에 신경관이나 신경근이 압박되는 소견은 보이지 않았다.

치료

복와위에서 초음파 유도하에 장골과 천골이 경계를 이루는 천장관절 표면과 천장관절 내에 21 Gauge spinal needle을 위치시키고 1 cc의 bupivacane과 1 cc의 triamcinolone 혹은 dexamethasone을 혼합하여 주입한다. 천장관절의 아래쪽 1/2 지역이 활액막이 존재하는 부위이므로 관절막 내로 바늘이 진입되는 것을 느낀 후 약물을 주사하고 일부는 관절막외에도 주사할 수 있다.

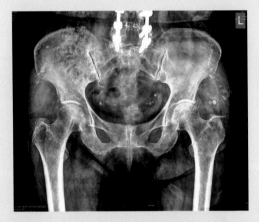

그림 2-2-69.

결과

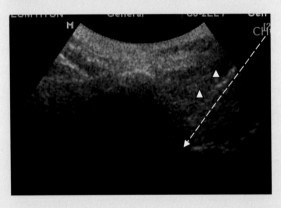

그림 2-2-70. 초음파상 좌측의 검은 언덕처럼 보이는 장골과 우측 바닥의 천골 사이의 천골과 장골 사이 관절을 목표로 비스듬하게 in-plane 접근으로 바늘을 목표 지점에 위치시킨다.

1주일 간격으로 양측의 천장관절에 천장 관절 차단술을 시행하였으며 기존의 둔부통증이 소실되었다. 환자는 2~3일 정도는 이전 통증이 완전히 사라진 것을 경험하였다. 진단적 의미도 있지만 치료적 가치도 지니고 있으므로 6개월 이상 치료 효과가 유지될 수 있으며 추후 재발 시 천장관절 유합술을 고려할 수 있을 것으로 사료된다. ■

5. 신경성형술 Neuroplasty

– 문상호

1) 경막외 신경성형술 Epidural neuroplasty

기존의 여러 보존적 치료에도 호전되지 않는 만성 요통 환자들에게 경피적 경막외 신경성형술을 이용한 통증 조절 시술은 유용한 치료 방법이다. 신경성형술은 통증의 원인이 되는 병변이 위치하는 경막외 공간에 정확히 약물을 전달할 수 있는 방법으로서 약물의 전달을 방해하는 경막외 섬유화 등의 장애물을 카테터를 이용하여 뚫고 목표 지점까지 약을 전달할 수 있는 통로를 확보하는 시술이다. 그러므로 경막외 유착 박리의 궁극적 목적은 경막외 공간에서 병변까지 약물이 도달할 수 없도록 막고 있는 섬유성 유착 장애물을 카테터로 뚫는데 있고 추가적으로 약물에 의한 세척 작용으로써 염증을 일으킬 수 있는 물질들을 희석시키는 효과도 기대할 수 있다. 비록 생역학적 실험에서 밝혀진 바와 같이 수술 후 반흔 조직을 카테터로 유착 박리시키는 것은 불가능하지만, 경도 혹은 중등도의 유착은 카테터로써 뚫고 약물을 전달할 수 있는 통로 확보가 가능하다. 본 단원에서는 요천추부의 방사통을 동반하거나 동반하지 않는 만성요통 환자들을 치료함에 있어서 천골 열공을 통한 신경성형술 술기에 중점을 두고 기술하였고 아직 근거가 부족하여 추가적인 연구가 필요한 단계인 경추부의 신경성형술은 제외하였다.

(1) 치료 기전

지속적인 요통은 추간판 탈출증, 척추 협착증, 척추 전방전위증, 추간판 내장증, 척추수술 실패 증후군 등에서 발생할 수 있다. 기존의 경막외 차단술, 미추 차단술 등의 보존적 치료 방법으로 치료할 수 있으나 이러한 방법으로도 호전되지 않는 요통 환자들에게는 결국 수술적 치료를 다음 단계의 치료로써 고려하게 된다. 그러나 수술적 치료, 특히 유합술은 침습적이고 수술 후에도 지속적인 통증을 10~40%에서 호소한다고 하며, 술 후 합병증을 초래할 수 있고 문헌에 따라 결국 9.5~25%의 빈도로 재수술을 요한다고 보고하고 있다. 경피적 경막외 신경성형술은 기존의 보존적 치료에 실패하였을 경우 수술적 치료를 시행하기 전 시도해볼 수 있는 효과적인 비수술적 치료이며 최소침습적 관혈 수술보다 술기 상 더 쉽다는 장점을 갖고 있다.

요통을 발생시키는 질환 중 특히 추간판 탈출증에 의한 요통 및 방사통은 대부분 시간이 경과함에 따라 치료의 방법에 상관없이 저절로 호전되므로 일반적으로 보존적 치료를 하였을 경우 치료에 실패하여 수술을 시행하는 경우는 10% 미만이다. 자연 치유되는 기전은 시간이 경과함에 따라 염증 반응이 소실되고 수핵의 수분이 감소되어 수핵의 크기가 작아지기 때문이고 자연적으로 증상이 없어질 때까지 얼마나 환자를 편안하게 지내게 하는가가 치료의 근간이므로, 신경성형술은 이러한 원칙에 따라 자연적으로 증상이 없어질 때까지 환자의 통증을 줄여주려는 보존적 치료 중 하나로서 카테터를 병변이 있는 추간판이나 신경을 압박하고 있는 섬유성 유착 조직에 직접 위치시킴으로써 국소마취제, 스테로이드, 고농도(10%) 식염수 등을 효과적으로 주입하여 증상의 빠른 호전을 유도하는 치료 방법이다.

(2) 카테터의 목표 지점

약제의 주사 위치가 경막 전면으로 퍼지는 것이 아주 중요한데 그 이유는 탈출된 추간판과 경막을 지배하는 동 척추신경(sinuvertebral nerve)이 경막의 전면에 위치하기 때문이다. 동 척추신경은 경막의 전, 측면에만 집중적으로 지배하고 있고 후면에는 거의 없다. 그러나 기존의 경막외 차단술은 주로 약제가 동 척추신경이 없는 경막의 후면으로 우선적으로 퍼지는 한계를 가지기 때문에 약제를 후면뿐만 아니라 전면에까지 동시에 보낼 수 있는 미추 차단술이 경막외 차단술보다 임상적으로 더 우수하다고 보고하고 있다. 이러한 이유로 신경성형술로써 약제를 전면에 집중적으로 전달할 수 있는 것이 다른 치료에 비해 통증 조절에서 우수할 수 있는 중요한 기전이 된다.

(3) 카테터의 종류

카테터의 형태에 따라 크게 분류한다면 2가지가 있는데, 서로 간에 장단점이 있다. 원래 개발되었던 Racz 카테터(Epimed International, Farmers Branch, TX, USA) 종류는 철사 형태라서 방향 조절은 안 되지만 유착을 뚫는 힘이 더 크고 따라서 경막 천공의 가능성도 커진다. 플라스틱 카테터 종류는 플라스틱 재질이므로 유착을 뚫는 힘은 철사에 비해 적으나 경막 천공의 가능성은 적게 된다. 이러한 단점을 보완하고자 플라스틱 카테터들 중 굵은, 2.1 mm 직경을 사용하여 유착을 뚫는 데 있어서 좀더 많은 힘을 발생시키고자 하는 모델도 있다.

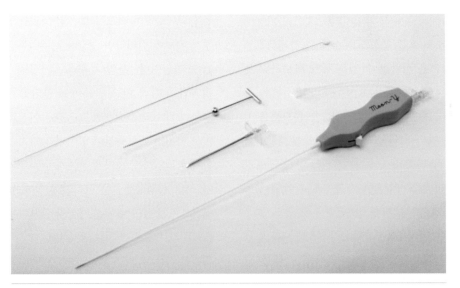

그림 2-2-71. 플라스틱 카테터
(Moon-Y 카테터, M-care, 성남, 대한민국)

(4) 술기

술기는 문헌 상 저자들마다 다양하다. 카테터를 삽입 후 2, 3일에 걸쳐 약제를 반복하여 주사하는 방법도 있으나 최근에는 카테터를 장기간 거치함으로써 발생할 수 있는 불편함과 감염의 가능성 등에 의하여 한번에 주사 후 제거하는 경향이다. 약제의 용량과 약제들 간의 주사 간격 등도 문헌들마다 차이가 있고 카테터 종류도 다양하다.

환자를 수술방에서 혈압과 심박수, 산소포화도를 모니터하면서 복와위로 눕히고 골반의 전면에 약 15 cm 정도의 베개를 받침으로써 상체가 바닥으로 기울어지고 요추의 전만이 감소하며 천추 열공이 있는 천추 원위부가 상방으로 들려서 카테터의 삽입이 용이하도록 자세를 취한다. 베타딘을 이용한 소독 후 소독포를 덮고 열공 부위 절개를 통하여 열공에 직경 2.6 mm 유도 바늘을 삽입하고 경막외 공간까지 진행 후, 조영제를 1 cc 주사하여 천골관 내로 잘 채워지는지 혹은 피하층 등 다른 부위

로 주사되는지를 확인한다. 이때 대략 제2 천추체 위치에서 경막이 시작되므로 제3 천추체보다 바늘이 근위부로 진행하지 않도록 해야 한다. 경막외 위치가 확인되면 카테터를 유도 바늘을 통해 투시기 조영하에 삽입한다.

목표 부위까지 도달하기 전 카테터의 진행이 막히면 카테터를 약간 후퇴시킨 후 기구에 달린 손잡이를 이용하여 방향을 다양한 각도로 바꾸어 재진입 한다. 경도의 유착은 이러한 술기로 박리하며 전진할 수 있다. 무리하게 카테터를 움직여 박리를 하려 한다면 척추관내 혈관 손상을 초래하여 혈종이 발생하는 등의 심각한 합병증을 초래할 수 있으므로 이러한 행위는 하지 않는 것이 바람직하다고 생각한다. 이러한 과정을 거쳐 목표 부위 경막 전면에 도달하면 조영제(Ultravist, Bayer Korea, Seoul, Korea)를 소량 주입하여 카테터가 경막외 공간에 잘 놓여 있는지, 원하는 목표 부위에 약제가 퍼지는지, 경막내 조영이나 혈관으로 약제가 주입되지 않는지 주의 깊게 관찰해야 한다.

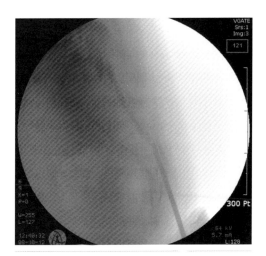

그림 2-2-72. 유도 바늘을 천골관으로 삽입 후 조영제를 주입하여 천골관 내 위치를 확인하는 방사선 투시기 영상
(Copyright by '문상호 박사와 함께하는 신경성형술로의 여행')

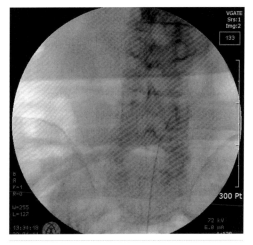

그림 2-2-73. 카테터가 원하는 위치인 제4, 5 요추간 우측까지 도달한 영상
(Copyright by '문상호 박사와 함께하는 신경성형술로의 여행')

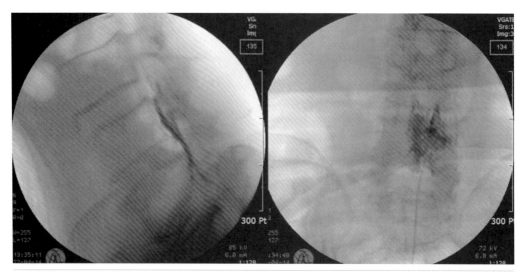

그림 2-2-74. 조영제를 주입하여 경막외 위치 및 경막에 대해 전방에 위치하는지를 확인해야 한다.
(Copyright by '문상호 박사와 함께하는 신경성형술로의 여행')

원하는 위치라고 판단되면 사용하고자 하는 약제를 순차적으로 천천히 주입한다. 그 후 카테터와 바늘을 후퇴시켜서 제거하는데, 천천히 걸리는 느낌이 없도록 주의하여야 카테터의 찢어짐을 방지할 수 있다. 완전 제거 후 상처를 봉합하고 다시 환자를 앙와위로 돌린 후 회복실로 이동하여 약 30분간 혈압 등을 측정하여 이상 반응이 발생하는지를 관찰한다. 술 전 세파 항생제를 1회 정맥 주사 후 수술장으로 내리고 술 후에는 경구용 항생제를 1일간 처방한다. 거동은 시술 후 즉시 가능하다.

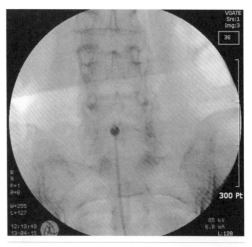

그림 2-2-75. 풍선을 확장하여 척추관 협착증을 치료하고 있는 영상
(Copyright by '문상호 박사와 함께하는 신경성형술로의 여행')

2) 풍선 신경성형술(풍선 확장술)

Balloon decompression

최근까지 요추 척추관협착에 있어서 경막외 차단 등의 보존적 효과는 제한적이었다. 협착으로 인해 신경이 압박을 받아 일시적 허혈이 초래되는 것이 통증의 원인이라고 생각하여 왔

는데, 이런 기존의 보존적 치료의 효과는 단기간만 지속되었다. 신경성형술의 카테터를 이용한 기계적 유착제거술에 대해 부정적 보고들이 많이 있고, 반흔 조직을 박리시킬만한 힘은 카테터로써 발생시킬 수 없음이 증명된 상태이다. 더구나 협착을 유발하는 병변의 기계적 제

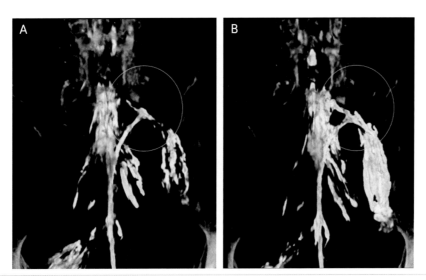

그림 2-2-76. 풍선을 확장하기 전 CT영상(A)과 확장 후 CT영상(B)을 비교하면 추간공을 통과하는 조영제가 2배 증가함을 알 수 있다. (Copyright by 아산병원 신진우 교수)

거나 협착 부위의 물리적 확장은 아예 불가능한 시술인 것이다. 결국 기계적 작용은 기대하기 힘들고, 경도부터 중등도 정도의 유착 범위에 최소한의 약제 주입 범위를 확보하는데 만족해야 하는 시술임이 사실이다. 이를 보완하기 위하여 카테터에 풍선을 달아 확장함으로써 기계적인 작용을 하려고 하는 시술이다.

하지정맥 혈전이 있는 환자들에게 사용하는 카테터인 3-French 도뇨관을 추간공을 통해 삽입한 후 척추관과 구멍에서 풍선을 확장하였던 보고가 있는데, 이러한 술식으로써 치료한 요추 추관공 협착 환자들을 대상으로 52주 추시기간의 무작위 이중맹검 대조시험(randomized double blind controlled trial)이 풍선 확장술에 대한 최초의 보고이다. 카테터를 삽입한 후 한 그룹은 그냥 추간공 스테로이드 주입술(transforaminal steroid injection)을 하였고 다른 그룹은 풍선확장술 후 추간공 스테로이드 주입술을 하여 서로 비교하였던 것이다. 그랬더니 풍선확장술을 받은 그룹에서 유의하게 통

증 감소와 기능적 향상이 나타나는 현상을 발견하였다.

그러나 술기 상 추간공 접근법 보다는 미추 접근법이 더 쉽기 때문에 최근에는 천골 열공을 통해 들어가는 신경성형술 카테터 끝에 풍선을 장착한 기구가 개발되어 널리 사용되고 있는데, 이를 척추강 내의 협착과 추간공 협착 부위까지 도달시킨 후 풍선을 확장시킴으로써 여러 문헌에서 좋은 결과를 얻을 수 있었다고 보고하고 있다.

3) 고주파 수핵성형술 Nucleoplasty

유도 바늘을 추간공 접근법 후 추간판 내에 위치시킨 다음, 카테터를 통해서 전극을 추간판 내로 삽입한 후에 고주파(radiofrequency)를 흘려보내서 추간판을 제거시켜 볼륨을 줄임으로써 수핵 내 압력을 감소시키는 시술이다.

최근에는 52°C 정도의 저온의 혈장을 분사

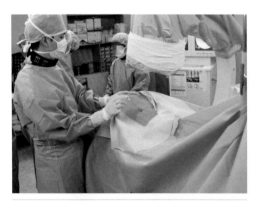

그림 2-2-77. 유도 바늘을 transforaminal로 approach하고 있다.

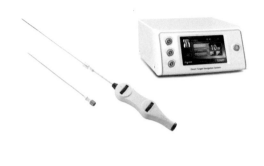

그림 2-2-78. Plasma를 발생시키는 기구
좌로부터 유도바늘, 카테터 및 전극, plasma generator

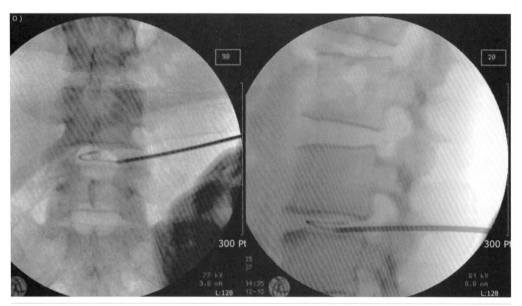

그림 2-2-79. 실제 시술 영상

하여 주변 정상 조직의 손상은 줄이고 디스크 내 압력은 효과적으로 내릴 수 있는 기구가 개발되어 사용되고 있다. 수핵 내 콜라겐 섬유의 파괴뿐만 아니라 섬유륜 내의 통증을 발생하는 통각수용 섬유소의 제거도 기전의 하나라고 보고되고 있으며 최근 Eichen 등의 다중 분석에서 수핵성형술이 유의한 효과가 있다고 기술되는 등 많은 문헌 상 통증 조절의 효과에 대한 긍정적인 보고들이 출간되고 있다.

참고문헌

1. 문상호. 문상호 박사와 함께하는 근골격계 초음파로의 여행. 영창출판사. 2015.

2. 문상호. 문상호 박사와 함께하는 신경성형술로의 여행. 영창출판사. 2017.

3. 문상호, 김한식. 경피적 경막외 신경성형술. 대한정형외과학회지 2015;50:215-24.

4. 심대무, 김태균, 임재창. 신경근 차단술 후 발생한 급성 척수손상. J koeran Orthop Assoc 2010;45:408-12.

5. Abdi S1, Datta S, Trescot AM, et al. Epidural steroids in the management of chronic spinal pain: a systematic review. Pain Physician 2007;10:185-212.

6. Anderberg L, Annertz M, Rydholm U, Brandt L, Säveland H. Selective diagnostic nerve root block for the evaluation of radicular pain in the multilevel degenerated cervical spine. Eur Spine J 2006;15:794-801.

7. Baker R, Dreyfuss P, Mercer S, Bogduk N. Cervical transforaminal injection of corticosteroids into a radicular artery: a possible mechanism for spinal cord injury. Pain 2003;103:211-5.

8. Burn JM, Langdon L. DURATION OF ACTION OF EPIDURAL METHYL PREDNISOLONE: A STUDY in PATIENTS WITH THE LUMBOSCIATIC SYNDROME. American Journal of Physical Medicine & Rehabilitation 1974;53:29-34.

9. Devulder J, Bogaert L, Castille F, Moerman A, Rolly G. Relevance of epidurography and epidural adhesiolysis in chronic failed back surgery patients. Clin J Pain 1995;11:147-50.

10. Eichen PM, Achilles N, Konig V, Mosges R, Hellmich M, Himpe B, Kirchner R. Nucleoplasty, a minimally invasive procedure for disc decompression: a systematic review and meta-analysis of published clinical studies. Pain Physician 2014;17:149-73.

11. Galiano K, Obwegeser AA, Bodner G, et al. Ultrasound-guided periradicular injections in the middle to lower cervical spine: an imaging study of a new approach. Reg Anesth Pain Med 2005;30:391-6.

12. Greher M, Moriggl B, Curatolo M, Kirchmair L, Eichenberger U. Sonographic visualization and ultrasound-guided blockade of the greater occipital nerve: a comparison of two selective techniques confirmed by anatomical dissection. Br J Anaesth 2010;104:637-42.

13. Heavner JE, Racz GB, Raj P. Percutaneous epidural neuroplasty: prospective evaluation of 0.9% NaCl versus 10% NaCl with or without hyaluronidase. Reg Anesth Pain Med 1999;24:202-7.

14. Helm S, Benyamin RM, Chopra P, Deer TR, Justiz R. Percutneous adhesiolysis in the management of chronic low back pain in post lumbar surgery syndrome and spinal stenosis: A systemic review. Pain Physician 2012;15:435-62.

15. Hsu E, Atanelov L, Plunkett AR, Chai N, Chen Y, Cohen SP. Epidural lysis of adhesions for failed back surgery and spinal stenosis: factors associated with treatment outcome. Anesth Analg 2014;118:215-24.

16. Jee H, Lee JH, Kim J, Park KD, Lee WY, Park Y. Ultrasoundguided selective nerve root block versus fluoroscopyguided transforaminal block for the treatment of radicular pain in the lower cervical spine: a randomized, blinded, controlled study. Skeletal Radiol 2013;42:69-78.

17. Kim SB, Kim MK, Kim KD, Lim YJ. Unintended complication of intracranial subdural hematoma after percutaneous epidural neuroplasty. J Korean Neurosurg Soc 2014;55:170-2.

18. Lee JH, Lee SH. Clinical effectiveness of percutaneous adhesiolysis using Navicath for the management of chronic pain due to lumbosacral disc herniation. Pain Physician 2012;15:213-21.

19. Loukas M, El-Sedfy A, Tubbs RS, et al. Identification of greater occipital nerve landmarks for the treatment of occipital neuralgia. Folia Morphol (Warsz) 2006;65:337-42.

20. Manchikanti L, Bakhit CE. Percutaneous lysis of epidural adhesions. Pain Physician 2000;3:46-64.

21. Manchikanti L, Singh V, Falco FJ, Cash KA, Fellows B. Comparative outcomes of a 2-year follow-up of cervical medial branch blocks in management of chronic neck pain: a randomized, double-blind controlled trial. Pain Physician 2010;13:437-50.

22. Martin DC, Willis ML, Mullinax LA, Clarke NL, Homburger JA, Berger IH. Pulsed radiofrequency application in the treatment of chronic pain. Pain Pract 2007;7:31-5.

23. Moon SH, Lee JI, Cho HS, Shin JW, Koh WU. Factors for predicting favorable outcome of percutaneous epidural adhesiolysis for lumbar disc herniation. Pain Res Manag 2017;2017:1494-538.

24. Moon SH, Park JY, Cho SS, Cho HS, Lee JY, Kim YJ, Choi SS. Comparative effectiveness of percutaneous epidural adhesiolysis for different sacrum types in patients with chronic pain due to lumbar disc herniation: A propensity score matching analysis. Medicine 2016;95:e4647.

25. Moon SH. Ultrasound-guided intervention in cervical spine. J Korean Orthop US Soc 2014;1:49-66.

26. Nakagawa M, Shinbori H, Ohseto K. Ultrasound-guided and fluoroscopy-assisted selective cervical nerve root blocks. Masui 2009;58:1506-11.

27. Narouze SN, Provenzano DA. Sonographically guided cervical facet nerve and joint injections: why sonography? J Ultrasound Med 2013;32:1885-96.

28. Narouze SN, Vydyanathan A, Kapural L, Sessler DI, Mekhail N. Ultrasound-guided cervical selective nerve root block: a fluoroscopy-controlled feasibility study. Reg Anesth Pain Med 2009;34:343-8.

29. Obernauer J, Galiano K, Gruber H, et al. Ultrasound-guided versus Computed Tomography-controlled facet joint injections in the middle and lower cervical spine: a prospective randomized clinical trial. Med Ultrason 2013;15:10-5.

30. Ozaktay AC, Cavanaugh JM, Asik I, DeLeo JA, Weinstein JN. Dorsal root sensitivity to interleukin-1 beta, interleukin-6 and tumor necrosis factor in rats. Eur Spine J 2002;11:467-75.

31. Provenzano DA, Fanciullo G. Cervical transforaminal epidural steroid injections: should we be performing them? Reg Anesth Pain Med 2007;32:168.

32. Radhakrishnan K, Litchy WJ, O'Fallon WM, et al. Epidemiology of cervical radiculopathy A population-based study from Rochester, MN, 1976 through 1990. Brain 1994;117(pt 2):325-35.

33. Rathmell JP, Aprill C, Bogduk N. Cervical transforaminal injection of steroids. Anesthesiology 2004;100:1595-600.

34. Razzaq AA, O'Brien D, Mathew B, Bartlett R, Taylor D. Efficacy and durability of fluoroscopically guided cervical nerve root block. Br J Neurosurg 2007;21:365-9.

35. Scanlon GC, Moeller-Bertram T, Romanowsky SM, Wallace MS. Cervical transforaminal epidural steroid injections: more dangerous than we think? Spine (Phila Pa 1976) 2007;32:1249-56.

36. Siegenthaler A, Mlekusch S, Trelle S, Schliessbach J, Curatolo M, Eichenberger U. Accuracy of ultrasound-guided nerve blocks of the cervical zygapophysial joints. Anesthesiology 2012;117:347-52.

37. Specchia N, Pagnotta A, Toesca A, Greco F. Cytokines and growth factors in the protruded intervertebral disc of the lumbar spine. Eur Spine J 2002;11:145-51.

38. Suresh S, Berman J, Connell DA. Cerebellar and brainstem infarction as a complication of CT-guided transforaminal cervical nerve root block. Skeletal Radiol 2007;36:449-52.

39. Tanaka N, Fujimoto Y, An HS, Ikuta Y, Yasuda M. Th e anatomic relation among the nerve roots, intervertebral foramina, and intervertebral discs of the cervical spine. Spine (Phila Pa 1976) 2000;25:286-91.

40. Tiso RL, Cutler T, Catania JA, Whalen K. Adverse central nervous system sequelae after selective transforaminal block: the role of corticosteroids. Spine J 2004;4:468-74.

41. Tuel SM, Meythaler JM, Cross LL. Cushing's syndrome from epidural methylprednisolone. Pain. 1990;40:81-4.

42. Veihelmann A, Devens C, Trouillier H, Birkenmaier C, Gerdesmeyer L, Refior HJ. Epidural neuroplasty versus physiotherapy to relieve pain in patients with sciatica: a prospective randomized blinded clinical trial. J Orthop Sci 2006;11:365-9.

43. Veihelmann A. The significance of immunology in orthopaedics today. Orthopade 2003;32:736-43.

44. Yamauchi M, Suzuki D, Niiya T, et al. Ultrasound-guided cer- 91 Ultrasound-Guided Intervention in Cervical Spine vical nerve root block: spread of solution and clinical effect. Pain Med 2011;12:1190-5.

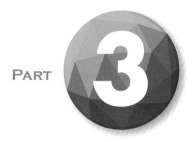

PART **3**

근골격계 신경차단술과 주사요법

상지의 신경차단술

Upper extremity
nerve block

CHAPTER 1

사각근간 차단술을 이용한
경흉부 신경차단술
Cervicothoracic area block with interscalene block

문영래

상지의 신경차단은 상지 수술을 위한 부위 마취, 수술 후 통증 조절 등의 목적으로 다양하게 이용되어 왔다. 최근 널리 시행되고 있는 초음파를 이용한 방법은 신경과 그 주변 구조물을 직접 관찰하면서 약물을 주입할 수 있다는 큰 장점이 있어 더 이상 선택이 아닌 필수가 되어가는 추세이다.

1. 경흉부 신경차단술(Cervicothoracic area block)의 정의

C5(제5 경추)에서 T1(제1 흉추) 척추신경의 전방가지가 모여 신경줄기(Trunks)와 신경다발(Cords)을 이루고 견갑신경 및 흉근신경, 팔피부신경뿐만 아니라 요골신경, 척골신경, 정중신경, 근피신경의 종말가지형태로 양측 팔로 내려가기 때문에 근위부에 이러한 신경차단을 시행하면 효율적으로 견갑 및 상완의 수술 및 통증 조절이 가능하다(그림 3-1-1). 이러한 신경들의 근위부 중 경흉부에서 신경차단을 하는 방법은 사각근간 접근법 및 쇄골상부 접근법, 쇄골하부 접근법 등이 있다. 각 레벨별 적응증과 방법이 다르기 때문에 신경의 위치와 주행을 정확히 인지하고 있어야 하며 초음파를 이용하면 각각의 신경을 확인할 수 있어 정확한 시술이 가능하다. 예를 들어 쇄골과 상완골 근위부의 후면은 각각 쇄골하신경과 상견갑신경에 의해서 지배 받는다. 이 두 신경이 상완신경총의 줄기(trunk) 부위에서 분지하기 때문에 사각근간, 쇄골상 접근법을 사용할 수 있다.

2. 상완신경총(Brachial plexus)의 해부학

상완신경총(팔신경 얼기, Brachial plexus)은 C5(제5 경추)에서 T1(제1 흉추)까지의 척수신경의 전방 일차 구획(앞 가지, ventral rami)이 모여서 형성된다. 신경뿌리(nerve roots)는 척추 사이 구멍에서 나오면서 모여들어 신경 줄기(Trunks), 신경분지(Divisions), 신경다발(Cords), 종말가지(Terminal branches) 및 종

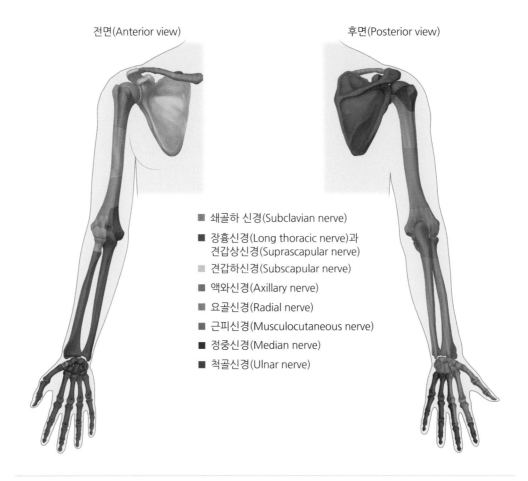

전면(Anterior view)　　　　후면(Posterior view)

- 쇄골하 신경(Subclavian nerve)
- 장흉신경(Long thoracic nerve)과
  견갑상신경(Suprascapular nerve)
- 견갑하신경(Subscapular nerve)
- 액와신경(Axillary nerve)
- 요골신경(Radial nerve)
- 근피신경(Musculocutaneous nerve)
- 정중신경(Median nerve)
- 척골신경(Ulnar nerve)

그림 3-1-1. 상지에서 신경에 따른 골 부위의 지배 영역

말신경들을 형성한다.

전사각근(anterior scalene muscle)과 중사각근(middle scalene muscle) 사이에서 형성되는 3개의 신경 줄기(Trunks)는 위에서부터 상방(superior), 중간(middle), 하방(inferior)으로 명명된다. 신경줄기가 쇄골 아래와 제1 늑골의 외측면을 지나면서, 다시 각각 전방, 후방 신경분지(Division)로 나뉜다.

상완신경총이 쇄골 아래에서 나오면서 각 신경분지(Divisions)들은 다시 결합되어 3개의 신경다발(cords)을 형성한다. 이들은 액와신경(겨드랑이 신경, axillary nerve)과의 관계에 따라 외측(lateral), 내측(medial), 후방(posterior)으로 명명된다.

소흉근(가슴 소근, pectoralis minor muscle)의 외측 면에서 각 신경다발들은 주요 종말 신경으로 끝나기 전에 큰 가지(branch)를 낸다. 외측 신경다발(lateral cord)은 정중신경(median nerve)의 외측가지를 내고 근피신경(musculocutaneous nerve)으로 이어진다. 내측 신경다발(medial cord)은 정중신경(median nerve)의 내측가지를 내고 척골신경(ulnar nerve)으로 이어진다. 후방 신경다발(posterior cord)은 액와신경(겨드랑이 신경, axillary

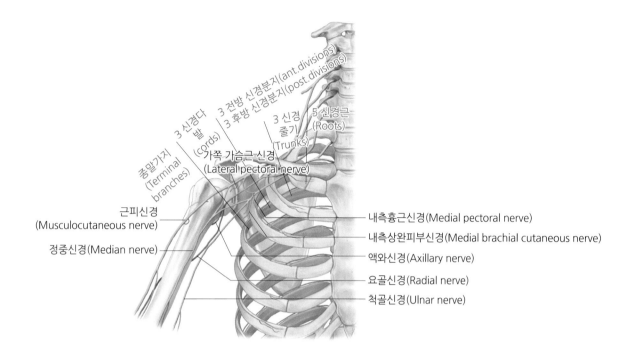

그림 3-1-2. 상완신경총(Brachial plexus)의 해부학
경흉부는 각 레벨별 적응증이 다르기 때문에 신경 주행을 잘 인지하고 있어야 한다.

nerve)의 가지를 내고 요골신경(radial nerve)으로 이어진다(그림 3-1-2).

3. 경흉부 신경차단술(Cervicothoracic area block)의 목적

사각근간 신경차단술 및 쇄골 상,하부 신경차단술 등의 경흉부 신경차단술은 신경의 문제에 기인한 통증의 진단 및 수술을 위한 마취에 효율적으로 사용할 수 있다.

먼저 사각근간 신경차단술(interscalene block)은 암성통증(cancer pain), 급성 대상포진(acute herpes zoster)이나 상완신경총병증(brachial plexopathy)에 통증완화 요법으로 쓰이며 견관절 및 상완의 병변에 대한 수술적 마취를 위하여 사용할 수도 있다

쇄골상부 신경차단술(supraclavicular block)은 어깨 하방 및 상완부위에 발생한 신경 신경총병증(brachial plexopathy)이나 폐에 발생한 Pancoast tumor 같은 병변의 통증의 완화 요법으로 사용할 수 있고 상완부 병변에 대한 수술 시 빠른 마취를 위한 방법으로도 사용된다.

쇄골하부 신경차단술(supraclavicular block)은 팔꿈치 혹은 팔꿈치 원위부 같은 상지 말단부에 생기는 병변에 좀더 우수한 통증 완화 및 빠른 마취를 위하여 사용하지만 견관절과 상완

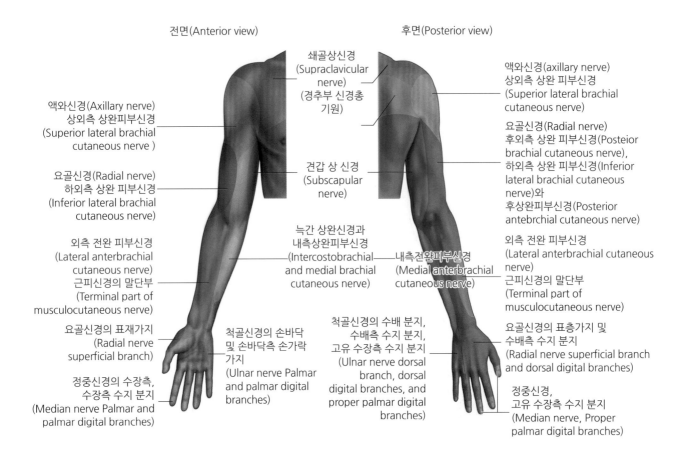

그림 3-1-3. 원하는 신경차단 효과를 따른 상완신경총(brachial plexus)의 국소마취 위치

부위의 병변에는 잘 사용하지 않는다.

4. 경흉부 신경차단술(Cervicothoracic area block) 적응증과 금기증

각 부위별로 마취 및 통증차단의 범위가 다르기 때문에 수술 및 통증 조절 부위에 대한 레벨별 적응증(indication)을 인지하고 있어야 한다. 예를 들어 견관절과 상완 근위부 수술을

위해서는 사각근 사이(interscalene)에, 상완 근위 및 중간부위 수술을 위해서는 쇄골상부 (supraclavicular), 쇄골하부(infraclavicular), 그리고 액와(axillary)부위에 신경차단이 이루어져야 한다.

1) 적응증(그림 3-1-3)

(1) 사각근간(Interscalene) 접근법

어깨, 쇄골 외측부 및 견쇄관절 수술, 근위 상완골 수술

(2) 쇄골 상부(Supraclavicular) 접근법
어깨 하방부터 상완의 원위부 수술

(3) 쇄골 하부(Infraclavicular) 접근법
어깨 원위부부터 상완 전체 부위 수술

2) 금기증

각 부위별 절대적인 금기증(Contraindica-tion)으로 환자거부 및 자입 부위의 부분적인 염증소견을 들 수 있다. 또한 혈액 응고 장애가 있는 환자는 혈종(hematoma)으로 신경이나 혈관을 압박할 수 있어서 시술 전에 충분히 평가해야 한다. 사각근간(interscalene) 접근법을 시행할 시에는 횡격막신경(phrenic nerve)을 차단할 수 있으니 반대쪽의 횡격막신경 마비나 반대쪽 기흉(Pneumothorax) 및 폐절제술을 시행한 환자에서는 주의를 요하며 심한 호흡기계 질환(Chronic obstructive pulmo-nary disease, COPD)이 있는 환자도 주의를 요한다.

5. 신경차단술을 위한 약물 및 환자의 자세

효율적인 마취를 위해서는 환자는 편안한 자세를 유지하게 하고 시술자는 초음파 모니터를 반대측 머리외측에 위치하게 하여 시술 중 얼굴만 들면 영상을 확인할 수 있게 배치한다.

가까운 거리에 드레싱 카트를 위치시키고 필요한 약제도 정확히 준비하여 시술시간이 길어지지 않게 한다.

1) 준비물

① 초음파 - 선형 프로브(linear transducer): 10~15 MHz, 초음파 겔
② 멸균 장갑(Sterile gloves)
③ 20 mL, 30 mL 실린지
④ 22~25 gauge 바늘(Short-bevel)
⑤ 신경 자극기(nerve stimulator): 선택사항

시술 중 통증감소를 위하여 25 gauge의 얇은 바늘을 선호하는 사람도 많다. 하지만 얇은 바늘은 바늘 직경이 작고 끝이 더 날카로운 디자인의 바늘이 많으므로 신경 내(intra-neural) 주입이 되지 않도록 세심한 주의를 요한다.

2) 마취 약물의 준비

경흉부 신경차단술(cervicothoracic area block)을 시행 시 mepivacaine 1.5%를 사용하는 경우에는 약 20~30 mL 용량으로 2~3시간의 마취가 가능하고 1/400,000의 에피네프린(epinephrine)을 추가하면 약 3~4시간까지 마취시간을 늘일 수 있다. 요즘에는 bupivacaine (0.25~0.5%)나 ropiva-caine (0.2~0.75%)를 많이 사용하고 있다.

약물 용량은 신경자극기(nerve stimulator)를 이용한 전통적인 방법으로는 약 20~40

mL까지 사용하는 경우도 있으나 초음파 유도 하 차단술을 시행할 경우에는 정확한 신경차단을 시행할 수 있어 10~15 mL만으로도 마취가 가능하다. 수술 후 통증을 줄이기 위해서는 0.2% ropivacaine 20 mL 가량을 주입하면 통증조절이 가능하다.

3) 환자의 자세

경흉 부위(cervicothoracic area) 초음파 유도 차단술 시 앉아서도 가능하나 환자가 바늘 주입 시 통증이나 이물감을 느껴 환자가 움직이면 신경, 혈관 손상을 줄 수 있기 때문에 가능한 앙와위(supine position)로 시행한다. 초음파 유도하의 사각근간 접근법(interscalene approach)이나 쇄골상부 접근법(supraclavicular approach)을 할 때는 환자를 앙와위(supine position)로 눕히고 머리를 신경차단술을 하려는 곳을 반대방향으로 돌리게 하고 쇄골하부 접근법(infraclavicular approach)을 시행할 때는 앙와위(supine position)로 편하게 있게 한다. 사각근간 접근법(interscalene approach)을 시행할시 주사바늘을 자입할 충분한 공간을 만들어주기 위하여 측와위(lateral position)를 하는 경우도 많다.

6. 시술 부위별 초음파 유도 차단술

경흉부(cervicothoracic)에서 신경차단을 위

해서는 사각근간 접근법(interscalene approach) 및 쇄골상부 접근법(supraclavicular approach), 쇄골하부 접근법(infraclavicular approach)을 알아야 한다. 각 레벨별로 주행이 달라서 먼저 해부학을 인지하고 있어야 한다. 세 부분에 적용하는 약물 및 작용시간은 비슷하다.

1) 사각근간 상완신경총 차단술
Interscalene brachial plexus block

(1) 개요 Introduction

사각근간 접근법(interscalene block)은 상완신경총(brarchial plexus)의 신경줄기에서 신경근(Roots) 위치까지 마취를 할 수 있는 방법이다. 전사각근(Anterior scalene muscle)과 중사각근(milddle scalene muscle)사이의 신경줄기(trunk) 부위에서 시행되는 방법으로 상완신경총(Brachial plexus)의 가장 근위부에서 시행되는 방법이다. 주로 견관절(shoulder)과 상완(upper arm)을 포함하는 수술 시 마취 또는 술 후 통증 완화를 위한 목적으로 시행된다(그림 3-1-4). 제5번 경추~제7번 경추의 신경근은 이 방법으로 가장 잘 차단이 되지만, 아래 신경 줄기(inferior trunck) 차단되지 않는 경우가 많다. 그리고 경추 제8번~흉추 제1번에서 유래한 척골신경(ulnar nerve) 영역은 불완전한 마취가 되는 경우가 많다. 따라서, 사각근간 차단술(interscalene block)은 주관절 또는 주관절 원위부 수술에서는 적합하지 않다. 또한 견관절 부위의 전체적인 신경차단을 위해서는, 경추 제3번 및 경추 제4번의 피부 분지 신경에 대해 표재성 경부 신경총 차단 또는 국소

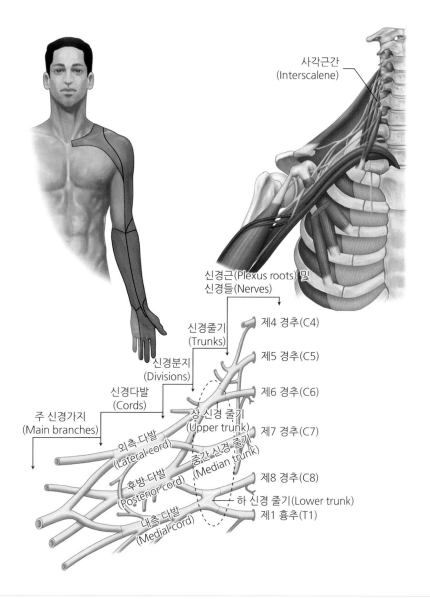

그림 3-1-4. 사각근간 차단(interscalene block) 시 차단되는 영역

마취를 통한 보충이 필요하다. 또한 늑간상완신경(intercostobrachial nerve)은 제2 흉추에서 기원하여 사각근간신경차단(interscalene block)에 영향을 받지 않으므로, 별도의 신경차단이 추가적으로 필요하다.

(2) 주의점

사각근간신경차단(interscalene block)을 시행할 때에는 여러 주의점들이 있다. 먼저 사각근간 차단이 잘 시행된 경우, 거의 대부분 동측 횡격막신경(phrenic nerve)을 차단한다. 그래서 심각한 폐 질환이 있거나, 반대측 횡격막신경 마비(phernic nerve palsy)를 가지고 있는 환자에게서는 주의를 요한다. 또한 횡격막 절반의 부전 마비(hemidiaphragmatic paresis)는 호흡 곤란, 고이산화탄소혈증(hypercapnia) 및 저산소혈증(hypoxemia)을 유발할 수 있다. 또한 경흉부 신경절에 대한 교감 섬유의 차단과 국소마취의 근위부 퍼짐 현상(proximal tracking)으로 인해 Horner 증후군(동공축소, 안검 하수증, 및 무한증)이 발생할 수 있다. 회귀 후두신경(Recurrent laryngeal nerve)이 차단된 경우에는 종종 쉰 목소리(hoarseness)를 유발하며, 반대쪽 성대 마비 환자에서는 호흡 곤란이 발생할 수도 있다.

그 밖에 위험요소로는 척추동맥, 척수 또는 경막 외 주사 및 기흉이 있다. 척추동맥으로 들어간 경우에는 국소마취제 1 mL의 용량으로도 발작을 일으킬 수 있고, 척수강 내(intrathecal), 경막하(subdural) 및 경막외(epidural)로 주입된 경우에도 발작이 발생할 수 있다. 또한 흉막에 가까이 접근하기 때문에 기흉의 발생 가능성 또한 존재한다.

사각근간 차단(interscalene block)의 금기증으로는 국소 감염, 심한 응고 병증(coagulopathy), 국소마취 알레르기 있는 경우, 환자가 거부하는 경우 등이 있다.

(3) 준비 및 해부학적 위치

상완신경총(brachial plexus)은 윤상 연골(cricoid cartilage) 수준 또는 경추 6번 부근에서 전사각근(anterior scalene muscle)과 중사각근(middle scalene muscle) 사이를 통과한다(그림 3-1-5). 사각간구(Interscalene groove)의 촉진은 대개 환자를 앙와위(supine)로 눕히고, 머리는 반대쪽 30도 이하로 회전된 상태에서

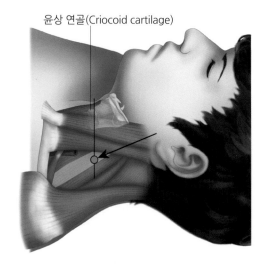

윤상 연골(Criocoid cartilage)

그림 3-1-5. 사각근간신경차단(interscalene block)의 해부학적 위치

이루어진다. 윤상 연골 위치에서 외경정맥(External jugular vein)은 사각간구를 교차하여 지나가기도 한다. 사각간구는 흉쇄유돌근(sternocleidomastoid muscle, SCM)과 전사각근 사이에 있는 구(groove)와 혼동되어서는 안 되고, 후자는 사각간구보다 더 전방에 위치하게 된다. 사각근간 접근법을 시행할 시 주사바늘을 주입할 충분한 공간을 만들어주기 위하여 측와위를 하는 경우도 많다(그림 3-1-6).

(4) 주사 기법 Injection techniques

i) 신경 자극 Nerve stimulation

환자는 머리를 반대쪽으로 돌린 후 누운 자세(supine)를 취한다. 상대적으로 약 5 cm 길이의 짧은 절연처리가 된 바늘을 사용한다. 경부의 윤상 윤골(cricoid process)과 흉쇄유돌근(SCM) 후방 위치에서 전사각근과 중사각근 사이에 있는 사각간구(interscalene groove)를 촉

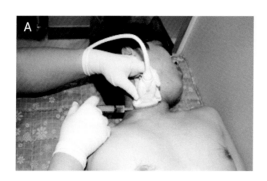

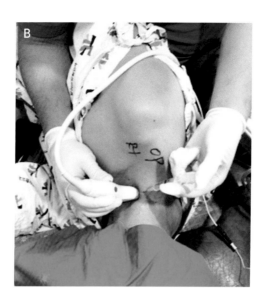

그림 3-1-6. A. 앙와위 자세(supine position)에서 사각근간 접근법을 통한 신경차단술 시행. B. 사각근간 접근법(interscalene approach)을 시행할 시 주사바늘이 진입할 충분한 공간을 만들어 주기 위하여 측와위(lateral decubitus postion)를 하는 경우도 많다.

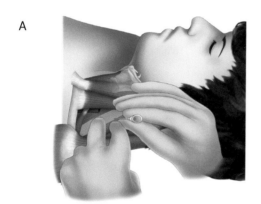

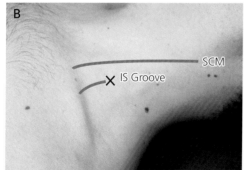

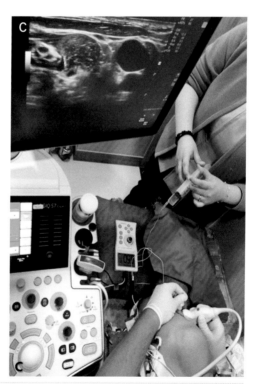

그림 3-1-7. A, C. 신경 자극(nerve stimulation)을 이용한 사각근간 차단, 초음파상 위치를 확인한 후 신경 자극기를 이용하여 확인할 수 있다. B. 사각근간신경총 차단의 경계(IS interscalene, SCM sternocleidomastoid muscle). X: 주사 부위

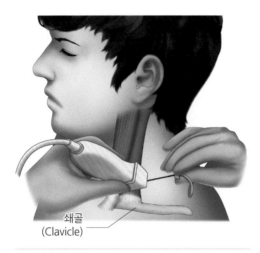

쇄골
(Clavicle)

그림 3-1-8. 초음파 유도하의 사각근간(interscalene) 차단술
(In-plane기법)

지한다(그림 3-1-7). 피부에 대해 마취를 시행
한 후 바늘을 약간 내측 및 꼬리(caudal) 방향
으로 삽입한 뒤 삼각근 또는 이두근 근육의 운
동 반응(상방 신경줄기 자극에 대한 반응)이 나타
날 때까지 삽입한다. 일반적으로 삼각근(del-
toid muscle), 이두근(biceps muscle), 삼두근
(triceps muscle) 및 흉근(pectoralis muscle)의
수축이 보일 수 있고, 이 네 개의 근육 모두 허
용범위 내의 운동 반응(수축)을 보인다.

횡경막의 운동 반응(수축)이 보이는 경우 횡
격막신경이 전사각근에 위치해 있기 때문에 바
늘이 너무 전방으로 향해 있음을 나타낸다. 또
한 승모근(trapezius muscle)이나 장사방근
(Rhomboid muscle) 혹은 전거근(serratus
anterior muscle) 운동 반응은 바늘이 너무 후
방을 향해 있음을 나타낸다. 만약 단단한 뼈
(횡돌기, transverse process)가 느껴진다면 바
늘의 방향을 좀더 앞쪽을 향하게 하여야 한다.
동맥혈이 맺힐 경우에는 척추동맥 및 경동맥
천자를 의심해야 하고, 이때는 바늘을 제거한
뒤 3~5분간 압박한 후에 경계에 대해 재평가

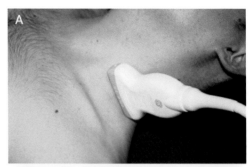

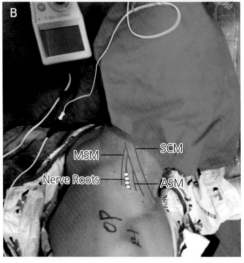

MSM
SCM
Nerve Roots
ASM

그림 3-1-9. A. 사각근간신경총 차단술(interscalene nerve
plexus block)시 초음파 탐침자의 위치. B. 측와위 상 해부학적
경계. SCM, Sternocleidomastoid muscle; ASM, Anterior
scalene muscle; MSM, middle scalene muscle

를 해야 한다.

ii) 초음파 이용 Ultrasound guidance

환자를 바로 눕히거나(supine) 반쯤 앉은 상
태(semisitting)에서 고개를 반대측으로 돌린
다. 제6 경추(혹은 제7 경추)와 윤상 연골(cri-
coid cartilage) 위치에서 흉쇄유돌근(SCM)과
사각간구(interscalene groove)에 대해 식별한
뒤, 탐침자(probe)를 이용하여 사각간구(inter-
scalene groove)의 경로에 수직으로 놓는다(그
림 3-1-8, 3-1-9). 상완신경총(brarchial plex-

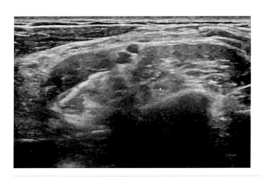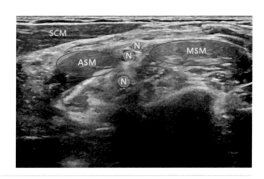

그림 3-1-10. 사각근간신경총 차단술(interscalene nerve plexus block), 사각간구(Interscalene groove)의 상완신경총(brarchial plexus)의 초음파 영상

us)과 함께 전사각근(anterior scalene muscle) 과 중사각근의 단면(cross-section)이 보이게 되고, 상완신경총은 전사각근과 중사각근 사이에 비스듬한 방향으로 놓인 3~5개의 저에코성(hypoechoic) 동그라미들로 관찰된다. 경동맥(carotid artery)과 내경정맥(internal jugular vein)은 전사각근의 앞쪽에 위치하게 되고, 흉쇄유돌근(SCM)은 표면쪽에서 가늘어지면서 외측 가장자리를 형성한다(그림 3-1-10). 이 부위에 대해 in-plane 또는 out-of-plane 방법으로 바늘을 삽입하여 약물을 주입한다.

Out-of-plane 기법의 경우, 바늘이 탐침자의 머리(cephalad)쪽에서 삽입되고, 보이는 신경총을 향하여 꼬리(caudal) 방향으로 진입하게 된다. 혈액의 역류를 확인한 뒤, 국소마취제의 퍼짐(저에코성, hypoechoic)이 신경총 주변에 나타나는 것을 확인한다.

In-plane의 경우, 바늘이 탐침자의 후방에서 초음파 빔(ultrasound beam)에 정확히 평행한 방향으로 삽입한다. 이때는 좀더 더 긴 바늘(약 8 cm 정도)이 대개 필요하다. 환자를 살짝 측와위(lateral postion)로 돌리면 환측이 올라가게 되고, 바늘을 조작하기 더 쉬워진다(그림 3-1-6B). 바늘은 중사각근(middle scalene muscle)을 통해 진입하고 근막(fascia)의 전방을 지나 사각간구(interscalene groove)까지 진입한다. 바늘의 전체가 차단술을 시행하는 동안 지속적으로 관찰되도록 주의를 기울여야 한다. 하지만 사각간구(interscalene groove)의 관통 없이 중사각근에 주사하는 경우도 비슷한 효과를 보인다. 목표 신경에 대하여 마취제가 퍼짐을 관찰하고, 술후 통증 조절을 위해서는 10 mL 정도의 저용량을, 수술 부위 마취를 위해서는 20~30 mL의 고용량을 사용한다.

2) 쇄골상신경차단 Supraclavicular block

(1) 개요

쇄골하동맥(Subclavian artery) 부위에서 시행하는 방법으로 신경분지(division)를 차단하는 방법이다. 쇄골상신경차단(supraclavicular block)은 한때 "팔의 척추 마취(spinal anesthesia of the arm)"로 묘사되었듯이, 견관절 이하의 상완(upper arm) 일부와 주관절, 주관절 원위부 신경차단에 이용된다(그림 3-1-11).

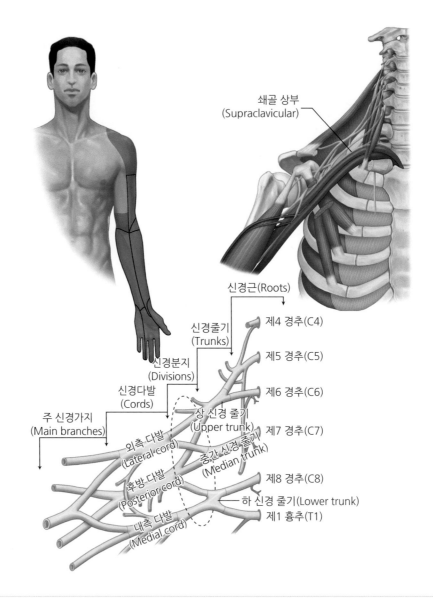

그림 3-1-11. 쇄골상신경차단(supraclavicular block)은 견관절 이하의 상완(upper arm) 일부와 주관절, 주관절 원위부 신경차단에 이용된다. 하늘색 음영(light blue)은 가변 차단 영역을 나타낸다. 자주색(purple) 음영은 보다 안정적인 차단 영역을 나타낸다.

(2) 주의점

역사적으로, 쇄골상신경차단(supraclavicular block)은 초음파를 이용한 방법의 도입 이전에는 기흉(pneumothorax)을 필두로 한 여러 가지 종류의 합병증 발생 빈도가 높아 선호되지 않는 방법이었다. 또한 사각근간신경차단(interscalene block)에 비해 횡격막 마비(diaphragmatic paralysis)가 발생할 확률이 낮지만 발생하지 않는 것은 아니므로 시술자들이 발생 가능성에 대해 인지하고 있어야 한다. 따라서 바늘 끝(needle tip)의 위치가 정확히 파악되지 않은 경우 기흉(pneumothorax) 역시 언제든지 발생할 수 있음을 알고 있어야 한다.

쇄골상신경차단(supraclavicular block)은

액와신경(axillary nerve)과 견갑상신경(supra-scapular nerve)을 확실하게 마취시키지 못하므로 어깨 수술에 이용하기에는 완전한 방법은 아니다. 척골신경에 해당하는 원위가지 (distal branchs)의 차단이 되지 않을 수 있고, 특히 쇄골상신경 주위 카테터(Supraclavicular perineural catheters)는 쇄골하를 통한 주입술에 비해 낮은 질의 마취를 제공한다. 또한 카테터를 유지하기 위한 근육량의 부족으로 종종 위치이동이 발생하기도 한다.

사각근간신경차단술(interscalene block)에 대한 환자 선택과 동일한 예방 조치의 상당 부분이 쇄골상신경차단(supraclavicular block)에도 적용된다. 초음파의 이용과, 국소마취제의 최소량의 사용으로 합병증 발생이 많이 감소하였지만, 쇄골상신경차단을 시행한 환자의 거의 절반에서 동측 횡격막신경 마비(ipsilateral phrenic nerve palsy)를 경험할 수 있다. 호너증후군(Horner's syndrome)과 회귀 후두 신경 마비(recurrent laryngeal nerve palsy) 또한 발생할 수 있다. 이론적으로는 초음파 유도하에 발생 가능성은 낮지만 여전히 기흉 및 쇄골하동맥 천자의 잠재적 위험은 남아 있다.

(3) 해부학적 위치 및 주사 기법
Injection techniques

i) 신경 자극 Nerve stimulation

"plumb bob" 술기에서, 환자는 앙와위 (supine)로 바로 누워 반대편으로 고개를 돌린다. 흉쇄유돌근(SCM)의 외측 경계가 쇄골 (clavicle)에 붙는 것을 확인할 수 있게 머리를 들게 한다. 5 cm 크기의 바늘이 이 위치에서

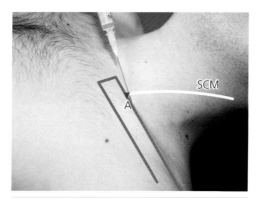

그림 3-1-12. 쇄골상신경총 차단술(supraclavicular block)의 경계
A, subclavian artery; SCM, sternocleidomastoid muscle

바닥과 수직으로 삽입된다(그림 3-1-12). 운동 반응(수축)을 불러 일으키는데 실패하면, 바늘을(분할시상면상에서) 머리쪽이나 꼬리쪽 방향으로 다시 방향을 잡아준다. 30도 이상으로 각을 주지 않도록 주의한다. 0.9 mA 또는 그 이하의 전류에서 운동반응이 유발되는 것을 확인한 뒤, 30~40 mL의 국소마취제가 보통 사용된다.

ii) 초음파 이용 Ultrasound guidance

초음파를 이용하여 쇄골상 차단(supraclavicular block)을 시행하는 경우 앙와위(supine) 상태로 머리를 약 30도 정도 반대로 돌린 상태에서 탐침자(probe)를 사각근간 차단(intescalene block)을 시행하는 부위에서 쇄골(clavicle)에 평행한 방향으로 움직여 쇄골상와(supraclavicular fossa)에서 탐침자의 방향을 약간 꼬리(caudal) 방향, 즉 흉부쪽을 향하게 한다(그림 3-1-13). 첫 번째 늑골(first rib)은 쇄골하동맥 (subclavian artery) 직하방에서 고에코성 선 (hyperechoic line)으로 확인되고, 흉막(pleura)은 늑골에 인접하여 확인되며, 호흡에 따른 움

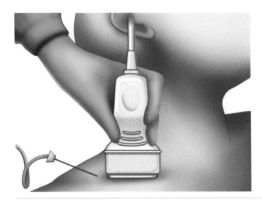
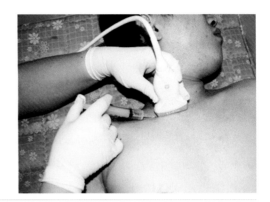

그림 3-1-13. 쇄골상신경차단(supraclavicular block)을 위한 초음파 탐침자(probe) 배치(in-plane 기법)

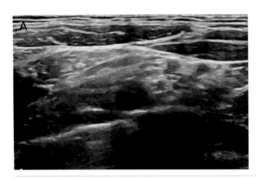
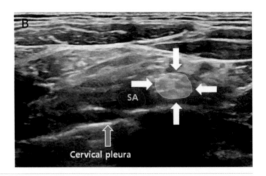

그림 3-1-14. A. 쇄골상 상완신경총의 횡단면 초음파 영상. B. 화살표는 포도송이 같은 모양의 상완신경총을 나타내며, SA는 쇄골하동맥을 나타낸다.

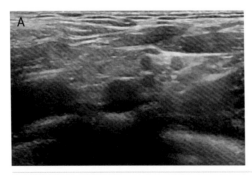
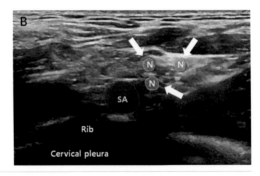

그림 3-1-15. A. 쇄골상와에서 상완신경총의 초음파 소견(각도의 차이에 따라 그림 3-1-14와 비슷하지만 약간 다른 모습으로 관찰될 수 있다). B. 상완신경총의 분지(division)를 각각 잘 확인할 수 있다.
SA, subclavian artery; R, rib; N, brachial plexus in cross-section

직임으로 뼈와 구별될 수 있다.

　첫 번째 늑골을 확인하고, 그 위로 쇄골하동맥/정맥(subclavian artery/vein) 및 상완신경총

(brachial plexus)이 보일 수 있도록 한 후 신경차단을 시행하는 것이 가장 이상적이다. 이 부위에서의 상완신경총(brachial plexus)은 포도송

이 모양으로 여러 개의 저에코성(hypoechoic) 둥근 구조물들이 모여 있는 형태로 관찰된다. 혈관 분포의 변이(variation)가 있는 경우가 많으므로 반드시 color doppler를 이용하여 확인하는 것이 안전하다(그림 3-1-14, 3-1-15).

Out-of plane 기법의 경우, 짧은 22 G의 뭉툭한 끝을 가진 바늘이 사용된다. 피부 마취 후, 바늘은 후방에서 초음파 탐침자의 머리(cephalad)쪽에서 삽입되고 후방 및 꼬리(caudal) 방향으로 진행한다. 혈액의 역류를 확인한 뒤, 30~40 mL의 국소마취제를 상완신경총 주변에 국소마취제의 퍼짐을 확인하면서 5 mL씩 주사한다.

In-plane 기법의 경우 좀더 긴 바늘이 필요하다. 바늘은 초음파 빔과 평행한 방향으로 탐침자의 측면에서 삽입된다. 바늘의 팁이 쇄골하동맥(subclavian artery)의 외측 상방에 있는 상완신경총(brachial plexus) 근처에 도달하도록 쇄골하동맥(subclavian artery)을 향해 내측으로 전진시킨다. 조심스런 흡입과 주입을 시행하여 신경총 주변에 국소마취제의 퍼짐을 확인한 뒤 주사하여야 하는데, 종종 주사위치가 여러 곳이거나 다양한 용량(20~30 mL)이 필요한 경우가 있다.

3) 쇄골하신경차단 Infraclavicular block

(1) 개요

쇄골하신경차단(infraclavicular block)은 쇄골 하방의 쇄골하와(infraclavicular fossa)의 신경다발 부위(cord level)에서 시행되는 방법이다.

신경 자극 유도 쇄골하 마취의 경우, 근피신경(musculocutaneous nerve)과 정중신경(median nerve)을 피하는 이중 주사 기술이나 방사상 타입 자극을 목표로 하는 단일 주사 방법을 선호한다. 후자가 마취 시간이 더 짧고 요골과 척골신경의 30분 이내 신경차단이 더 좋기 때문에 더 우수하다. 초음파를 이용한 쇄골하신경차단(infraclavicular block)의 경우, 최적의 기술은 액와동맥(axillary artery)의 등쪽 방향으로 단일 주사로 주는 것이 가장 좋다.

적응증은 쇄골상신경차단(supraclavicular block)과 유사하며, 팔꿈치 혹은 팔꿈치 원위부에서 시술에 대해 우수한 신경차단 효과를 보이지만 견관절과 상완 부위는 이 방법으로 마취되지 않는다(그림 3-1-16). 쇄골상신경차단술과 비교할 때 기흉(pneumothorax)의 위험성이 적다는 장점을 가진 방법으로 알려져 있다. 또한 초음파 유도 주사 방법이 도입된 이후에는 기흉의 발생률은 거의 없다고 할 수 있다. 액와 접근법(Axillary approach)과 비교해서는 근피신경(musculocutaneous nerve), 액와신경(axillary nerve), 그리고 내측상완피부신경(medial brachial cutaneous nerve)이 분지되기 전에 신경차단을 할 수 있다는 장점이 있다.

(2) 주의점

쇄골하신경차단(infraclavicular block) 시 혈관 천자 및 기흉(pneumothorax)의 위험성이 있다. 초음파를 이용하는 방법이 도입된 이후에는 기흉(pneumothorax)의 발생률은 거의 없어졌지만, 혈관 천자 시 혈관이 깊이 위치하기 때문에 외부 압박을 하더라도 출혈이 계속

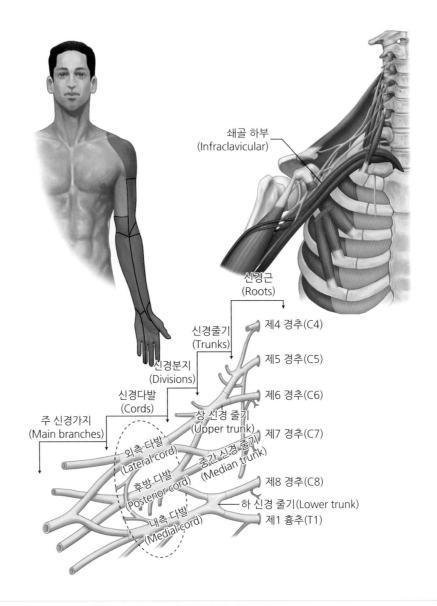

그림 3-1-16. 쇄골하신경차단(Infraclavicular Block)의 범위와 해부학
하늘색 음영은 가변 차단 영역을, 자주색 음영은 보다 확실한 차단 영역을 나타낸다.

될 수 있다. 따라서, 응고장애(coagulopathy) 환자에서는 주의가 필요하며 다른 접근방법을 고려해볼 필요가 있다. 또한 쇄골하 마취 후 호너증후군(Horner's syndrome), 횡격막 마비 (diaphragmatic paralysis) 등 입증되지 않은 보고들도 있다.

또한 쇄골하 부위의 혈관 카테터(vascular catheters)나 동측에 심박조율기(pacemaker)를 가진 환자의 경우 이 신경차단술은 피하는 것이 좋다.

(3) 해부학적 위치 및 주사 기법
Injection techniques

i) 신경 자극 Nerve stimulation

Raj 등에 의해 처음 기술되면서, 쇄골하신경차단(infraclavicular block)을 위해 중요한 기준점(landmarks)들이 언급되었다. 가장 흔히 사용되는 방법은 부리돌기 주변 기법(peri-coracoid technique)이다(그림 3-1-17). 환자가 누운 상태에서 마취할 팔을 내전시킨다. 부리돌기(Coracoid process)의 끝에서 내측으로 2 cm, 하방으로 2 cm 지점에 표시를 한다. 피부와 피하 조직은 국소마취시킨다. 5~10 cm 크기의 신경차단 바늘을 준비하고, 1.5 mA의 초기 전류, 0.1 ms의 펄스 폭 및 2 Hz의 주파수로 설정된 신경 자극기에 연결하여 피부에 수직으로 삽입한다. 일반적으로 외측 신경다발(lateral cord)의 자극으로 인해 주관절 굴곡이 먼저 발생한다. 부시상면(parasagittal plane)에서 바늘 끝을 요골신경 반응(전완과 손목, 손가락의 신전)을 찾기 위해 꼬리 방향으로 방향을 바꾼다. 운동 반응이 0.2~0.5 mA의 전류에서 여전히 존재하는지 확인한 후, 30~40 mL의 국소마취제를 투여한다.

ii) 초음파 이용 Ultrasound guidance

환자를 바로 눕힌 후 팔은 굽혀서 전완부와 손이 체간에 편안하게 놓이게 한다. 액와 혈관총의 단면(short axis)을 얻기 위해 탐침자는 부리돌기(coracoid process)의 내측, 쇄골하 오목(Infraclavicular fossa)에 위치하게 한다(그림 3-1-18). 쇄골하 오목의 외측을 따라 쇄골 하방으로 탐침자(probe)를 이동한 후 액와동맥(axillary artery)을 확인한 후 동맥

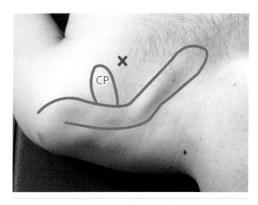

그림 3-1-17. 쇄골상신경차단(Supraclavicular block)의 경계 (Landmarks)
A, subclavian artery; SCM, sternocleidomastoid muscle

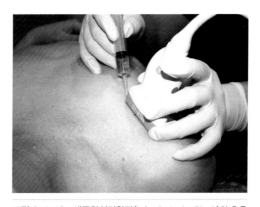

그림 3-1-18. 쇄골하신경차단(Infraclavicular Block)의 초음파 탐침자(probe) 배치

주변에 위치한 외측, 후방, 내측(lateral, posterior, medial)의 3개의 신경다발(cords)를 확인한다. 액와동맥과 정맥은 대흉근(가슴 대근, pectoralis major muscle)과 소흉근(가슴 소근, pectoralis minor muscle) 아래에서 관찰된다. 간헐적으로 흉막이 액와 혈관 아래에서 관찰될 수 있다(그림 3-1-19).

구조물들의 위치가 깊기 때문에 일반적으로 사용하는 linear probe로는 명확한 영상을 얻기 힘든 경우가 종종 있어 저주파(low frequency) 탐침자를 사용해야 하는 경우도 흔하

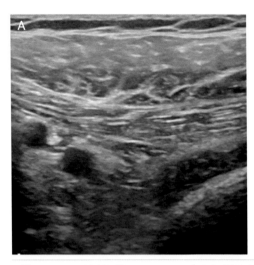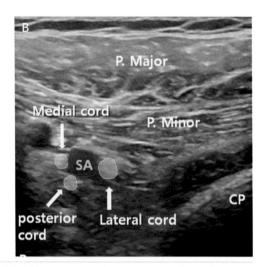

그림 3-1-19. A. 부리 돌기(Coracoid process) 주변 상완신경총의 횡단면(Transverse view). B. 쇄골하동맥 내측과 외측에 내측 및 외측 신경다발을 확인할 수 있고, 후방 신경다발은 내측 신경다발 하방, 쇄골하동맥의 후내측 부위에 관찰된다.

게 발생한다.

In-plane 기법을 이용하여 머리쪽이나 꼬리쪽 방향으로 바늘 끝이 액와동맥의 바로 뒤쪽에 위치하도록 10 cm 길이의 바늘을 전진시킨다. 바늘을 전진시킬 때는 반드시 바늘의 주행을 자세히 관찰해야 한다. 일반적으로, 바늘이 적절한 위치에 놓이기 직전에 뚫리는 듯한 느낌을 받을 수 있다. 30~40 mL의 국소마취제가 사용된다.

7. 경흉부 신경차단술(Cervicothoracic area block)의 유용한 팁

경흉부 신경차단술을 시행할 시에는 의인성(iatrogenic) 상완신경총 손상을 피하기 위하여 상완신경총의 해부학을 확실히 인지하고 있어야 한다. 다른 부위에 비하여 척추동맥이

나 경정맥, 경동맥, 횡격막신경(phrenic nerve) 등에 가까이 위치하고 있어서 바늘에 의한 혈관 손상이나 혈관 내 주입, 경막 외, 경막하 공간에 약물이 주입될 수 있고 이는 국소마취제의 독성으로 인한 치명적인 2차적 합병증이 발생할 수 있기 때문에 매번 신중을 기해야 한다. 또한 뇌혈관 주위 혈종뿐만 아니라 바늘의 폐 투과로 인한 기흉 발생 가능성도 있어서 주사 이후 환자의 생체징후를 면밀히 관찰해야 한다.

초음파를 이용한다면 경동맥, 정맥 등 중요한 혈관이나 신경 및 폐 같은 장기를 실시간으로 보면서 주사를 할 수 있기 때문에 치명적인 합병증의 가능성을 줄일 수 있다. 또한 약물이 신경주변부로 골고루 퍼지는 영상을 확인하면서 국소마취제를 나누어서 천천히 주입하여 마취제로 인한 위험을 줄일 수 있다.

신경학적 장애가 있는 환자라면 차단술을 시행하기 전에 이에 대한 충분한 평가를 한 이후 합병증 발생 가능성을 미리 고지를 해야

한다.

초음파를 이용한 시술 이후에도 혈종이나 점상 출혈은 항상 발생할 수 있는 위험이 있으니 시술 전에 환자에게 설명을 해야 하며 뇌혈관 질환 및 심혈관 질환으로 항지혈제 같은 약제를 복용하고 있는 환자라면 위험성은 더 증가하니 시술 전에 충분한 설명 및 환자의 동의를 요한다.

참고문헌

1. Al-Kaisy AA, Chan VWS, Perlas A. Respiratory effects of low-dose bupivacaine interscalene block. Br J Anaesth 1999;82:217-20.

2. Bennani SE, Vandenabele-Teneur F, Nyarwaya JB, Delecroix M, Krivosic-Horber R. An attempt to prevent spread of local anesthetic to the phrenic nerve by compression above the injection site during interscalene brachial plexus block. Eur J Anaesth 1998;15:453-6.

3. Boezaart A, de Beer J, du Toit C, van Rooyen K. A new technique of continuous interscalene nerve block. Can J Anesth 1999;46:275-81.

4. Brown DL, Cahill DR, Bridenbaugh D. Supraclavicular nerve block: anatomic analysis of a method to prevent pneumothorax. Anesth Analg 1993;76:530-4.

5. Brull R, Lupu M, Perlas A, Chan VWS, McCartney CJL. Compared with nerve stimulation, ultrasound guidance shortens the time for infraclavicular block performance. Can J Anesth 2009;56:812-8.

6. Crews JC, Gerancher JC, Wellers RS. Pneumothorax after coracoid infraclavicular brachial plexus block. Anesth Analg 2007;105:275-7.

7. Desgagnes MC, Levesque S, Dion S, et al. A comparison of a single or triple injection technique for ultrasound-guided infraclavicular block: a prospective randomized controlled study. Anesth Analg 2009;109:668-72.

8. Dingemans E, Williams SR, Arcand G, et al. Neurostimulation in ultrasound-guided infraclavicular block: a prospective randomized trial. Anesth Analg 2007;104:1275-80.

9. Duggan E, El Beheiry H, Perlas A, et al. Minimum effective volume of local anesthetic for ultrasound-guided supraclavicular brachial plexus block. Reg Anesth Pain Med 2009;34:215-8.

10. Franco CD, Domashevich V, Voronov G, Rafi zad AB, Jelev TJ. The supraclavicular block with a nerve stimulator: to decrease or not to decrease, that is the question. Anesth Analg 2004;98:1167-71.

11. Gurkan Y, Tekin M, Acar S, Solak M, Toker K. Is nerve stimulation needed during an ultrasound-guided lateral sagittal infraclavicular block? Acta Anaesthesiol Scand 2010;54:403-7.

12. Hopkins PM. Ultrasound guidance as a gold standard in regional anaesthesia. Br J Anaesth 2007;98:299-301.

13. Kapral S, Greher M, Huber G, et al. Ultrasonographic guidance improves the success rate of interscalene brachial plexus blockade. Reg Anesth Pain Med 2008;33:253-8.

14. Knoblanche GE. The incidence and aetiology of phrenic nerve blockade associated with supraclavicular brachial plexus block. Anaesth Intens Care 1979;7:346-9.

15. Liguori GA, Zayas VM, YaDeau JT, et al. Nerve localization techniques for interscalene brachial plexus blockade: a prospective, randomized comparison of mechanical paresthesia versus electrical stimulation. Anesth Analg 2006;103:761-7.

16. Liu SS, Zayas VM, Gordon MA, et al. A prospective, randomized, controlled trial comparing ultrasound versus nerve stimulator guidance for interscalene block for ambulatory shoulder surgery for postoperative neurological symptoms. Anesth Analg 2009;109:265-71.

17. Mirza F, Brown AR. Ultrasound-guided regional anesthesia for procedures of the upper extremity. Anesthesiol Res Pract 2011;2011:579824.

18. Price DJ. The shoulder block: a new alternative to interscalene brachial plexus blockade for the control of postoperative shoulder pain. Anaesth Intensive Care 2007;35:575-81.

19. Raj PP, Montgomery SJ, Nettles D, Jenkins MT. Infraclavicular brachial plexus block - a new approach. Anesth Analg 1973;52:897-904.

20. Riazi S, Carmichael N, Awad I, Hotby RM, McCartney CJL. Effect of local anesthetic volume (20 vs 5 mL) on the effi cacy and respiratory consequences of ultrasound-guided interscalene brachial plexus block. Br J Anaesth 2008;101:549-56.

21. Rodriguez J, Taboada M, Oliveira J, et al. Single-stimulation of the posterior cord is superior to dual nerve stimulation in a coracoid block. Acta Anaesthesiol Scand 2010;54:241-5.

22. Sala-Blanch X, Lazaro JR, Correa J, Gomez-Fernandez M. Phrenic nerve block caused by interscalene brachial plexus block: effects of digital pressure and a low volume of local anesthetic. Reg Anesth Pain Med 1999;24:231-5.

23. Sauter AR, Dodgson MS, Stubhaug A, Halstensen AM, Klaastad O. Electrical nerve stimulation or ultrasound guidance for lateral sagittal infraclavicular blocks: a randomized, controlled, observer-blinded, comparative study. Anesth Analg 2008;106:1910-5.

24. Sites BD, Neal JM, Chan V. Ultrasound in regional anesthesia: where should the "focus" be set? Reg Anesth Pain Med 2009;34:531-3.

25. Smith BL. Effi cacy of a nerve stimulator in regional anesthesia; experience in resident training programme. Anaesth 1976;31:778-82.

26. Soares LG, Brull R, Lai J, Chan VW. Eight ball, corner pocket: the optimal needle position for ultrasound-guided supraclavicular block. Reg Anesth Pain Med 2007;32:94-5.

27. Stadlmeyer W, Neubauer J, Finkl RO, Groh J. Unilateral phrenic paralysis after vertical infraclavicular plexus block [German]. Anaesthetist 2000;49:1030-3.

28. Taboada M, Rodriguez J, Amor M, et al. Is ultrasound guidance superior to conventional nerve stimulation for coracoid infraclavicular brachial plexus block? Reg Anesth Pain Med 2009;34:357-60.

29. Tran DQH, Bertini P, Zaouter C, Munoz L, Finlayson RJ. A prospective, randomized comparison between single- and double-injection ultrasound-guided infraclavicular brachial plexus block. Reg Anesth Pain Med 2010;35:16-21.

30. Urmey WF, Talts KH, Sharrock NE. One hundred percent incidence of hemidiaphragmatic paresis associated with interscalene brachial plexus anesthesia as diagnosed by ultrasonography. Anesth Analg 1991;72:498-503.

31. Wilson JL, Brown DL, Wong GY, et al. Infraclavicular brachial plexus block: parasagittal anatomy important to the coracoid technique. Anesth Analg 1998;87:870-3.

견관절 주변의 신경차단술

Nerve block around shoulder

송현석

1. 견갑상신경(Suprascapular nerve) 차단술

1) 견갑상신경의 해부학

견갑상신경은 제4-6 경추신경근으로부터 시작된다. 쇄골 상부에서 상완신경총으로부터

분지되어서, 견갑골의 견갑상 절흔(suprascapular notch)을 통과하여서 견갑상 와(suprascapular fossa)를 가로질러서 극 관절와 절흔(spinoglenoid notch)을 지나서 견갑하 와(infrascapular fossa)에 도달한다(그림 3-2-1).

견갑상동맥 및 정맥과 같이 주행하며, 견갑상 절흔에서는 상횡인대(superior transverse ligament)의 밑으로는 신경이 위로는 동

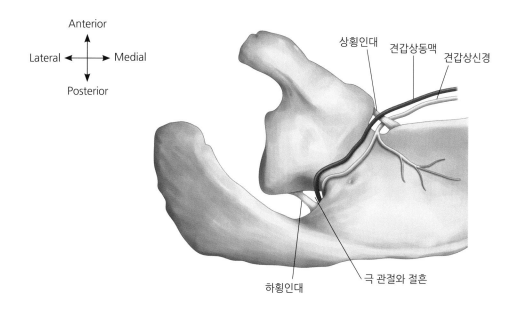

그림 3-2-1. 견갑상신경의 주행 경로

맥 및 정맥이 지나가는 특징이 있다. 그러나 일부에서는 인대와의 관계에 변이가 있는 경우가 있다.

견갑상신경은 견관절 주위 감각의 약 70%를 담당하고 있다. 견봉 쇄골 관절(acromiocla-vicular joint)에도 신경 분포를 한다. 견갑상와에서 극상건으로 향하는 분지가 나오며, 견갑하 와에서 극하건을 지배하는 신경이 된다.

2) 목적

수술을 목적으로 한 차단술이 아닌, 통증 및 치료 목적의 신경 주사요법은, 견관절 주위의 통증 조절에 도움이 된다.

임상적으로 많은 적응증은 동결 견(frozen shoulder)에 의한 만성 통증의 치료에 사용하게 된다. 그러나 동결 견의 병리적인 문제를 해결할 수 있는 것은 아니므로, 관절 강직이 점차 악화되는 과정에 있다면 관절와 상완 관절(glenohumeral joint) 내로의 주사 치료가 우선이라고 판단된다. 동결 견에서 견갑상신경 치료를 하여서 통증이 조절된 상태에서, 보다 적극적인 재활 치료를 할 수 있다.

그 외에도 급성 통증을 유발하는 석회화 건염 등에서 즉각적인 견관절 주위의 통증 조절을 위하여, 견갑상신경차단술을 치료 목적으로 시도해볼 수 있다.

3) 적응증과 금기증

견관절의 통증으로 인하여 관절의 운동 범위 회복을 위한 스트레칭에 제한이 있는 경우에 도움이 된다. 유착성 관절낭염 혹은 이차성 강직에 도움이 될 수 있다.

석회성 건염에 대한 천자 혹은 흡인술과 같은 견관절에 국한된 시술을 하는 경우에, 국부 마취용으로 사용될 수 있다.

견관절 질환 중에 많은 수를 차지하는 회전근 개 병변에 대하여서는, 질환의 경과나 병인을 해결할 수 있는 것은 아니므로, 견갑상신경차단술이 도움이 된다고 할 수는 없다.

4) 환자, 마취제, 시술의 준비

일반적으로 환자가 앉은 자세에서, 견갑골을 충분히 노출시킨다. 주입 부위를 결정하기 위하여, 견갑골의 내측연, 견갑 극(scapular spine), 견봉(acromion), 쇄골, 오구돌기(cor-acoid process)를 만질 수 있어야 한다.

C-arm 영상 장비를 이용하는 경우에는, 시술대에 엎드린 자세에서 시술할 수도 있다.

5) 시술 방법

견갑상신경으로 도달하기 위하여 주사 바늘을 위치시키는 방법에 따라서, 몇 가지 술식으로 구분해볼 수 있다.

(1) Moore 방법

환자가 앉은 자세에서 견갑 극을 만져서 확인한다. 견갑 극의 내측 끝에서부터 견봉의 외측 끝까지 도달하는 선을 그리고, 2등분하는 점을 표시한다. 견갑골의 하각(inferior angle)에서부터 견갑 극의 중간 부위의 점을 통과하는 선 또는 척추와 평행한 선을 그린다. 이 두 선이 이루는 상외측의 각을 2등분하는 선을 그린 후에, 두 선이 만나는 점으로부터 약 1.5~2.5 cm에 해당하는 부위를 주사 바늘을 삽입하는 위치로 정한다.

이 부위에서 주사 바늘을 피부에 수직 방향으로 삽입한다.

주사 바늘이 견갑와 뼈에 닿는 느낌이 들면, 서서히 약물을 주입한다. 상완신경총 차단술과는 달리 즉각적인 감각 저하가 나타나지는 않는다.

초음파 영상 장비 유도하에 차단술을 시행하는 경우에, 이 방법을 사용할 수 있다. 탐촉자를 극상건의 장축에 평행하게 위치시키며, 견봉의 내측에서 견갑상 와를 확인할 수 있으며, 전방으로 기울이면서 움푹하게 형성된 견갑상 절흔을 확인할 수 있다. 탐촉자와 수직으로 위치하는 견갑상동맥 및 정맥의 박동을 확인할 수 있다. Doppler 기능을 이용하면 혈관의 위치를 찾기가 수월하다(그림 3-2-2). 혈관과 인접해서 견갑상신경이 위치하므로, 탐촉

자의 내측에서 in-plane으로 주사 바늘을 전진하면 차단술을 용이하게 시행할 수 있다. 박동하는 혈관 주위에서 약물을 서서히 주입한다(그림 3-2-3).

(2) Parris 방법 / Meier 방법

환자가 앉은 자세에서 시술을 받는 팔을 반대편 어깨에 손을 얹게 한다. 이 자세는 주사 바늘이 삽입되는 견갑골의 상부 1/2에 해당하는 부위가 흉곽과 가능한 멀어지게 할 수 있으며. 기흉과 같은 흉부 합병증을 줄이기 위한 것이다.

Parris 방법은, 견갑 극을 만져서 확인한 후 1/2 지점에서 상부로 약 2 cm 떨어진 부위에서 주사 바늘을 삽입한다.

Meier 방법은 견갑 극의 1/2 위치에서 상부로 2 cm, 내측으로 2 cm 위치에서 주사 바늘을 삽입한다(그림 3-2-4).

두 방법이 견갑 극의 1/2 위치에서 상부로 일정 거리 떨어진 위치에서 주사 바늘을 삽입한다는 유사점이 있다.

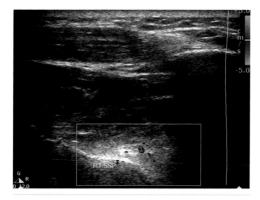

그림 3-2-2. 움푹한 견갑 와에서 Doppler 기능으로 박동하는 견갑상동맥 및 정맥을 확인할 수 있다.

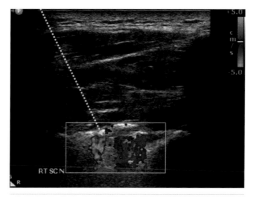

그림 3-2-3. Doppler 기능 상태에서 견갑상신경 주위에 약물을 주입(노란 화살표: 주사 바늘)

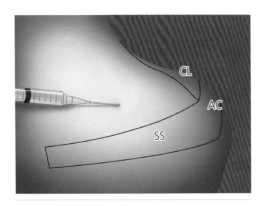

그림 3-2-4. Meier 방법
견갑 극의 1/2 지점에서 상방 2 cm. 내측 2 cm 위치에서 주사 바늘을 삽입한다.

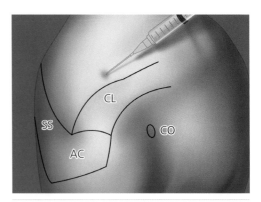

그림 3-2-5. Wassef 방법
쇄골의 외측 1/3 지점의 상부에서 주사 바늘을 삽입한다.

(3) Wassef 방법

환자가 앉은 자세에서 오구돌기를 만져서 확인한다. 그 부위에 해당하는 쇄골 부위가 전체 쇄골 중에 외측 1/3에 해당하는 부위이다. 이 부위가 승모근(trapezius)의 전연이 쇄골에 부착하는 부위이기도 하다(그림 3-2-5).

이 부위에서 주사 바늘을 피부에 수직 방향으로 삽입하여서, 후하방 및 내측 방향으로 전진시킨다. 견갑와에 주사 바늘이 닿는 느낌을 느낀 뒤에, 약물을 천천히 주입한다.

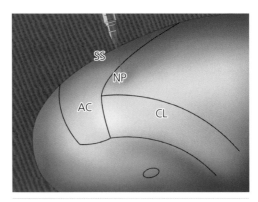

그림 3-2-6. Barber 방법
Neviaser portal 위치에서 주사 바늘을 삽입한다.

(4) Barber 방법

견갑 극에서 견봉의 내측연으로 연결되고, 쇄골의 후연과 만들어지는 삼각형의 공간에 견관절 관절경의 삽입구(portal)를 만들 수 있으며, 흔히 Neviaser portal이라고 부른다. 이 삼각형의 위치에서 견봉의 내측연에서 1 cm 내측위치에서 주사 바늘을 삽입하여서, 오구돌기를 향하여 전진하는 방법이다(그림 3-2-6).

(5) Siegenthaler 방법

목에서 견갑골로 향하는 견갑 설골근(omo-hyoid) 근육을 기준으로 삼는 방법이다. 이 근육의 심부로 견갑상신경이 지나간다. 맹검법으로 이 근육을 만지기는 어려우나, 초음파 영상 장비를 사용하는 경우에는, 이 근육이 저에코로 쉽게 관찰된다(그림 3-2-7). 주사 바늘이 외측에서 내측으로 전진하는 것을 in-plane으로 관찰하면서, 견갑 설골근의 바로 심부에 위치하는 견갑상신경 주위에 약물을 주입한다.

다른 방법에 비하여, 근위부 및 피하에 위

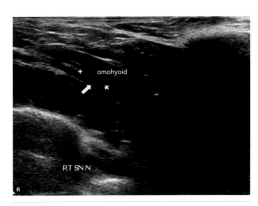

그림 3-2-7. 초음파 영상 검사에서 견갑 설골근(omohyoid)의 심부에서 견갑상신경 및 혈관을 확인할 수 있다.

치하여서 약물 주입량을 줄여서 시행하는 것이 전신적인 합병증의 위험을 줄일 수 있다는 의견도 있다.

맹검법으로 시행하는 대부분의 술식에서, 주사 바늘을 삽입하여 견갑 와를 느낀 뒤에 견갑상 절흔 방향으로 방향을 바꾸어서 더 전진하라고 기술되어 있다. 그러나 견갑상 절흔을 향하여 방향을 조작하는 과정 중에 견갑상동맥 및 정맥의 손상을 유발하거나 견갑골의 전방 구조물에 손상을 줄 수 있다. 견갑상신경은 견갑상 절흔을 지나서 극 관절와 절흔까지 견갑 와를 가로지르므로, 굳이 견갑상 절흔을 향해서 약물을 주입할 필요가 없을 것으로 생각된다.

6) 수술 후 통증 또는 급성 통증 조절을 위한 진통 목적의 신경차단술

진통 목적으로는 0.75% ropivacaine 5~10 mL을 주입한다. 진통 효과를 증강시키기 위하여 steroid (dexamethason 혹은 triamcinolone)을 혼합하여 주사할 수도 있다.

7) 부작용 및 주의사항

맹검법으로 주사를 삽입하는 경우에, 기흉이나 혈흉을 유발할 수 있으므로 주의가 필요하다. 견갑상신경과 같이 주행하는 견갑상동맥에 손상을 주거나 주사 약제가 혈관으로 주입되는 합병증이 발생할 수 있으므로, 주의가 요한다.

마취 약제가 흡수되면서, 실신, 저혈압 등의 전신 반응이 발생할 수 있으므로, 약물 주입 후 환자의 상태를 주의 깊게 관찰하는 것이 필요하다.

2. 견갑하신경(Subscapular nerve) 차단술

1) 견갑하신경의 해부학

견갑하신경은 상완신경총의 후방 코드에서 나와서, 상부 및 하부 견갑하신경으로 나누어진다. 상부 견갑하신경은 견갑하근의 상부에 신경 지배를 한다. 하부 견갑하신경은 견갑하근의 하부 및 대 원형근(teres major)을 지배한다.

2) 목적

견갑하신경이 지배하는 부위인, 견갑골의 전면 부위의 통증이 있는 경우에 시행해볼 수 있다. 동결 견(frozen shoulder)에서는 주된 병

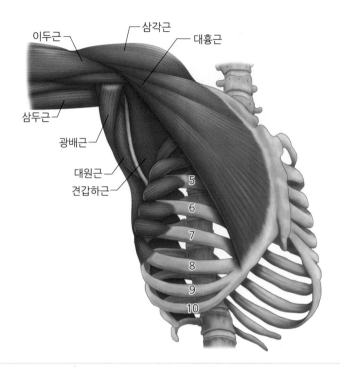

그림 3-2-8. 견관절을 외전시키면, 견갑골이 외측 이동하므로 견갑하근을 노출시키게 된다.

리가 관절낭염이므로, 관절와 상완 관절 내 주사 치료가 중요하지만, 동결 견에 의한 통증이 견갑골 주위의 통증과 연관이 있으므로 이를 치료하고자 하는 목적으로 견갑하신경차단술을 시행할 수 있다.

3) 적응증과 금기증

견관절의 전방 부위의 통증 혹은 견갑골의 전방부의 통증을 호소하는 경우에 시도해볼 수 있다.

4) 환자, 마취제, 시술의 준비

환자를 앙와위로 눕혀서 견갑골의 뒷부분이 움직이지 않게 지지되도록 한다. 손을 머리 뒤에 돌리는 자세를 취하게 하는데, 이는 어깨를 90도 외전 및 외회전 자세, 주관절은 약 90도가량 굴곡되게 유지할 수 있다(그림 3-2-8). 이 자세는 견갑골의 상방 회전을 만들면서 견갑골의 외측연이 바깥 부분에 위치시키려는 목적이다.

5) 시술 방법

시술자가 한 손으로 견갑골의 외측을 잡은 상태에서, 주사 바늘을 견갑골의 전면에 부착되어 있는 견갑하건의 전면으로 액와부를 향해서 진행시킨다(그림 3-2-9). 약 5~6 cm 가량 삽입한 상태에서, 좌우로 약제를 조금씩 나누어서 주입한다.

환자를 측와위나 복와위로 위치시킨 상태

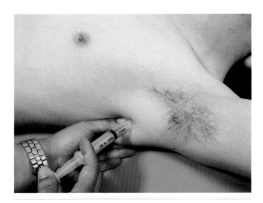

그림 3-2-9. 견갑하신경차단술 자세

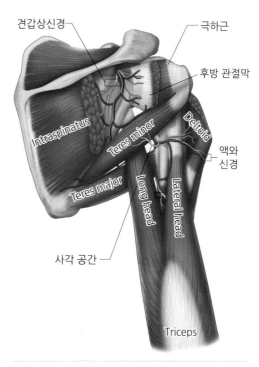

그림 3-2-10. 견관절의 후방에서 액와신경의 위치

에서, 견갑골의 내측에서 주사 바늘을 삽입하는 방법도 있다. 그러나 주사 바늘의 삽입을 상대적으로 깊게 하여야 하므로, 주사 바늘의 삽입이 원하는 방향으로 되지 않은 경우에는 기흉 등의 합병증이 발생할 위험성이 있다.

6) 수술 후 통증 또는 급성 통증 조절을 위한 진통 목적의 신경차단술

진통 목적으로는 0.75% ropivacaine 5~10 mL을 주입한다. 진통 효과를 증강시키기 위하여 steroid (dexamethason 혹은 triamcinolone)를 혼합하여 주사할 수도 있다.

3. 액와신경(Axillary nerve) 차단술

1) 액와신경의 해부학

액와신경은 상완신경총에서 분지되어서, 상완골 경부를 후방으로 돌아서 주행한다. 견

관절의 후방에서는, 상완골의 외과적 경부의 내측연, 상완 삼두건의 장두, 소 원형근의 하연이 이루는 공간인 '사각 공간(quadrangular space)'을 통과하여서 상완골의 후방으로 지나간다(그림 3-2-10).

액와신경의 전방 분지는 상완골 경부를 돌아서 삼각근의 신경 지배를 담당한다. 후방 분지는 소 원형근과 삼각근의 후방 일부의 신경 지배를 담당한다. 후방 분지는 근막의 표층에서 상 외측 감각신경(superior lateral cutaneous nerve)으로 분포하게 된다.

2) 목적

견갑상신경차단술만으로는, 견관절 주의의 통증을 비롯한 감각신경을 충분히 차단할 수가

없다. 견관절의 후방 부위의 감각을 담당하는 액와신경을 함께 차단술을 시행하는 것이 도움이 될 수 있다.

3) 적응증과 금기증

견관절 주위의 통증이 심하여서, 견갑상신경차단술 만으로 부족하다고 생각되는 경우에 액와신경차단술을 동시에 시행할 수 있다. 이때는 전신 부작용을 고려하여서 약제의 용량을 조정하여야 한다.

견관절의 후방 부위의 통증이 주된 증상인 경우, 혹은 사각 공간 주위에 통증이 국한되는 경우에 시도해볼 수 있다.

4) 환자, 마취제, 시술의 준비

환자는 앉은 상태이거나 옆으로 누운 자세를 취하게 한다.

견갑골을 충분히 노출시킨다. 주입 부위를 결정하기 위하여, 견갑골의 외측연, 견갑 극(scapular spine), 견봉(acromion), 쇄골, 오구돌기(coracoid process)를 만질 수 있어야 한다.

5) 시술 방법

견봉의 후외측 모서리와 주관절 후방의 주두(olecranon)를 연결하는 선을 그린다. 액와 주름(axillary fold)에 해당하는 부위에 수직선을 그린다. 두 선이 만나는 점에서 상방 2 cm을 주사 바늘의 삽입 위치로 정한다(그림 3-2-11).

상완골의 외과적 경부의 내측연, 상완 삼두건의 장두, 소 원형근의 하연이 이루는 공간인 '사각 공간'에 주사 바늘이 위치하도록 하는 것이 중요하다. 그러나 피하 지방이 적고, 근육이 균형있게 발달된 경우 외에는 소 원형근과 삼두건의 장두를 촉지하여서 해당 공간을 찾기는 쉽지 않다.

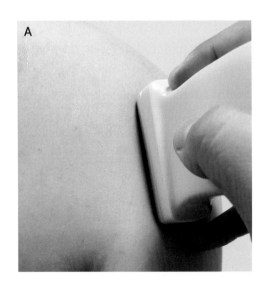
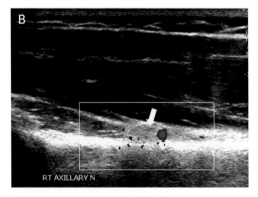

그림 3-2-11. 액와신경차단술을 위한 삽입 위치
A. 견관절 후방에서 바라본 초음파 탐촉자 위치. B. 초음파 영상 소견에서 액와신경(화살표)

최근에는 초음파 영상 장비를 이용하는 방법이 차단술의 정확도를 향상시킬 수 있다. 탐촉자(probe)를 견봉의 후외측 모서리에서 주관절로 향하는 선에 평행하게 위치시킨다. 탐촉자를 내외측으로 이동하면서 액와동맥의 박동을 관찰하거나, Doppler 기능으로 혈관의 위치를 찾아서 액와신경의 위치를 확인할 수 있다. 주사 바늘은 out-of-plane 방식으로 외측에서 삽입하여서 액와신경 주위까지 도달한다. 이때는 주사 바늘이 점으로만 관찰되므로, 주사 바늘을 전진시키면서 근육의 움직임으로 주사 바늘의 위치 및 깊이를 확인하여야 하므로, 술자의 숙련도가 요구된다.

6) 수술 후 통증 또는 급성 통증 조절을 위한 진통 목적의 신경차단술

진통 목적으로는 0.75% ropivacaine 5~10 mL을 주입한다. 진통 효과를 증강시키기 위하여 steroid (dexamethason 혹은 triamcinolone)을 혼합하여 주사할 수도 있다.

4. 배측견갑신경(Dorsal scapular nerve) 차단술

1) 배측견갑신경의 해부학

배측견갑신경은 제5 경추신경에서 시작하여서, 견갑 거근(levator scapulae)과 능형근(rhomboid)의 아래로 주행하게 된다.

능형근과 견갑 거근의 신경 지배를 담당하며, 배측견갑신경의 손상시에는 능동적 견관절 외전이 이루어지지 않고 견갑골의 돌출을 유발하는 익상견(winged scapula)이 발생하게 된다.

2) 목적

견갑골 내측에 위치하는 근육에 국한된 통증의 차단 목적으로 시도해볼 수 있다.

3) 적응증과 금기증

견갑골의 내측연 주위의 만성 통증을 호소하는 경우 혹은 능형근에 심한 압통을 호소하는 경우에 시도해볼 수 있다. 약물에 반응하지 않는 근막 통증 증후군(myofascial pain syndrome)의 치료로 시도해볼 수 있다.

4) 환자, 마취제, 시술의 준비

환자는 침대에 엎드린 자세로 눕게 한다. 경추 및 흉추 상부와 견갑골의 내측연을 촉지할 수 있도록 노출시킨다.

5) 시술 방법

제1, 2 흉추의 극 돌기(spinous process) 사이 위치에서 외측으로 3 cm 위치에서 주사 바늘을 삽입한다. 삽입 깊이는 약 2 cm 정도 전진한다.

6) 수술 후 통증 또는 급성 통증 조절을 위한 진통 목적의 신경차단술

진통 목적으로는 0.75% ropivacaine 5~10 mL을 주입한다. 진통 효과를 증강시키기 위하여 steroid (dexamethason 혹은 triamcinolone)을 혼합하여 주사할 수도 있다.

7) 부작용 및 주의사항

주사 바늘이 깊게 삽입된 경우에는 기흉 혹은 혈흉의 부작용이 발생할 수 있다.

5. 상완신경총(Brachial plexus)의 액와 도달법

상완신경총에 대한 시술에 있어서 쇄골 상부에서 시행하는 부분은 앞장에 기술되어 있다. 본 장에서는 상완신경총에 대한 액와 부위에서의 도달법에 대하여 국한하여서 기술하였다.

1) 상완신경총의 해부학

상완신경총은 경추 5번에서 흉추 1번 신경으로 이루어 진다. 쇄골을 중심으로 쇄골 상부와 하부로 구분할 수 있다. 신경근에서부터 원위부로 진행하면서의 해부학은 앞장에 기술되어 있다.

초음파 유도하에 액와부 도달법에 관여된 해부학을 중심으로 기술하겠다(그림 3-2-12). 초음파 영상 검사에서 처음으로 찾는 구조물은 액와동맥이다. 주변에 하나 이상의 액와정맥이 있으며, 초음파 영상에서의 동맥과의 구분은 비교적 용이하다. 초음파 탐촉자에 압력을 가하면, 액와정맥의 경우에는 내강이 좁아지는 것으로 동맥과 구별이 가능하다. 외측부에서 상완 이두근이 있으며, 더 심부에는 오구상완근(coracobrachialis)이 관찰된다. 심부에는 내측에서 상완골로 부착하는 광배근(latissimus dorsi)과 대 원형근(teres major), 삼두근을 관찰할 수 있다.

정중신경은 액와동맥의 외측에, 요골신경은 내측에 위치한다. 정중신경은 액와동맥에 아주 근접해 있으며, 우측 견관절에서는 1시~12시 방향에 위치한다. 주관절까지 액와동맥의 외측에 위치한다. 근피신경은 외측 cord에서 분지되면서, 오구돌기에서 기시하는 연합 건(conjoined tendon)을 통과하여서 상완 이두근의 위로 지나간다. 척골신경은 액와동맥의 표층과 내측에 위치하는데, 우측 견관절의 경우에는 1~3시 방향에 위치한다. 원위부로 이동하면서 3시 방향에 위치하는 경우에는 액와동맥과 멀어지고, 액와정맥이 더 표면에 위치한다. 요골신경은 액와동맥의 후내측에 위치한다. 우측 견관절의 경우에는 4~6시 방향에 위치한다. 요골신경 자체를 초음파에서 관찰하기 어려운 경우가 많다. 더 원위부로 이동하여서 내측 및 외측 삼두근 사이 공간을 통과하여서 상완골을 가로 질러 외측으로 이동하

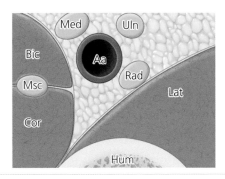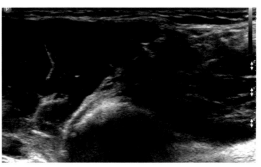

그림 3-2-12. 액와부 상완신경총의 초음파 해부학
Bic, 상완 이두근; Msc, 근피신경; Cor, 오구 상완근; Aa, 액와동맥; Hum, 상완골; Lat, 광배근; Med, 정중신경; Uln, 척골신경; Rad, 요골신경

는 부위에서 심부 상완동맥과 같이 주행하는 부위에서 확인할 수 있다.

2) 목적

상완신경총의 액와부 도달법은 상완의 원위부, 주관절 및 수부까지의 신경차단을 목적으로 사용할 수 있다.

3) 적응증과 금기증

상완신경총보다 원위부에 대한 신경차단술이 필요한 경우에 도움이 된다. 다양한 시술이나 통증의 치료에 시도해볼 수 있다.

액와부에 기존에 다른 수술을 시행한 과거력이 있는 환자, 유방 수술 혹은 액와부 임파 절제술 이후에 임파 부종이 있는 경우에는 시술하지 않는 것이 좋겠다.

4) 환자, 마취제, 시술의 준비

환자를 누운 자세에서 액와부가 노출될 수 있도록 견관절을 90도 외전 자세를 취하도록 한다.

시술 부위의 감염을 예방하기 위하여 액와부의 모낭 부위에 대한 소독 및 처치에 유의가 필요하다.

5) 시술 방법

상완신경총의 주변에 약제를 주입하기 위하여서 표면 해부학을 기초로 한 맹검 도달법, 신경 자극기를 이용한 도달법, 초음파 장비를 이용한 유도하 도달법이 가능하다. 또한 상완신경총에 대한 도달 부위에 따른 차이가 있을 수 있다. 숙달된 시술자의 경우에는 도달법에 따른 성공률에 차이가 없을 수 있다. 초음파 유도하에 시행한 경우 만을 대상으로 한 체계적 고찰 논문에 의하면 도달 부위에 따른 성공률의 차이는 없었다고 보고되었다. 그러나 마취 지속 시간이 액와 도달법에서 다른 도달법

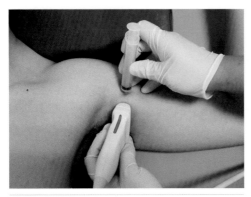

그림 3-2-13. 상완신경총에 대한 초음파 유도하 액와 도달법에서 in-plane 술식

에 비하여 짧다고 알려져 있다.

초음파 탐촉자를 액와동맥에 수직으로 위치시켜서 액와동맥 및 신경의 단면을 관찰하는 초음파 영상을 이용한다. 탐촉자와 같은 방향에서 주사 바늘을 삽입하는 in-plane 술식이 주사 바늘 전체를 초음파 영상에서 확인할 수 있어서, 주사 바늘의 위치와 혈관, 신경과의 위치를 쉽게 파악할 수 있다(그림 3-2-13). 탐촉자와 수직 방향에서 주사 바늘을 삽입하는 out-of-plane 술식은 주사 바늘이 점으로 초음파 영상에서 보이기 때문에 숙련이 필요하다.

혈관 주변에 주사 약제를 주입하는 술식은, 개별 신경을 구별하지 않아서 술식이 비교적 쉬우나 상대적으로 많은 양의 약제를 주입하여야 한다. 이 경우에는 실제 약제가 주입되는 위치에 가까운 신경이 더 빨리 차단되기 때문에, 이러한 차단 시간이 개별 신경에 따라서 차이를 보이게 된다.

신경 주변에 주사 약제를 주입하는 술식은 초음파 영상에서 직접 확인할 수 있어서, 특정 증상에 따른 개별 신경의 차단이 가능하다는

장점이 있다. 초음파 유도하 술식인 경우에는 실제 주입된 주사 약제를 영상에서 확인할 수 있으며, 주입하는 국소마취제의 용량을 줄일 수 있다는 장점이 있다.

6) 수술 후 통증 또는 급성 통증 조절을 위한 진통 목적의 신경차단술

초음파 유도하에서 신경 주변 차단술을 시행하는 경우에, 진통 목적으로는 0.75% rop-ivacaine 20 mL 이하를 주입하며, 차단하고자 하는 신경의 개수에 따라서 증량한다. 진통 효과를 증강시키기 위하여 steroid (dexa-methason 혹은 triamcinolone)을 혼합하여 주사할 수도 있다.

7) 부작용 및 주의사항

상완신경총에 대한 액와부 도달법은, 상-하 쇄골 도달법에 비하여 주변에 액와 혈관 외에는 중요 구조물이 적어서 비교적 안전하다고 한다.

표면 해부학을 이용한 맹검 도달법을 시행하면서, 상완신경총 자체에 주사침을 삽입하고 주사 약제를 주입하는 경우에 신경 손상을 일으킬 수 있다. 또한 박동하는 액와동맥을 관통하여서 상완신경총에 주입하는 경우에는, 동맥 천자에 의한 혈종 혹은 마취 약제의 혈관 내 주입에 의한 전신 부작용의 위험성에 주의하여야 한다.

참고문헌

1. 김재윤. 신경 차단술. 견관절 주관절학. 2판, 대한견주관절학회, 영창출판사, 2017, 447-59.
2. 견갑상신경 블록. 통증수기의 정석, 대한통증학회. 메디안북, 2016, 169-72.
3. Dahan TH, Fortin L, Pelletier M, Petit M, Vadeboncoeur R, Suissa S. Double blind randomized clinical trial examining the efficacy of bupivacaine suprascapular nerve blocks in frozen shoulder. J Rheumatol 2000;27:1464-9.
4. Harmon D, Hearty C. Ultrasound-guided suprascapular nerve block technique. Pain Physician 2007;10:743-6.
5. Nowakowski P & Bierylo A. Ultrasound-guided axillary brachial plexus block. Part 1-basic sonoanatomy. Anaesthesiol Intensive Ther 2015;47:409-16.
6. Nowakowski P & Bierylo A. Ultrasound-guided axillary brachial plexus block. Part 2-technical issues. Anaesthesiol Intensive Ther 2015;47:417-24.
7. Siegenthaler A, Moriggl B, Mlekusch S, et al. Ultrasound-guided suprascapular nerve block: description of a novel supraclavicular approach. Reg Anesth Pain Med 2012;37:325-8.
8. Vorster W, Lange CP, Briet RJ, et al. The sensory branch distribution of the suprascapular nerve: an anatomic study. J Shoulder Elbow Sur 2008;17:500-2.

초음파하 주관절 부위 신경차단술
Ultrasound guided elbow block

김철홍

1. 목적

초음파를 이용한 주관절 부위의 신경차단술의 대상이 되는 신경들 – 척골신경, 정중신경, 요골신경 – 은 비교적 찾기 쉽고 신경차단이 잘 되는 표적 신경으로 이러한 시술의 목적은 ① 수부 혹은 손목의 수술을 위한 단독 마취법 ② 상완신경총 마취의 실패 시 이를 보완하기 위한 신경차단법으로 대표된다. 다만, 전완부의 외측 감각은 위의 3대 신경차단만으로는 부족하므로 필요에 따라 근-피 신경(musculocutaneous nerve)의 분지인 전완부의 외측 경피 신경(cutaneous nerve)에 대한 독립적인 국소마취가 필요할 수 있다.

2. 초음파상 주관절 부위 신경 해부학

1) 요골신경

요골신경은 주관절 외측에서 가장 잘 확인되는데, 초음파 탐촉자(probe)를 상완골 외과 근위부에 횡축(transverse axis)으로 위치시키면, 상완골의 외측연의 상완-요골근(brachioradialis)과 상완근(brachialis) 사이 근막 내에 위치하는 요골신경의 단면을 쉽게 찾을 수 있다(그림 3-3-1). 요골신경은 전완부로 주행하면서 단면이 작아지기 때문에 주관절 부에서 신경차단술을 도모하는 것이 더 용이하다.

2) 정중신경

정중신경은 주관절의 전면부 주관절 주름(elbow crease) 위에 변환기를 횡축으로 놓고 상완동맥의 수축을 찾은 후 동맥의 내측에 있는 나선형 혹은 원형으로 보이는 소위 'hon-

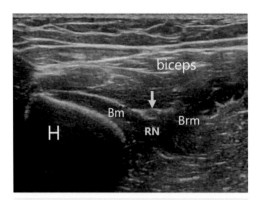

그림 3-3-1. 원위 상완골 부 요골신경의 초음파 소견
요골신경(RN)은 상완-요골근(Brm)과 상완근(Bm) 사이에 위치
하고 있다.

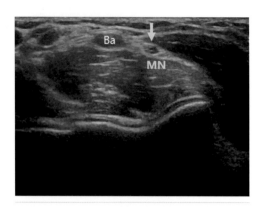

그림 3-3-2. 주관절 부 정중신경의 초음파 소견
정중신경(MN)은 상완동맥(Ba)의 내측 표층에 위치하고 있다.

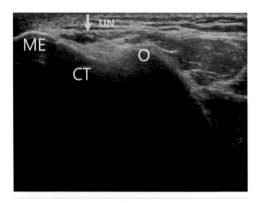

그림 3-3-3. 주관 내 척골신경의 초음파 소견
척골신경(UN)은 주관(CT) 내에서 내 상과(ME)와 주두(O)사이
에서 확인된다.

eycomb' 모양의 정중신경 단면을 확인함으로
써 찾을 수 있다(그림 3-3-2).

3) 척골신경

척골신경은 변환기를 내상과(medial epi-
chondyle)바로 위에 횡축으로 위치시키게 되
면 내상과와 척골 오구돌기(olecranon) 사이
즉, 주관(cubital tunnel) 내에 있는 타원형의

구조물을 확인할 수 있으며(그림 3-3-3) 이를
중심으로 변환기를 주관 위에 종축으로 전환하
면서 척골신경의 주관 내에서의 상태도 확인할
수 있다.

3. 시술 방법

1) 요골신경

요골신경 신경차단을 위해서는 환자는 누워
있는 상태(supine position)에서 주관절은 약
90도로 굴곡시키고 손바닥을 환자의 배위에 올
려서 상완의 외측면이 잘 보이게 한다(그림 3-3-
4). 변환기를 앞서 기술한 바와 같이 위치시켜
요골신경을 확인하고, in-plane 으로 22~25
gauge 주사바늘을 이용하여 상완 이두근
(biceps brachii muscle)을 지나 요골신경에 도
달하게 된다. 이후 주사 바늘의 끝이 신경 주변
에 도달하면, 약 4~5 mL의 국소마취제를 주

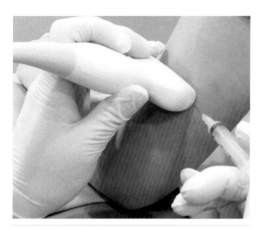

그림 3-3-4. 주관절 근위부 요골신경차단술
상완골의 외측에서 in-plane으로 주사바늘을 외측에서 내측으로 삽입한다.

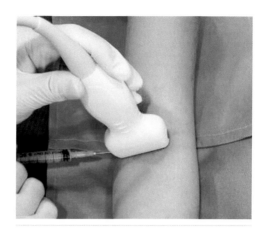

그림 3-3-5. 주관절 정중신경차단술
주관절 주름에서 in-plane으로 주사바늘을 외측에서 내측으로 삽입한다.

사하고, 마취가 부족하다고 판단되면 2~3 mL를 추가적으로 주사할 수도 있다. 요골신경은 근막들 사이에 위치하므로 굳이 주사제가 신경을 완전히 둘러싸게 하는 소위 'doughnut sign'을 얻으려고 할 필요는 없다.

2) 정중신경

정중신경 신경차단을 위해서는 환자는 누워 있는 상태에서 주관절은 완전 신전 상태에서 전완부를 외회전시킨 위치에서 변환기를 주관절 주름에 위치시키고 정중신경을 확인한다. in-plane으로 변환기의 내측에서 주사바늘을 삽입하여(그림 3-3-5) 먼저 정중신경의 위쪽 면에 위치시켜서 2~3 mL의 국소마취제를 주사하고, 이후 다시 바늘을 아랫면에 위치시킨 후 나머지 2~3 mL의 국소마취제를 주사한다. 혹은 처음부터 정중신경의 내측면에 주사바늘을 위치시켜서 4~5 mL의 국소마취제를 주사

하여 위와 아래로 퍼지게 할 수도 있다. 이때, 표층에 있는 척골 측 피부정맥(basilic vein)을 뚫지 않도록 조심해야 한다.

3) 척골신경

주관에서의 척골신경은 비교적 쉽게 확인이 되지만 상완골 내상 과와 척골 주두와 같은 골성 구조에 싸여 있어서 척골신경 신경차단이 용이하지 않은 부위이므로, 상완은 외전시키고 주관절은 약 90도 정도 굴곡시킨 자세에서 내상과 근위부로 변환기를 위치시켜 상완 삼두근 앞쪽에 있는 척골신경의 단면을 확인하고 in-plane으로 척골신경의 후면에서 주사바늘을 삽입하고(그림 3-3-6) 척골신경의 표층 면에 4~5 mL 국소마취제를 주사한다. 이때 척골신경이 상당히 표층에 위치하므로 직접 찌르지 않도록 주의한다.

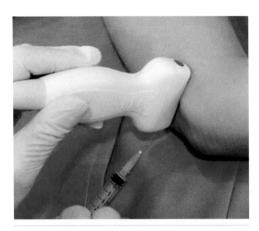

그림 3-3-6. 주관절 근위부 척골신경차단술
내 상과의 직상방에서 in-plane으로 주사바늘을 후방에서 전방
으로 삽입한다.

4. 주의점

초음파를 이용한 주관절 부에서의 신경차
단술 시에 out-of-plane을 사용할 수는 있으
나 이들 3개의 신경이 다소 표층에 존재하여
신경을 직접 찌를(nerve impalement) 위험성
이 in-plane보다는 높은 단점이 있다. 만약,
out-of-plane을 이용할 경우는 항상 신경에
도달하기 전에 미리 소량의 주사제를 주사하
여 주사바늘의 끝은 찾은 후 진행해야 한다.

참고문헌

1. Eichenberger U, Stockli S, Marhofer P, et al. Minimal local anesthetic volume for perpheral nerve block: a new ultrasound guided, nerve dimension-based method. Reg Anesth Pain Med 2009;34:242-6.

2. Gray AT, Schafhalter-Zoppth I. Ultrasound guidance for ulnar nerve block in the forearm. Reg Anesth Pain Med 2003;28:335-9.

3. Hadzic A, Carrera A, Clark T, et al. Hadzic's peripheral nerve blocks and anatomy for ultrasound-guided regional anesthesia. 2nd ed. New York: McGraw Hill;2012. 385-90.

4. Kathirgamanathan A, French J, Foxall GL, Hardman JG, Bedforth NM. Delineation of distal ulnar nerve anatomy using ultrasound in volunteers to identify an optimum approach for neural blockade. Eur J Anaesthesiol 2009;26:43-6.

5. Kim CH, Lee MJ, Kang MS. Ultrasonography of the elbow joint. J Korean Orthop US Soc 2012;5:123-9.

6. Loewy J. Sonoanatomy of the median, ulnar and radial nerves. Can Assoc Radiol J 2002;53:33-8.

7. McCahon RA, Bedforth NM. Peripheral nerve block at the elbow and wrist Contin Educ Anaesth Crit Care Pain 2007;7:42-4.

8. McCartney CJ, Xu D, Constantinescu C, Abbas S, Chan VW. Ultrasound examination of peripheral nerves in the forearm. Reg Anesth Pain Med 2007;32:434-9.

초음파하 손목신경차단술
Ultrasound guided wrist block

강종우

1. 정의

초음파하 손목신경차단술(ultrasound-guided wrist block)은 기초적인 말초신경(peripheral nerve) 차단술 중 하나로 손목 부위에서 손(hand) 및 손목(wrist)으로 주행하는 신경의 전체 또는 일부를 차단하는 기법이며 척골신경(ulnar nerve), 정중신경(median nerve), 요골신경(radial nerve)을 차단하는 것이다. 초음파하 손목신경차단술은 초음파 장치 외 특별한 장비없이 시행할 수 있으며, 시행하기가 간단하고 필수적을 나타날 수 있는 전신 합병증이 없어 외래 처치실 또는 수술실에서도 시행할 수 있는 안전하고 효과적인 마취법이다. 초음파하 손목신경차단술은 수부 및 손목의 다양한 수술을 위한 마취에 적합하다. 특히 손목 이하 부위만 마취가 되고 수부 외재근(hand extrinsic muscle)은 마취가 되지 않아 수술 도중 환자로 하여금 수지를 능동적으로 굴곡 및 신전시켜 볼 수 있어 수지 굴곡 및 신전건의 균형과 장력(tension)의 교정이 중요한 수지 건 손상, 수지

변형 등의 수술적 치료시 유용하다. 또한 초음파를 통하여 실시간으로 해부학적 구조를 관찰하면서 신경차단을 시행하므로 혈관 및 신경의 손상을 최소화 할 수 있고 정확한 부위로의 마취제 주입이 가능하여 적은양의 마취제로도 효과적으로 신경차단을 시행할 수 있다는 장점이 있다.

2. 목적

손목 부위에서 수부(hand)로 주행하는 신경의 전체 또는 일부를 차단하는 것이 목적이며 실제 차단을 시행하는 신경에는 척골신경의 배측 감각 분지(dorsal sensory branch of ulnar nerve)를 포함한 척골신경(ulnar nerve), 전골간신경(anterior interosseous nerve)을 포함한 정중신경(median nerve), 후골간신경(posterior interosseous nerve) 및 천요골신경(superficial radial nerve)을 포함한 요골신경(radial nerve)이다.

3. 적응증과 금기증

초음파하 손목 차단술은 수근관 감압술, 손목 관절경술, 듀피트렌씨 구축증의 유리술(Dupuytren's contracture release), 수지 관절 유합술(finger joint fusion), 수부 골절(hand fracture) 등의 손 또는 손목 부위의 수술적 치료시 사용할 수 있다. 손목 차단술은 초음파 외 특별한 시설 및 도구가 불필요하므로 수술실은 물론 외래, 응급실 등 어느 곳에서든 간편하고 안전하게 시행할 수 있어 수부의 간단한 수술 시(minor procedure) 시술자(surgeon)가 선호하는 마취 방법이며 금식여부와 상관없이 시행할 수 있어 응급실 등에서 급한 수부 외과 환자의 응급 처치시에 유용하다. 손목 차단술을 시행하지 못하는 때는 손목 부위의 국소적 감염증(infection), 기존의 중추 또는 말초신경 질환, 국소마취제에 대한 알려지(allergy) 등이 있는 경우 외 없으며 항응고제를 복용 중이거나 출혈 경향을 가진 환자의 경우에도 주의를 기울여 시행할 수 있다. 손목신경차단술 후 손목 지혈대(wrist tourniquet)는 약 120분간, 팔 지혈대(arm tourniquet)는 약 20분간 추가의 마취 없이 사용 가능하므로 손목신경차단술 후 잠시라도 지혈대를 사용하면 수술에 많은 도움이 된다.

4. 손목신경의 기능적 해부학
Functional anatomy of wrist nerve

수부에는 척골신경, 정중신경, 요골신경이 분포한다. 그 중 척골신경은 손목에서 약 5 cm 근위부(proximal portion)에서 배측 감각 분지(dorsal cutaneous branch of ulnar nerve)와 수장 분지(palmar branch of ulnar nerve)로 나뉘고 배측 감각 분지는 척골의 경상 돌기(ulnar styloid process)의 척수장측(ulnovolar side)을 지나 수부의 척배측(ulnodorsal side)에 분포하여 수부의 척배측 감각(ulnodorsal sensory)을 담당한다. 척골신경의 수장 분지는 척골관(ulnar tunnel)을 통과하며 운동 분지인 심부 분지(deep branch)와 감각 분지인 천부 분지(superficial branch)를 형성한다. 척골신경의 심부 분지는 소지구근(hypothenar muscle), 척측 두 충양근(medial two lumbrical muscles), 모든 골간근(all interosseous muscles), 무지내전근(adductor pollicis), 단수장근(palmaris brevis muscle)에 분포하여 수부 내재근(hand intrinsic muscle)의 대부분을 지배하며 반대로 감각 분지는 수장부의 척측 감각을 담당하고 더욱 원위부로 주행하여 수지신경(digital nerve)을 형성한다. 이 수지신경을 통해 제4 수지의 수장부 척측(palmar ulnar side), 제5 수지 수장부 전체의 감각을 느낄 수 있다(그림 3-4-1, 3-4-2).

정중신경은 근위 전완부(proximal forearm)의 원형 회내근(pronator teres muscle) 부위에서 전골간신경(anterior interosseous nerve)이 분지되어 골간막(interosseus membrane)의 전방을 따라 원위부로 주행하면서

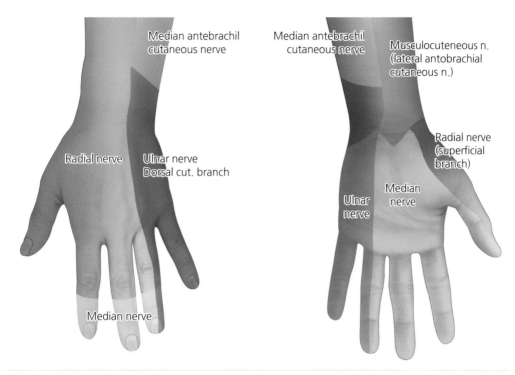

그림 3-4-1. 수부의 피부감각 분포

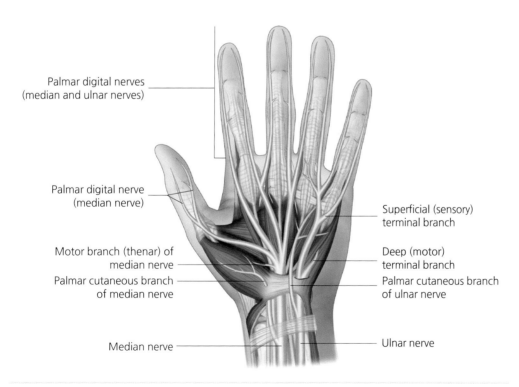

그림 3-4-2. 정중 및 척골신경의 수장측 분포

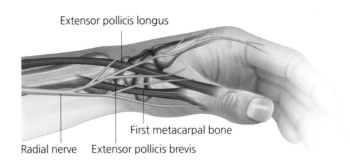

그림 3-4-3. 손목 및 수부에서 요골신경의 분포

전완부 장측의 장무지굴근(flexor pollicis longus), 수지의 심수지굴근(flexor digitorum profudus muscle), 방형회내근(pronator quadratus muscle)에 운동신경을 분지한 후 방형회내근의 심부를 지나 미지막으로 손목 관절의 감각을 담당한다. 정중신경은 원위 전완부(distal forearm)에서 수장측 감각신경(palmar cutaneous branch of median nerve)을 분지하여 무지구(thenar eminence)의 피부 감각을 담당한다. 이후 정중신경은 수근관(carpal tunnel)을 통과하면서 수지신경(digital nerve) 및 회선 운동 분지(recurrent motor branch of median nerve)를 형성한다. 수부 요측의 제1-3 수지의 수장측, 제4 수지의 수장 요측(palmar radial) 감각은 수지신경이, 무지구근의 근육중 무지대립근(opponens pollicis muscle), 단무지외전근(abductor pollicis brevis), 단무지 굴곡근의 천부(superficial part of flexor pollicis brevis muscle)는 회선 운동 분지가 지배한다. 정중신경과 척골신경에서 형성된 수지신경은 수장부에서 천부 수장궁(superficial palmar arch)의 심부에 위치하며 수지부에서는 수지동맥(digital artery)의 천부에 위치하여 손끝으로 주행하며 수지 속질(finger pulp)과 조상(nail bed)에서 그 주행이 끝난다(그림 3-4-1, 3-4-2).

요골신경은 전완부의 외회전근(supinator muscle) 부위에서는 요골동맥의 요측에 위치하여 감각 분지인 천요골신경(superficial radial nerve)과 후골간신경(posterior interosseous nerve)으로 나누어진다. 천요골신경은 전완부의 장요측(voloradial side)을 따라 원위부로 주행 후 요골 경상 돌기(radial styloid process)의 약 7 cm 근위부에서 심부 근막(deep fascia)을 통과하여 전완부의 요배측(dorsoradial side)으로 주행하여 천요골신경 분지를 형성한다. 이 천요골신경 분지는 전완부의 요후방측으로 주행하다 두개의 작은 분지(medial, lateral branch)로 나뉘며 이 분지는 손등 요측의 감각을 담당한다(그림 3-4-3). 천요골신경 분지는 척골신경의 배측 감각 분지와 손등에서 서로 만나 교통분지(communicating branch)를 형성한다. 후골간신경은 외회전근(supinator muscle)을 통과하여 전완부의 배측으로 주행한 후 장무지신근(flexor pollicis longus muscle), 총수지신근(common extensor muscle) 등의 수지신근을 지배한 후 종국에는 손목 관절의 배측에서 그 주행이 끝나면서 손목 관절의 배측 감각을 담당한다(그림 3-4-1).

5. 손목신경차단술의 초음파 해부학
Anatomy of ultrasound-guided wrist block

정중신경은 손목 부위에서 장수장건(palmaris longus tendon)과 요수근 굴곡건(flexor carpi radialis tendon) 사이에 위치하며 특히 장수장건의 바로 척측 심부에 위치하여 장수장건과 평행하게 주행하므로 정중신경의 차단시 장수장건과 요수근 굴근건이 그 해부학적 지표가 된다. 횡단면(transverse plane) 초음파에서 난원형(oval)의 고에코 점상 구조(hyperechoic stippled structure) 다발(cluster)이 쉽게 관찰되며 이 다발은 천수지굴건(flexor digitorum superficialis), 심수지굴건(flexor digitorum profundus), 장무지굴건(flexor pollicis longus), 정중신경으로 이루어진다. 손목부위에서는 바로 건과 신경을 구분하기가 어려우므로 탐촉자(transducer)를 근위부로 천천히 이동하여 관찰하며 보면 건의 경우 근건 접합부(musculotendinous junction)를 지나면서 근육으로 이행하고 정중신경은 근위부로 이동하여 보아도 초음파상 모양이 변하지 않아 서로 구분이 가능하다.

손목 부위에서 전골간신경은 요골과 척골사이에서 골간막의 바로 전방에 위치하고 전골간신경의 바로 척측에 전골간동맥(anterior interosseus artery)이 위치하므로 색 도플러 영상(color doppler imaging) 기능을 이용하면

쉽게 구분이 가능하다. 전방 골간신경은 골간막의 전방에 위치하나 전방에서 도달하기 보다는 후방에서 접근하기가 용이하므로 후방 골간신경과 동일하게 원위 요골의 척측 경계(border)가 해부학적 지표가 된다.

척골신경은 손목 부위에서 척골동맥과 척수근 굴근건(flexor carpi ulnaris tendon)사이에서 척골동맥의 척측, 척수근 굴근건의 심부(deep portion)에 위치하므로 그 해부학적 위치를 참고 하면 초음파를 통하여 쉽게 구분할 수 있으며 척골동맥과 척수근 굴근건이 그 해부학적 지표가 된다. 척골신경도 정중신경과 동일하게 횡단면 초음파에서 고에코의 점상 구조의 난원형 또는 원형(oval to round shape)으로 관찰되며 탐촉자(transducer)를 손목 부위에서 근위부로 옮겨가며 관찰하면 척골신경과 척골동맥이 점차 서로 거리가 멀어지게 되고 반대로 원위부로 다시 옮겨 가며 관찰하면 서로 가까워진다는점을 이용하면 척골신경을 쉽게 구별할 수 있으며 색 도플러 영상(color doppler imaging) 기능을 통하여 척골동맥을 쉽게 알아볼 수 있으므로 척골동맥의 바로 척측에 위치한 척골신경을 쉽게 찾을 수 있다.

천요골신경은 요골 경상 돌기의 바로 근위부에서 여러 개의 작은 분지로 나뉘어져 각각 해부학적 코담배갑(anatomical snuff box)의 주변에서 주행하므로 천요골신경차단술 시 요골의 경상 돌기가 그 해부학적 지표가 된다. 횡단면 초음파상 근막의 바로 천부에 위치한 천요골신경을 경상 돌기의 배측 및 수장측에서 관찰할 수 있다. 손목 부위에서 천요골신경은 상대적으로 가는 여러 개의 분지로 나뉘지고 환자에 따라 그 해부학적 변이(anatomical variance)가 다양해 개개의 분지를 상대로 한

차단술은 기술적으로 어렵고 오히려 위험할 수 있어 천요골신경차단에서는 넓은 부위에 다량의 마취제를 투여하는 부위 차단(field block)이 권장된다.

후골간신경은 손목부위에서 총수지 신건과 장요수근 신건의 사이에서 위치하며 리스터스 결절(Lister's tubercle) 및 요골 간부의 척측연을 따라 골간막의 배측에 위치하고 후골간신경의 바로 척측에 후골간동맥이 위치하므로 전골간신경의 때와 동일한 방법으로 쉽게 구분이 가능하다.

6. 시술을 위한 준비물 및 환자의 자세

초음파 기계(ultrasound machine)와 선형 탐촉자(linear transducer)가 필요하며 그 외 신경차단술 시 필요한 소독포, 소독 거즈, 마취제가 충진된 10 mL 주사기, 11/2인치 길이의 25게이지(gauge) 주사 바늘이 포함된 표준 국소마취용 소독 트레이(standard anesthesia tray)가 필요하다. 환자를 앙와위(supine position)로 눕힌 후 팔을 외전(arm abduction)시킨 자세를 취하게 한 후 손목 차단술을 시행한다. 손목 차단술 시 사용할 국소마취제의 종류 및 농도는 필요 마취 시간을 고려하여 선택한다. 리도카인(Lidocaine)은 손목 차단술 시 가장 흔히 사용하는 대표적 국소마취제이며 부피바카인(bupivacaine)이나 로피바카인(ropivacaine) 또한 안전하게 사용할 수 있는 국소마취제이다(표 3-4-1).

7. 손목 차단술 전처치
Perioperative management

초음파하 손목 차단술 시 주사 바늘 삽입과 피하 주사가 필요하므로 환자가 불편감을 호소할 수 있어 손목 차단술 전 적절한 진정(sedation)과 진통억제(pain control)를 위해 미다졸람(midazolam, 2~4 mg)과 알펜타닐(alfentanil, 250~500 mg)의 사용이 필요하다. 보통 손목 차단술 후 국소마취제의 농도에 따라 차

표 3-4-1. 흔히 사용되는 국소마취제의 효과 발현 시작 시간(Onset Time) 및 효과 지속 시간(Duration)

	Onset(min)	Anesthesia(h)	Analgesia(h)
1.5% Mepivacaine (+HCO$_3^-$)	15~20	2~3	3~5
2% Lidocaine(+HCO$_3^-$)	10~20	2~5	3~8
0.5% Ropivacaine	15~30	4~8	5~12
0.75% Ropivacaine	10~15	5~10	6~24
0.5% Bupivacaine (or l-bupivacaine)	15~30	5~15	6~30

이는 있으나 약 5~15분 경과 후 효과가 나타나기 시작한다. 감각의 마취가 운동의 마취보다 빠르다.

는 있으나 마취제를 신경내에 주입 시 느낄 수 있는 주사 시 저항감이 없는지를 주사 시에도 재차 확인하고 저항감이 느껴질 때에는 주사를 즉시 중단하여야 한다.

8. 시술 방법

초음파하 손목 차단술은 손목 주름(wrist crease)의 근위 5~10 cm에서 시행한다. 주사 바늘은 초음파의 평면 내(in-plane) 또는 평면 외(out-plane) 술기(technique)로 시행할 수 있으나 평면 내 술기를 통해 차단술을 시행하는 것이 삽입된 바늘의 위치를 실시간으로 관찰하기 쉬우므로 더욱 안전하다. 초음파로 목표 신경(target nerve)과 주사 바늘을 실시간으로 관찰하면서 신경의 바로 주변까지 바늘을 삽입하고 약 3~4 mL의 국소마취제를 주입한다. 초음파로 신경과 바늘을 실시간으로 관찰하므로 신경내 주사(intraneural injection)를 피할 수

1) 정중신경차단술(Median nerve block)의 술기

손목 관절부에서 약 5~10 cm 근위부에 횡단면방향으로 초음파의 선형 탐촉자를 위치시키고 초음파를 통하여 정중신경을 찾은(canning) 후 탐촉자 요측의 바늘이 삽입될 부위에 피부마취를 시행하고 바늘을 삽입한다. 바늘의 삽입은 천요골신경과 요골동맥의 손상을 예방하기 위해 손목의 척측에서 삽입하는 것이 안전하다. 초음파 영상에서 바늘의 끝(needle tip)이 보이면 천천히 정중신경의 심층부를 향해 바늘을 진입시키고 3~5 cc의 국소마취제를 주입한다(그림 3-4-4).

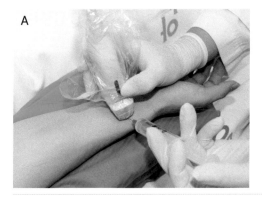
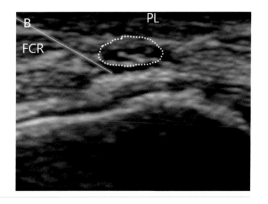

그림 3-4-4. 손목 부위에서의 정중신경의 차단술
A. 장수장건과 척수근 굴건사이에 주사바늘을 삽입하며 바늘 끝이 심부 근막을 통과할 때까지 진입시킨 후 3~5 cc의 국소마취제를 주입한다. B. 정중신경차단술 시 초음파 소견. PL, 장장근건; FCR, 요수근 굴곡건

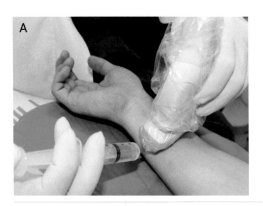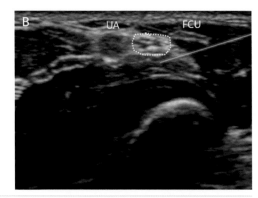

그림 3-4-5. 손목 부위에서의 척골신경차단술
A. 척골신경의 장측 분지를 차단을 위해서는 척골 경상 돌기 의 바로 근위, 척수근 굴곡건의 직하방에서 주사 바늘을 삽입하며 3~5 cc 의 국소마취제를 주사하며, 소지구 감각의 완전한 차단을 위해 동일한 위치에서 전완부를 외회전시킨 후 척수근 굴곡건의 천층에 주사 바늘을 삽입하고 2~3 cc의 국소마취제를 추가로 주사하는 것이 좋다. B. 척골신경차단술 시 초음파 소견. UA, 척골신경, FCU, 척수근 굴곡건

2) 척골신경차단술(Ulnar nerve block)의 술기

정중신경의 차단과 동일하게 손목 주름의 5~10 cm 근위부에 선형 탐촉자를 횡단면으로 위치고 척수근굴곡과 척골동맥사이에 위치한 척골신경을 찾는다. 탐촉자의 척측에서 바늘이 삽입될 부위에 피부 마취를 시행하고 바늘을 삽입한다. 초음파 영상에서 바늘끝이 보이면 척골신경의 심층부를 향하여 바늘을 전진시키고 척골신경의 심층부에 3~5 cc의 국소마취제를 주사한다. 손목 주름의 5~10 cm 근위부에서 척골신경차단을 시행하면 척골신경의 배측 및 수장측 감각 분지가 동시에 마취가 되므로 척골신경의 배측 및 수장측 감각신경 분지에 대한 추가의 차단술이 불필요하다(그림 3-4-5).

3) 요골신경차단술(Radial nerve block)의 술기

요골신경의 천층 분지는 손목 부위에서 그 주행위치를 정확히 예측하기가 어렵고 다수의 작은 분지로 나뉘어져 있으므로 효과적인 신경 차단을 위해서는 넓은 부위에 다량의 마취제를 투여하는 부위 차단(field block)이 권장된다. 요골 경상 돌기의 바로 근위부에서 탐촉자를 횡단면으로 위치시킨 후 천요골신경 분지를 찾는다. 탐촉자 척측에서 바늘이 삽입될 부위에 피부 마취를 시행하고 요측을 향해 주사 바늘을 삽입한다. 초음파상 바늘이 보이면 천요골신경 분지의 심층부를 향하여 주사바늘을 전진시키고 바늘을 점차 후진지키면서 넓은 부위에 부위 차단을 시행 후 바늘을 제거한다. 요골 경상돌기 척측의 천요골신경을 초음파를 통하여 관찰하면서 바늘을 리스터스 돌기(Lister's tubercle)를 향하여 삽입 후 천요골신경의 하방으로 전진시킨 후 동일한 방법으로 부위 차단

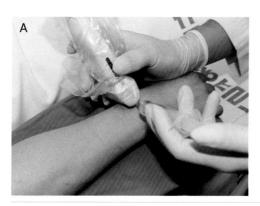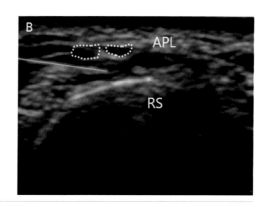

그림 3-4-6. 손목 부위에서 요골신경의 차단술
A. 요골 경상 돌기의 바로 근위부에서 주사 바늘을 삽입하고 요측을 향하여 5 cc가량의 국소마취제를 주사 후, 동일 삽입점에서 리스터스 결절을 향하여 동일한 양의 국소마취제를 주사하는 부위 차단을 한다. B. 요골신경차단술 시 초음파 소견. RS, 요골 경상 돌기; APL, 장무지외전건

을 시행한다. 주입하는 국소마취제의 양은 각 5 cc 정도면 충분하다(그림 3-4-6).

물다. 드물기는 하나 주사제에 에피네프린을 섞어 주입을 하면 말초의 혈액 순환이 저해되어 위험한 경우가 있을 수 있으므로 에피네프린을 섞어 주입을 하지 않는다.

9. 합병증 및 주의사항
Complications & How to avoid them

초음파하 손목 차단술 후 발생할 수 있는 필연적인 합병증은 없으나 그나마 흔한 합병증은 마취제가 우발적으로 신경내에 주입되어 발생하는 잔존 이상감각(residual paresthesia)이다. 마취제 주입 시 저항이 느껴지면 즉시 주입을 멈추고 주사바늘의 신경내 삽입 여부를 다시한면 살펴야 한다. 그 외 전신 독성(systemic toxicity)도 발생할 수는 있으나 말단부위인 손목 부위의 주사로 체부(trunk)와 거리가 멀고 비교적 적은 양을 주사하므로 매우 드

10. 요약 Summary

① 손목 차단술의 적응증(indication): 손과 손가락의 수술 시 사용
② 탐촉자 위치: 손목 주름의 5~10 cm 근위부, 횡단방향(transverse direction)
③ 차단 신경: 요골, 척골, 정중신경
④ 사용 국소마취제의 양: 3~5 mL
⑤ 주의사항: 에피네프린이 포함된 국소마취제 사용 금지 ≫

Technical tip ≫ 수근관 증후군(carpal tunnel syndrome)에서의 초음파하 스테로이드 주사요법

남자 28세 환자로 내원 3개월 전부터 시작된 심한 우측 손 저림을 주소로 내원하였다. 손 저림은 우측 수장부(palmar area)의 요측에 국한해 있었으며 손의 주관적인 위약감은 없었다. 이학적 검사상 우수부의 근위축 등의 소견은 없었으나 팔렌 증후 양성의 소견이 보였다. 단순 방사선 검사에서 특이 소견은 없었으나 근전도 검사상 손목부위에서의 신경 전도 속도의 저하가 보였다. 초음파 검사에서 수근관의 바로 근위부에서 정중신경의 부종이 관찰되었다. 환자는 수근관 증후군으로 진단되었으며 3개월 간의 안정(resting) 및 약물치료를 시행하였음에도 임상적 호전이 없었다. 수술적 치료가 필요하였으나 환자의 개인사정으로 당장 시행하기가 불가능하였으며 일시적이나마 증상의 완화를 위해 스테로이드 주사요법을 시행하기로 하였다.

준비물
초음파 기계, 선형 탐촉자, 소독포, 소독 거즈, 베타딘(betadine solution), 1 mL 주사기, 10 mL 주사기, 1.5인치 25 게이지 주사 바늘, 생리식염수, 2% 리도카인, 트리암시놀론(40 mg/mL)

시술 방법
• 환자를 앙와위(supine position)로 눕히고 손목에 주사가 용이할 수 있도록 팔을 30도 가량 외전(abduction)시킨다. 손목을 접은 소독포위에 올려 놓아 손목이 자연스럽게 배굴(dorsiflexion)될 수 있도록 한다.
• 손목 장측에 베타딘으로 소독을 시행한다.
• 선형 탐촉자에 적당량의 초음파용 젤리(jelly)를 바르고 소독 장갑을 착용 후 소독 비닐을 무균 조작으로 씌운다.
• 1 mL 주사기에 생리식염수 1 cc와 2% 리도카인 1 cc를 섞어두고, 10 cc 주사기에 생리식염수 1.5 cc, 트리암시놀론 0.2 cc, 2% 리도카인 1.5 cc를 섞어 약 3 cc 가량의 주사를 준비한다.
• 주사 바늘의 삽입점은 근위 손목 주름(proximal wrist crease)과 척수근 굴건(flexor carpi radialis)의 교차점으로 미리 준비하여둔 1%리도케인을 주사하여 국소 피부 마취를 시행한다.
• 선형 탐촉자를 근위 손목 주름에 평행하게 위치시키고 초음파상 정중신경 및 척수근 굴건, 요골 동맥, 장장건, 수지 골곡건 등의 위치를 확인한다(그림 3-4-7A).
• 주사바늘을 척수근 굴건의 천부(superficial portion)를 지나 정중신경의 심부(deep portion)를 향해 주사바늘을 삽입 후 3 cc가량의 주사제를 주사한다(그림 3-4-7B)

기술적 조언(Technical tip)
• 수근관 증후군에서 스테로이드 주사요법 만으로 근치적 치료를 시행키 어렵고 일시적인 효과를 보이는 경우가 대부분이므로 그 시행에 신중을 기해야 하며 남용하여서는 안 된다.
• 수근관의 스테로이드 주사요법시 주사는 손목의 요측에서도 척측에서도 시행할 수 있으나 요측 에서 주사를 삽입하는 것이 그 해부학적 구조상 보다 안전하고 쉬운 방법이며 탐촉자를 손목 주

름과 평행하게 위치시켜 손목의 횡단면을 관찰하고 초음파상 평면의 방향과 주사의 삽입 방향을 일치시켜 주사를 시행하는 평면 내 접근법(in-plane technique)이 주사바늘을 삽입 시 그 움직임을 실시간으로 관찰할 수 있어 보다 쉽고 안전하다.

- 손목부위에서는 건과 신경을 구분하기가 어려우므로 탐촉자를 근위부로 천천히 이동하여 관찰하며 보면 건의 경우 근건 접합부를 지나면서 근육으로 이행하고 정중신경은 근위부로 이동하여 보아도 초음파상 모양이 변하지 않아 서로 구분이 가능하다.

- 초음파의 색 도플러(color Doppler) 기능을 사용하면 요골동맥의 위치를 쉽게 알 수 있으며 요골동맥의 바로 척측의 난원상 고에코 점상 구조가 척수근 굴건이다.

- 요측에서 주사를 삽입 시 척수근 굴건의 바로 천부을 지나 약 30도 각도로 삽입을 하면 주사의 목표점인 정중신경의 심층부에 안전하게 도달할 수 있다. ■

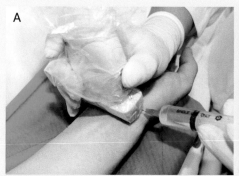
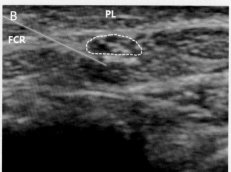

그림 3-4-7. 수근관 증후군에서의 초음파하 스테로이드 주사법
A. 근위 손목 주름과 척수근 굴건의 교차점이 주사 바늘의 삽입점이며 약 30도 각도로 바늘을 삽입한다. B. 정중신경차단술 시 초음파 소견. PL, 장장건; FCR, 요수근 굴건

참고문헌

1. Delaunay L, Chelly JE. Blocks at the wrist provide effective anesthesia for carpal tunnel release. Can J Anaesth 2001;48:656-60.

2. Derkash RS, Weaver JK, Berkeley ME, et al. Office carpal tunnel release with wrist block and wrist tourniquet. Orthopedics 1996;19:589-90.

3. Dupont C, Ciaburro H, Prevost Y, et al. Hand surgery under wrist block and local infiltration anesthesia, using an upper arm tourniquet. Plast Reconstr Surg 1972;50:532-3.

4. Dushoff IM. Hand surgery under wrist block and local infiltration anesthesia, using an upper arm tourniquet. Plast Reconstr Surg 1973;51:685-6.

5. Ferrera PC, Chandler R. Anesthesia in the emergency setting: Part I. Hand and foot injuries. Am Fam Physician 1994;50:569-73.

6. Gebhard RE, Al-Samsam T, Greger J, et al. Distal nerve blocks at the wrist for outpatient carpal tunnel surgery offer intraoperative cardiovascular stability and reduce dis-

charge time. Anesth Analg 2002;95:351-5.

7. Klezl Z, Krejca M, Simcik J. Role of sensory innervation variations for wrist block anesthesia. Arch Med Res 2001;32:155-8.

8. Leversee JH, Bergman JJ. Wrist and digital nerve blocks. J Fam Pract 1981;13:415-21.

9. Martinotti R, Berlanda P, Zanlungo M, et al. Peripheral anesthesia techniques in surgery of the arm. Minerva Chir 1999;54:831-3.

10. Melone CP Jr, Isani A. Anesthesia for hand injuries. Emerg Med Clin North Am 1985;3:235-43.

11. Nystrom A, Lindstrom G, Reiz S, et al. Bupivacaine: A safe local anesthetic for wrist blocks. J Hand Surg [Am] 1989;14:495-8.

12. Vatashsky E, Aronson HB, Wexler MR, et al. Anesthesia in a hand surgery unit. J Hand Surg [Am] 1980;5:495-7.

초음파 유도 전완부 신경차단술
Ultrasound guided forearm block

박상하

1. 정의 Definition

주로 수부 및 완관절, 전완부의 마취, 진통 조절, 진단 및 치료 등의 목적을 위하여 전완부 근위부에서 국소마취제를 이용하여 신경차단하는 것을 의미한다.

초음파 유도하에 정중신경과 척골신경은 전완부에서 쉽게 차단술을 시행할 수 있으나 요골신경은 좀더 상부인 주관절부에서 해야 차단하기 쉽다. 전완부 신경차단술은 대부분 수부 수술에 많이 사용하고 있으며 원위부 수술 시 팔신경 얼기 차단술(brachial plexus block)보다 좀더 빠르게 효과를 원할 때 사용하고 있다.

전완부의 순수 감각신경인 내측, 외측, 후방 전완 피부신경(medial, lateral, posterior antebrachial cutaneous nerve) 또한 초음파하 신경차단술을 시행할 수 있다. 신경의 확인을 위하여 신경 자극기를 사용할 수 있으나 바늘 끝이 신경과 접촉했을 때 반응의 변화폭이 다양하게(wide variations in nerve sensitivities) 나타날 수 있다(그림 3-5-1).

2. 목적 Purpose

주로 수술을 위한 마취 또는 수술 후 통증 조절 목적으로 시행되며, 진단 또는 감별 진단 목적으로 시행되기도 한다. 이를 정확하게 시행하기 위하여 전완부의 신경 지배 및 각 신경의 지배 근육을 파악하고 있어야 한다. 전완부의 신경차단술은 크게 정중신경 및 요골신경, 척골신경이 관여하고 있어 3가지 신경마다 적응증 및 시행방법을 인지하고 있어야 한다(그림 3-5-2).

3. 적응증과 금기증

상완부위는 주관절 이하부위의 수술 및 통증 조절에 사용할 수 있지만 신경 경로상 중간~말단 부위로 요골신경, 척골신경, 정중신경 외에 근피신경 및 내·외측전완피부신경도 관여하고 있다. 따라서 근피신경 및 내·외측전완피부신경 등은 더 근위부에서 차단하는 방법

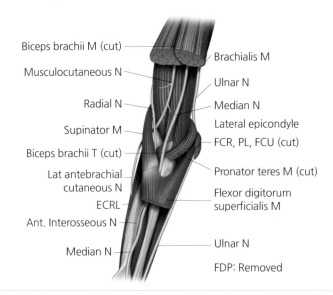

그림 3-5-1. 상지의 신경 및 근육 분포도

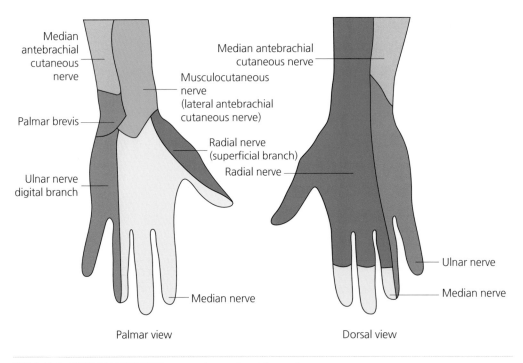

그림 3-5-2. 전완부 피부신경지배도(Cutaneous innervation of the arm)

표 3-5-1. 상완의 신경 지배 근육(modified from Greeky medics 2015)

		요골신경(Radial N.)	정중신경(Median N.)	척골신경(Ulnar N.)
신경 지배	Seonsory	Posterior forearm Lateral 2/3 dorsum of hand Proximal dorsal aspect of lateral $3^1/_2$ fingers	Thenar eminence Lateral 2/3 palm of hand Palmar aspect lateral $3^1/_2$ fingers	Hypothenar eminence Medial 1/3 palm & dorsum of hand Palmar & whole dorsal aspect of medial $1^1/_2$ fingers

	Motor	Posterior compartment of forearm
		1. wrist extensors
		2. finger extensors
		3. brachioradialis
		4. supinator
			All muscle of ant. compart of forearm except FCU & medial two parts of FDP
			1. wrist flexors
			2. finger flexors
			3. pronator teres + quadratus
			4. LOAF muscle of hand
			  a. Lat. Two lumbricals
			  b. Opponens pollicis
			  c. Abductor pollicis brevis
			  d. Flexor pollicis brevis
				Two muscles of anterior compart of forearm
				1. FCU
				2. Med. Two part of FDS
				3. HILA muscles of hand
				  a. Hypothenar enimnence
				  b. Interossei
				  c. Lumbricals (medial two)
				  d. Adductor pollicus

적용 수술		Fx. On proximal radius Stab wound to anterior compartment of forearm/wrist	Stab wound to anterior compartment of forearm/wrist Carpal tunnel syndrome	Stab wound to forearm & wrist Cubital tunnel syndrome Guyon's canal syndrome
손상 결과	Sensory	Numbness on posterior forearm & radial distribution of hand	Numbness on thenar eminence & median distribution of hand	Numbness on hypothenar eminence & ulnar distribution of hand
	Motor	Weak wrist extension & finger (MCP) extension Absent supinator reflex	Weak forearm pronation & wrist flexion & wrist abduction Weak grip strength & opposition Weak finger flexion: flexion of ring & little finger (DIP joint preserved)	Weak wrist flexion & wrist adduction Weak flexion of ring and little finger MCP and DIP joint, and weak extension of at their IP joints Weak finger abduction, adduction, opposition
	Deformity	Wasting of posterior compartment of forearm "Wrist drop"	Wasting of ant. Forearm & thenar eminence "Hand of benediction"	Wasting of hypothenar eminence and intrinsic muscles of hand "Claw hand"

이 더 유용하므로 전완부의 신경차단술에는 적응증 및 금기증이 존재한다.

1) 적응증

전완부위에서의 신경차단술은 수부 골절 및 열상, 심부조직 농양에 대한 변연절제술 등의 수술에 적용할 수 있다. 신경 분포상 근피신경 및 내측전완 피부신경이 수근관절까지 내려와 있어 수근관절의 원위부, 즉 수부 수술에 많이 사용된다(그림 3-5-6).

정중신경(Median nerve)의 위치별 초음파 해부학

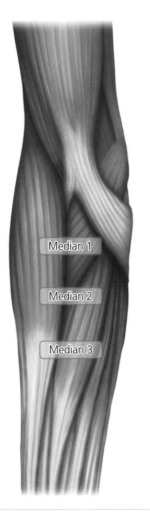

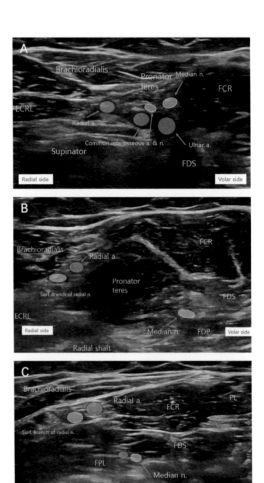

그림 3-5-3. A. Median Probe 1. B. Median Probe 2. C. Median Probe 3

요골신경(Radial nerve)의 위치별 초음파 해부학

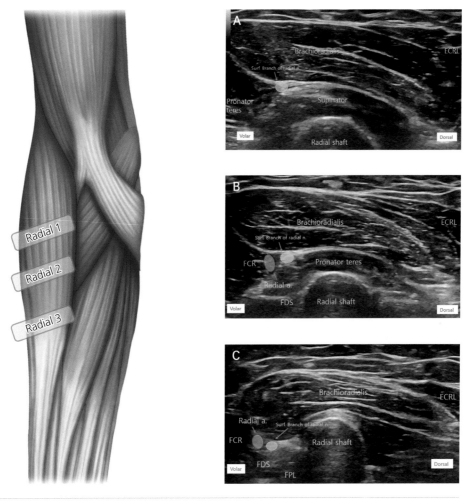

그림 3-5-4. A. Radial Probe 1. B. Radial Probe 2. C. Radial Probe 3

척골신경(Ulnar nerve)의 위치별 초음파 해부학

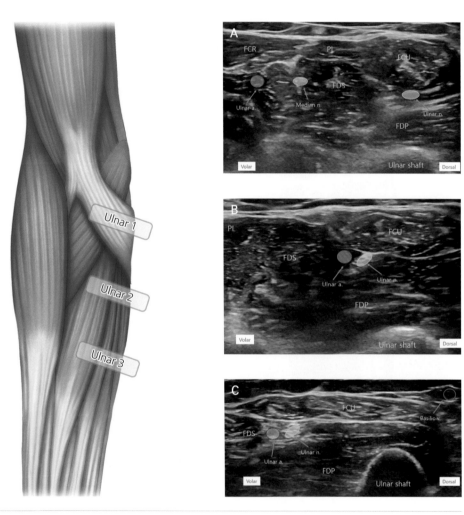

그림 3-5-5. A. Ulnar Probe 1. B. Ulnar Probe 2. C. Ulnar Probe 3

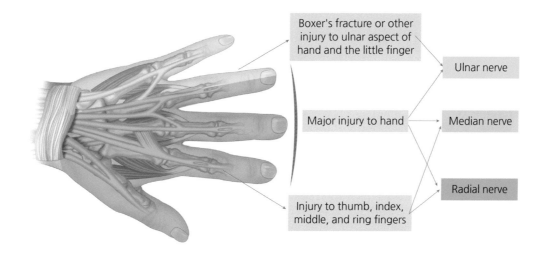

Boxer's fracture or other injury to ulnar aspect of hand and the little finger → Ulnar nerve

Major injury to hand → Median nerve

Injury to thumb, index, middle, and ring fingers → Radial nerve

그림 3-5-6. 수상부위에 따라 다른 신경차단술이 요구된다.

2) 금기증

전완부의 신경차단술만으로는 근피신경 및 내·외측전완피부신경을 차단할 수 없고, 정중신경의 분지인 전골간신경(anterior interosseous nerve) 및 요골신경의 분지인 후골간신경(posterior interosseous nerve)이 충분히 마취되지 않는 경우가 많아 원위 요골골절 수술 및 수근부 수술에 불충분한 마취가 될 확률이 있어 이러한 경우에는 좀더 근위부에서 마취를 요한다.

4. 시술을 위한 준비물 및 환자의 자세

효율적인 마취를 위해서는 환자는 편안한 자세를 유지하게 하고 시술자는 초음파 모니터를 환자의 견갑외측에 위치하게 하여 시술 중 얼굴만 들면 영상을 확인할 수 있게 배치한다. 가까운 거리에 드레싱카를 위치시키고 필요한 약제도 정확히 준비하여 시술시간이 길어지지 않게 한다.

1) 준비물

① 초음파: 선형 프로브(linear transducer) 8~14 MHz, 초음파 겔
② 멸균 장갑
③ 20 mL 실린지나 3개의 10 mL 실린지
④ 22~25 gauge 바늘(Short-bevel)
⑤ 신경 자극기(nerve stimulator): 선택사항

일반적으로 전완부의 신경차단술은 대부분 표층에 있기 때문에 시술 중 통증감소를 위하여 25 gauge의 얇은 바늘을 선호하는 사람도 많다. 하지만 얇은 바늘은 바늘 직경이 작고

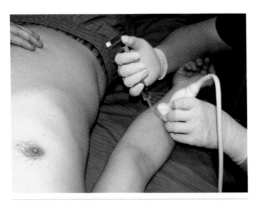

그림 3-5-7. 전완부 신경차단술 시 환자는 상완을 외회전하고 시술자는 환자의 허리옆에 위치해야 한다.

끝이 더 날카로운 디자인의 바늘이 많으므로 신경 내(intraneural) 주입이 되지 않도록 세심한 주의를 요한다.

2) 환자의 자세

환자를 앙와위(supine position)로 눕힌 후 환자의 환측의 팔을 외회전시켜서 수장부가 위로 오도록 위치시킨다. 환자가 앉아있는 자세에서도 가능하나 시술 장면을 환자가 보면 긴장되어 움직일 수도 있고 시술자도 충분한 공간이 제공되지 않는 경우가 많아 앙와위가 권장된다. 초음파를 환자의 머리옆이나 견관절 외측부에 위치하게 하고 시술자는 환자의 허리 부분에 위치하여 최대한 편하게 시술할 수 있는 자세를 확인해야 한다. 요골신경차단술을 주관절 근위부에서 하는 경우에는 상완을 내회전시켜 수장부가 환자의 배에 위치하게 하고 시술자는 환자의 주관절 외측에 위치하는 것이 좋다(그림 3-5-7).

5. 시술 방법 및 약물에 따른 용량 및 작용 시간

전완부에서 신경차단을 위해 정중신경 및 척골신경, 요골신경차단술을 알아야 한다. 각 신경별 주행이 달라서 먼저 해부학을 인지하고 있어야 한다. 세 가지 신경에 적용하는 약물 및 작용시간은 비슷하다.

1) 정중신경 Median nerve

(1) 해부학

① 정중신경은 팔신경 얼기의 내측 및 외측속에서 형성되어 원회내근(pronator teres)의 상완두(humeral head)와 척골두(ulnar head) 사이를 통과한다.

② 이후 원회내근, 요측 수근 굴근(flexor carpi radialis), 장장근(palmaris longus) 그리고 천지굴근(flexor digitorum superficialis)에 신경가지를 내고 좀더 원위에 전골간신경(anterior interosseous nerve)을 내어 심지굴근[요측절반, flexor digitorum profundus (radial half only)], 장무지굴근(flexor pollicis longus) 그리고 방형회내근(pronator quadratus)까지 신경 지배를 한다.

③ 그리고 더 하방에서 심지굴건 및 천지굴건 사이를 지난다.

④ 이후 굽힘근지지띠(flexor retinaculum)를 지나기 전에 수장부 표피가지(palmar cutaneous branch)를 분지하고 굽힘근지지띠 하방을 지나서 엄지두덩(thenar emi-

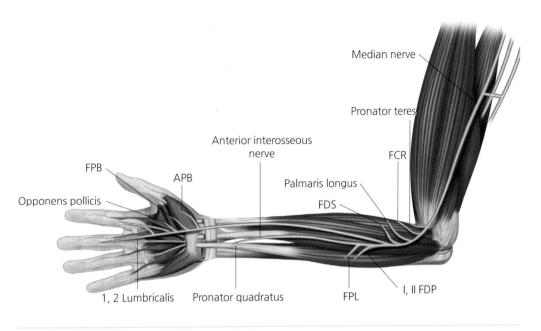

그림 3-5-8. 정중신경의 주행 및 해부학

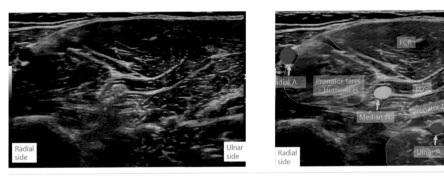

그림 3-5-9. 주관절와 바로 하방에서의 정중신경은 원회내근 상완두와 척골두에 의해 척골동맥과 떨어져 있다.

nence), 외측수부(lateral hand), 단무지외전근(abductor pollicis brevis), 단무지굴근(flexor pollicis brevis), 무지대립근(opponens pollicis) 그리고 제1, 2 충양근(1st and 2nd lumbricals)에 신경가지를 낸다(그림 3-5-8).

(2) 정중신경차단술

주관절 위치에서 정중신경은 상완동맥(brachial artery) 내측, 척측 피부정맥(basilic vein) 보다는 심부, 내상과 상부에 위치한다. 전완부에서는 요골동맥 및 요골 내측에 위치한다.

먼저 전완 앞면의 전주와(antecubital fossa)나 좀더 원위부에 초음파를 위치하고 축단면(Axial section)으로 하여 정중신경을 확인한

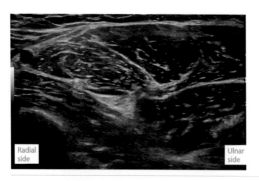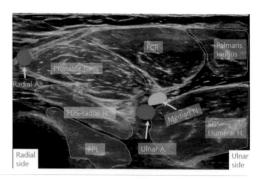

그림 3-5-10. 원회내근 척골두 하방으로 바로 정중신경과 척골동맥이 합류하므로 이 레벨에서의 차단술은 권장되지 않는다.

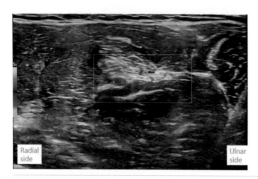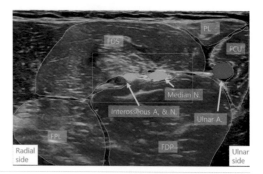

그림 3-5-11. 전완 가운데부분(mid-forearm)에서는 정중신경이 상대적으로 혈관과 떨어져 있기 때문에 이 레벨에서의 차단술이 권장된다.

다. 초음파상에서 정중신경은 하나의 타원형의 내부에 여러 개의 고에코성의 원형 구조물이 내포된 형태로 보인다. 신경에 직각으로 세워야 최상의 영상을 얻을 수 있으므로 probe를 좀더 세우거나 눕혀서 적정 각도를 유지한다(그림 3-5-9).

주관절와 바로 하방에서는 천지굴근의 상완두가 시작하는 부위로 원회내근에 의해 척골신경과 정중신경이 떨어져 있으나 일반적으로 조금만 내려가면 다시 척골신경과 정중신경이 합류하여 천지굴근과 심지굴근에 사이에서 주행하므로 이 위치에서는 정중신경차단술이 권장되지 않는다(그림 3-5-10).

위쪽 위치보다 좀더 하방인 아래팔 가운데 위치에서는 상대적으로 주변에 혈관이 없는 부위이기 때문에 이 위치에서 정중신경차단술을 시행하는 것이 용이하다. 탐촉자를 상·하로 기울여 신경이 포도송이처럼 잘 보이는 뷰를 선택하고 이후 탐촉자의 요골측에서 in-plane 방식으로 바늘을 주입한다(그림 3-5-11).

바늘이 정중신경에 가까이 위치한 것을 확인하기 위하여 신경 자극기를 사용할 수는 있으나 반응이 다양하게 나타날 수 있으니 유의해야 한다. 바늘이 신경 가까이에 위치한 것이 육안으로 확인이 되면 흡인을 해보고 혈액이 흡입되지 않으면 약제를 주입한다. 초음파상에서 약제가 신경 주위로 퍼지는 것이 확인되어야 한다(그림 3-5-12).

정중신경은 전완 원위부인 손목부근에서 확인이 용이하기 때문에 원위부에서 정중신경을

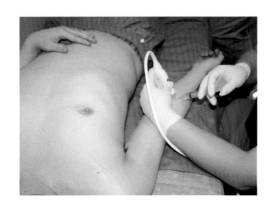

그림 3-5-12. 전완 가운데 부분(mid-forearm) 레벨에서 주사는 척골측에서도 시술할 수 있지만 척골동맥의 손상을 막기 위하여 요골측에서 주사하는 것이 권장된다.

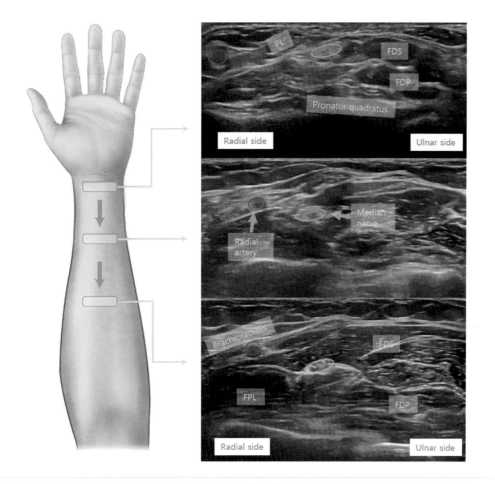

그림 3-5-13. 손목쪽에서는 정중신경을 찾기가 용이하기 때문에 원위부에서 근위부로 역추적하여 정중신경을 확인할 수 있다.

표 3-5-2. 정중신경차단술 시 각 약물에 따른 용량 및 작용 시간

Local Anaesthetic (LA)	Volume of LA	Needle size and length	Desired response from stimulation	Onset time	Analgesic duration
0.5% Ropivacaine (>) or Bupivacaine	3~5 mL	22 G, 5 cm	Flexion of fingers	15 mins	6~12 hrs
1% Prilocaine (>) or Lidocaine	3~5 mL	22 G, 5 cm	Flexion of fingers	10 mins	4~6 hrs

확인하고 더 근위부로 그 경로를 따라서 올라오면서 확인할 수 있다. 정중신경을 확인한 이후 바늘 경로에 있을 수 있는 요골 및 척골 혈관이나 신경을 확인하고 근위부 차단술의 경로보다 더 표층으로 긴 경로를 이용하여 정중신경에 접근한다(그림 3-5-13).

2) 척골신경 Ulnar nerve

(1) 해부학

① 척골신경은 팔신경 얼기의 내측속에서 형성된다. 이후 상완 내측으로 주행하여 주관절까지 주행한 이후 내측상과 후방의 척골신경구를 통하여 주관절을 통과하고 척측 수근 굽힘근과 심지굴근 사이로 통과하여 전완부로 내려온다.

② 이후 척측 수근 굴근과 심지굴근의 척측 절반부(4, 5 수지) 신경가지를 내고 전완을 내려와서 수배부에 신경가지를(dorsal branch) 분지하여 손등의 내측부에 신경가지를 낸다.

③ 수장부 표피신경가지(palmar cutaneous branch)는 제5 수지 및 제4 수지의 내측부의 피부감각을 담당한다.

④ 운동신경은 무지내전근(adductor pollicis),

단무지굴근(flexor pollicis brevis-deep head), 골간근(dorsal & palmar interosseous), 제3, 4 충양근(3rd and 4th lumbrical)과 소무지 근육(hypothenar muscles) [소지대립근(opponens digiti minimi), 소지외전근(abductor digiti minimi), 단소지굴근(flexor digiti minimi brevis)]에 신경 분포를 한다(그림 3-5-14).

(2) 척골신경차단술

척골신경은 허혈성 손상 가능성이 있으므로 주관절 레벨에서 차단술을 시행하지 않는 것이 좋다. 주관절 후방에 위치한 척골신경구는 주두와 내측상과 사이에 위치하여 부분 마취제를 이 부위에 주입하면 높은 압력이 생겨 척골신경에 허혈성 손상을 일으킬 가능성이 높다. 따라서 척골신경차단술은 이부위보다 더 근위부나 더 원위부에서 시행되어야 한다(그림 3-5-15).

먼저 탐촉자를 전완부의 전면에 위치하고 척골신경과 탐촉자가 직각이 되게 각도를 조정하여 마치 연탄 모양의(내부에 hypoechoic circles을 가지는 hyperechoic structure) 척골신경을 확인한다. 먼저 주관절 내측에 수직방향으로 프로브를 대어 척측수근 굴곡근을 찾는다. 대부분 척측수근 굴곡근은 상완 내측에 수

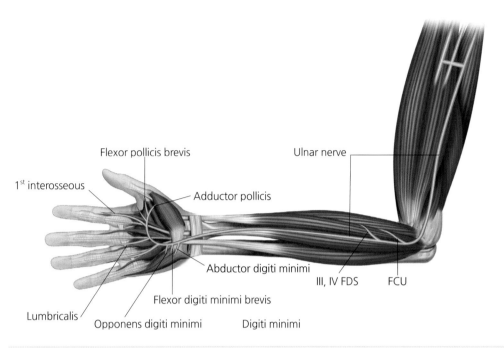

Flexor pollicis brevis

1st interosseous

Adductor pollicis

Ulnar nerve

Abductor digiti minimi

III, IV FDS   FCU

Flexor digiti minimi brevis

Lumbricalis   Opponens digiti minimi   Digiti minimi

그림 3-5-14. 척골신경은 주관절 내측상과 후방의 척골신경구를 통과한 이후 신경가지를 낸다.

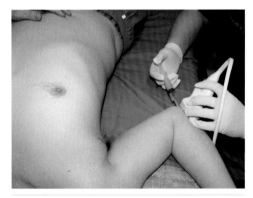

그림 3-5-15. 척골신경구 부위의 주사는 마른 사람이나 연부조직 구축이 있는 환자에게 시행하면 허혈성 손상을 야기할 수 있다.

직으로 프로브를 대면 삼각형 모양으로 보여 용이하게 찾을 수 있다.

원위부에서는 척골동맥이 척골신경과 함께 주행하므로 신경차단술 시 혈관 손상의 위험성이 있다. 국소마취제의 혈관 내 주입은 심각한

문제를 야기할 수 있으므로 좀더 근위부로 올라오다 보면 척골신경이 척골동맥과 떨어져서 주행하는 모습을 보이는데 이 부위에서 시행하여 혈관 천자의 위험성을 최소화 할 수 있다(그림 3-5-16~3-5-18).

주관절 원위부에서 척골신경은 전완의 내측부(척측)에서 확인할 수 있다. 가장 쉬운 방법으로는 손목에서 척골동맥을 확인한 후 근위부로 추적하는 방법으로 척골동맥 내측에 위치한 척골신경을 확인할 수 있다.

초음파하 신경차단술 시 정확한 약제의 주입을 위해서는 Out-of-plane 기법보다는 In-plane 기법이 더 추천된다. 바늘끝에 신경이 위치한 것을 확인하기 위해서 신경 자극기를 사용할 수 있다. 약제를 주입하기 전에 흡인을 하여 혈관 천자가 안 되었음을 확인하고 부분마취제를 투여한다. 척골신경 주변으로 약제

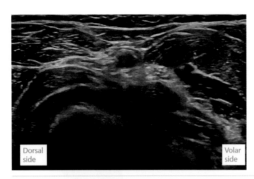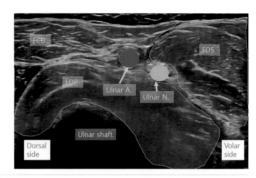

그림 3-5-16. 전완부 원위부에서는 척골신경과 척골동맥이 함께 주행한다. 주로 척골신경이 동맥의 내측으로 주행한다. 따라서 전완부 원위부보다는 근위부쪽에서 차단술이 권장된다.

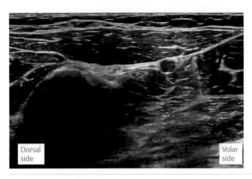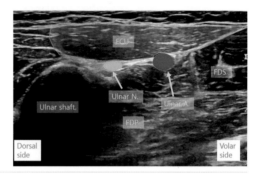

그림 3-5-17. 전완부 근위부: 주관절에서 5 cm 원위부에서 확인한 척골신경
척골신경과 척골동맥이 떨어져 있어 이레벨에서의 차단술이 권장된다.

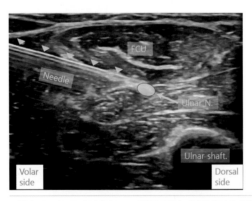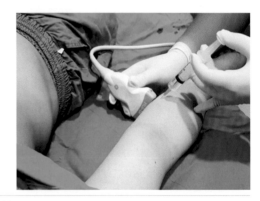

그림 3-5-18. 주관절에서 5 cm 원위부에서 시행한 척골신경차단술

표 3-5-3. 척골신경차단술 시 각 약물에 따른 용량 및 작용 시간

Local Anaesthetic (LA)	Volume of LA	Needle size and length	Desired response from stimulation	Onset time	Analgesic duration
0.5% Ropivacaine (>) or Bupivacaine	3~5 mL	22 G, 5 cm	Flexion of ring finger, adduction of thumb.	15 mins	6~12 hrs
1% Prilocaine (>) or Lidocaine	3~5 mL	22 G, 5 cm	Flexion of ring finger, adduction of thumb.	10 mins	4~6 hrs

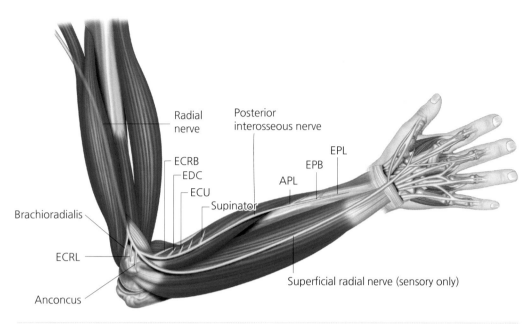

그림 3-5-19. 요골신경의 주행 및 해부학

가 퍼지는 모습이 확인되어야 차단술 효과가 좋다.

3) 요골신경

(1) 해부학

① 요골신경은 팔신경 얼기의 후방속에서 형성되어 액와 후방부로 내려가서 상완 후방에서 상완삼두근에 신경지배를 하고 상완골 후방에 있는 요골고랑(spiral groove)을 따라서 내려온다.

② 주관절 부위에서는 상완 요골근(brachiora-dialis)과 상완근(brachialis) 사이를 지난다.

③ 요골고랑 레벨에서 전완부 후방 표피신경 (posterior antebrachial cutaneous nerve)을 분지한다. 더 하방으로 내려와서 외측과 부근에서 감각신경만을 담당하는 표층

가지와 심부가지로 나누어진다.

④ 심부가지는 상완요골근과 수근 요측 신전근을 신경지배하고 주관절 바로 하방에서 후골간신경(posterior interosseous nerve)으로 바뀌며 전반적인 수근 신전근을 지배한다.

⑤ 표층가지는 상완요골근과 회외근 사이로 내려와서 1, 2, 3 수지의 배측과 손등의 외측부의 피부 감각을 담당한다(그림 3-5-19).

(2) 요골신경차단술

요골신경은 주관절 바로 상부에서 심부 및 표층 종말가지로 나뉘어지기 때문에 일반적으로 요골신경차단술은 상완부에서 주로 시행되고 전완부에서는 흔히 시행되지 않는다. 전완부에서 요골신경을 차단하기 위해서는 심부가지 및 표층가지 두개를 차단해야 하고

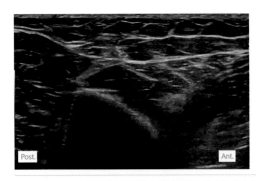 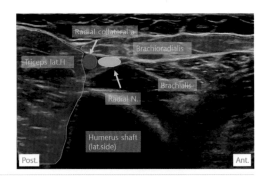

그림 3-5-20. 요골신경이 분리되기 전인 상완부에서 하나의 요골신경을 확인할 수 있다.

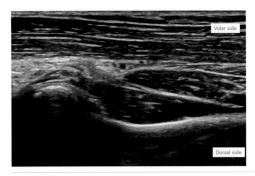 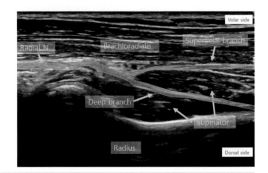

그림 3-5-21. 주관절부에서 요골신경이 분리되어 심부가지와 표층가지로 나누어진다.

분지되어서 크기가 작아 확인이 상완부보다 어려운 단점이 있기 때문이다(그림 3-5-20, 3-5-21).

주관절에서 요골신경은 심부 및 표층 종말가지로 나뉘어지는 타원형의 구조물로 보이며 대부분 상완 요골근과 상완근 사이에 위치한다. 주관절 원위부에서 심부종말가지는 요골 바로 위쪽에서 확인이 되고 표층종말가지는 상완 요골근 하방에서 확인할 수 있다.

먼저 주관절 상부에서 요골신경차단술을 시행하려면 환자의 자세는 앙와위에서 전완부를 내회전하여 수장부를 환자의 배~허리에 위치하게 한다. 이후 신경에 직각으로 위치하여 요골신경이 잘 보이게 탐촉자의 각도를 조정한

다. 신경 자극기가 필요할 수 있으나 타 신경에 비하여 고자극이 필요하다.

In-plane 기법으로 요골신경에 접근하여 신경 주변부에 도달하면 흡입을 하여 혈관 천자 유무를 확인하고 약제를 주입한다. 약제가 요골신경을 둘러쌓고 동그랗게 퍼지는 것을 확인해야 한다. 만약 이 위치에서 표층 및 심층 종말신경으로 나누어지기 직전의 요골신경이 확인되면 양측 종말 신경을 다 차단해야 한다.

주관절 근위부에서의 요골신경차단술은 이 위치에서 표층 및 심부 종말가지의 분지는 잘 확인되지 않아 흔히 시행되지는 않는다(그림 3-5-22).

초음파를 팔 오금부위의 전면부에 위치하게

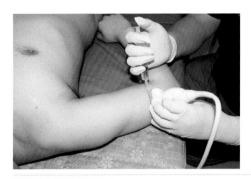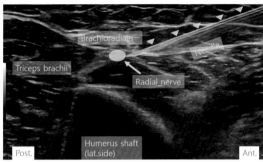

그림 3-5-22. 대부분의 요골신경차단술은 전완부보다는 상완부에서 이루어진다.

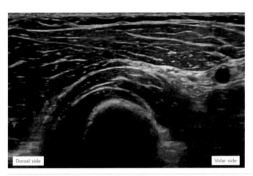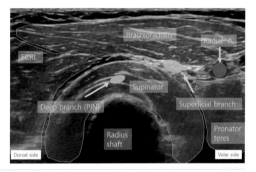

그림 3-5-23. 요골과 요골동맥, 상완요골근을 확인할 수 있는 단면에서 심부 및 표층가지를 확인할 수 있다.

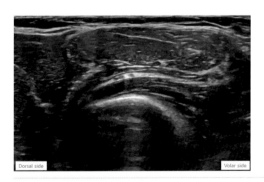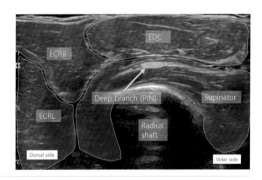

그림 3-5-24. 전완부를 내회전 상태에서 외측을 스켄하면 수지, 수근 신전근을 확인할 수 있다.

하고 근위부 외측을 스캔한다. 먼저 요골 및 요골 바로 상방의 회외근(supinator)을 확인하고 좀더 내측으로 프로브를 이동하여 요골동맥을 확인하면 요골신경의 두 개의 가지를 확인할 수 있다(그림 3-5-23).

위 영상과 같은 평면에서 프로브를 좀더 바깥쪽으로 수평이동하면 수근 신전건을 확인할 수 있다. 초음파를 이용하여 수지 신전근, 및 수근 신전근의 이상유무를 확인할 수 있으며 환자 통증을 치료할 때 해당되는 근에 주사 치료를 시행할 수 있다(그림 3-5-24).

표 3-5-4. 요골신경차단술 시 각 약물에 따른 용량 및 작용 시간

Local Anaesthetic (LA)	Volume of LA	Needle size and length	Desired response from stimulation	Onset time	Analgesic duration
0.5% Ropivacaine (>) or Bupivacaine	5~10 mL	22 G, 5 cm	Extension of thumb and fingers	15 mins	6~12 hrs
1% Prilocaine (>) or Lidocaine	5~10 mL	22 G, 5 cm	Extension of thumb and fingers	15 mins	4~6 hrs

6. 전완부의 다른 신경들을 차단하는 법

전완부의 내측 표피신경을 차단하기 위해서는 원회내근과 이두박건 원위부 사이의 표층으로 약제를 주입해야 한다.

전완부의 외측 표피신경은 근피신경에서 기시한 신경가지로 이두박건 원위부과 상완 요골근 사이의 표층으로 약제를 주입해야 차단할 수 있다.

전완부의 후방 표피신경은 요골신경에서 기시한 신경가지로 상완골의 외측상과 및 주두(olecranon) 사이로 약제를 주입해야 차단할 수 있다.

7. 전완부의 신경차단술 유용한 팁

초음파 유도하 신경차단술을 시행할 때 항상 screen을 바로 앞에 위치하게 하는 것이 좋다.

전완부의 모든 신경은 0.5%의 ropiva-caine이나 bupivacaine 1~2 cc 만으로도 차단될 수 있으나 차단술 효과를 높이기 위해서 신경을 둘러쌓을 정도로 충분한 약제를 주입할 수도 있다(약 5~8 mL).

약제 주입 시 저항이 심하게 느껴진다면 신경관 다발 내 주사(intrafascicular injection)가 되고 있을 위험성이 높으므로 바늘의 위치를 재조정하여야 한다.

일반적으로 바늘이 더 작으면 피부를 통과 시 통증이 더 적게 느껴질 수 있으나 바늘이 휠 수도 있다. 통상적으로 22~23 gauge 바늘이 사용된다(5 cm).

초음파 유도하 신경차단술 시 Out-of-plane 기법보다는 in-plane 기법이 혈관-신경 손상을 줄 확률이 훨씬 더 적다.

초음파 유도하 약제 주입 시 저항이 거의 없으면 흡인 후 주사가 가능하지만 저항이 느껴진다면 0.5~1 mL만 주사하고 변화를 확인해야 한다. 만약 초음파상에서 신경의 크기가 커지면 신경 내 주사(intraneural injection)가 되고 있을 가능성이 높으므로 주입을 멈추고 바늘의 위치를 재조정 하여야 한다.

해부학적으로 신경의 위치확인이 어렵다면 정확도를 높이기 위하여 신경 자극기를 사용하는 것이 좋다.

통증 조절 및 마취 시간 문제로 Catheter 를 사용하여야 한다면 전완부 차단술은 수술부 위와 가깝고 토니켓을 사용하기 힘들기 때문에 더 상부에서 차단술을 하는 것이 좋다.

상완부에 토니켓을 사용해야 한다면 10 mL of 1% prilocaine or 1% lidocaine을 이 용하여 저용량의 쇄골상부 신경차단술(supra-clavicular block)을 해주는 것이 좋다.

8. 맺음말

전완부의 주된 신경인 정중신경, 척골신경, 요골신경은 초음파 유도하에 효과적으로 차단 술을 시행할 수 있다. 대부분 in-plane 접근법 이 권장되며 각 신경마다 약 5~8 mL의 국소 마취제가 필요하다. 초음파상에서 약제가 신 경을 둘러싸고 동그랗게 퍼지는 모습이 확인된 다면 대부분 성공적인 신경차단을 기대할 수 있다.

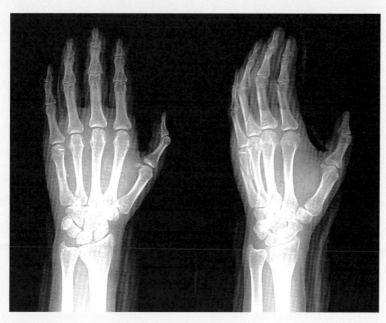

Technical tip ≫ Boxer's fracture(제5중수골 골절) - 척골신경차단술(ulnar nerve block)

- C/C : Painful swelling on Lt. hand
- P/I : 35세 남자 환자가 수부 통증으로 내원하였다. 지난 밤 반주 후에 펀치력을 측정하는 기계 를 치다가 기계 목 부분을 잘못 친 이후 부종 및 통증이 발생하여 내원하였다.
- X-ray : Lt. hand Ap/oblique

그림 3-5-25.

- Plan: boxer's fracture로 골절 내고정술을 시행하기로 하였다.
- Anesthesia : Ulnar nerve block :

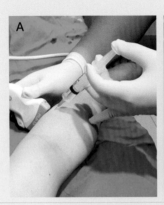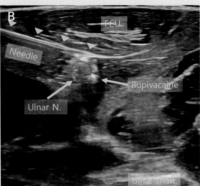

그림 3-5-26. 환자를 앙아위로 눕히고 상완을 회외(supination)시켜 전완의 내측부가 잘 보이게 노출시킨 후 초음파 유도하에 0.5% bupivacaine 5 cc 이용하여 척골신경차단술을 시행하였다. 약 20여분 후 통증 없어짐을 확인하고 C-arm 유도하여 K-wire 고정술을 시행하였다.

- Post.op. X-ray. ▪

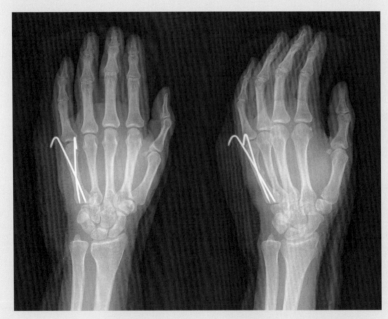

그림 3-5-27.

참고문헌

1. Adndrew B MJ, Joanna G. Ultrasound-guided locak anaesthetic blocks of the forearm. ATOTW 2011;1:213.

2. Foxall GL, Hardman JG, Bedforth NM. Three-dimensional, multiplanar, ultrasound-guided, radial nerve block. Regional anesthesia and pain medicine 2007;32:516-21.

3. Foxall GL, Skinner D, Hardman JG, Bedforth NM. Ultrasound anatomy of the radial nerve in the distal upper arm. Regional anesthesia and pain medicine 2007;32:217-20.

4. Frenkel O, Herring AA, Fischer J, Carnell J, Nagdev A. Supracondylar radial nerve block for treatment of distal radius fractures in the emergency department. The Journal of emergency medicine 2011;41:386-8.

5. Gray AT, Schafhalter-Zoppoth I. Ultrasound guidance for ulnar nerve block in the forearm. Regional anesthesia and pain medicine 2003;28:335-9.

6. Lee MJ, LaStayo PC. Pronator syndrome and other nerve compressions that mimic carpal tunnel syndrome. The Journal of orthopaedic and sports physical therapy 2004;34:601-9.

7. Pappin D, Christie I. The Jedi Grip: a novel technique for administering local anaesthetic in ultrasound-guided regional anaesthesia. Anaesthesia 2011;66:845.

8. SD W. The ulnar nerve. In: 2009, editor. Pain review. Philadelphia: PA:Saunders Elsevier; 2009. p. 76-7.

9. Toussaint CP, Zager EL. What's new in common upper extremity entrapment neuropathies. Neurosurgery clinics of North America 2008;19:573-81, vi.

10. Waldman S. Median nerve block at the elbow. Atlas of interventional pain management. 3rd ed. Philadelphia: PA:WB Saunders; 2009. p.222-8.

11. Waldman S. Pronator syndrome. Atlas of uncommon pain syndromes. 2nd ed. Philadelphia: PA:WB Saunders; 2008. p.87-9.

12. Waldman S. The median nerve. Pain review. Philadelphia: PA:Saunders Elsevier; 2009. p.77-8.

13. Waldman S. Ulnar nerve block at the elbow. Atlas of interventional pain management. 3rd ed. Philadelphia: PA:WB Saunders; 2009. p.229-334.

상지의 신경 포착 질환
Nerve entrapment on upper extermities

박이규

1. 척골신경의 질환
Disorders of the ulnar nerve

척골신경 포착 증후군(ulnar nerve entrap-ment)은 가장 흔한 말단 신경병증의 하나로 특히 주관절 부위에서 잘 일어나게 된다. 척골신경은 근육과 감각구조에 연결되어 이에 따른 증상을 나타내게 된다(표 3-6-1). 압박이 일어나게 되는 가장 많은 부위는 주관절 부위 내측의 주관(cubital tunnel)과 완관절 부위의 원위 척골관(Ulnar tunnel, Guyon's tunnel)이다.

1) 척골신경의 해부학
Anatomy of ulnar nerve

척골신경은 C7(제7 경추)부터 T1(제1 흉추)의 신경 뿌리에서 오는 상완신경총(brachial plexus)의 아래 몸통에서부터 시작해서 내려온다. 상완의 근위부에서 상완동맥(Brachial artery)의 내측을 주행하다가 상완부 중간 정도에서 상완동맥과 떨어져 내측 근간 격막(medial intermuscular septum)을 뚫고 후방

으로 진행하며 삼두근(Triceps muscle) 내측 머리의 전방에 위치한다. 이후 삼두근과 내측 근간 격막의 사이에서 스터러더스 아케이드(arcade of Struthers)를 지나 원위부로 삼두근의 내측을 따라 진행하며 내측 상과의 후방에 있는 후상과 고랑(retroepicondylar groove)에 놓이게 된다. 이를 통과한 다음 척수근굴근(flexor carpi ulnaris, FCU)의 두 시작부 사이를 뚫고 척수근굴근(FCU)의 상완 골두와 척골 두부 기시부 사이를 통과하면서 신경가지를 낸다. 척수근굴근(FCU)의 시작부를 지나면 척골신경은 FCU와 심수지굴근(Flexor digito-rum profundus, FDP)의 사이에 위치하게 되며, 이후 손목까지 거의 직선으로 주행한다. 손목부위에서는 말단가지들로 나뉘기 전에 원위 척골관(Guyon's tunnel)을 지나게 된다(그림 3-6-1).

① 상완부 내측 : 근간 격막(medial intermus-cular septum), 스터러더스 아케이드(arcade of Struthers)
② 주관부(Cubital tunnel)
③ 원위 척골관(Guyon's tunnel)

표 3-6-1. 척골신경과 그 가지들

Branching off	Nerve	Supply
Upper arm	None	None
Elbow	Muscular rami (motor)	Flexor carpi ulnaris Deep flexor digitorum – ulnar half (Superficial flexor digitorum – ulnar half)
Lower forearm	Palmar cutaneous (sensory)	Skin of ulnar proximal palm of hand
Proximal to Guyon's tunnel	Dorsal digital (sensory) Muscular ramus (motor)	Skin of ulnar dorsum of hand Skin of dorsal aspect of ulnar 112 fingers Palmaris brevis
Distal to Guyon's tunnel	Muscular rami (motor)	Abductor digiti minimi Opponens digiti minimi
Hand	Superficial terminal branch (sensory)	Skin of ulnar distal palm of hand Skin of palmar (and dorsal) aspect of ulnar 1 1/2 fingers
	Deep terminal branch (motor)	Interossei Ulnar two lumbricals Adductor pollicis Flexor pollicis brevis (deep head)

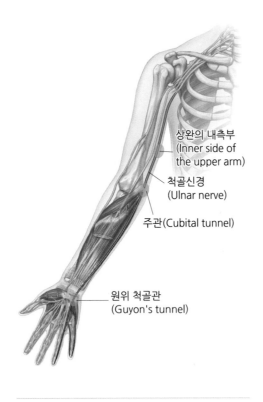

상완의 내측부
(Inner side of
the upper arm)

척골신경
(Ulnar nerve)

주관(Cubital tunnel)

원위 척골관
(Guyon's tunnel)

그림 3-6-1. 척골신경의 주행 및 압박 가능한 위치

스터러더스 아케이드(arcade of Struthers)는 내상과의 약 8 cm 정도 근위부에 위치하고 있는 심부 상완 근막(deep brachial fascia)이다. 이는 내측 근간 격막에 부착하며, 척골신경을 덮고 있다.

척골신경은 내측 상과(medial epicondyle)의 후방의 척골신경 구(groove of ulnar nerve)의 후방을 통과해 척수근굴근의 기시부 사이로 들어가는데, 이 내과 후방을 통칭하여 주관(cubital tunnel)이라 한다. 이 주관을 덮고 있는 천장은 오스본의 궁형인대(arcuate ligament of Osborne) 혹은 주관 지대(cubital tunnel retinaculum)라고 하며 내상과로부터 주두의 끝을 연결하는 약 4 mm 넓이의 섬유성 띠이다. 이는 원위부에서 척수근굴근의 기시부의 건막과 연결되어 있다. 주관의 바닥은 관절막과 내측 측부인대로 이루어져 있다(그림

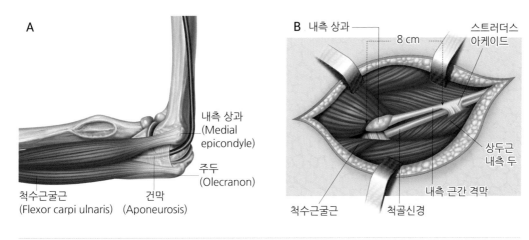

A

내측 상과
(Medial
epicondyle)

주두
(Olecranon)

척수근굴근
(Flexor carpi ulnaris)

건막
(Aponeurosis)

B 내측 상과

8 cm

스트러더스
아케이드

상두근
내측 두

내측 근간 격막

척수근굴근

척골신경

그림 3-6-2. 주관절 터널(Cubital tunnel)의 구조

3-6-2).

2) 주관절 터널 증후군

Cubital tunnel syndrome

척골신경은 삼두근의 내측 머리를 따라 내측 상과의 후방으로 주행하여 뼈 뒤쪽의 얕은 홈을 따라 지나기 때문에 단순한 타박(Contusion)에 있어서도 매우 약하다. 이어 근막조직 터널(aponeurotic arch)을 만드는 척수근굴근(FCU)의 두 머리 사이를 따라 더 원위부로 주행하게 된다. 내측 상과(medial epicondyle), 주두(olecranon), 내측 측부 인대(medial collateral ligament), 그리고 근막조직 터널(aponeurotic arch)이 주관절 터널(cubital tunnel)을 형성한다(그림 3-6-2).

(1) 원인

주관절 터널 증후군의 30~50%는 특발성으로 발생하지만 관의 내부가 좁아져 신경이 압박되거나, 염증성 부종이나 종양이 발생하여 관이 협착된 경우, 반복적인 주관절 굴곡이나 직접적인 압박에 의한 허혈에 의해 발생한다. 또한 신경이 재발성 탈구를 일으키면서 반복적으로 마찰되거나, 탈구 시 인대나 골 사이에 끼이는 경우에도 발생할 수 있다.

(2) 임상 양상 및 진단

흔한 증상은 척측 손등 부위와 손바닥 척측의 감각 장애가 발생되고, 운동 이상으로 제4, 5 수지의 심수지굴근(FDP), 척수근굴근(FCU), 제5 수지의 외전근 등과 소지구근(hypothenar muscle), 골간근(interosseous muscle) 및 무지 내전근(adductor pollicis)의 근력 저하 등 척골신경의 상위 마비 소견을 보인다.

척측 손등 부위의 전반적인 감각 소실은 척골신경 하위 마비 소견의 양상을 보이는 척골관 증후군(Ulnar tunnel syndrome, Guyon's tunnel syndrome)과의 감별점이다.

주관 부위의 틴넬 증후(Tinel's sign)가 양성이고, 팔꿈치를 굴곡시키고 전완부 회외, 손목

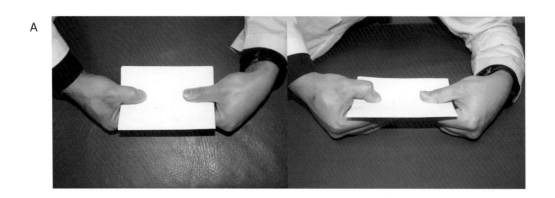

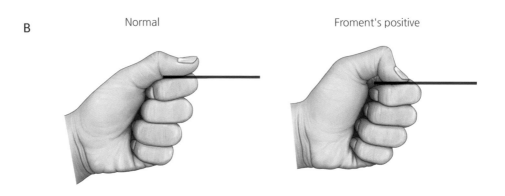

Normal   Froment's positive

그림 3-6-3. A. 골간근의 마비로 접기 동작을 시키면 무지의 지간관절의 과굴곡이 나타난다. B. 프로멘트 징후(Froment's sign)

신전상태에서 1분 이내에 척골신경 지배 부위에 감각이상이 발생하면 의심할 수 있다. 증상이 심한 경우에는 제4, 5 수지의 갈퀴지 변형(Clawing), 척골신경 지배 근육의 위축 소견을 보인다. 제1, 제2 충양근(lumbricalis)과 무지내전근의 마비로 물건을 잡을 때 장무지굴근(Flexor pollicis longus, FPL)이 작용하여 무지 지간관절의 과굴곡 현상을 보이는 프로멘트 징후(Froment's sign, Newspaper sign)가 나타나기도 한다(그림 3-6-3).

(3) 초음파를 이용한 평가

초음파는 척측 부분탈구(subluxation)나 그

외 신경병변 원인에 대해 팔꿈치에서 척골신경을 평가할 때 특히 유용하다. 척골신경은 후상과 고랑(retroepicondylar groove)에 놓여 있으며, 주관절 굴곡 시 내측상과 위에서 척골신경의 불완전 탈구를 유발할 수 있다. 이 경우 대부분에서 증상이 없지만, 20% 정도에서는 증상이 발생할 수 있다. 척골신경 불완전 탈구는 '삼두근 스냅핑 증후군(snapping triceps syndrome)'에서 발생할 수도 있다. 삼두근의 원위쪽 내측머리가 팔꿈치를 굽히는 동안 측면 방향에서 불완전 탈구될 때 발생하며, 내측상과 위의 고랑에서 척골신경을 벗어나게 한다. 그 결과로 척골신경 압박 및 신경 병변이 후상과 고랑과 척측수근굴곡근(flexor carpi ulnaris) 근

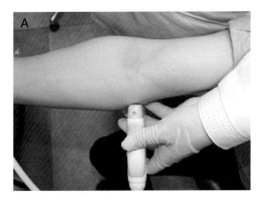

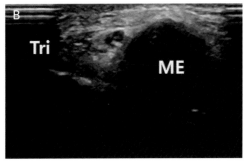

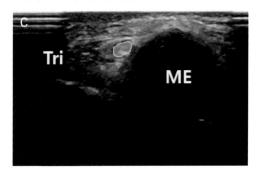

그림 3-6-4. A. 탐침자(probe)의 위치. B. 척측 신경의 횡축 단면[Transverse (axial) view] 영상. C. 노란색은 척골신경을 나타내며, ME는 내측 상과, Tri는 삼두근을 나타낸다.

막(muscle aponeurosis)에서 발생할 수 있다.

(4) 초음파를 이용한 해부학적 구조의 확인

내측상과 위치에서 횡축단면으로 근위부터 원위까지 스캔을 시작한다. 근위부에서 보이는 척골신경은 내부 반점의(punctuate) 고에코성 부위가 있는 타원형이나 삼각형으로 나타난다. 척골신경은 횡축단면에서 특징적인 벌집(honeycomb) 양상을 가지며, 이는 말초신경의 전형적인 모습이다. 이 양상은 고에코성 신경다발막과 신경내막과 함께 저에코성 신경다발의 배열로 설명된다. 내측상과와 삼두근을 확인한다. 원위부에서 보이는 신경은 점점 얇아지며, 힘줄과 구별하기가 어려워진다. 이는 신경이 수초화된 축색(myelinated axon)의 양을 더 적게 포함하고 있기 때문이며, 힘줄처럼

보일 수 있다. 종축단면에서 척골신경은 얇은 고에코성 관형(tubular) 구조로 나타난다. 포착(entrapment)된 척골신경은 더 커지며, 섬유속 패턴을 잃어버린 저에코성 부종이 나타난다(그림 3-6-4, 3-6-5).

i) **척골신경의 횡축 단면** Transverse (axial) view

그림 3-6-4 참고

ii) **척골신경의 종축 단면** Longitudinal view

그림 3-6-5 참고

(5) 치료

주관절 터널 증후군의 진단은 진단 자체만으로 수술적 치료를 요하진 않는다. 증상이 경한 경우 경한 경우 환자 교육 및 압박되는 유발

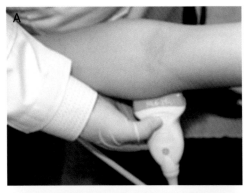

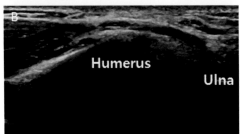

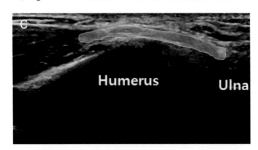

그림 3-6-5. A. 탐침자(probe)의 위치. B. 척측 신경의 종축단면(longitudinal view)영상. C. 노란색은 척측 신경을 나타낸다.

요인을 피함으로써 대부분 스스로 호전된다. 보존적 치료의 적응증으로는 증세가 경미하면서 외반주(Cubitus Valgus)와 같은 해부학적 변형이 없고, 전기적 검사에서 전도 지연이 심하지 않은 경우이다. 이 경우 압박의 요인이 되는 주관절 굴곡을 피하고, 소염 진통제 투여를 고려해볼 수 있다. 주관절을 약 40도 정도 굴곡한 상태에서 장상지 부목을 밤에만 착용(night splint)하는 것도 도움이 된다. 증상이 심한 경우 낮에도 착용을 권할 수 있다. ≫

Technical tip ≫ 주관절 터널 증후군(Cubital tunnel syndrome)

초음파 유도하 주사 치료

탐촉자 위치
팔꿈치에서 척골신경에 대해 횡방향(A) 또는 종축단면(B)으로 탐촉자를 놓는다(그림 3-6-6).

바늘 위치
탐촉자의 척측쪽(내측)면에서 시작한다. In-plane 접근이 권장되며, 이는 바늘 끝에 대한 연속적인 영상화가 가능하기 때문이다. 척골신경을 확인하고 이후 바늘을 신경에 인접하게 유도하여

"표적 표시(target sign)"를 만들기 위해 약물을 주사한다. 필요하다면 신경 주위로의 확산을 살펴보고 바늘 위치를 재조정한다.

주의사항
상척측반회동맥(superior ulnar recurrent artery) 위를 확인하고 혈관 내 주사를 피해야 한다.

중요한 사항(Pearls)
혈관과는 다르게, 신경은 압축되는(compressible) 구조가 아니다.
적은 양의 마취제 주사가 바늘 끝의 위치 확인에 도움이 될 수 있다. 신경 내에 주사되지 않도록 주의해야 한다. ■

또한 임상증상으로 감각 이상만이 동반된 경우 1 mL triamcinolone을 신경주위로 투여하여 신경막을 탈감작시켜 증상을 호전시킬 수 있다. 최근 초음파(Ultrasound)의 도입으로 고식적 주사 치료의 실패나 합병증 발생이 적어지고, 술기의 정확성을 가져왔다(그림 3-6-6).

보존적 치료(약 6~9개월 정도 기간)에도 불구하고 증상이 악화되거나 호전이 없는 경우, 근 위축이나 마비를 보이는 경우, 외반주와 같은 해부학적 변형이 동반된 경우, 신경의 재발성 탈구가 있는 경우에는 수술적 치료를 고려해볼 수 있다.

수술적 치료는 단순 감압술(simple decompression), 내상과 절제술(medial epicondylectomy), 척골신경 전위술(ulnar nerve transposition) 등이 있다.

단순 감압술은 주변 뼈의 해부 구조가 정상이고 신경의 아탈구가 없는 경도의 반복적인 증세가 있을 때 적응이 되는 술식으로, 주관절 터널 주변을 싸고 있는 지지 섬유들을 절개함으로써 감압 효과를 얻는 이완술이다. 하지만 이 술식은 손상된 신경의 작은 가지에서 통증성 신경종이 발생할 수 있으므로 주의를 요한다.

만약 주관절 굴곡 시 척골신경의 아탈구가 관찰된다면 내측 상과 절제술 및 전방 전위술을 고려해야 한다. 내측 상과 절제술은 내측 상과의 일부를 절제함으로써 주관의 공관을 넓히는 효과 및 압박의 원인을 제거하는 목적의 술식이다. 특히 이 방법은 주관의 해부학적 구조가 좁거나 너무 얕을 때 효과적이다.

척골신경 전방 전위술은 척골신경을 유리하여 내상과의 전방의 피하(subcutaneous), 근육 내(intramuscular), 혹은 근육 하(submuscular)로 이동하는 술식이다. 척골신경의 주행 경로를 짧게해줌으로써 긴장을 줄일 수 있고 신경이 주관 부위로 다시 돌아가는 것을 막는 장점이 있으나, 전방으로 전위된 신경이 다시 근육 사이에서 포착될 수 있는 단점이 있다.

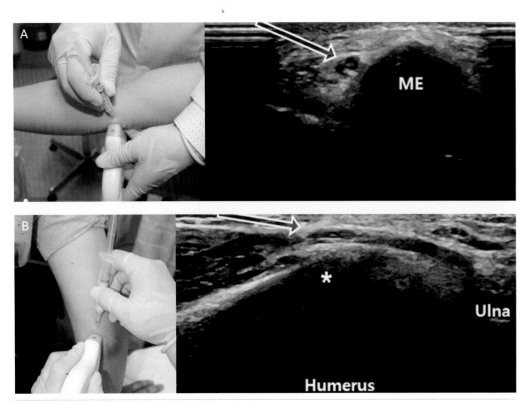

그림 3-6-6. 주관절의 척골신경 병변에 대해 초음파 유도하 스테로이드(steroid) 주사
A. 팔꿈치에서 척골신경 위의 탐촉자 위치, in-plane short axis 접근, 흰색 화살표는 바늘의 방향을 나타낸다. ME는 내측상과 (medial epicondyle)이다. B. 팔꿈치에서 척골신경 위의 탐촉자 위치, in-plane longitudinal axis 접근, 흰색화살표는 바늘의 방향을 나타낸다.

3) 척골관 증후군 Ulnar tunnel syndrome, Guyon's tunnel syndrome

척골신경은 척골동맥과 함께 원위 척골관 (Guyon's tunnel)을 통과하게 된다. 이 구조는 두상뼈(pisiform)와 갈고리뼈(hamate) 사이에 있으며 척수근굴근(FCU)의 연장인 두상유구 인대(pisohamate ligament)로 덮혀 있다(그림 3-6-7). 원위 척골관(Guyon's tunnel)을 지나게 되면서 손바닥 원위 척측 부위와 제5 수지의 손바닥쪽 부위, 제4 수지의 척측 부위의 감각을 담당하는 표재 감각 분지와 수부의 작은 근육들의 운동을 담당하는 심부 운동 분지로 나뉘게 된다(그림 3-6-8).

척골관 증후군은 수장부 소지 구에 있는 척골관에서 척골신경이 압박되어 제4 수지의 척측과 제5 수지의 감각 이상 및 통증, 척골신경에 의해 지배되는 내재근의 마비 등이 나타나는 질환으로 Guyon's tunnel 증후군으로 불리기도 한다. 원위 척골관 압박 증후군의 경우 압박되는 부위에 따라 단순 운동, 단순 감각, 그리고 복합 형태의 3가지 다른 압박 양상을 보인다. 그 결과 진단이 쉽지 않은 경우가 많다. 또한 해부학적 다양성으로(ex. Martin-Gruber anastomosis) 진단이 더 어려운 경우가 많다.

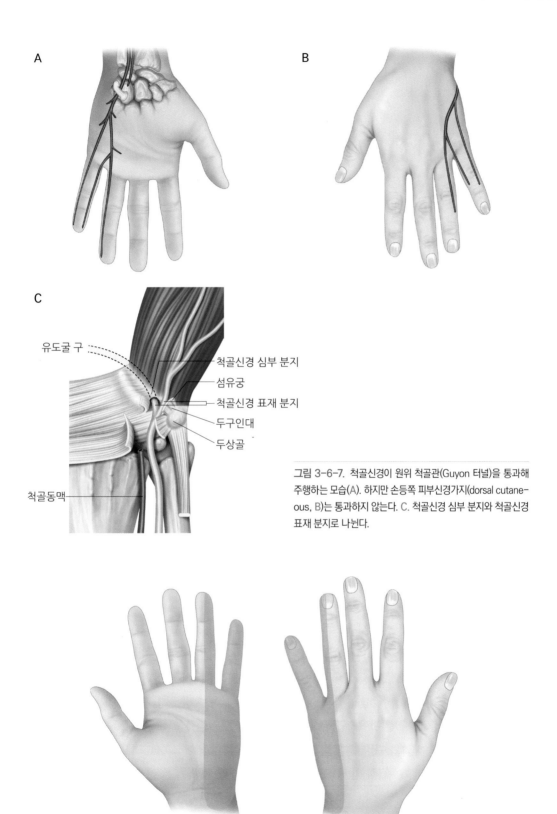

A

B

C

유도굴 구

척골신경 심부 분지
섬유궁
척골신경 표재 분지
두구인대
두상골

척골동맥

그림 3-6-7. 척골신경이 원위 척골관(Guyon 터널)을 통과해 주행하는 모습(A). 하지만 손등쪽 피부신경가지(dorsal cutaneous, B)는 통과하지 않는다. C. 척골신경 심부 분지와 척골신경 표재 분지로 나뉜다.

그림 3-6-8. 척골신경에 의한 수부의 감각 지배 영역 I

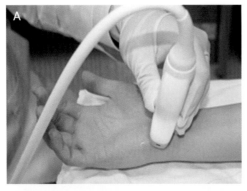

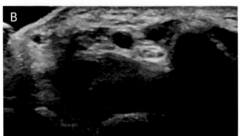

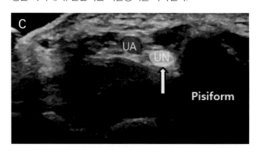

그림 3-6-9. 초음파를 이용한 원위 척골관(Guyon 터널)의 모습

A. 탐침자(probe)의 위치. B, C. 초음파 영상. 노란색은 척골신경을 나타내며, 빨간색은 척골동맥을 나타낸다.

(1) 원인

주관절 터널 증후군과 비교하여 원인이 확실한 경우가 많으며, 급성 및 반복적인 외상도 원인이 될수 있다. 병을 유발하는 요인으로는 내적요인과 외적요인이 있다. 내적 요인으로 대부분은 결절종에 의하며, 지방종 및 척골동맥의 혈전 및 가성동맥류 등의 공간 점유 병변 및 부소지외전근(Accessory abductor digiti minimi muscle)의 비정상적 위치(그림 3-6-11), 척측수근굴곡근(flexor carpi ulnaris)의 해부학적 차이에 의한다. 외적 요인으로는 두상골(pisiform)과 유구골(hamate)의 손상 및 유두골, 삼각골, 제4, 5 중수골 기저부 골절 등의 공간 점유 병변에 의하며 또는 전문 직종 및 스포츠에 의한 과사용에 의해서 발생한다.

(2) 진단 및 평가

증상은 주관절에서의 압박에 의한 증상과 다르다. 척골관은 전방에 천부 횡수근인대(superficial transverse carpal ligament), 후방에 심부 횡수근인대(deep transverse carpal ligament), 내측으로는 두상골과 두상유구인대(pisohamate ligament), 외측으로는 유구골구(hook of hamate)가 이루는 관이다. 척골신경이 척골관으로 들어가 두상골과 유구골구 사이에서 표재 감각 분지와 심부 운동 분지로 나뉘어서, 표재 분지는 제4 수지의 내측과 제5 수지의 감각을, 심부 분지는 소지구근, 내측 두 개의 충양근, 골간근과 무지내전근을 지배한다.

즉 척골신경이 완관절부위에서 천부와 심부 신경으로 나뉘기 때문에 압박 부위에 따라 증상이 운동 증상(심부 분지) 또는 감각 증상(표재

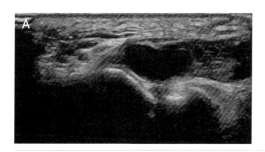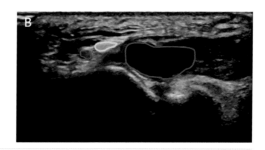

그림 3-6-10. 손목의 척측에서 두상골 원위부에서 well margined cystic lesion에 의해 ulnar nerve의 distal br.가 압박되고 있다. (Transverse image)

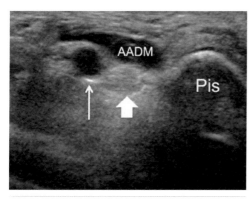

그림 3-6-11. 부소지외전근(Accessory abductor digiti minimi muscle)
횡단영상에서 Guyon관의 척골신경(두꺼운 화살표)을 압박하는 부소지외전근(AADM)이 확인된다. 척골신경은 척골동맥(얇은 화살표)과 두상골(Pis) 사이에 있다. (https://radiologykey.com/nerves/, Fig 12.5)

(3) 초음파를 이용한 해부학 구조의 확인

원위 척골관 내에서 척골신경의 압박으로 증상이 나타난다. 횡단면에서 척골동맥, 그리고 그 내측에 척골신경 등 내부의 구조물들을 확인할 수 있고(그림 3-6-9), 신경을 압박하는 터널 내의 비정상적인 근육들과 결절종 같은 공간점유병소를 확인할 수 있다(그림 3-6-10). 초음파는 신경 포획 자체를 진단하기 보다는 공간 점유 병소(space occupying lesion)를 확인하여 그 원인을 규명하는데 더 유용하게 사용되고 있다.

(4) 치료

증상 및 증상의 정도에 따라 치료의 방법은 다를 수 있으며, 대부분 휴식을 취하며 유발하는 인자를 자제하는 것이 도움이 된다. 심한 경우 부분적 스테로이드 주입술이나 수술적 감압술이 요할 수 있다. 수술적 치료는 종양이나 척골관 주위의 골절 탈구가 원인이 된 경우, 또는 6개월 이상의 보존적 치료에도 반응이 없는 경우에 시행한다. 수술 시에는 소지구근의 근위부 경계에서 유구골을 돌아나가는 척골신경의 심부 분지까지 확인하여여야 한다.

분지)만 나타내거나 두 증상이 동반될 수 있다. 천부가지의 압박이 있더라도 손가락 후배부의 감각은 유지될 수 있으며 이는 후배부의 감각은 완관절의 근위부에서 기시하기 때문이다(그림 3-6-7).

상위 척골신경 마비와의 감별점으로는 수배부 척측의 전반적인 감각 소실이 없다는 점과 제4 및 제5 수지의 갈퀴 변형(Clawing)의 정도가 상위 마비와 비교해 심한 양상을 보인다는 점이다.

2. 정중신경의 질환
Disorders of the median nerve

1) 정중신경의 해부학

정중신경(Median nerve)은 C5(제5 경추)부터 T1(제1 흉추)에서 나오는 상완신경총의 내측 그리고 외측 코드(cord)의 만나는 부위에서부터 시작한다. 상지에서 정중신경은 상완근(brachial muscle)의 천부를 따라가며 상완동맥을 따라 주행한다. 전완 근위부에서는 상완동맥에서 떨어져나와 원형회내근(pronator teres), 요측수근굴근(flexor carpi radialis), 장수장근(palmaris longus muscle), 그리고 천수지굴근(flexor digitorum superficialis muscles)에 신경이 분지하게 된다. 이어 이두근 건막(bicipital aponeurosis) 아래를 지나 원형회내근의 두 머리 사이로 가서 전완부의 앞쪽 구획으로 진입하게 된다. 이 지점의 근접 원위부에서 전골간신경[anterior interosseous (ante-brachial) nerve]을 분지하여 심수지굴근(flexor digitorum profundus), 장무지굴근(flexor pollicis longus), 그리고 방형회내근(pronator quadratus muscles)을 담당하게 된다. 이어 정중신경은 천수지굴근과 심수지굴근 사이를 지난다. 전완부의 아래 절반부위에서 근육이 건으로 바뀌는 부위에서 정중신경은 제2, 3 수지 건과 함께 수근관(carpal tunnel)을 지나게 되는데, 굴근 지지대(flexor retinaculum)와 수근관을 지나기 전에 수장측수근 분지(palmar carpal branch)를 낸다. 수근관 원위부에서 무지구근 및 요측 충양근 과 수부의 요측 및 요측 수지 3개반의 수장측 감

각을 담당하는 마지막 가지들로 나뉘어진다 (그림 3-6-12, 3-6-13, 3-6-14, 표 3-6-2).

① 원형회내근(Pronator teres)
② 장장근(Palmaris longus)
③ 단장근(Palmaris brevis)
④ 천수지굴근(Flexor digitorum superficialis)
⑤ 심수지굴근 II와 III (Flexor digitorum profundus II and III)
⑥ 장무지굴근(Flexor pollicis longus)
⑦ 방형회내근(Pronator quadratus)
⑧ 손바닥 표피분지(Cutaneous branch for palm)
⑨ 단무지외전근(Abductor pollicis brevis)
⑩ 단무지굴근(Flexor pollicis brevis)
⑪ 무지대립근(Opponens pollicis)
⑫ 충양근 I (Lumbricalis I)
⑬ 충양근 II (Lumbricalis II)
⑭ 1, 2, 3 수지 손바닥측 표피 분지(Cutaneous branches for the palmar aspect of radial 3½ digiti)

2) 원형회내근 증후군
Pronator teres syndrome, Pronator syndrome

회내근 증후군은 전완부에서 정중신경의 압박으로 인한 감각 이상을 일으키는 질환으로, 수근관 증후군과의 차이는 정중신경의 수장측수근 분지(palmar carpal branch)의 지배 영역인 무지구의 감각 이상을 보인다는 특징이 있다. 이 증후군은 수근관 증후군에 비해 빈도가 훨씬 낮고, 반복적으로 상지 운동을 하는 사람들에게서 흔히 발생한다.

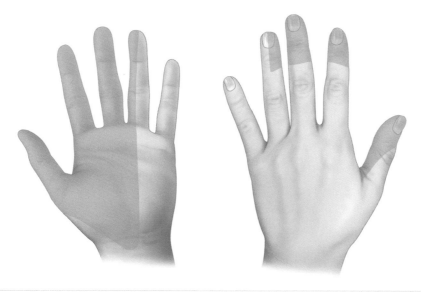

그림 3-6-12. 정중신경에 의한 수부의 감각 지배 영역

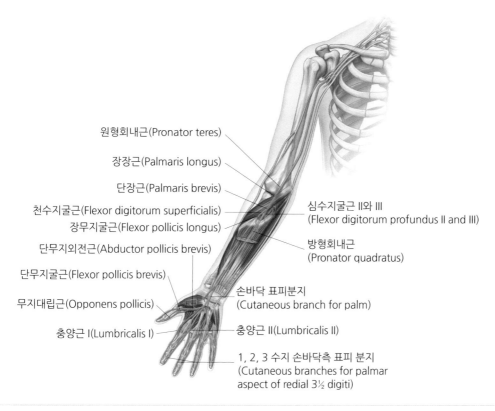

원형회내근(Pronator teres)

장장근(Palmaris longus)

단장근(Palmaris brevis)

천수지굴근(Flexor digitorum superficialis)

장무지굴근(Flexor pollicis longus)

단무지외전근(Abductor pollicis brevis)

단무지굴근(Flexor pollicis brevis)

무지대립근(Opponens pollicis)

충양근 I(Lumbricalis I)

심수지굴근 II와 III
(Flexor digitorum profundus II and III)

방형회내근
(Pronator quadratus)

손바닥 표피분지
(Cutaneous branch for palm)

충양근 II(Lumbricalis II)

1, 2, 3 수지 손바닥측 표피 분지
(Cutaneous branches for palmar
aspect of redial 3½ digiti)

그림 3-6-13. 정중신경에 의해 지배되는 구조물

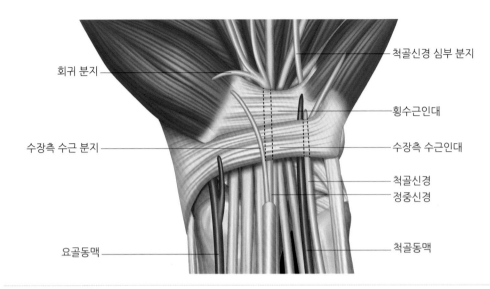

회귀 분지

수장측 수근 분지

요골동맥

척골신경 심부 분지

횡수근인대

수장측 수근인대

척골신경

정중신경

척골동맥

그림 3-6-14. 수근관의 해부학적 구조

표 **3-6-2.** 정중신경과 그 가지들

Branching off	Nerve	Supply
Elbow	Muscular rami	Pronator teres Fexor carpi radialis Palmaris longus Superficial flexor digitorum
Upper forearm	Anterior interosseous	Flexor pollicis longus Deep flexor digitorum (radial half) Pronator quadratus
Wrist	Palmar cutaneous	skin of radial palmar aspect of hand
Hand	Common palmar digital Motor digital branch I	
	Motor palmar digital branch I	Abductor pollicis brevis Flexor pollicis brevis (superficial head) Opponens pollicis Lumbrical I
	Motor palmar digital brnaches II–III	Lumbrical II
	Sensory palmar digital brnaches I–III	Skin of palmar aspect of 31/2 radial digits Skin of dorsal aspects of terminal phalanges of 31/2 radial digits

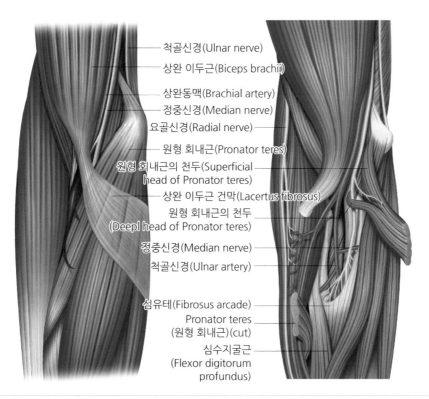

척골신경(Ulnar nerve)
상완 이두근(Biceps brachii)
상완동맥(Brachial artery)
정중신경(Median nerve)
요골신경(Radial nerve)
원형 회내근(Pronator teres)
원형 회내근의 천두(Superficial head of Pronator teres)
상완 이두근 건막(Lacertus fibrosus)
원형 회내근의 천두(Deepl head of Pronator teres)
정중신경(Median nerve)
척골신경(Ulnar artery)
섬유테(Fibrosus arcade)
Pronator teres(원형 회내근)(cut)
심수지굴근(Flexor digitorum profundus)

그림 3-6-15. 원회내근 증후군의 포착 부위

(1) 원인

정중신경은 상과 골절이나 주관절 탈구에 의해 손상 받을 수 있다. 또한 상과 돌기나 스트러더스(Struthers) 인대에 의하여 압박될 수 있다. 이두근 건막(bicipital aponeurosis)의 섬유화나 비후로 인해서도 압박을 받을 수 있다. 원형회내근의 두 머리를 잡아주는 건막의 비후 또한 정중신경의 압박을 초래할 수 있으며 회내근 증후군의 원인이 된다.

회내근 증후군은 원형회내근의 상완(천부)머리와 척측(심부)머리 사이에서 정중신경이 눌리거나, 상완 이두근 건막(bicipital aponeurosis, lacertus fibrosus)에 의해서 눌리거나, 천수지굴근의 기시부의 arch에서 눌려서 발생하게 된다(그림 3-6-15). 또한 원형 회내근의 비후나 상완

이두근 건막의 연장 같은 근육과 건의 선천성 이상에 의해서 일어나기도 한다. 이런 경우 수년간 임상적으로 이상을 보이지 않다가 반복적인 회내-회외 스트레스 후에 나타날 수 있다. 그리고 드물게 외상 후 혈종, 연부 조직 종양, 지속된 외부의 압박이 원인이 되기도 한다.

① 상완 이두근 건막(bicipital aponeurosis, Lacertus fibrosus)
② 원형회내근의 두 근두(표재 및 심부)(The two heads (superficial and deep) of the pronator teres)
③ 심수지굴근의 두 근두가 이루는 섬유테(The fibrosus arcade, formed by the two heads of the flexor digitorum profundus)

(2) 진단

임상증상은 원형회내근 밑으로 정중신경이 지배하는 근육들의 위약감이 특징적이며, 감각이상은 동반하나 통증을 호소하는 경우는 드물다.

주관절 120도 이상 각도에서 전완부를 회외전한 상태에서 검사자가 저항을 주면서 주관절을 굴곡(resisted elbow flexion with the forearm supinated)할 때 통증이 나타날 수 있으며 다음과 같은 사항에서 양성 소견을 보인다.

① 30초간 주관절 굴곡상태에서 점차 신전하면서 저항성 회내전(resisted pronation)을 할 때 증상이 유발될 수 있다.
② 제3 수지 근위지절의 저항성 굴곡(resisted flexion of the middle finger flexor digitorum superficialis) 시 증상이 유발될 수 있다.
③ 틴넬 증후(Tinel's sign) : 원형회내근 주변부를 타진해볼 수 있다.

주관절 방사선 검사를 시행하여 과상돌기(supracondylar process)가 확인이 될 경우 스트러더스 인대(Ligament of Struthers)의 존재에 의한 정중신경 압박을 초래할 수 있다(그림 3-6-15).

회내근 증후군은 과대평가 될 수 있기 때문에 진단에 있어 감각 및 전기생리학적 검사에 의한 객관적인 확인 반드시 필요하며, 구획 증후군(compartment syndrome) 및 회내근육 자체의 병변에 대한 감별이 필요하다.

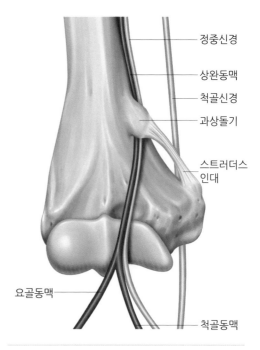

정중신경
상완동맥
척골신경
과상돌기
스트러더스 인대
요골동맥
척골동맥

그림 3-6-16. 스트러더스 인대(Ligament of Struthers)

(3) 초음파를 이용한 해부학 구조의 확인

정중신경은 상완동맥의 내측에 위치하며, 원형 회내근(pronator teres)의 외측을 따라 원위부로 주행하는 것을 쉽게 확인할 수 있다. 정중신경은 저반사 소견을 보이는 신경다발과 고 반사 소견을 보이는 신경 외막 때문에 특히 단축 검사(횡행, transverse view)상에서 특징적인 얼룩덜룩한 양상을 보인다(그림 3-6-17).

(4) 치료

치료는 반복적인 주관절의 굴신 운동이나 전완의 회전 운동을 금하며 소염 진통제를 처방해볼 수 있다. 또한 압박부의 스테로이드 주입이 증상호전에 도움이 되며, 이러한 보존적

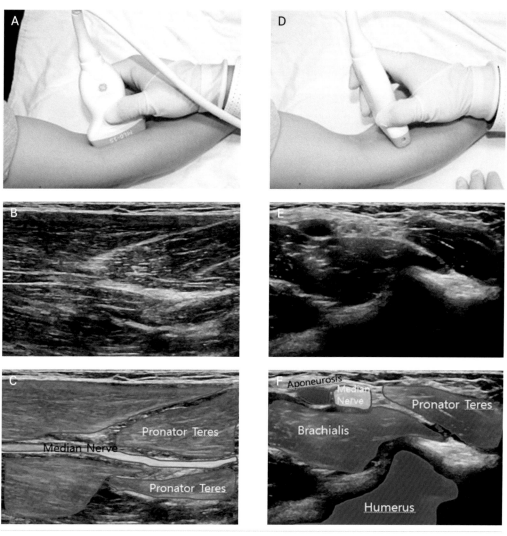

그림 3-6-17. A, B, C. 앞쪽 팔꿈치의 시상영상. 정중신경이 원형회내근의 2근두 사이를 지나고 가까운 쪽이 두꺼워져 있다. Median Nerve, 정중신경; Pronator Teres, 원형회내근. D, E, F. 앞쪽 팔꿈치의 축상영상. 정중신경이 원형회내근의 바로 아래에서 확장되어 있다. Aponeurosis, 이두근건막; Biceps, 이두건; Median nerve, 정중신경; Brachialis, 상완근; Pronator Teres, 원형회내근; Humerus, 상완골

치료를 6개월 이상 시행함에도 호전이 없거나 심한 경우에는 수술적 치료를 고려해볼 수 있다. 수술 시에는 스트러더스 인대(Ligament of Struthers)의 압박 가능성을 확인할 수 있도록 근위부터 천수지굴근 궁의 원위부에 이르는 광범위한 절개가 필요하며, 포착 가능 부위를 모두 확인하여 유리하는 것이 좋다.

3) 전골간신경 증후군
Anterior interosseous nerve (AIN) syndrome

전골간신경 증후군은 장무지굴근(Flexor pollicis longus), 제2 수지(index finger)의 심수지굴근과 방형회내근의 근력 약화나 마비 증세를 특징으로 하며, Kiloh-Nevin 증후군이

라고도 알려져 있다.

(1) 원인

전골간신경 증후군(AIN syndrome)의 가장 흔한 이유는 직접적인 외상 손상과 외적 압박이다. 외상으로 인한 신경손상은 수술의 결과이거나, 정맥파열 그리고 주사에 의해 일어나는 경우가 있다. 외적으로 전골간신경의 압박이 생기는 경우는 지방종과 결정종과 같은 연부 조직 종양, 부 근육(accessory muscle), 혈관 이상, 또는 석고압박에 의한다.

(2) 진단 및 평가

전골간신경 증후군이 있는 환자들은 근위 전완부 수장측 부위에 간헐적이며, 밤에 심해지는 둔한 통증을 경험한다. 또한 갑작스런 근육의 위약감을 동반하는데, 주로 엄지손가락과 검지 손가락에 나타나며, 때때로 가운데 손가락을 침범하기도 한다. 전골간신경 증후군은 주로 정밀한 운동에 장애를 호소하며 피부에 분지하지 않기 때문에 감각 장애(ex, numbness)는 동반되지 않는다.

전골간신경 증후군 환자들은 장무지굴근 및 제2 수지의 심수지굴근의 마비로 무지의 지간관절과 검지 원위 지간 관절의 굽힘 장애를 보이기 때문에 글씨 쓰기나 엄지와 검지를 이용하여 'O' 형태를 만들지 못한다. 즉 환자에게 무지와 검지를 이용하여 동그라미(O)를 만들어 보라고 하면 원위 지간관절은 과신전, 근위 지간관절은 과굴곡을 시키면서 검지와 무지를 대립시키는 것을 볼 수 있다(그림 3-6-18).

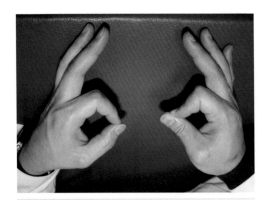

그림 3-6-18. 우측 병변으로 무지와 검지로 원을 만들지 못한다.

진단은 반드시 임상증상과 근전도 검사를 통해 이루어져야 하며, 가장 흔한 신경 압박 부위는 방형회내근(pronator quadratus muscle)과 천수지굴근 궁(arch of Flexor digitorum superficialis)이다. 전골간신경 증후군에서 항상 감별 진단해야 하는 질환으로 바이러스성 질환인 Parsonage-Turner 증후군이 있다. Parsonage-Turner 증후군은 수주일간의 심한 통증과 함께 전골간신경의 마비가 동반되는 단일 신경염(mononeuritis)으로 초기에 고용량 스테로이드와 acyclovir와 같은 항바이러스 약물을 사용한다. 약 1년 정도의 외래 추시를 요하지만 거의 대부분 완전 회복되는 양상을 보인다.

(3) 초음파를 이용한 해부학 구조의 확인

전완부의 중간 지점에서 먼저 요골동맥(radial artery)과 함께 정중신경(median nerve)을 확인한다. 그 다음으로 그 하부에 있는 장무지굴근(Flexor pollicis longus muscle)과 심수지굴근(Flexor digitorum profundus)을 확인한 뒤 요골(Radius)과 척골(Ulna) 와 사이

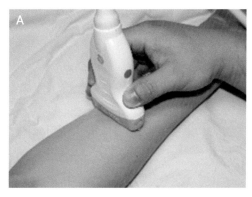

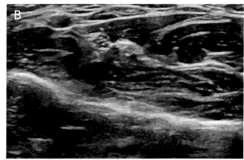

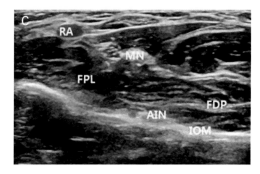

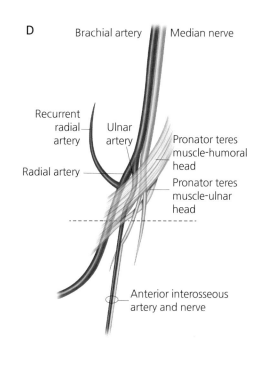

그림 3-6-19. 정중신경을 확인하기 위한 초음파의 소견
A. 초음파 탐침자(Probe)의 위치. B, C. 초음파상 전골간신경의
위치. D. 해부학적 위치

에 고에코성(hyperechoic)으로 보이는 골간막
(interossous membrane)을 확인한다. 골간막
의 손바닥쪽(volar side)에 전골간 혈관 및 신
경(anterior interosseous vessel & nerve)을 확
인할 수 있다(그림 3-6-19).

(4) 치료

첫 증상 발현 시 대개 보존적 치료가 효과가
있으며, 추시 중 보존적 치료에도 불구하고 전

기적 검사상 신경 회복 소견이 없는 경우 수술
적 처치를 고려하게 된다. 수술적인 방법은 회
내근 중후군의 절개와 같이 압박 부위를 찾아
야 하며, 때때로 신경 이전술(nerve transfer)
도 고려할 수 있다.

4) 수근관 증후군 Carpal tunnel syndrome

손목 부위에서 정중신경의 압박에 의해 발

생하는 증후군으로 상지에서 발생하는 가장 흔한 신경 압박 질환이다. 대개 40~60대 사이의 중년 여성에서 호발하며, 특히 비만, 당뇨, 혈액 투석, 임신과 관절염 등에 동반되는 경우가 흔하다.

(1) 수근관(Carpal tunnel)의 해부학적 구조

수근부의 수장측 골 구조는 오목(concave)한 형태를 이루며 횡수근인대(Transverse carpal ligament)에 의해 덮혀 있다. 따라서 수근관(Carpal tunnel)을 형성하게 되고 주상골(scaphoid)과 두상골(pisiform)이 근위를 경계하고 대능형골(trapezium)과 유구골(hamate)가 원위 경계를 형성하게 된다. 따라서 수근관은 생각했던 것 보다 좀더 원위, 그리고 척측으로 위치해 있다(그림 3-6-20).

수근관 내와 그 주변에는 정중신경과 요측수근 굴근(flexor carpi radialis), 장무지굴근(flexor pollicis longus), 그리고 천부 및 심부 굴근들(superficial and deep flexors of digits)이 지나가고 있으며, 정중신경은 가장 표재부의 전외측에 위치하고 있다(그림 3-6-14, 3-6-21).

정중신경은 수근관 근위부 외측에서 수장측 수근 분지(palmar carpal branch)를 내며, 수근관 원위부에서 무지구근으로 가는 회귀 운동 분지(recurrent motor branch)를 내어 단무지외전근(Abductor pollicis brevis), 무지대립근(opponens pollicis), 단무지굴근의 천두(superficial head of flexor pollicis brevis)를 지배하며, 마지막에는 3개의 수지신경으로 나뉘어져 제1, 2, 3 수지와, 제4 수지의 요측의 감각을 지배하게 된다(그림 3-6-12).

(2) 원인

원인으로는 특발성(idiopathic)인 경우가 가장 흔하지만, 수근관 내 내용물 증가에 의한 압력의 상승이나 수근관내 크기의 감소, 혹은 이 두 가지가 복합되어 발생하게 된다. 수근 관절과 요골 원위부의 골절이나 탈구로 인한 후유증, 류마티스 관절염이나 결핵으로 인한 건막염에 의한 부종, 수근관 내 발생한 종양 등은 수근관 내부의 해부학적 구조 변화를 일으킨다. 이로 인해 수근관 내 압력이 증가되고, 정중신경을 압박 및 기능 장애를 초래하게 된다. 또한 당뇨나, 알코올 중독, 갑상선 기능 저하증 같은 혈관질환이나 신경세포 질환을 일으키는 전신적 질환이 수근관 증후군의 원인이 될 수 있다. 그 외 논란의 여지가 있으나 직업적인 손목 및 수지의 반복적인 운동이나 진동 기구의 사용 등도 원인이 될 수 있다.

(3) 진단 및 평가

진단은 환자의 특징적인 증상과 이학적 검사 소견을 바탕으로 임상적으로 이루어지게 되지만, 전기 진단 검사, 초음파 단면 검사 등이 도움이 된다. 대부분 우세 수부인 한쪽 손에 증상이 발생하기 시작해, 약 30% 정도에서 양측성으로 진행한다.

첫 증상은 정중신경의 지배 영역을 따라 제1, 2, 3 수지와 제4 수지의 요측 절반, 그리고 이 수지들의 원위 수지 배측에 콕콕 쑤시는 듯한 통증이다. 또한 종종 밤에 악화되고, 반복적인 손목의 굴곡 및 신전, 진동 등에 의해서도 악화될 수 있다. 심한 경우 밤에 손이 저려 잠에서 깨는 증상을 보이기도 한다. 또한, 장기간 압박이 심한 경우에는 단무지외전근(abduc-

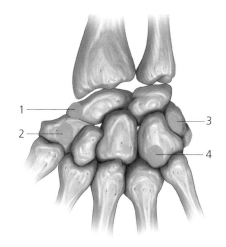

그림 3-6-20. 수근관(carpal tunnel)의 경계
1. 주상골(scaphoid). 2. 대능형골(trapezium). 3. 두상골(pisi-
form). 4. 유구골(hamate)

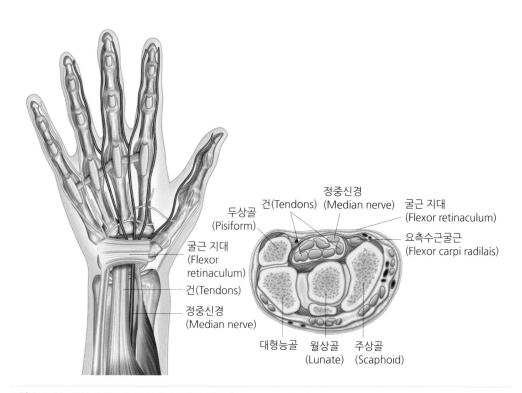

그림 3-6-21. 근위 경계를 기준으로 한 수근관의 횡단면(transverse section)

tor pollicis brevis)과 무지대립근(opponens pollicis)의 약화나 위축(atrophy) 소견을 보인다.

수근관 증후군의 진단에 사용되는 유발 검사로는 손목을 1분 정도 수동적으로 굴곡시켜

정중신경 분포영역에 저린 감각과 감각 이상이 나타나는지를 보는 팔렌 검사(Phalen's test), 손목 부위에서 정중신경을 타진하여 통증이나 감각이상의 여부를 알아보는 틴넬 증후(Tinel's sign), 또는 손목 부위나 수근관 부위에서 직접

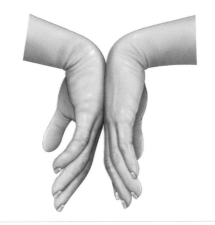

그림 3-6-22. 팔렌 검사(Phalen's test)

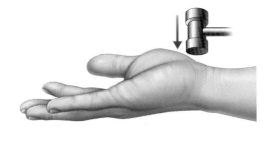

그림 3-6-23. 틴넬 증후(Tinel's sign)

정중신경 부위를 20초 정도 압박하여 이상 감각의 여부를 관찰하는 수근관 압박 검사(carpal tunnel compression test) 등이 있으며, 팔렌 검사와 틴넬 증후가 진단에 있어 특이도(specificity)와 민감도(sensitivity)가 높아 다른 방법들과 비교하여 우수한 것으로 알려져 있다(그림 3-6-22, 3-6-23).

진단은 증상과 이학적 검사를 토대로 대부분 가능하지만, 증상 및 이학적 검사로는 진단이 애매한 경우 전기적 검사가 도움이 된다. 그러나 임상적으로 수근관 증후군으로 거의 확진 되는 환자의 약 10% 정도에서 전기적 검사상 정상 소견을 보이는 경우가 있고, 임상적으로 증상이 없는 인구의 9~17% 정도는 전기적 검사상 이상 소견을 나타낼 수 있다. 그러므로 임상적으로 수근관 증후군으로 진단된 환자에서 진단 여부 결정보다는 관련성 여부를 확인에 이용되어야 한다.

고해상도 초음파 검사는 정중신경의 단면 및 굴근 지대(flexor retinaculum)의 굽음/편평 정도를 측정할 수 있다. 수근관 증후군 진단에 초음파 소견과 신경 전도 검사 사이에 높은 상관 관계가 보이기 때문에 진단에 많은 도움이 된다.

더욱 간단하고 믿을 만한 진단적 접근은 스테로이드(triamcinolone) 국소 주사요법이다. 잠정적인 진단을 확인하는 좋은 방법으로 진단이 맞다면 주사 후 최소 몇 주 동안은 증상의 호전을 보이게 되고, 만약 주사 후 증상 소실이 없다면 수근관 증후군에 대한 진단을 다시 고려해야 한다.

(4) 초음파를 이용한 해부학 구조의 확인

수근관은 원위 손목 주름에서 바로 원위쪽에 놓여 있다. 탐촉자는 원위 손목 주름에서 정중신경에 횡축단면으로 놓는다. 수근관의 골성 경계는 외측으로는 주상골(scaphoid), 대능형골(trapezium), 내측으로 유구골(hamate)과 두상골(pisiform)이 포함된다.

횡수근 인대(transverse carpal ligament)나 굴근 지대(retinaculum)는 수근관 표면의 지붕을 형성한다. 수근관에는 심수지굴근(FDP)과 천수지굴근(FDS), 장무지굴근(FPL)의 건과 정중신경이 들어 있다. 단면에서 벌집모양(honeycomb)의 정중신경을 찾는다.

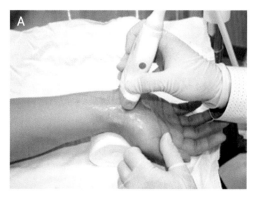
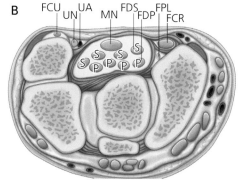
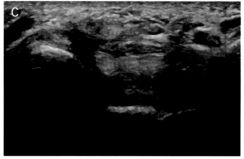
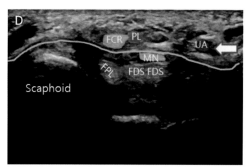

그림 3-6-24. A. 탐침자(Probe)의 위치. B. 수근관단면모식도. FCU, 척측수근굴건; FDS, 표재지굴건; FDP, 심수지굴건; FPL, 장수무지굴건; FCR, 요측수근굴건; UN, 척골신경; UA, 척골동맥; MN, 정중신경; Pisiform, 두상골; Triquetrum, 삼각골; Lunate, 월상골; Scaphoid, 주상골. C, D. 수근관의 횡축단면 영상. D. 주황색 타원은 요측 수근굴근(flexor carpi radialis), 보라색 타원은 장장근(palmaris longus), 노란색타원은 정중신경, FPL은 장모지굴곡근(flexor pollicis longus), D와 S는 천수지굴곡근(flexor digitorum superficial), 심수지굴곡근(flexor digitorum profundus)의 힘줄(수지굴곡근의 8개 힘줄 조합을 타나낸다). stop 표시가 있는 화살표는 척측동맥, 녹색 점선은 굴곡근 지지띠(flexor retinaculum)를 가리킨다.

정중신경은 단면에서 이웃한 고에코성 건(tendon)에 비해 상대적으로 저에코성으로 나타난다. 비등방성(anisotrophy)을 조절하기 위해 탐촉자를 기울여서 검사할 수 있다. 굴곡근의 건은 오프 각(off angle)에서 사라질 수도 있지만 신경은 여러 방향에서도 계속 보인다(그림 3-6-24).

(5) 치료

수근관 증후군의 치료는 이환 기간이나 증상의 경중, 원인 질환 등에 따라 다르다. 보존적 치료는 경한 경우, 특히 근육의 위축이나 감각의 변화가 없는 경우에 시도해볼 수 있다. 보존적 치료로는 부목 고정 및 경구용 약물 요법을 들 수 있다. 이러한 보존적 치료에도 별 효과가 없거나, 이학적 검사나 증상은 수근관 증후군이 의심되나 근전도 검사가 정상일 경우나, 진단이 확실하지 않은 경우에 잠정적인 진단을 확인하기 위한 방법으로 스테로이드 주사 요법이 이용될 수 있다. 만약 주사 치료 후에 증상의 소실이 몇 달에서 몇 년 정도 유지된다면, 재발 시 다시 한번 주사 치료를 고려할 수 있고, 임신이나 내과적 질환으로 수술적 치료를 할 수 없는 경우에도 고려할 수 있다.

주사 후 6주가 지난 후에 재발은 1~2회 정

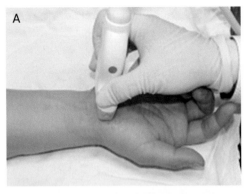

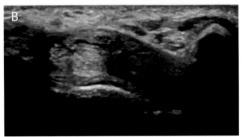

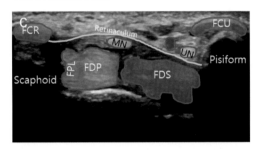

그림 3-6-25. A. 수근관의 해부학과 탐촉자의 위치. B, C. 수근관의 초음파 영상. FCR, 요측수근굴건; FPL, 장수무지굴건; FDP, 심수지굴건; FDS, 표재지굴건; FCU, 척측수근굴건; UN, 척골신경; MN, 정중신경; Retinaculum, 굴근지대; Scaphoid, 주상골; Pisiform, 두상골

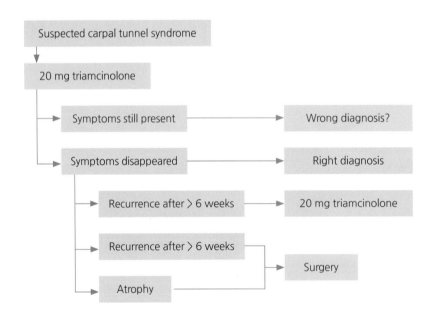

그림 3-6-26. 수근관 증후군의 치료 방침

도 주사 치료를 더 시도해볼 수 있지만, 주사 치료 후에도 결과가 충분치 않거나 빠르게 재발하는 경우(6주 이내의 재발 혹은 6개월 이내 두번 이상의 재발)에 대해서는 수술적 치료가 필요하다(그림 3-6-26). ≫

Technical tip ≫ 수근관 증후군(Carpal tunnel syndrome)

초음파 유도하 주사 치료 : 측면주사(Ulnar-sided injection)

탐촉자 위치
탐촉자는 손목 정중신경의 횡축단면(transverse)으로 놓는다. 두상골(pisiform) 레벨에서 손목의 손목횡대인대(transverse carpal ligament) 아래에서 신경이 분명하게 확인될 때까지 근위쪽과 원위쪽으로 스캔한다(그림 3-6-27A).

표시(marking)
얕은 바늘 평면 각 때문에, 척골신경과 동맥을 구별하고 표시하였는지 확인하고 바늘을 정확히 요골쪽으로 또는 이 구조들의 아래에 삽입한다.

바늘 위치
초음파 영상에서 바늘이 잘 보이도록 하기 위해 탐촉자에 평행한 손목 주름의 척골쪽에서 삽입해야 한다. 일부 의사는 가능한 신경에 가깝게 접근하려고 하지만, 이에 반해, 다른 의사들은 수근관이 한정된 공간에 위치하는 구조물이기 때문에 수근관 내의 어느 곳에 주사액을 주입하든 효과적일 수 있다고 주장하기도 한다. 일부는 유착이 존재할 경우 굴곡근 지지띠나 굴곡근 힘줄에서 신경을 수압박리(hydrodissection of the nerve)할 필요가 있다.

초음파 유도하 주사 치료 : Out-of-plane 접근

탐촉자 위치
탐촉자는 손목의 정중신경에 횡축단면으로 놓는다. 정중신경의 중앙에 탐촉자(probe)를 놓는다(그림 3-6-27B).

바늘 위치
바늘을 정중신경 바로 인접한 방향으로 초음파 탐촉자 중심에서 가파른 경사로 삽입해야 한다. 바늘 끝은 밝은 고에코성 점으로 볼 수 있다. 주사액은 신경 옆으로 확산한다. 수압박리는 전체 바늘 경로를 영상화 할 수 없기 때문에 이 기술과 함께 수행되지 않는다.

안전 고려사항

정중신경의 손바닥 피부 분지는 굴곡근 지지띠 바로 근위부에서 보이기 시작하며, 요골의 측면에서 접근하면 손상받을 수 있는 부위이다. 따라서 척측 측면 접근법이 권장된다. 척골신경의 손바닥 피부분지는 얕게 굽힘근 지지띠로 이동하며 in-plane 척측쪽 접근으로 손상 위험이 있는 부위이다. 정중신경은 매우 얕게 있으며 따라서 in-plane 접근은 바늘 영상화를 최대화하고 신경 손상을 피하는데 유리하다. 환자는 국소마취를 받는 동안 손이 무감각해질 수도 있으므로 시술 후 바로 운전을 하면 안 된다.

중요한 사항(Pearls)

정중신경은 비등방성(anisotrophy)이 나타나는 구조이긴 하지만 주변 힘줄만큼은 아니다. 신경 영상화는 손가락이나 손목을 굴곡/신전하거나 횡축단면에서 탐촉자를 여러각도로 움직여(toggling) 잘 보이도록 할 수 있다. 신경을 근위부 전완으로 추적해서 따라가는 것이 장장근(palmaris longus)을 구분하는 데 도움이 될 수도 있다. 비스듬한 메우기(standoff) 기술은 작은 손목에 도움이 될 수 있다. 도플러 모드는 지속성 정중동맥(persistent median artery)과 같은 혈관구조를 구별하는 데 도움이 될 수 있다. ■

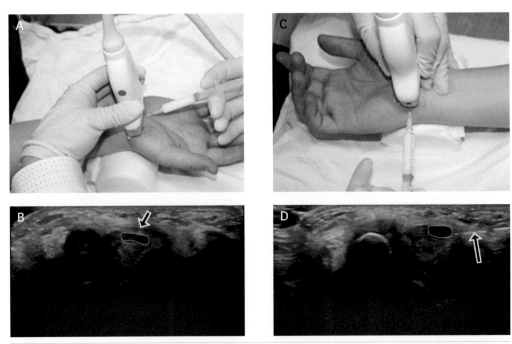

그림 3-6-27. A, B. 수근관 위의 탐촉자 위치, out-of-plane 접근. 화살표는 needle tip을 가리키고, 주황색 원은 정중신경을 나타낸다. C, D. 척측 측면주사(ulnar-sided injection) 기술을 이용한 수근관의 탐촉자 위치, in-plane 접근, 주황색 원은 정중신경을 가리키며, 화살표는 needle의 모습을 나타낸다.

보존적 치료에 반응하지 않는 경우 수술적 치료를 고려하며 특히, 무지구근의 위축이 있는 경우, 50세 이상, 증상이 심하거나 10개월 이상 지속된 경우, 지속적 이상 감각(constant paresthesia), 협착성 굴곡건막염(stenosing flexor tenosynovitis), 30초 이내에 팔렌 검사(Phalen's test) 양성 소견 등이 있는 경우에는 대개 보존적 치료로는 예후가 불량한 경우가 많아 수술적 치료가 권장된다.

수술 후 재발하는 원인으로는 수근관의 부적절한 감압이 가장 흔한 것으로 알려져 있으며 그 외, 다른 이차 장소에서의 압박(second site of compression), 재발한 협착성 건막염, 압박에 의해 유발되지 않은 신경병증(neuropathy), 잘못된 진단 등이 있다.

3. 요골신경 질환
Disorder of the radial nerve

요골신경(Radial nerve)은 여러 병적 상태에 영향을 자주 받는다. 요골신경 병변은 중금속(ex, 납)에 의한 중독뿐만 아니라 국부적인 병변, 외상성 또는 신경 조직의 포착 같은 더욱 일반화된 질병에서 발생한다. 증상과 징후는 병변이 있는 신경에 따라 달라진다. 요골신경은 5개(상완의 근위 및 중간 부분, 상완 원위부, 전완의 근위부와 원위부)의 상이한 부위에서 영향을 받을 수 있다(표 3-6-3).

표 3-6-3. 요골신경과 그 분지

Branching off	Nerve	Supply
Upper third of upper arm	Posterior cutaneous nerve of arm (sensory)	Skin of lateral arm
Middle third of upper arm	Muscular rami (motor)	Triceps Anconeus
	Posterior cutaneous nerve of forearm (sensory)	Skin of posterior forearm
Lower third of upper arm	Muscular rami (motor)	Brachioradialis Extensor carpi radialis longus Extensor carpi radialis brevis (Brachialis)
	Superficial terminal branch (sensory)	Skin of radial dorsum of hand
Proximal forearm (elbow)	Deep terminal branch (motor)	Supinator Extensor digitorum Extensor digiti minimi Extensor carpi ulnaris
	Posterior interosseous nerve (motor)	Abductor pollicis longus Extensor pollicis longus Extensor pollicis brevis Extensor indicis proprius
Distal forearm (wrist)	Superficial terminal branch dorsal digital nerves (sensory)	Skin of dorsal aspect of proximal and middle phalanges of 3 12 radial digits

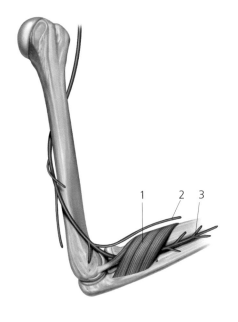

그림 3-6-28. 요골신경의 주행 경로
1. 회외근육(supinator muscle). 2. 천부 요골신경(superficial radial nerve). 3. 후골간신경(Posterior interosseous nerve)

1) 요골신경의 해부학

요골신경은 상완신경총의 후방 줄기에서 기원하고, C5(제5 경추)부터 T1(제1 흉추)에서 나오는 신경근 섬유를 포함한다. 요골신경은 액와부위 외벽에 도달하여 상완골의 후면에 있는 요골신경구(groove of radial nerve)를 따라 주행한다. 이후 팔의 앞쪽 구획으로 들어가기 위해 외측 근육간 중격(lateral intermuscular septum)을 관통한다. 상완이두근 외측에 놓여 상완이두건(biceps tendon)과 상완요근(brachioradialis muscle) 근위부 사이에서 계속된다. 주관절의 위치에서 요골신경은 표면적인 천부 감각가지(표재 요골신경, superficial radial nerve)와 심부 운동가지(심부 요골신경, deep radial nerve)로 나뉘는데, 심부 운동가지는 후골간신경(Posterior interosseous nerve)이 된다.

표재 요골신경(superficial radial nerve)은 상완요근 밑을 지나 경상 돌기의 약 9 cm 근위부에서 상완요근(brachioradialis)과 요수근신근(Extensor carpi radialis, ECR) 사이를 통과하거나 드물게 상완요근을 뚫고 나와 피하신경이 된다. 요골 경상 돌기(radial styloid process)의 약 5 cm 근위부에서 두 개의 주요 분지로 나뉘어 무지, 시지, 중지의 배부의 지각을 담당한다.

후골간신경(Posterior interosseous nerve)은 외상과에서 시작된 섬유성 궁(fibrous arch)인 프로세 아케이드(arcade of Fröhse)의 밑을 지나 회외근 천두(superficial head)와 심두(deep head)를 지난다. 회외근을 통과한 후골간신경은 다시 표재분지와 심부분지로 나뉘어 근육을 지배한다(그림 3-6-28).

요골신경의 운동 지배는 주로 팔과 전완부의 신전근에 주로 이루어진다. 지배되는 근육은 삼두근(triceps)과 팔꿈치근(anconeus), 상완요근(brachioradialis), 손목의 신전근, 회외근, 손가락과 엄지의 신전근이 있다.

감각 부분은 팔의 외측과 전완 부위 후면,

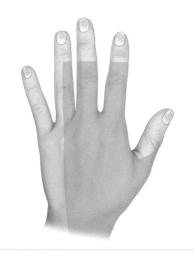

그림 3-6-29. 요골신경의 수부쪽 감각 지배 영역

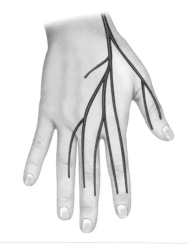

그림 3-6-30. 표재 요골신경의 분지

손등의 요측 부위, 제1, 2, 3 수지와 제4 수지 요측의 근위지와 중지 부위 배측부에 이루어진다(그림 3-6-29).

2) 표재 요골신경(Superficial radial nerve)의 포착

요골신경의 천부 신경가지는 상완골 외과 부근에서 요골신경으로부터 분지되어 상완 요근 밑으로 요골동맥을 따라서 손으로 향하게 된다. 경상 돌기의 약 5 cm 근위부에서 두 개의 주요 분지로 나뉘어 이는 제 1, 2, 3 수지의 배부면 피부, 제4 수지의 말단부가 아닌 요측 절반 피부의 감각을 담당하게 된다(그림 3-6-30).

(1) 원인

표재 요골신경통(cheiralgia paresthetica)으로도 알려져 있으며, 표재 요골신경은 얇은 피

하층에 위치하여 전완 원위부에 가해지는 압력(손목시계, 옷소매, 수갑 착용 등)에 의해 신경 압박이 이루어진다. 또한 전완의 반복된 회내-회외전 동작으로 상완요근(brachioradialis)과 요수근신근(ECR) 사이에서 신연 손상(stretching injury)이 일어날 수 있다.

(2) 진단 및 평가

증상으로는 수부의 배부측 및 요측의 감각 이상 및 감각결손이다. 손목을 회내전시키고 척측으로 굴곡시키면 증상을 유발시킬 수 있다. 또한 가위 등을 장기간 지속적으로 사용하게 되면 외적 압력이 엄지의 내측 그리고 배부측 가지를 누르게 되고, 엄지의 척측 부위가 감각이 없어지게 된다.

(3) 초음파를 이용한 해부학적 구조 확인

주관절의 위치에서 요골신경은 표면적인 천부 감각가지(표재 요골신경, superficial radial

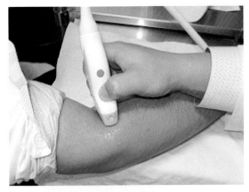

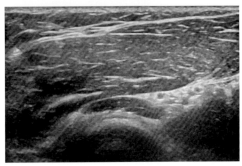

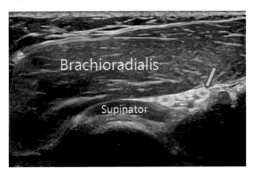

그림 3-6-31. 요골신경에 대한 횡축 단면 영상
화살표가 표재 요골신경을 나타낸다.

nerve)와 심부 운동가지(심부 요골신경, deep radial nerve)로 나뉘는데(그림 3-6-28), 이중 천부 감각가지는 회외근(supinator muscle) 상방으로 진행하고 심부가지보다 더 표층으로 진행하게 된다. 이에 탐침자를 이용하여 나뉘어지는 요골신경 부위 중 더 얕게 주행하는 신경가지를 확인하여야 한다(그림 3-6-31).

(4) 치료

대개 스테로이드 국소 주사와 활동제한으로 호전된다. 부목 고정은 손목을 회외전 상태로 유지하기 힘들어 추천되지 않는다. 외상으로 인한 신경종이 생긴 경우나 결절종 등 공간점유 병소에 의한 압박 시에는 수술의 적응이 된다.

3) 후골간신경 증후군과 요골관 증후군
Posterior interosseous nerve syndrome and Radial tunnel syndrome

주관절 주위의 요골신경의 포착도 2개의 각기 다른 증후군을 유발할 수 있다. 즉, 후골간 증후군(posterior interosseous nerve syndrome)과 요골관 증후군(radial tunnel syndrome)이다.

요골관 증후군은 주로 전완의 외측부의 통증을 동반한 증후군이며 초기에 근력 약화를 보이는 수가 있으나 이것은 통증에 의한 이차적인 증상이다.

후골간 증후군은 감각 소실 없이 주로 지배근육인 단요수근신근(ECRB, extensor carpi radialis brevis), 회외근(supinator), 척수근신근(ECU, extensor carpi ulnaris), 총수지신근(EDC, extensor digitorum communis), 시지

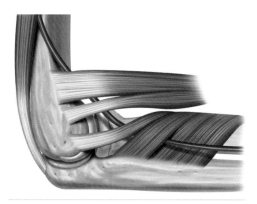

그림 3-6-32. 회외근을 지나는 후골간신경(Posterior interosseous nerve)의 주행

신근(EIP, extensor indicis proprius), 소지신근(EDQ, extensor digiti quinti), 장 및 단무지외전근(abductor pollicis longus & brevis)의 근력 약화를 일으킨다. 장요수근신근(ECRL, extensor carpi radialis longus)은 주관절 근위부에서 요골신경에 의해 지배 받기 때문에 정상적으로 기능하여 능동적으로 손목을 신전시키면 손목이 요측 전위를 보이는 것이 특징적이다.

이 두 질환의 감별점으로 요골관 증후군이 통증과 감각 이상을 동시에 호소하는 것에 반하여 후골간신경은 운동신경으로 전완부 신전근의 근력 약화만의 특징을 나타낸다.

(1) 해부학적 구조

요골두(radial head) 위치에서 요골신경은 천부 감각신경(superficial sensory nerve)과 심부 운동신경(deep motor nerve), 이 두 개의 말단 신경으로 나누어진다(그림 3-6-32).

다음으로 심부 운동신경은 회외근(supinator), 총수지신근(EDC), 소지신근(EDM, extensor digiti minimi), 척수근신근(ECU)으

로 가는 근육가지와 장무지외전근(APL, abductor pollicis logus)과 장무지신근(EPL, extensor pollicis longus), 시지신근(EIP)을 공급하는 후골간신경(posterior interosseous nerve)으로 갈라진다. 이때 심부 운동신경이 갈라지는 지점보다 근위부에 병변이 생길 경우 두 증상이 혼재된다.

만성 이두요골 점액낭염과 같은 국소 염증 소견 또는 요골 골두의 골절 및/또는 탈구와 같은 상태는 요골 골두를 감고 도는 요골신경의 심부가지의 압박을 야기하고, 그 결과 전완의 회외전의 약화, 손목의 척측 굴곡 약화, 손가락 신전 약화를 초래할 수 있다.

회외근 천두의 상부 경계의 가장자리가 섬유화되고 프로세 아케이드(arcade of Fröhse)를 형성하는데, 이 통로를 요골관(radial tunnel)이라고 하며, 요상완 관절의 앞쪽에서 시작하며 길이는 약 5 cm 정도이다. 장요수근신근과 단요수근신근(ECRB, ECRL) 및 상완요근(BR)이 외측벽을 이루고, 내측 벽은 상완이두근 건과 상완근, 후벽은 요상완 관절막으로 이루어지며 상완요근이 외측에서 전방으로 신경을 감싸며 덮개를 형성한다. 후골간 증후군이나 요골관 증후군은 이러한 요골관 내에서 발생하는 후골간신경의 압박에 의한 병변이다.

(2) 원인

해부학적으로 압박이 잘되는 부위는 요골관의 입구의 막성 구조로 되어 있는 프로세 아케이드(arcade of Frohse)이며, 그 외에도 요골두 앞쪽의 섬유성 띠(fibrous bands at entrance of radial tunnel), 회외근의 천두, 요측 회귀 혈관으로부터 나오는 혈관가지들[radial recur-

표 3-6-4. 제4형 테니스 엘보우와 요골관 증후군의 감별

	Lateral epicondylitis	Radial tunnel syndrome
Elbow pain	Lateral pain on hand movements	Ache at elbow, especially at rest or after repetitive pronation and supination
Resisted test	Pain on wrist extension and radial deviation	Negative
Tenderness	In deep muscles overlying neck of radius	In supinator
Weakness	No muscular weakness	Possible weakness of thumb and index finger

rent vessel (Leash of Henry)], 그리고 단요수근신근의 건성 경계(tendinous margin)에서도 신경 압박이 나타난다. 그 외에도 요골관 내에서 결절종이나 지방종 같은 종양이 생긴 경우, 요골 골두나 경부의 골절이나 탈구도 원인이 될 수 있다.

(3) 진단 및 평가

후골간신경 증후군의 경우 주관절 외측의 통증과 함께 근력약화가 나타나 무지와 수지의 신전 장애가 발생한다. 더 상위의 요골신경 마비와 구별되는 점은 손목의 신전과 상완요근의 기능, 표재 요골신경지배 영역의 감각이 보존되는 것이다. 따라서 요측 손목신전을 보호해야 하며, 환자는 특징적인 요측 "손목 하수(wrist drop)"보다는 "손가락 하수(finger drop)"를 더 많이 하게 된다. 후골간신경(Posterior interosseous nerve)은 순수한 운동신경이지만 환자는 보통 외측상과 주변에서 둔통과 작열통을 호소한다. 전완의 수동적인 회외전 및 회내전 동작에 의해 증상이 유발될 수 있고, 틴넬 증후(Tinel's Sign)에 양성 소견을 보일 수 있다.

진단은 일반적으로 임상적 또는 진단적 신경차단술로 이루어진다. 또한 다른 신경 압박 증후군과 마찬가지로 전기적 검사가 진단에 도움이 되는 경우가 많으며 초음파, MRI 등의 영상학적 검사로 요골관 주위의 후골간신경을 압박하는 공간 점유 병소 유무를 확인하는 것이 도움이 된다.

요골관 증후군의 가장 큰 특징은 요골관 부위 압통과 제3 수지 저항성 신전시의 통증이며, 전기적 검사는 대개 도움이 되지 않는 경우가 많다. 반복된 동작을 많이 하는 사람에서 호발하며, 주관절 외측부의 통증을 호소한다. 압통의 유발은 진단에 중요하며, 대개 외상과의 6~7 cm 하방의 상완요근과 단요수근신근 사이에 요골신경이 있지만, 회외근이나 외상과에 근접해서 압통이 있는 경우도 있어서 외측 상과염(lateral epicondylitis)은 꼭 감별해야 하며, 종종 외측 상과염과 동반되는 경우도 있다(표 3-6-4). 또한 반복적인 운동에 의해 통증이 야기되는 만성 구획 증후군과도 감별해야 한다.

많은 저자들은 프로세 아케이드를 통과하는 지점에서의 후골간신경의 압박이 주관절 외측 통증을 일으키고, 이를 외상과염의 한 형태로 봐야 한다고 주장이 있었지만, 병변이 손목의 신전근에 있지 않기 때문에 이러한 주장을 뒷

받침하기는 힘들다. 또한 Hagert 등은 상과염 (epicondylitis)과 후골간신경 증후군(posterior interosseous nerve entrapment)을 두 가지 다른 질환으로 간주하고, 서로 관계가 없다고 하였다.

(4) 초음파를 이용한 해부학 구조의 확인
탐촉자(probe)를 팔꿈치 위에 횡축단면으로 놓는다. 요골신경은 상완요골근(brachioradialis)과 상완근(bracialis) 사이를 지나고 외측상과 바로 앞의 얕은 감각 분지 및 심부가지(후골간신경, PIN)로 나누어진다. 이들 가지의 말단에서 횡방향으로 가지를 스캔한다. 가지로 나뉜 다음, 후골간신경(PIN)에 해당하는 심부가지가 회외근의 얕은 부분과 깊은 부분 사이의 '요측 굴'로 들어가는 것을 볼 수 있다(그림 3-6-

33, 3-6-34). 이 굴의 천장(roof)은 프로세 아케이드(arcade of Fröhse)라고도 알려져 있다. 후골간신경(PIN)은 축 평면에서 회외근 위로 탐촉자를 통과시키면서 전완의 회외와 회내를 통해 평가할 수도 있다. 회외근으로 신경이 압박되면, 신경은 일반적으로 더 크게 나타나고 압박된 부위 내부나 근위부는 저에코성으로 나타난다. 요골 골절 이후, 신경은 저에코성 반흔(scar) 조직에 의해 둘러싸일 수도 있다.

(5) 치료
특별한 보존적 요법은 없으나, 후골간신경 증후군은 부목과 수지신전운동 등을 시도해볼 수 있다. 요골관 증후군은 자극을 유발하는 활동을 피하고, 비스테로이드성 소염제를 투여하거나, 외측 상과염을 동반한 경우 외측 상과

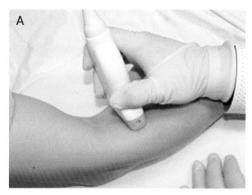

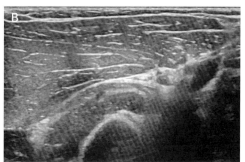

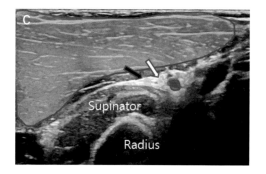

그림 3-6-33. A, B. 요골신경 분지에 대한 횡축단면 영상. C. 흰색 화살표는 얕은 요골신경을 나타내며, 검은색 화살표는 후방골간신경(PIN)을 나타내고, 주황색은 상완요골근(brachi-alioradialis)을 나타낸다. 빨간색 원은 혈관을 나타낸다.

염에 대한 치료로 증상이 호전될 수 있다. 팔꿈치 보호대는 요골신경을 압박할 수 있어 추천되지 않는다.

두 증후군 모두 진단적 신경차단술을 시행

해볼 수 있으며(그림 3-6-34, 3-6-35), 차단술 후 증상이 호전된다면 확진 및 치료적인 측면으로 활용할 수 있고, 그렇지 않다면 다른 감별진단 등을 고려해야 할 것이다. ≫

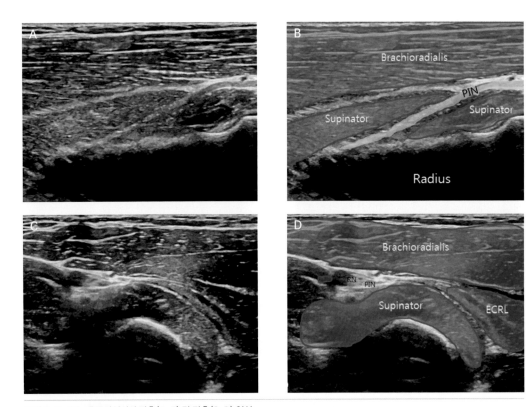

그림 3-6-34. 후골간신경의 장축(A, B) 및 단축(C, D) 영상
회외근의 천두와 심두에서 위쪽의 신경이 늘어나 있고 아래쪽은 압박되어 있다. Brachioradialis, 상완요근; Supinator, 회외근; Radius, 요골; PIN, 후골간신경; RN, 요골신경; ECRL, 장요수근신근.

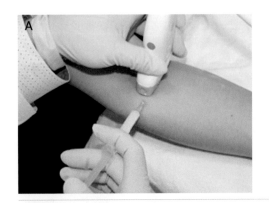
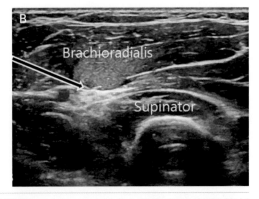

그림 3-6-35. A. 요골신경 분지 위의 탐촉자 위치, in-plane 단축 접근(short-Axis approach). B. 노란색은 후골간신경(PIN)을 나타내며, 검은색 화살표는 주사 바늘의 방향을 나타낸다.

Technical tip ≫ 후골간신경 증후군(PIN syndrome)

초음파 유도하 주사 치료 : In-plane 단축 접근(Short-Axis approach)

탐촉자 위치

원위 상완골 위치에서 PIN에 대해 횡축 단면으로 탐촉자를 놓고, 요골신경 측면에 위치하게 한다. 신경이 두 갈래로 나누어져 얕은 감각 분지와 PIN으로 들어갈 때까지 원위쪽으로 신경을 따라간 다(그림 3-6-35A).

바늘 위치

바늘을 in-plane에서 PIN에 대해 횡방향(transverse)으로 탐촉자의 척측(외측)에서 요측(내측)면 으로 삽입한다. 요골 분기점(bifurcation)에서 원위쪽으로 따라가, arcade of Fröhse로 들어가는 PIN을 확인한다. 바늘 끝을 신경에 안전하게 유도하고 그다음에 "표적 표시(target sign)"를 만들 기 위해 약물을 주사한다.

안전 고려사항

표재성 요골신경(superficial radial nerve)과 요측반회동맥(recurrent radial artery)을 확인하고 혈 관으로의 주사는 피해야 한다.

중요한 사항(Pearls)

적은 양의 마취제 주사는 바늘 끝의 위치확인에 도움이 될 수 있다. PIN의 영상을 최적화하기 위 해 전완의 회내/회외를 조정한다. ■

참고문헌

1. Aiken BM, Moritz MJ. Atypical electromyographic findings in pronator teres syndrome. Arch Phys Med Rehabil 1987; 68:173-5.

2. al-Qattan MM, Duerksen F. A variant of flexor carpi ulnaris causing ulnar nerve compression. J Anat 1992;180:189-90.

3. Barnum M, Mastey RD, Weiss AP, Akelman E. Radial tunnel syndrome. Hand Clin 1996;12:679-88.

4. Beekman R, Schoemaker MC, Van Der Plas JP, et al. Diagnostic value of high-resolution sonography in ulnar neuropathy at the elbow. Neurology 2004;62:767-73.

5. Beekman R, Visser LH, Verhagen WI. Ultrasonography in ulnar neuropathy at the elbow: a critical review. Muscle Nerve 2011;43:627-35.

6. Bianchi S, Martinoli C. Elbow. In: Bianchi S,, Martinoli C, editors. Ultrasound of the musculoskeletal system, Medical radiology. Berlin/Heidelberg: Springer; 2007.p.349-407.

7. Bodner G, Harpf C, Meirer R, Gardetto A, Kovacs P, Gruber H. Ultrasonographic appearance of supinator syndrome. J

Ultrasound Med 2002;21:1289-93.

8. Bodor M, Fullerton B. Ultrasonography of the hand, wrist, and elbow. Phys Med Rehabil Clin N Am 2010;21:509-31.

9. Bridgeman C, Naidu S, Kothari MJ. Clinical and electrophysiological presentation of pronator syndrome. Electromyogr Clin Neurophysiol 2007;47:89-92.

10. Capener N. The vulnerability of the posterior interosseous nerve of the forearm. A case report and an anatomical study. J Bone Joint Surg 1966;48B:770.

11. Capitani D, Beer S. Handlebar palsy - a compression syndrome of the deep terminal (motor) branch of the ulnar nerve in biking. J Neurol 2002;249:1441-5.

12. Crymble B. Brachial neuralgia and CTS. BMJ 1968;3:470.

13. De Smet L, Van Raebroeckx T, Van Ransbeeck H. Radial tunnel release and tennis elbow: disappointing results? Acta Orthop Belg 1999;65:510-3.

14. De Zanche L, Negrin P, Fardin P, Carteri A. Paralysis of the deep branch of the radial nerve due to entrapment neu-

ropathy. Eur Neurol 1978;17:56-8.

15. Delaere O, Bouffioux N, Hoang P. Endoscopic treatment of the carpal tunnel syndrome: review of the recent literature. Acta Chir Belg 2000;100:54-7.

16. Dupont C, Cloutier GE, Prevost Y, Dion MA. Ulnar-tunnel syndrome at the wrist. J Bone Joint Surg 1965;47A:757.

17. Durkan JA. A new diagnostic test for carpal tunnel syndrome. J Bone Joint Surg Am 1991;73:535-8.

18. El Miedany YM, Aty SA, Ashour S. Ultrasonography versus nerve conduction study in patients with carpal tunnel syndrome: substantive or complementary tests? Rheumatology (Oxford) 2004;43:887-95.

19. Fahrer M, Milroy PJ. Ulnar compression neuropathy due to anomalous abductor digiti minimi: clinical and anatomic study. J Hand Surg 1981;6:266.

20. Fröhse F, Frankel M. Die Muskel des menschlichen Armes. In: Bardelben's Handbuch der Anatomie des Menschen. Jena: Fisher; 1908.

21. Glowacki KA, Weiss AP. Anterior intramuscular transposition of the ulnar nerve for cubital tunnel syndrome. J Shoulder Elbow Surg 1997;6:89-96.

22. Graham B. The value added by electrodiagnostic testing in the diagnosis of carpal tunnel syndrome. J Bone Joint Surg Am 2008;90:2587-93.

23. Hagert CG, Lundborg G, Hansen T. Entrapment of the posterior interosseous nerve. Scand J Plast Reconstr Surg 1977;11:205-12.

24. Hartz CR, Linscheid RL, Gramse RR, Daube JR. The pronator syndrome: compression neuropathy of the median nerve. J Bone Joint Surg 1981;63A:885.

25. Haupt WF, Wintzer G, Schop A, Löttgen J, Pawlik G. Long-term results of carpal tunnel decompression. Assessment of 60 cases. J Hand Surg 1993;18B:471-4.

26. Hazani R, Engineer NJ, Mowlavi A, Neumeister M, Lee WP, Wilhelmi BJ. Anatomic landmarks for the radial tunnel. Eplasty 2008;8:e37.

27. Hicks D, Toby EB. Ulnar nerve strains at the elbow: the effect of in situ decompression and medial epicondylectomy. J Hand Surg [Am] 2003;27:1026-31.

28. Hong CZ, Long HA, Kanakamedala RV, Chang YM, Yates L. Splinting and local steroid injection for the treatment of ulnar neuropathy at the elbow: clinical and electrophysiological evaluation. Arch Phys Med Rehabil 1996;77:573-7.

29. Inaparthy PK, Anwar F, Botchu R, Jähnich H, Katchburian MV. Compression of the deep branch of the ulnar nerve in Guyon's canal by a ganglion: two cases. Arch Orthop Trauma Surg 2008;128:641-3.

30. Jablecki CK, Andary MT, So YT, Wilkins DE, Williams FH. Literature review of the usefulness of nerve conduction studies and electromyography for the evaluation of patients with carpal tunnel syndrome. AAEM Quality Assurance Committee. Muscle Nerve 1993;16:1392-414.

31. Konin GP, Nazarian LN, Walz DM. US of the Elbow: Indications, Technique, Normal Anatomy, and Pathologic Conditions. Radiographic 2013;33:E125-47.

32. Koyuncuoglu HR, Kutluhan S, Yesildag A, Oyar O, Guler K, Ozden A. The value of ultrasonographic measurement in carpal tunnel syndrome in patients with negative electro diagnostic tests. Eur J Radiol 2005;56:365-9.

33. Martinoli C, Bianchi S, Gandolfo N, Valle M, Simonetti S, Derchi LE. US of nerve entrapments in osteofibrous tunnels of the upper and lower limbs. Radiographics 2000;20:S199-213; discussion S213-7.

34. Murata K, Shih JT, Tsai TM. Causes of ulnar tunnel syndrome: a retrospective study of 31 subjects. J Hand Surg (Am) 2003;28:647-51.

35. Nathan PA, Istvan JA, Meadows KD. Intermediate and long term outcomes following simple decompression of the ulnar nerve at the elbow. Chir Main 2005;24:29-34.

36. Nathan PA, Myers LD, Keniston RC, Meadows KD. Simple decompression of the ulnar nerve: an alternative to anterior transposition. J Hand Surg 1992;17B:251-4.

37. Nathan PA, Takigawa K, Keniston RC, Meadows KD, Lockwood RS. Slowing of sensory conduction of the median nerve and carpal tunnel syndrome in Japanese and American industrial workers. J Hand Surg [Br] 1994;19:30-4.

38. Nielsen HO. Posterior interosseous nerve paralysis caused by fibrous band compression at the supinator muscle. A report of four cases. Acta Orthop Scand 1976;47:304-7.

39. Popa M, Dupert T. Treatment of cubital tunnel syndrome by frontal partial medial epicondylectomy. A retrospective study of 55 cases. J Hand Surg [Br] 2004;295:63-567.

40. Rehak DC. Pronator syndrome. Clin Sports Med 2001;20:531-40.

41. Rosenbaum R. Disputed radial tunnel syndrome. Muscle Nerve 1999;22:960-7.

42. Salama H, Kumar P, Bastawrous S. Posterior interosseous nerve palsy caused by parosteal lipoma: a case report. Case Report Med 2010;pii:785202.

43. Seror P. Treatment of ulnar nerve palsy at the elbow with a night splint. J Bone Joint Surg 1993;75B:322-7.

44. Spinner RJ, Amadio PC. Compressive neuropathies of the upper extremity. Clin Plast Surg 2003;30:155-73.

45. Stern MB. The anterior interosseous nerve syndrome (the Kiloh-Nevin syndrome). Clin Orthop Rel Res 1984;187:223.

46. Tsai CY, Yu CL, Tsai ST. Bilateral carpal tunnel syndrome secondary to tophaceous compression of the median nerves. Scand J Rheumatol 1996;25:107-8.

47. Werner CO, Rosén I, Thorngren KG. Clinical and neurophysiologic characteristics of the pronator syndrome. Clin Orthop Rel Res 1985;197:231.

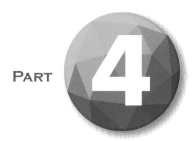

PART **4**

근골격계 신경차단술과 주사요법

하지의 신경차단술

Lower extremity
nerve block

총론

강찬

1. 하지의 신경차단

Nerve block in lower extremity

하지에서 말초신경차단술의 목적은 크게 3가지로 분류할 수 있다. 첫째는 수술하기 위한 마취 목적의 신경차단술이고, 둘째는 수술 후 통증이나 만성 통증 조절을 위한 신경차단술이며, 셋째로 신경병증 등의 질환에 대한 진단과 치료를 보조하기 위한 목적의 신경차단술이다.

그 중에서 마취 목적으로 시행되는 신경차단술은 다른 경우보다 정확성과 높은 성공률이 항상 보장되어야만 한다. 그동안 정형외과 의사들이 마취 목적으로 병변 주위 국소 침윤 마취(local block)나 족관절신경차단술(ankle block)을 많이 시행하면서도 대퇴신경차단(femoral nerve block)이나 좌골신경차단(sciatic nerve block) 같은 하지의 주요 말초신경차단술을 마취 목적으로 쉽게 사용하지 못하였던 것도 이러한 정확성과 높은 성공률이 보장되지 못했기 때문이다.

그러나, 정형외과 영역에서 상지와 하지의 수술을 위한 부위 마취나 통증 조절 목적의 신경차단술에서 근골격계 초음파의 활용도가 증가하고 있고, 대퇴부, 슬관절, 하퇴부, 족관절 및 족부의 수술을 위하여 사용되어 왔던 전신마취와 척추 마취의 대체 방법으로 초음파 유도 신경차단술도 지속적으로 발전해 왔다.

1) 초음파를 이용한 하지의 주된 5개 말초신경차단

Nerve block of major 5 nerve in lower extremity

초음파를 이용하면 연부조직의 해부학적 구조물을 실시간으로 관찰하면서 하지의 운동과 감각을 지배하는 외측대퇴피신경(lateral femoral cutaneous nerve), 대퇴신경(femoral nerve), 폐쇄신경(obturator nerve), 좌골신경(sciatic nerve), 후방대퇴피신경(posterior femoral cutaneous nerve)을 병변의 위치와 수술의 종류에 따라서 선택적으로 차단하는 부위 마취를 안전하고 빠르게 시행할 수 있다(그림 4-1-1~4-1-4).

이는 표면해부학만을 이용한 맹목적 신경차단(blind nerve block)이나 신경 자극기 유도 신경차단(neurostimulator-guided nerve

293

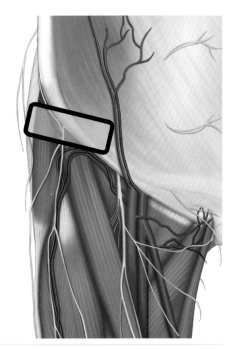

그림 4-1-1. 외측대퇴피신경(lateral femoral cutaneous nerve) 과 probe 위치

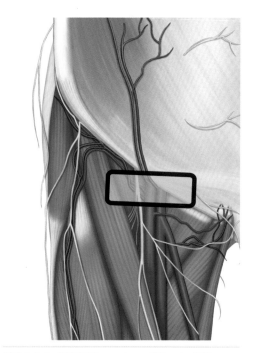

그림 4-1-2. 대퇴신경(femoral nerve)과 probe 위치

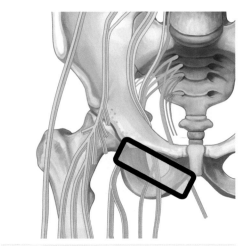

그림 4-1-3. 폐쇄신경(obturator nerve)과 probe 위치

서 발생할 수 있는 통증, 오심, 구토 및 호흡기 문제 등의 합병증이 없으며, 척추 마취나 전신 마취와 비교하였을 때 수술 후 환자의 만족도 높다.

해부학적 구조물 뿐만 아니라 마취제 주입을 위한 주사 바늘과 마취제를 실시간으로 감시할 수 있기 때문에 마취의 성공률을 높일 수 있게 되었고, 정확성이 향상됨으로써 국소마취제의 용량도 줄일 수 있게 되었다. 결국 성공률을 높이면서도 마취제의 용량을 줄일 수 있게 되어서 마취제의 안전 용량 내에서 여러 개의 신경차단술이 가능해졌고, 그로 인하여 하지로 가는 5개의 주요 말초신경을 모두 차단할 수 있게 되었으며, 대퇴부 및 하퇴부 지혈대를 적용하여 슬관절 주위 수술을 포함한 하퇴 및 족부족관절의 모든 수술을 할 수 있게 되었다.

block)과는 비교할 수 없는 매우 유용한 장점이다. 또한 척추 마취에서 발생할 수 있는 두통, 저혈압, 장운동 감소, 요폐(urinary retension), 요통 등의 합병증이 없고, 전신 마취에

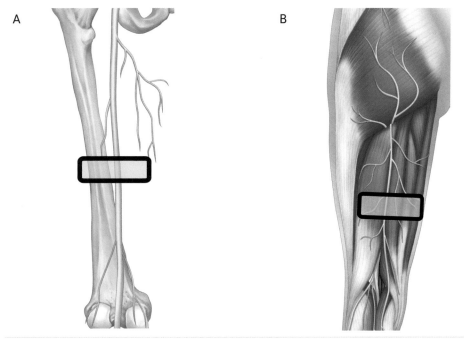

그림 4-1-4. 좌골신경(sciatic nerve), 후방대퇴피신경(posterior femoral cutaneous nerve)과 probe 위치

2) 족관절신경차단 Ankle block

족관절 주위 신경차단술을 통하여 족관절 원위 부위의 수술을 시행하기 위하여는 복재신경(saphenous nerve), 천비골신경(superficial peroneal nerve), 심비골신경(deep peroneal nerve), 비복신경(sural nerve), 경골신경(tibial nerve)을 차단해야 한다(그림 4-1-5).

천비골신경과 비복신경은 신경 자체가 표재에서 촉지되고, 복재신경은 함께 주행하는 대복재정맥(great saphenous vein)이 표재에서 쉽게 촉지되기 때문에 초음파 없이도 신경 손상 없이 쉽게 신경차단이 가능하다. 이 3개의 신경차단을 위하여는 각각 3~5 mL의 마취제가 필요하다. 복재신경, 천비골신경, 비복신경 마취시에는 이 3개의 신경에서 분지하는 신경가지들의 전체를 차단하여야 발목 원위부를 완전하게 마취할 수 있다. 그러기 위하여는 3개 신경의 주된 줄기만 차단하는 것이 아니라 3개 신경 주위의 연부조직 전체에 마취제를 주입해야 각각의 잔가지신경(nerve branch)까지 마취가 된다. 즉, 넥타이로 목을 감싸듯 발목 둘레의 피하 조직(superficial fascia or subcutaneous tissue) 전체에 마취제가 주입되도록 주사 바늘을 발목 주위의 횡방향으로 전진시키면서 마취제를 주입하여야 한다.

심비골신경(deep peroneal nerve)은 족배동맥(dorsalis pedis artery)의 맥박을 촉지한 후 족배동맥 외측으로 함께 주행하는 심비골신경을 향하여 주사바늘을 삽입한 후 마취제를 주입하여 신경차단을 한다. 이때 마취제 주입 전에 반드시 혈액 역류(regurgitation) 여부를 확인해야 한다. 신경차단을 위하여 3~5 mL의 마취제가 필요하다.

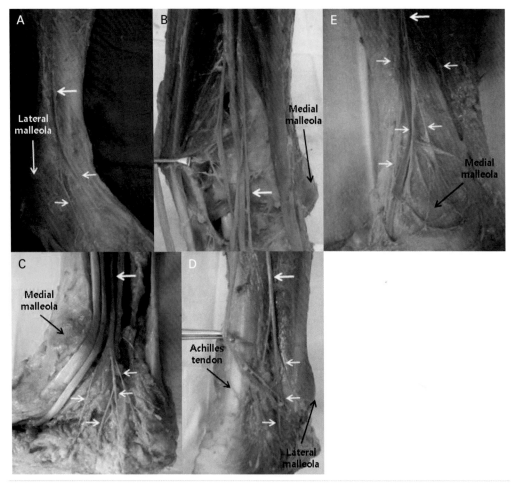

그림 4-1-5. From sciatic nerve
A. Superficial peroneal n. B. Deep peroneal n. C. Tibial n. and br. D. Sural n. and br. From femoral nerve. E. Saphenous n. and br.

경골신경(tibial nerve)은 고식적으로 족관절 내과 말단(tip of medial malleoli)의 손가락 두개 굵기(2 finger breadth) 근위부 위치(level)의 아킬레스건 내측 경계 부위에서 경골후방을 향하여 주사 바늘을 서서히 전진시켜 후경골에 주사바늘 끝이 닿게 한 다음 5 mm 정도 주사 바늘을 다시 후진시키고, 혈액 역류(regurgitation)가 되지 않는 것을 확인한 후에 마취제를 6~7 mL 주입한다.

족관절 주위 신경차단술은 일반적으로 맹목적 시술(Blind procedure)이기 때문에 주사 바늘을 서서히 삽입할 때 환자가 피부를 찌르는 통증이 아닌 마취하고자 하는 신경을 자극하는 통증(방사통)을 호소할 때는 주사 바늘을 위치를 바꾼 후에 마취제를 주입해야만 마취에서 회복된 후 신경 손상에 의한 자극 증상 후유증을 남기지 않을 수 있다.

초음파의 활용도가 높아짐에 따라 발 수술을 위한 족관절 마취(ankle block)를 할 때에도 초음파는 유용하게 사용될 수 있다. 족관절신경차단술(ankle block)의 경험이 많지 않을 경우 초음파를 이용하면 쉽게 족관절 주위 5개의 신경을 관찰할 수 있고, 초음파 유도하에 안전하게 족관절신경차단술을 시행할 수 있다. 특히, 경골신경 마취는 술자의 경험과 감각에 의존하는 경우가 많고, 불완전 마취가 생기는 경우가 종종 발생하기 때문에 초음파를 이용할 경우 많은 도움이 된다. 초음파 유도하에 경골신경 주위에 정확하게 마취제를 주사하여 신경 손상이나 불완전 마취의 두려움 없이 쉽게 족관절 마취를 할 수 있다.

족관절신경차단 마취 하에 수술을 시행할 경우 3~4인치 고무 밴드(Esmarch bandage)를 이용하여 족관절 내과 및 외과를 3~4회 감싸면 200~300 mmHg 정도의 지혈대 압력을 유지한 채 수술을 시행할 수 있다. 다만, 지혈 초기에 환자가 불편감을 호소할 수도 있으나 시간이 지남에 따라 호전되며, 환자가 많은 불편을 호소할 경우 Midazolam 같은 진정제를 정맥 투여하면 발목 지혈대에 의한 불편감을 어느 정도 해소할 수 있다.

3) 족지신경차단 Digital nerve block

내향성 발톱, 족지의 건 절단술, 족지의 절제 관절 성형술 등의 간단한 족지 수술 시에 사용될 수 있다. 일반적으로 해당 족지의 족배 외측, 족배 내측, 족저 외측, 족저 내측에 있는 4개의 지간신경을 차단한다. 해당 족지의 외측 지간 물갈퀴 공간(web space)의 근위부에서 피하층에 0.5~1 mL의 마취제를 주사한 후 주사 바늘을 족저부로 전진시켜서 주사기를 잡지 않은 손으로 족저부를 촉지하여 주사 바늘이 족저부의 피하층에 위치하게 한 후 2 mm 정도 주사 바늘을 후퇴시킨 후 0.5~1 mL의 마취제를 주사한다. 같은 방법으로 해당 족지의 내측 지간 물갈퀴 공간의 근위부에서 족배 피하층 및 족저 피하층에 마취제를 주사하여 족지 주위 4개의 지간신경을 차단한다. 족지신경차단술 시에는 가급적 혈관 수축제(epinephrine)를 마취제와 섞어서 사용하지 않는다. 특히, 당뇨성 말초혈관 병증이나 폐쇄성 말초동맥 질환(arteriosclerosis obliterans, ASO) 같은 혈관병증이 있는 환자의 경우 특히 주의를 요한다.

2. 환자의 준비

환자는 상의 및 하의를 입은 채로 초음파 유도 신경차단술을 받는다. 대퇴신경 뿐만 아니라 좌골신경, 외측대퇴피신경, 폐쇄신경, 후방대퇴피신경의 차단술을 시행할 때도 아래의 그림처럼 환자가 환자복을 입은 채로 앙와위(supine position) 자세에서 편하게 신경차단술을 받을 수 있다. 또한 시술자도 의자에 가만히 앉은 자세에서 위의 5개 주요 신경차단술을 시행할 수 있다. 환의를 벗지 않고, 상의 하단을 이용하여 시술하고자 하는 쪽의 속옷을 근위부로 젖히고 하의를 원위부로 젖히면 외측대퇴피신경(lateral femoral cutaneous nerve)과 대퇴신경(femoral nerve), 폐쇄신경(obturator nerve)을 차단할 수 있는 공간이 노출된다. 이렇게 하의를 탈의하지 않는 것은 환자분들, 특히 여성 환자들에게는 중요한 부분

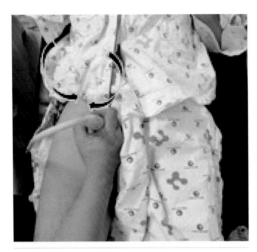

그림 4-1-6. 대퇴신경차단술 시 환자의 자세
앙와위 자세에서 상의 하단을 속옷 아래로 말아 넣으면서 외측대퇴피신경과 대퇴신경을 노출시키면, 환자의 팬티를 벗기지 않고 시술을 할 수 있다.

일 수 있다. 부끄러움을 많이 탈 수도 있고 수치심을 느낄 수도 있는 과정이 하의와 속옷을 입은 채로 진행되기 때문에 환자가 조금 더 편안함을 느낄 수 있게 해준다(그림 4-1-6).

마취 전 반드시 기록해야 할 부분이 '마취 전 환자의 motor/sensory check list'이다. 꼭 마취 전에 환자의 hip/knee/ankle/toe의 능동 운동범위(active ROM) 및 근력(motor power)을 체크하고, 또한 허리 질환 등에 의하여 유발될 수 있는 감각신경 이상 유무도 기록해 놓아야 한다. 그 이유는 고령의 환자분들 중 의외로 lower extremity motor/sensory가 떨어져 있는 (주체가 motor/sensory)분들이 많이 계신데, 이 부분을 마취 직전 및 직후에 기록해놓지 않으면 추후에 환자 및 보호자분들과 분쟁의 소지가 발생할 수 있기 때문이다. 저자의 경우 마취 직전 및 직후에 "환자분! 무릎 구부렸다 폈다 해보세요. 발목이랑 발가락 뒤로 젖혔다가 구부려보세요. 느낌(감각)은 어떠세요?"라고 질의를 하고 그 결과를 꼭 차트에 기록해 놓는다.

감각신경은 신경차단 후 2~3분 내에 감각이 서서히 떨어지는 것을 확인할 수 있다. 그러나, 시술자가 실수를 범하여 신경 내 주사(intra-neural injection)를 하지 않은 경우라면 신경차단 직후에 근력(motor power)에는 변화가 없어야 한다. 이러한 이학적 검사를 통하여 시술한 의사뿐만 아니라 시술을 받은 환자, 그리고 함께 계신 보호자 분들도 신경차단술에 의한 신경 손상 유무를 바로 확인할 수 있다. 이를 통하여 수술 후 개인적인 마취제 흡수 능력 차이에 의하여 발생할 수 있는 motor / sensory의 지연 회복이 신경차단술이 잘못되어서 그런 것이 아님을 서로가 인지할 수 있고, 마취의 지연 회복에 의하여 나타나는 상태에 대하여 불필요한 언쟁과 걱정을 예방할 수 있게 된다.

3. 마취제

1) 국소마취제의 특징

신경차단에 주로 사용되는 국소마취제에는 lidocaine, bupivacaine, mepivacaine, ropivacaine, levobupivacaine 등이 있다. 환자가 lidocaine 등의 국소마취제에 과민반응을 보이지 않는다면 마취제를 선택할 때는 발현 시간(time to onset), 마취 및 진통 지속 시간(duration of action), 마취제의 신체 안정성(safety profile) 등을 고려한다.

국소마취제는 농도가 낮을수록 운동신경보다 감각신경을 마취시키는 경향이 있다. 그래서, 1% lidocaine을 사용할 경우 운동신경차단이 안 되는 사람이 2% lidocaine으로 마취할 경우에는 운동신경도 함께 차단되는 것이다. 마취제의 농도가 낮으면 fiber가 가느다란 감각신경 섬유는 마취가 잘 되지만 fiber가 두꺼운 감각신경 섬유는 상대적으로 마취가 지연되거나 덜 되는 경향이 있다. 마취를 위하여는 수술 중 강한 자극에도 통증을 전혀 느끼지 않아야 하기 때문에 모든 종류의 감각신경이 마취되어야 한다. 일반적으로 1% lidocaine, 2% lidocaine, 0.5% bupivacaine, 0.75% ropivacaine 20 mL 용량으로 포장되어 나오는 제품을 많이 사용한다. 마취 목적 및 종류, 마취하는 신경의 개수, 그리고 마취제의 필요량(volume)을 종합적으로 고려하여 국소마취제를 선택한다.

가장 많이 사용되는 국소마취제인 lidocaine은 신경차단 후 완전 마취에 이르는 시간이 매우 짧아서 마취 후 20~30분 내에 수술을 시행할 수 있는 장점이 있으나, 반감기가 짧기 때문에 마취 효과뿐만 아니라 진통 효과 지속 시간도 짧은 단점이 있다. Bupivacaine은 좌골신경차단 시에 14~18시간 동안 무통이 지속되며, Mepivacaine은 bupivacaine보다 조금 더 발현 시간과 지속 시간이 짧다. Ropivacaine의 발현시간은 mepivacaine과 비슷하고, 지속 시간은 16~19시간이다. 그러나 ropivacaine은 감각신경을 조금 더 선택적으로 차단하고, 심혈관계 안정성도 향상된 장점이 있다. Ropivacaine은 팔신경 얼기 마취(brachial plexus block) 목적으로 사용할 경우 어른 최대 사용 용량은 7.5 mg/mL (0.75%

Ropivacaine) 1회 총 225 mg(제약회사 안전 최대용량)~300 mg(현재까지의 논문 상 brachial plexus block을 위한 안전 최대용량)이다. 그러나, 하지신경차단술(lower extremity nerve block)을 위한 용량은 조금 더 tolerable하다. 다만, 저자의 경우 시술자 자신과 환자를 보호함과 동시에 법적인 분쟁을 예방하는 차원에서 마취 목적의 단발성 신경차단을 위하여 ropivacaine 최대 안전 용량인 300 mg 이상을 사용해 보지는 않았다. 추가적으로 ropivacaine은 24시간 사용 용량을 기준으로 하였을 때에는 마취 목적 및 수술 후 통증 조절 목적으로 어른에서 675 mg까지는 tolerable하다. 결론적으로 0.75% ropivacaine 20 mL (total 150 mg) 용량 2개(total 300 mg)까지는 일반 건강한 성인에서는 1회 사용량으로 안전하다. Volume effect를 주기 위하여 농도를 낮추고, 용량을 늘린다면 0.6% 50 mL가 total 300 mg이며, 0.5% 60 mL가 300 mg이다. 마취 목적으로 한 차례 ropivacaine을 사용한 것과 수술 후 진통 효과가 사라지기 전에 한 차례 더 bolus injection하는 부분을 모두 합하여도 24시간 이내의 안전 용량 이내라는 것을 알고 있을 필요가 있다.

Levobupivacaine은 심혈관 및 중추신경계 독성이 bupivacaine보다 적으며, 발현 시간과 지속 시간은 ropivacaine과 비슷하다.

2) 마취제의 준비

마취 목적으로 시행될 때에는 주로 국소마취제 포장 제품 원액(예, 1% 또는 2% lidocaine, 0.75% ropivacaine, 0.5% bupivacaine

등) 또는 이종의 국소마취제 혼합액(1% lido-caine + 0.75% ropivacaine 1:1 혼합액)을 사용하며, 수술 후 통증 조절이나 기타 급성 통증 조절을 위한 목적으로 시행될 때에는 국소마취제 희석액(예, 0.5% lidocaine, 0.2~0.25% ropivacaine 등)을 사용한다. 진단(또는 감별 진단)과 치료를 병행할 목적으로 차단술을 시행할 경우에는 steroid(예, triamcinolone)를 희석한 0.5~1% lidocaine 용액을 사용할 수 있다.

저자는 lidocaine의 early onset 장점과 ropivacaine의 long duration and less car-diovascular effect 장점을 혼합하고 싶었기 때문에 오랜 기간 동안 1% lidocaine과 0.75% ropivacaine을 1:1로 혼합하여 사용해왔다. 1% lidocaine과 0.75% ropivacaine을 1:1로 혼합하면 최대 60 mL까지 안전하게 투약할 수 있다. 다만, lidocaine과 ropiva-caine 약물의 상호작용을 100% 배제할 수 없기 때문에 이 부분에 대하여는 주의를 요할 것으로 사료된다.

1:1 혼합액 60 mL를 준비하려고 한다면 국소마취제와 23 gauge spinal needle, IV extension line, 그리고 50 mL 주사기를 준비한다. 50 mL 주사기에 1% lidocaine 20 mL와 0.75% ropivacaine 1:1로 혼합액을 60 mL까지 준비할 수 있고, 준비된 주사기에 IV extension line을 이용하여 23 gauge spi-nal needle을 연결하면 이 IV extension line에 마취제 5 mL를 채울 수 있다. 그렇게 되면 국소마취제 혼합액 약 55 mL가 주사기에 남게 되고, IV extension line 내에 약 5 mL가 저장되게 된다(그림 4-1-7).

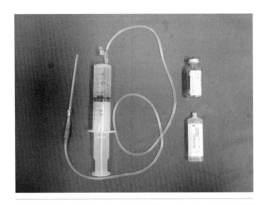

그림 4-1-7. 1% lidocaine과 0.75% ropivacaine의 1:1 혼합액 준비
Spinal needle, IV extension line 그리고 50 mL 주사기가 필요하다.

3) 마취제 사용 용도

대퇴신경과 좌골신경차단술과 더불어 1개의 추가적인 신경차단술만 할 경우에는 1% lidocaine 20 mL와 0.75% ropivacaine 20 mL를 혼합한 40 mL 마취용액으로도 마취가 가능하다. 그러나, 이외에도 다른 신경(예, 외측대퇴피신경, 폐쇄신경, 후방대퇴피신경)을 2~3개 추가로 차단하는 경우에는 마취제를 50~60 mL 준비하는 것이 좋다.

저자는 이러한 lidocaine과 ropivacaine 1:1 혼합액으로 3,500예 이상 안전하게 사용해왔기 때문에 현재도 이 방법을 유용하게 사용하고 있다. 특히 양쪽 다리를 모두 수술하는 경우나 마취 후 일찍 수술해야 하는 경우에 주로 사용하고 있다. 이 혼합액은 일반적으로 완전한 마취까지의 유도 시간이 평균 50분 정도 소요된다.

이 외에도 저자는 수술을 위한 마취뿐만 아니라 수술 후 통증 조절 시간을 조금이라도 늘리기 위하여 순수한 ropivacaine 희석을 사용하기도 한다. 0.5% ropivacaine 60 mL와 0.6% ropivacaine 50 mL를 각각 환자에게 적용한 결과 0.5%와 0.6%는 0.75%보다 환자의 완전한 마취까지의 유도 시간이 더 오래 걸리는 부분이 있다. 0.75%를 사용할 경우 일반적으로 60분 이상이 지나야 완전하게 마취가 이루어지며, 0.6%는 75분, 0.5%는 90분 이상 지나야 완전하게 마취가 이루어지는 환자들이 드물지 않게 있었다. 완전한 마취 유도 시간이 경과한 후에는 0.6%와 0.75%를 적용한 환자에서 수술과 수술 후 통증 조절에 문제가 있었던 환자는 없었으나, 0.5%를 적용한 환자에서는 드물게 수술 중 약간의 통증을 호소하여 midazolam iv 주사를 통하여 수면을 유도하여 수술을 진행한 증례가 있었다.

다음은 마취 목적에 따른 저자의 마취제 선택의 예이다.

- 단순 국소마취이면서, 총 부피가 10~20 mL 이내 필요한 급한 수술(early onset time): 2% Lidocaine infiltration
- 단순 국소마취이면서, 총 부피가 20~40 mL 사이 필요한 급한 수술(early onset time): 1% 또는 1.5% Lidocaine
- 초음파 유도 신경차단술이면서, 대퇴좌골신경차단술을 기본으로 하고, 외측대퇴피/후방대퇴피/폐쇄신경 중 1개의 추가적 마취가 필요하면서, 5~6시간 이내에 수술을 끝내야 하는 마취제 총 부피가 40 mL 이내인 급한 수술: 1% Lidocaine 30 mL + 0.75% Ropivacaine 30 mL 혼합액(총 40 mL 이내)
- 초음파 유도 신경차단술이면서, 대퇴좌골신경차단술을 기본으로 하고, 외측대퇴피/

후방대퇴피/폐쇄신경 중 2개 이상의 추가적 마취가 필요하면서, 5~6시간 이내에 수술을 끝내야 하는 마취제 총 부피가 60 mL 이내인 급한 수술: 1% Lidocaine 30 mL + 0.75% Ropivacaine 30 mL 혼합액(총 60 mL 이내)
- 초음파 유도 신경차단술이면서, 좌우 양측에 대퇴좌골신경차단술을 하고, 5~6시간 이내에 수술을 끝내야 하는 마취제 총 부피가 60 mL 이내인 급한 수술: 1% Lidocaine 20 mL + 0.75% Ropivacaine 20 mL 혼합액(총 60 mL 이내)
- 초음파 유도 신경차단술이면서, 대퇴좌골신경차단술 부위 마취 후 5~6시간 이내에 수술을 끝내야 하는 경우이면서 마취제 총 부피가 40 mL 이내인 급하지 않은 수술: 0.75% Ropivacaine(총 40 mL, 300 mg 이내)
- 초음파 유도 신경차단술이면서, 대퇴좌골신경차단술을 기본으로 하고, 외측대퇴피/후방대퇴피/폐쇄신경 중 1~2개의 추가적 마취가 필요하면서, 6시간 이내에 수술을 끝내야 하는 경우이면서 마취제 총 부피가 50 mL 이내인 급하지 않은 수술: 0.6% Ropivacaine(총 50 mL, 300 mg 이내)
- 초음파 유도 신경차단술이면서, 대퇴좌골신경차단술을 기본으로 하고, 외측 대퇴피/후방대퇴피/폐쇄신경 중 2~3개의 추가적 마취가 필요하면서, 6시간 이내에 수술을 끝내야 하는 경우이면서, 마취제 총 부피가 60 mL 이내인 급하지 않은 수술: 0.5% Ropivaciane(총 60 mL, 300 mg 이내). 그러나, 이 경우에는 마취가 안 되어 수술을

진행하지 못한 증례는 없었으나, 수술 중 조금이라도 통증의 호소하는 환자분들이 일부 있었고, 상대적으로 다른 군과 비교하여 IV로 midazolam을 투약한 빈도가 높았다.

4) 각각의 신경 별 마취제 사용 용량 및 마취 지속 시간

각 신경에 주사되는 마취제의 용량은 마취제의 종류, 농도, 신경차단술의 숙련도 및 수술에 소요되는 시간에 따라 다소 차이가 있다. 일반적으로 사용되는 1% lidocaine과 0.75% ropivacaine 1:1 혼합액을 신경차단 마취 목적으로 주사하는 것을 기준으로 하였을 때,

- 대퇴신경: 10~20 mL
- 좌골신경: 10~20 mL
- 외측대퇴피신경: 5~10 mL
- 폐쇄신경: 5~10 mL
- 후방대퇴피신경: 5~10 mL가 필요하다.

어느 정도 술기가 익숙해지고 마취 후 바로 수술을 시행할 수 있을 경우에는 대퇴 및 좌골 신경차단술 기준으로 각각에 10~15 mL를 사용하면 충분하다. 그러나, 술기가 미숙하거나 마취 후 2~3시간 경과 후에 수술을 할 경우에는 15~20 mL가 필요할 수 있다. 일반적으로 대퇴 및 좌골신경 주위에 마취 목적으로 1:1 혼합액 15 mL를 정확하게 주사하였을 경우에 마취 시간부터 5~6시간까지는 마취 효과가 지속된다. 5~6시간이 경과하여도 '진통 효과'는 5~6시간 이상 더 지속되기 때문에 환자가 바로 통증을 호소하는 경우는 없다.

신경의 굵기가 작은 외측대퇴피신경이나 폐쇄 신경, 후방대퇴피신경의 경우에는 저용량을 사용하여도 정확하게만 주사한다면 완전한 마취를 유도할 수 있다. 다만, 마취제 용량을 적게 사용하기 때문에 마취제 주사 후 2~3시간 이내에는 수술을 마치는 것이 좋다.

4. 초음파를 이용한 신경차단술의 기본

저자의 경우에는 하지에서 초음파를 이용한 신경차단술을 시행할 때 별도의 소독포 및 포비돈 아이오다인 소독액을 사용하지 않는다. 지금까지 알코올 솜을 이용하여서만 피부 소독을 하였고, 5,000명 이상의 환자에서, 1만 회 이상의 신경차단술을 시행한 이래로 바늘 삽입 부위의 국소 피부 감염 증례는 없었다(그림 4-1-8).

마취 혼합액에 연결된 주사 바늘의 삽입 방향이 초음파 탐침 방향과 같은 평면상이 되도록 하고(in-plane approach, 주사 바늘 길이 전체를 보는 방법), 초음파의 진행 방향과 수직에 가깝게 되도록 움직이면 주사 바늘을 쉽게 확인할 수 있다(그림 4-1-9A). 주사 바늘 끝을 초음파로 확인할 수 있기 때문에 바늘이 신경을 관통하거나 마취제가 신경 내로 주사됨으로써 발생할 수 있는 신경 손상의 합병증을 예방할 수 있다. 주사 바늘 끝을 신경 바로 외측에 위치시키고 국소마취제 혼합액을 주입하면 신경과 신경 주위 조직 사이에 마취제가 고이기 시작하는 것을 확인할 수 있다(그림 4-1-9B).

마취제를 지속적으로 주입하면서 신경과 신

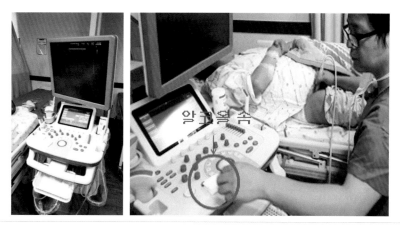

그림 4-1-8. 일회용 알코올 솜을 이용한 바늘 삽입부 소독

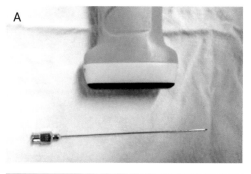

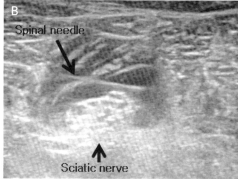

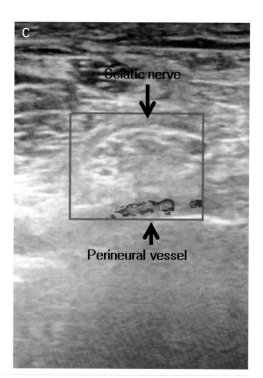

그림 4-1-9. A. In-plan approach 방법. B. 초음파 영상. C. 좌골신경 주위 혈관

경 주위 조직을 박리하듯 바늘 끝을 미세하게 움직이면 마취제가 신경을 완전히 둘러싸이게 만들 수 있다. 신경 주위에는 신경과 함께 주행하는 작은 혈관(perineural vessel)들이 있

고, 후경골신경, 폐쇄신경 및 대퇴신경 등의 경우에는 큰 혈관들이 신경 주위에 인접해 있기 때문에 마취제 주입 시에 일정 간격(2~4 mL 주입 시 마다)으로 주사기를 흡입하여 혈액

의 역류(regurgitation) 여부를 확인해야만 한다(그림 4-1-9C).

5. 수술 준비

초음파를 이용한 신경차단을 통하여 환자를 미리 마취했기 때문에 수술실에서 추가적인 마취 처지는 필요하지 않다. 다만, 환자가 깨어 있기 때문에 이 부분은 꼭 신경을 써야 한다. 저자의 경우 수술실에 들어오는 환자의 불안감을 해소하기 위하여 병동에서 출발하기 전에 Midazolam® (Benzodiazepin) 2~3 mg를 근육 주사한다. 환자가 수술실에 들어오면 꼭 불안 여부를 확인하고, midazolam 근육 주사에 의한 항불안 효과가 있음에도 불구하고 환자가 수면을 원할 경우 진정 및 수면 목적으로 midazolam 2~3 mg을 추가로 정맥 주사한다. 저자의 경우 서서히 진정 및 수면을 유도할 목적으로는 NSS 100 mL에 midazolam 2~3 mg를 혼합하여 IV line으로 full drop하여 주입하고, 더 빠른 수면 목적으로는 midazolam 2~3 mg를 주사기를 이용하여 IV로 서서히 직접 주사(Direct injection) 한다.

수술 시에 지혈대를 사용할 경우, 수술 부위에서 피가 나지 않게 하기 위하여 혈압 측정하는 것과 비슷한 기구(Tourniquet)로 허벅지를 압박하는데 이때 압박감과 피부에서 조이는 느낌이 발생할 수 있다는 사실을 환자에게 미리 설명해 주어야 한다. 그렇지 않으면 깨어 있는 상태에서 갑자기 발생하는 허벅지의 조임이 환자에게 불편감과 함께 불안감을 증폭시킬

수 있다. 이 부분 또한 수술 준비 과정에서 환자와 상호 소통이 반드시 필요하다.

모든 환자가 마찬가지겠지만 하지 신경차단 마취를 한 경우에는 병동과 수술실에서, 이동 간에 낙상 사고에 주의해야 한다. 앞에서 언급한 것처럼 신경차단술 후에는 환자 및 보호자분께 마취가 완전히 풀릴 때까지는 단독 보행을 하면 안 된다는 설명을 꼭 해야 하며, 병동에도 미리 지시를 내려야 한다. 특히, 섬망증세(delirium)가 있거나, 치매(dementia) 환자의 경우에는 낙상 위험이 높기 때문에 가급적 보호자가 함께 있어야 함을 설명해야 한다.

6. 통증 조절 또는 약물로 조절 되지 않는 급성 통증 조절 목적의 신경차단술

고관절을 제외하고 통증 조절을 목적으로하는 하지의 수술 영역의 대부분은 좌골신경 또는 대퇴신경 지배영역에 포함된다. 일반적으로 이 두 신경 지배 영역에 마취 목적으로 0.5%, 0.6% 또는 0.75% ropivacaine을 주사하였을 때 마취 지속시간을 넘어 일정 기간의 '수술 후 진통 지속 시간'을 갖는다. 그러나, 순수하게 수술 후 통증 조절을 위한 목적으로는 위와 같은 고농도의 마취제를 잘 사용하지는 않는다.

진통을 위하여는 일반적으로 0.2% 또는 0.25% ropivacaine을 사용한다. 이러한 저농도의 마취제를 사용할 경우 운동신경의 차단 효과는 낮추면서 감각신경에 의한 통증을 조절하기에 효과적이며, 일반적으로 짧게는 8시간

에서 길게는 24시간(개인마다 또는 신경차단의 정확성에 따라 어느 정도 통증 지속시간에 차이가 있다)까지 수술 후 통증을 조절할 수 있다.

마취를 위한 신경차단술의 경우 일반적으로 1회 단발성으로 마취제를 주입하지만, 진통 목적으로 할 경우에는 1회 대용량 마취 희석액 주사(30 mL bolus injection) 방법을 하기도 하고, Catheter를 통하여 지속적으로 마취 희석액을 주입하는 방법을 사용하기도 한다.

1) 단발성 bolus injection법

0.2~0.25% ropivacaine 20~30 mL를 목적에 따라 대퇴신경과 좌골신경 주위에 주사를 하면 환자에게서 발생하는 수술 후 첫날 밤의 '수술 후 통증'을 매우 효과적으로 조절할 수 있다.

(1) 슬관절 주위 수술 후 통증 조절

슬관절 수술의 종류에 따라서 대퇴/좌골/폐쇄신경차단술을 시행하면 된다. 그러나, 일반적으로 위의 모든 신경을 차단하지는 않고, 주로 대퇴신경차단술을 시행한다. 그러나, 수술의 범위와 종류에 따라 추가적으로 좌골신경 및 폐쇄신경차단술이 필요할 수도 있다.

환측 하지의 신경차단 마취 하에 수술을 시행한 경우 수술 후 통증 조절을 위한 저농도(0.2~0.25%) ropivacaine을 이용한 추가 신경차단술은 수술 목적의 신경차단술의 효과가 사라지기 전에 시행한다. 마취 목적의 고농도 신경차단술의 진통 효과가 평균 11~12시간 정도 경과하기 때문에 아침에 수술한

환자의 경우 저녁이나 밤시간에 추가로 저농도 신경차단술을 시행하면 된다.

척추 마취 하에 수술을 시행한 경우에도 척추 마취 효과가 사라지기 전에 저농도 신경차단술을 시행하면 일정 시간 환자의 통증을 조절할 수 있다.

전신 마취 하에 수술을 시행한 경우에는 수술을 시행하기 전에 저농도 신경차단술을 시행하는 것이 전신 마취에서 회복된 직후에 환자가 통증을 느끼지 못하게 하는데에 도움이 된다.

(2) 족부족관절 수술 후 통증 조절

족부족관절 수술의 경우 하퇴 내측이나 족관절 내과 주위를 제외하고는 대부분 저농도 ropivaciane으로 좌골신경차단만 해도 수술 후 통증이 잘 조절된다.

그러나, pilon 골절이나 경골 골절, 또는 심한 내과 골절의 경우 족관절 내측의 복재신경(saphenous nerve) 지배 영역에도 통증을 호소할 수 있기 때문에 종종 대퇴신경차단술을 함께 시행하기도 한다.

2) 카테터 삽입법

위와 같은 단발성으로 20~30 mL의 마취제를 초음파 유도하에 대퇴 또는 좌골신경차단술로 통증 조절을 하는 방법이 간편하기는 하지만, 마취제에 의한 진통효과가 사라질 경우 rebound pain이 발생하는 경우가 있다. 즉, bolus injection은 주사를 한 번만 맞으면 장시간 진통이 된다는 장점이 있지만, 수술 후 심한

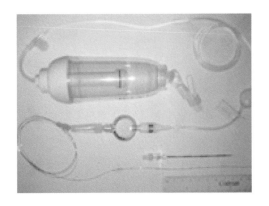

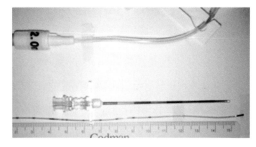

그림 4-1-10. Epidural Boxter를 이용한 perineural catheterization 준비

통증이 1~2일 이상 가는 환자에게는 1~2 차례 더 주사를 맞아야 하는 단점이 있다. 특히, 인공관절 치환술이나 pilon 골절, 종골 골절과 같은 골성 통증의 경우에는 더욱 그러하다.

이러한 부분을 해결하기 위해 catheterization을 시행하기도 한다. 18 gauge spinal needle 또는 epidural Boxter 내의 epidural needle과 초음파를 이용하여 경막외 카테터를 대퇴신경 주위에 위치시킨 후 매 시간 2~4 mL씩 지속적으로 catheter tip 근처의 몇 개 구멍을 통하여 마취 희석액을 누출시키면 오랜 시간 동안 지속적으로 진통 효과를 줄 수 있다. 제품에 따라서 시간당 누출 용량을 조절하여 통증 정도를 조절할 수도 있고, Boxter의 크기를 달리하여 지속적인 진통 효과 기간을 연장할 수도 있다. 경우에 따라서 마취 희석액을 Boxter에 다시 채워서 기간 연장을 하는 것도 가능하다(그림 4-1-10).

다만, 단발성의 bolus injection 보다 시술 시간이 더 걸리고 복잡하며, 시술 부위를 별도로 무균성 소독(drap)을 해야 하는 번거로움이 있다. 또한, 환자가 카테터를 환의 주머니 속에 넣고 다녀야 하는 불편함도 있다(그림 4-1-11).

7. 적응증, 금기증, 부작용 및 주의사항

1) 각 수술별 신경차단술을 이용한 부위마취의 적응증

마취 목적으로 시행한 하지의 초음파 유도 신경차단술을 분석한 결과 저자는 아래와 같이 수술 종류별 신경차단술의 선택 범위를 분류할 수 있었다.

(1) 좌골신경차단술(Sciatic nerve block, Snb) 하의 수술 적응증

대퇴부 지혈대를 사용하지 않고, 고무 지혈대를 이용한 하퇴부 지혈대를 사용하는 전족부, 중족부, 족저부 및 족관절 외측 수술을 시행할 수 있다. 다만, 술기에 익숙하지 않을 경우 대퇴신경차단술을 병행해서 시행할 것을 권장한다(그림 4-1-12).

- Surgery of DM foot
- Hallux valgus operation
- Modified Brostrom operation for later-

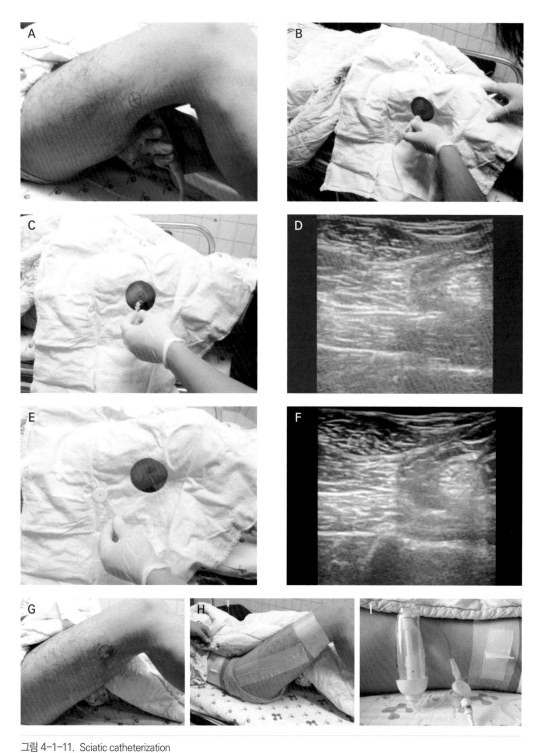

그림 4-1-11. Sciatic catheterization

A. 바늘 삽입 부위. B. Drop 후 Sciatic nerve block. C. Nerve block 후 catheter 삽입. D. Sciatic nerve 주위 catheter 관찰.
E. catheter와 extensor 연결. F. Scitaic nerve 주위 catheter 관찰. G, H, I. Extensor와 Boxter 연결 후 작동

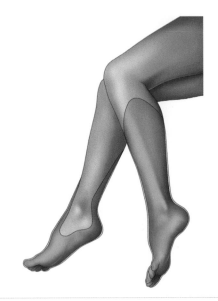

그림 4-1-12. 좌골신경차단술 후 수술 가능한 범위

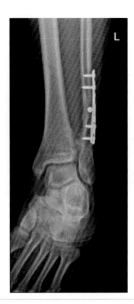

그림 4-1-13. Fibular metal removal under sciatic nerve block, Snb

al ankle instability

- Metal removal of calcaneus fracture
- Metal removal of lateral malleolar fracture (그림 4-1-13)
- Open reduction and internal fixation (ORIF)
- Morton's neuroma operation
- Brachymetatarsia operation

(2) 대퇴/좌골신경차단술(Femorosciatic nerve block, FSnb)하의 수술 적응증

하퇴 지혈대를 사용하거나 50분 내외의 대퇴 지혈대를 사용하는 하퇴 원위 1/2 부위의 수술을 시행할 수 있다(그림 4-1-14).

- Ankle arthroscopic Surgery (*Tourniquet time < 50 min)
- BK amputation (그림 4-1-15)

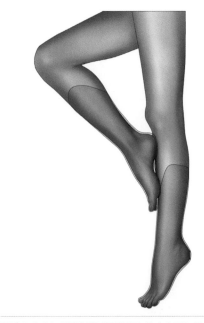

그림 4-1-14. 대퇴/좌골신경차단술 후 수술 가능한 범위

- Hallux valgus operation(*지혈대를 사용하는 경우)

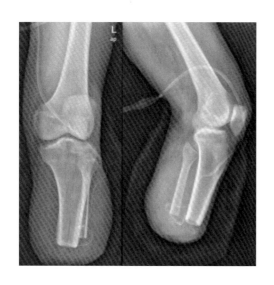

그림 4-1-15. Below-knee amputation under femorosciatic nerve block, FSnb

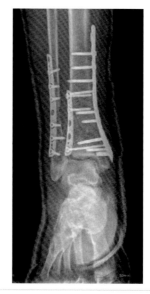

그림 4-1-16. ORIF of distal tibiofibular fracture under femorosciatic nerve block, FSnb

- Modified Brostrom operation for lateral ankle instability(*지혈대를 사용하는 경우)
- ORIF of pilon fracture, ankle fracture, calcaneal fracture (그림 4-1-16)
- Repair of primary achilles tendon rupture
- Surgery of prehallux, tarsal tunnel syndrome

(3) 대퇴/좌골신경 및 후방대퇴피신경차단술

(Femorosciatic and posterior femoral cutaneous nerve block, FSPnb)하의 수술 적응증

50분 내외의 대퇴 지혈대를 사용하는 하퇴부 수술을 시행할 수 있다(그림 4-1-17).

- Repair of neglected achilles tendon rupture
- Rotational flap of soleus muscle

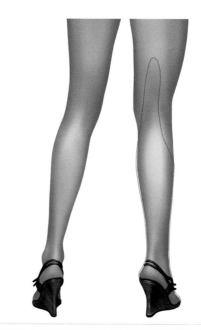

그림 4-1-17. 대퇴/좌골 및 후방대퇴피신경차단술 후 수술 가능한 범위

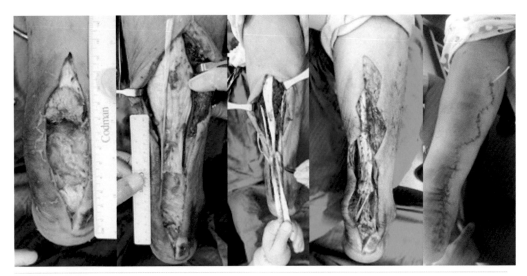

그림 4-1-18. Achilles tendon reconstruction under femoro-sciatic-posterior femoral cutaneous nerve block, FSPnb

(4) 대퇴/좌골신경 및 외측대퇴피신경 차단술(Femorosciatic and lateral femoral cutaneous nerve block, FSLnb)하의 수술 적응증

50분 이상의 원위 대퇴 지혈대를 사용하는 하퇴 1/2 부위 수술, 경골 근위부에서 자가골 채취를 하는 수술, 그리고 대퇴부 부분층 피부 이식 채취를 포함하는 수술을 시행할 수 있다.

- Harvest of thigh skin for skin graft (그림 4-1-19)
- Proximal tibial ostectomy and distal

femoral ostectomy for harvest of autogenous cancellous bone (그림 4-1-20)

(5) 대퇴/좌골신경, 외측대퇴피신경 및 폐쇄신경차단술(Femorosciatic, lateral femoral cutaneous and obturator nerve block, FSLOnb)하의 수술 적응증

50분 이상의 대퇴 지혈대를 사용하는 슬관절 주위 및 원위부 수술을 시행할 수 있다(그림 4-1-21).

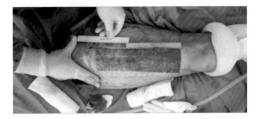

그림 4-1-19. Harvest of thigh skin for skin graft under FSLnb

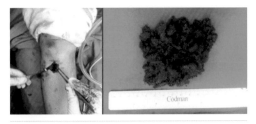

그림 4-1-20. Proximal tibial ostectomy and distal femoral ostectomy for harvest of autogenous cancellous bone under FSLnb

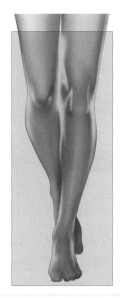

그림 4-1-21. 대퇴/ 좌골/ 외측 대퇴피 및 폐쇄신경 신경차단술 후 수술 가능한 범위

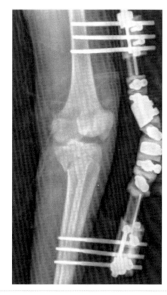

그림 4-1-22. External fixation for around-knee fracture under FSLOnb

- Knee arthroscopic surgery
- EF or IF of Around-knee fracture (tibial IM nail, distal femoral ORIF) (그림 4-1-22)

(6) 기타 적응증

그 외에도 슬개골 골절의 관혈적 정복 및 내고정술은 대퇴신경 및 외측대퇴피신경차단술(FLnb)의 조합만으로도 수술을 시행할 수 있고, 슬관절 주위 골절 수술 및 슬관절경 중에서 슬와부에서도 절개를 해야 하는 수술에서는 FSLOnb에 후방대퇴피신경차단을 추가적으로 시행하여 5개 신경 모두를 차단하면 수술을 시행할 수 있다.

결과적으로, 수술이 필요한 해부학적 위치의 신경 지배 영역 및 지혈대의 위치와 시간에 따라 상황에 맞게 적절하게 신경차단술의 종류를 선택하여 부위 마취를 시행할 수 있다.

2) 금기증

Pearce와 Hampshire에 의하면 응고병증(coagulopathy), 말초신경병증(peripheral neuropathy), 국소 감염(local infection), 혈종(hematoma), 국소 신경차단 부위의 해부학적 이상(distorted anatomy) 등은 국소 신경차단술의 금기증이기 때문에 이런 경우 환자의 선택에 제한이 있다고 하였다. 그러나 저자는 초음파를 이용한다면 신경 손상을 유발하지 않을 수 있고 직접적으로 해부학적 구조를 관찰할 수 있기 때문에 당뇨병성 말초신경병증이나 국소 신경차단 부위의 해부학적 이상은 이러한 금기증에 해당되지 않는다고 생각한다. 저자는 오히려 마취 목적인 경우에는 인격장애(personality disorder), 신경증(neurosis) 및 정신증(psychosis), 진정제로 조절이 어려운 일부 지적 장애(mental retardation) 및 치매(dementia) 등의 환자분들을 상대적 금기증 또는 마취 전후 모니터링을 포함한 근접 관찰 대상으로 분류해야 한다고 생각한다. 즉, 깊은 진정이나 수면을 필요로 하는 환자들에게서는 주의 깊은 마취 방법의 선택이 요구된다.

Impending compartment syndrome의 경우는 금기증에 해당된다. 통증 악화 여부를 통하여 진단이 확인될 수도 있고, 그로 인하여 응급수술을 시행받을 수도 있는 상태에서 통증 조절 또는 마취 목적으로 신경차단을 할 경우 장시간 통증 자체를 느끼지 못하기 때문에 급성 구획압 증후군(acute compartment syndrome)으로 진행을 하더라도 진단을 내리지 못하는 오류를 범할 수도 있기 때문이다. 다만, 이미 acute compartment syndrome으로 진단을 내린 상태에서 응급 수술을 위하여 마취 목적으로 신경차단술을 시행한 경우에는 수술실에서 근막 절개술(fasciotomy)을 확실하게 한 후 근접 추시만 잘 한다면 금기증에 해당되지 않는다고 말할 수 있겠다.

3) 부작용

(1) Midazolam 부작용

Midazolam을 투약한 경우에는 부작용이 발생할 수 있기 때문에 monitoring을 반드시 해야 한다. 대표적인 부작용으로는 Bradycardia, hypotension, sleep apnea 등이 있다. 대부분 단순 관찰하면 되지만 가끔 산소 마스크나 hydration 등이 필요한 경우도 있다. 그러나, 수술 중 발생할 수 있는 심각한 부작용 중에서 집도의를 당황하게 하는 부작용 중의 하나가 paradoxical hyperexcitement이다. 저자의 경우 지금까지 초음파 유도 신경차단술

하에 수술을 시행한 5,000예 이상의 환자 중에서 5~7명(2명은 hyperexcitement였는지 섬망 증상이었는지 명확하게 구분이 되지 않는 경우였음)에게서 paradoxical hyperexcitement 증상을 볼 수 있었다. 마치 술에 만취하여 술주정을 부리는 것과 유사한 증상이 나타난다. 이때 환자를 진정시켜야겠다며 midazolam을 더 주면 술주정과 같은 이상 행동이 더 심해진다. 이런 상황이 발생할 경우에는 당황하지 말고 길항제인 Flunil®(Flumazenil)을 천천히 정맥 주사하면 증상이 사라진다. 그러나, 이러한 부작용을 인지하지 못하고 있을 경우 환자를 진정시키고자 Midazolam을 추가적으로 주사하려고 하는 오류를 범할 수 있기 때문에 시술자는 이러한 부작용의 발생 가능성에 대하여 반드시 알고 있어야 한다.

(2) Lidocaine toxicity

국소마취제를 안전용량 이상으로 사용할 경우, 또는 안전용량 이내라도 국소마취제가 혈관을 타고 주사된 경우에 리도카인 독성 증상이 나타날 수 있다. 어지러움, 구강 건조(떫음), 일시적 안면 마비 등의 가벼운 증상부터, 심하면 몇시간 동안 근접 관찰이 필요한 간질 발작 증상까지 증상이 다양하다. 가벼운 증상에서는 수액 공급 및 휴식으로 대부분 증상이 호전되나 심할 경우에는 흡수된 lidocaine이 대사/분해되어서 효과가 떨어질 때까지 기관지 삽관 및 집중 care가 필요할 수도 있다. 이런 경우 lidocaine의 emulsion 용액인 intralipid 10%, 20%가 도움이 될 수도 있다. 결과적으로, 이러한 lidocaine toxicity 부작용을 예방하기 위하여는 마취제를 (너무 높지 않은 압력으

로) 천천히 주사하고, 주사 바늘을 handling한 후에는 혈액 역류(blood regurgitation) 여부를 꼭 확인한 후 마취제를 주입하고, 마지막으로 최대 안전용량 이내의 국소마취제를 사용해야 하는 기본적인 원칙을 지켜야 한다.

4) 주의사항

(1) 지혈대

일반적으로 시행하는 대퇴 지혈대(femoral tourniquet)를 적용할 때 발생하는 지혈대 통증(tourniquet pain)은 단순한 피부 압박에 의하여 생기는 것이 아니라 심부 근육에서 기시하는 통증이다. 대퇴신경이 지배하는 근육들을 마취시키지 않은 채로 대퇴 지혈대를 적용할 경우 바로 지혈대 통증을 호소하게 된다.

그렇기 때문에 대퇴 지혈대를 적용해야 하는 수술에서는 기본적으로 대퇴직근(rectus femoris muscle)을 지배하는 대퇴신경(femoral nerve)과 내외측 슬와부 근육(hamstring muscle)을 지배하는 좌골신경(sciatic nerve)을 차단해야만 의사와 환자가 편안하게 대퇴 지혈대를 적용한 채로 지혈대 통증 없이 수술을 시행할 수 있다. 그러나, 슬관절 주위 수술을 하기 위하여 대퇴 근위부에서 지혈대를 적용해야 할 경우에는 고관절 내전근(adductor muscle)을 지배하는 폐쇄신경(obturator nerve)도 차단해야만 환자가 지혈대 통증으로부터 자유로울 수 있다.

그러나, 대퇴/좌골/폐쇄신경차단술을 시행한 후에도 대퇴 지혈대를 적용할 때에도 주의해야 할 부분이 있다. 신경차단을 하였다고 하더라도 이렇게 국소 신경차단술 후 적용하는

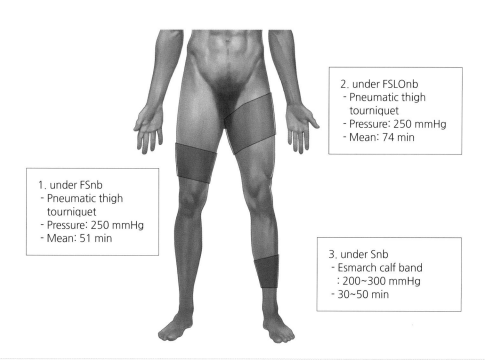

그림 4-1-23. Tolerable tourniquet time under 250 mmHg (thigh), 200~300 mmHg (calf)

지혈대 압력을 280 mmHg 이상으로 올릴 경우에는 지혈대를 적용할 수 있는 시간(tolerable time)이 현저히 줄어들게 된다. 그래서, 저자의 경우에는 항상 지혈대 압력을 250 mmHg로만 유지하고 수술을 시행한다(그림 4-1-23).

발 또는 발목 수술을 위하여 좌골신경차단만 하거나 대퇴/좌골신경차단을 한 경우에는 하퇴 중간 부위에서 Esmarch band(고무 지혈밴드)를 이용한 지혈대 적용을 할 수도 있다. 적당한 탄력을 가한 채로 하퇴에 3~4회 정도 감아주면 200~300 mmHg의 압력을 유지할 수 있으며, 30~50분 정도 안전하게 적용할 수 있다. 다만, 좌골신경차단술만 시행한 경우에는 대퇴신경에서 분지하는 복재신경(saphenous nerve) 지배 영역(하퇴 내측 및 족관절 내측)이 마취가 되지 않은 상태이기 때문에 고무 지혈밴드를 적용할 때 피부가 접혀서 마치 손으로 꼬집는 것처럼 되면 그 부위에 통증을 호소하기 때문에 주의해야 한다.

(2) Rebound pain

신경차단술의 마취 및 진통 효과가 끝나고 완전히 회복되면 통증이 갑자기 심해지는 양상이 나타난다. 이러한 rebound pain은 calcaneous fracture, pilon fracture, Total knee arthroplasty 등의 대관절 관절 내 골절 또는 인공 관절 수술 및 유합술 환자에게서 두드러지게 나타나며, 연부 조직 수술을 받은 환자에게는 미미하다. Rebound pain를 없애기 위하여는 1~2차례 추가적인 통증 조절 목적의 신경차단술을 하는 방법이 있다. 이런 환자분들은 보통 수술 후 2~3일까지만 통증 조절을 잘 해주면 그 후부터는 먹는 약으로 조절이 가능하게 된다. 또 다른 방법으로는 수술 후 진통 목적의 신경차단술을 1차례 한 후 그 효과가 다 사라지기 전에 먹는 진통제를 이용한 multi-modal theraphy를 하는 것이다. 어떤 방법을 선택하든지 환자에게 수술 후 첫째날 밤과 새벽에 통증을 느끼지 않게 하는 것이 매우 중요하다.

(3) 신경 마비 유사 증상

이 부분은 신경차단술 시에 초음파를 이용하여 바늘 끝을 지속적으로 확인하고, intraneural injection만 피하면 100% 가깝게 예방할 수 있는 부분이다. 여기에 추가하여 신경차단술 직전과 직후에 발가락부터 무릎 고관절의 근력과 감각을 확인하여 기존의 척추신경병증이나 기타 질환에 의한 근력 및 감각 저하가 있었는지와 신경차단 직후에 신경 마비 증상이 발생하였는지를 확인하고 기록하면 수술 후 지속되는 마비 증상이 기저질환에 의한 것인지, 신경차단 마취 시 잘못되서 그런 것인지, 아니면 마취가 아직 덜 풀려서 마비 유사 증상이 남아있는 것인지를 어느 정도 감별할 수 있다. 신경차단 마취 전에 이러한 확인 과정이 없을 경우에는 환자/보호자와 예기치 못한 논쟁이 발생할 수도 있고, 마취가 완전히 깰 때까지 집도의 스스로 깊은 걱정과 고민에 빠질 수도 있다. 신경차단술 직전과 직후의 이학적 검사 및 의무 기록 작성은 아무리 강조해도 지나치지 않겠다. ▶▶

Technical tip ≫ 하지신경차단술의 pitfall

① '마취'는 외부의 심한 통증 자극에도 통증을 느끼지 못하는 상태를 말하며, 진통은 특별한 외부 자극이 없는 상태에서 자발통을 느끼지 못하는 상태를 말한다. 신경차단술 후 마취 효과는 떨어졌어도 몇시간 동안 진통 효과는 지속된다.

② 아무리 작은 주사 바늘이라도 주사를 찌를 때 통증이 있다. 환자들의 설문에 따르면 femoral nerve block할 때 바늘을 찌르고 마취제를 주입할 때 느끼는 통증이 수술을 위하여 18 guage IV line 시술할 때 통증의 40~50%정도 된다고 한다. 이러한 사실을 주사 바늘 찌르기 전에 환자에게 알려주시면 주사에 대한 두려움을 많이 줄일 수 있다.

③ Spinal needle이 아무리 가는 바늘이라고 설명을 하여도, 환자의 눈에 띌 경우 10 cm의 긴 바늘로 인지하여 두려움을 느끼기 때문에 가급적 needle은 환자 눈에 띄지 않게 해야 한다.

④ 또한, 주사 바늘 삽입 직전 "따끔합니다… 아야~" 이렇게 술자가 바늘을 찌르면서 코멘트를 직접 해주면 환자가 훨씬 덜 불편해 한다.

⑤ 주사 바늘과 초음파 탐침을 미세하게 움직이면서 주사 바늘 끝을 감시하며 바늘을 전진시킨다. 초음파 유도하에 신경차단술을 시행할 때 시술자가 명심해야 할 것은

• 초음파 탐침을 끊임 없이 미세하게 움직이면서 주사 바늘 끝을 놓치지 말고 스캔하기

• 주사 바늘을 움직이고 나서 마취제를 주입하기 직전에는 혈액 역류(blood regurgitation)를 확인하기이다.

　이 두 가지를 잘 지켜야지만 intraneural injection에 의한 신경 손상을 예방할 수 있고, 혈관 내로 국소마취제가 유입되는 것을 예방할 수 있다.

⑥ 신경차단술에 대한 경험이 쌓일수록 초음파 probe와 바늘 handling이 익숙해져서 더욱 정확하게 마취제를 신경 주위에 주사할 수 있기 때문에 더 적은 용량으로 더 만족스러운 결과를 만들게 된다. 경험이 없는 처음 상태부터 sciatic nerve와 femoral nerve를 10 mL의 마취제로 신경을 완벽하게 둘러싸이게 만드는 것은 쉽지는 않다. 그럴 때는 여유를 가지고 15~20 mL까지 마취제를 증량하여 완벽한 마취가 이루어지도록 해야 한다. 보통 femoral nerve와 sciatic nerve는 15 mL 용량으로 5시간 정도의 마취 지속 시간을 가지고, LFCN/ON/PFCN 는 각각 5 mL 용량으로 2~3시간 정도의 마취 지속 시간을 가진다.

⑦ 대퇴부 Tourniquet을 켤 때도 "수술할 때 피나지 말라고 허벅지를 혈압대 같은 것으로 쪼여요. 조금 불편할 수도 있는데… 중간에 통증이라고 느껴지시면 바로 말씀주세요."라고 코멘트를 하면 수술 중 깨어 있는 환자가 훨씬 덜 불편해하고 덜 불안해 한다.

⑧ Intra-articular fracture을 관혈적 정복 및 내고정술한 경우와 수술 전에 심한 부종이 있는 환자, 그리고 심한 통증을 동반한 급성 감염이 동반된 환자에서는 일반적인 진통제로 조절되지 않는 수술 후 통증이 2일 이상 지속되는 경우가 있기 때문에 이런 경우에는 수술 후 통증 조절을 위하여 1~2차례 더 30 mL bolus injection을 대퇴신경 또는/그리고 좌골신경 주위에 시행할 수 있다. 일반적으로 수술 후 통증은 잠들기 전부터 잠에서 깨어나는 아침까지가 가장 심하게 호소하기 때문에 저녁 늦게 신경차단술을 시행하면 환자에게 특히 더 유용하다.

⑨ 일반적으로 국소마취제의 농도에 따라서 감각신경차단과 운동신경차단이 다르게 이루어진다. 농도가 낮을수록 운동신경차단은 잘 안 되고, 농도가 높을수록 운동신경차단도 함께 이루어진다. 2% lidocaine이나 0.75% Ropivacaine은 대부분 운동신경과 감각신경이 함께 차단되기 때문에 마취에서 회복될 때까지 근력이 약하다. 그렇기 때문에 마취에서 완전히 회복될 때까지 수술 후 단독 보행은 금해야 함을 환자, 보호자 및 의료인에게 주지시켜야 한다.

⑩ 수술 후 통증 조절 목적으로 0.2~0.25% Ropivacaine을 사용한 경우에도 환자의 개인적인 차이에 의하여 정도의 차이가 있기는 하지만 약간의 근력 약화가 있기 때문에 이 경우에도 근력이 완전히 회복될 때까지는 단독 보행을 금지시켜야 한다.

⑪ 이벤트가 생기기 전에 미리미리 각각의 발생 가능한 이벤트를 환자에게 설명해줌으로써 환자의 마음을 편안하게 해드려야 한다. ◼

참고문헌

1. Curatolo M, Orlando A, Zbinden A, Venuti FS. Failure rate of epidural anaesthesia for foot ankle surgery: A comparison with other surgical procedures. Eur J Anaesthesiol 1995;12:363-7.

2. Danelli G, Fanelli A, Ghisi D, et al. Ultrasound vs nerve stimulation multiple injection technique for posterior popliteal sciatic nerve block. Anaesthesia 2009;64:638-42.

3. Flaatten H, Raeder J. Spinal anaesthesia for outpatient surgery. Anaesthesia 1985;40:1108-11.

4. Gold BS, Kitz DS, Lecky JH, Neuhaus JM. Unanticipated admission to the hospital following ambulatory surgery. JAMA 1989;262:3008-10.

5. Grosser DM, Herr MJ, Claridge RJ, Barker LG. Preoperative lateral popliteal nerve block for intraoperative and postoperative pain control in elective foot and ankle surgery: a prospective analysis. Foot Ankle Int 2007;28:1271-5.

6. Hamilton PD, Pearce CJ, Pinney SJ, Calder JD. Sciatic nerve blockade: a survey of orthopaedic foot and ankle specialists in North America and the United Kingdom. Foot Ankle Int. 2009;30:1196-201.

7. Hansen E, Eshelman MR, Cracchiolo A 3rd. Popliteal fossa neural blockade as the sole anesthetic technique for outpatient foot and ankle surgery. Foot Ankle Int 2000;21:38-44.

8. Kang C, Hwang DS, Kim YM, et al. Ultrasound-guided Femorosciatic Nerve Block by Orthopaedist for Anke Fracture Operation. J Korean Foot Ankle Soc 2010;14:90-6.

9. Kang C, Kim YM, Hwang DS, Kim JH, Park JY, Lee WY. Ultrasound-guided femorosciatic nerve block. J Korean Ortho US Soc 2010;3:74-8.

10. Marhofer P, Greher M, Kapral S. Ultrasound guidance in regional anaesthesia. Br J Anaesth 2005;94:7-17.

11. Myerson MS, Ruland CM, Allon SM. Regional anesthesia for foot and ankle surgery. Foot Ankle 1992;13:282-8.

12. Perlas A, Brull R, Chan VW, McCartney CJ, Nuica A, Abbas S. Ultrasound guidance improves the success of sciatic nerve block at the popliteal fossa. Reg Anesth Pain Med 2008;33:259-65.

13. Rongstad K, Mann RA, Prieskorn D, Nichelson S, Horton G. Popliteal sciatic nerve block for postoperative analgesia. Foot Ankle Int 1996;17:378-82.

14. Varitimidis SE, Venouziou AI, Dailiana ZH, Christou D, Dimitroulias A, Malizos KN. Triple nerve block at the knee for foot and ankle surgery performed by the surgeon: difficulties and efficiency. Foot Ankle Int 2009;30:854-9.

15. Walker KJ, Mcgrattan K, Aas-Eng K, Smith AF. Ultrasound guidance for peripheral nerve blockade. Cochrane Database Syst Rev. 2009;7:CD006459.

CHAPTER 2

각론

강찬, 김필성, 박영욱

1. 외측대퇴피신경차단술

Lateral femoral cutaneous nerve block, LFCnb

– 강찬

1) 정의

외측대퇴피신경(Lateral femoral cutaneous nerve, LFCn)은 초음파상으로 대부분 전상 장골 극(anterior superior iliac spine, ASIS)의 내측 1~2 cm 부위에서부터 하외측 방향(infero-lateral)으로 봉공근(sartorius muscle)의 건막 표층을 가로지르며 주행한다. 주로 대퇴 전외측 및 외측의 표재 감각을 담당하며, 5~10 mL 마취제를 외측대퇴피신경(LFCn) 주위에 주사하여 신경을 차단함으로써 진단, 진통, 마취 목적으로 이용할 수 있다(그림 4-2-1).

일부에서는 외측대퇴피신경(LFCn)이 ASIS의 내측이 아닌 전상 장골 극이나 외측으로 주행하는 경우도 있기 때문에 외측대퇴피신경을 찾을 때는 이 점을 고려해야 한다.

또한 신경 자체가 가늘기 때문에 마취제가 외측대퇴피신경 주위를 둘러싸기 전에는 이 신경을 찾기가 어려울 수 있다.

대부분 ASIS 하외측 방향으로 봉공근의 건막 표층을 가로지르면서 2개 또는 3개의 가지신경으로 분지되지만, 경우에 따라서는 조금 더 근위부에서 가지신경으로 분지되기도 하기 때문에 초음파 탐침(Probe)으로 신경을 찾을 때에는 ASIS 근위부부터 원위부로 probe를 반복적으로 스캔하면서 동적 영상을 통하여 신경을 찾아야만 가지신경으로 분지되기 전에 외측대퇴피신경의 위치를 파악할 수 있다.

앞에서 언급했듯이 신경이 가늘기 때문에 정적(정지) 영상을 통해서 보다는 동적 영상(probe를 근위부-원위부로 지속적으로 스캔하는 영상)을 통해서 보다 쉽게 외측대퇴피신경을 찾을 수 있다.

2) 목적

외측대퇴피신경차단술(LFCnb)을 단독으로 사용하는 경우에는 마비성 대퇴신경통(meralgia paresthetica)의 감별을 위하여 외측대퇴피신경의 근위부에서 lidocaine block test 목적으로 외측대퇴피신경차단술(LFCnb)을 시행하

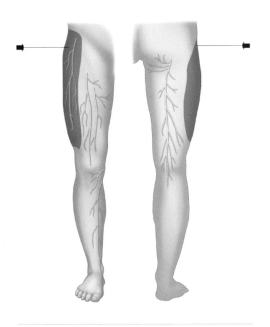

그림 4-2-1. 외측대퇴피신경차단(LFCnb)을 위한 바늘 삽입 부위 및 신경차단 영역

는 경우가 있고, 그 외의 대부분의 경우에는 다른 신경차단술과 함께 시행하여 마취 또는 진통 목적으로 시행한다.

3) 적응증

주로 아래와 같은 경우에 외측대퇴피신경차단술(LFCnb)을 시행한다.

① 마비성 대퇴신경통 감별 진단을 위한 외측대퇴피신경차단술

② 부분층 피부이식을 위한 피부 공여 부위 마취를 위한 외측대퇴피신경차단술(그림 4-2-2)

③ 장시간 대퇴 지혈대를 필요로 하는 수술 중에서 외측대퇴피신경 지배 영역의 피부 압박에 의한 통증을 조절하기 위한 LFCnb

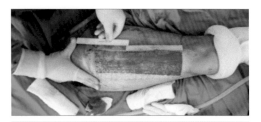

그림 4-2-2. 외측대퇴피신경차단 하의 대퇴 부분층 피부이식 공여

4) 시술 방법

외측대퇴피신경은 표재신경이기 때문에 초음파 유도 없이도 신경차단술을 시행할 수도 있지만, 마취의 목적으로 정확한 차단술을 시행하기 위하여는 초음파를 사용하는 것이 바람직하다. 대부분의 환자에서 신경 자체가 매우 가늘기 때문에 경험이 쌓이지 않으면 정확하게 관찰하기 어려운 경우가 많다. 초음파 탐침(ultrasound probe)을 근위부에서 원위부로 반복적 미세하게 이동하면서 자세히 관찰해야만 보이는 경우가 많으며, 별똥별 양상으로 근위 내측에서 원위 외측으로 이동하는 얇고 긴 구조물을 봉공근 근막 표재부위에서 관찰할 수 있다. ASIS 직하방 및 봉공근(Sartorius muscle) 근위부 위치에서는 주로 봉공근의 외측에서 관찰할 수 있고(그림 4-2-3A), 신경을 관찰하면서 초음파 probe를 원위부로 서서히 이동하면 외측대퇴피신경이 봉공근을 가로질러 주행하는 것을 관찰할 수 있다(그림 4-2-3B). 외측대퇴피신경이 가지신경으로 분지하기 전에 신경차단술 위치를 정하고, 초음파 probe로 관찰하면서 probe의 약 2~3 cm 외측 피부에서 주사 바늘을 수평에 가깝게 삽입하고(그림 4-2-3B), 신경 주위에 마취제를 주사한다(그림 4-2-3C). 마취제를 신경 주위에 주사한 후에

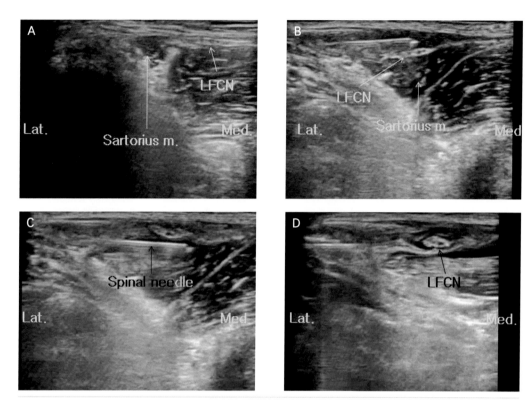

그림 4-2-3. Lateral femoral cutaneous nerve block, LFCnb

는 보다 선명한 외측대퇴피신경(LFCn)을 관찰할 수가 있다(그림 4-2-3D).

5) Technical tip and pitfall

① 외측대퇴피신경은 표재신경이기 때문에 주사 바늘 삽입 방향을 심부로할 필요가 전혀 없다. 피부만 살짝 뚫고난 후 피부표면과 수평 방향으로 주사 바늘을 삽입하면 되겠다.

② 외측대퇴피신경의 가지신경들의 정상적 변형(normal variation)인이 많기 때문에 probe로 스캔할 때 원위부로 갈수록 여러 잔가지신경들 때문에 어떤 것이 중심가지

(main branch)인지 헷갈리는 경우가 있다. 그럴 때에는 서서히 probe를 근위부로 이동시키면 대부분의 경우에서 외측대퇴피신경이 봉공근(Sartorius muscle)을 횡단하는 부위에서 가지신경들이 하나로 합쳐지는 것을 관찰할 수 있고, 이 부위에서 신경차단술을 시행하면 되겠다.

③ 실제로는 준비된 마취제 3~5 mL면 완전하게 신경차단을 할 수 있겠지만, 수술 준비 및 수술 시간을 고려하여 안전하게 5~10 mL를 주사하면 되겠다.

④ 외측대퇴피신경의 말초가지(terminal branch)가 종종 슬개골(patella)의 외측 하방까지 내려오는 경우가 있다. 이 부위에서 일부 피부 감각 지배 영역이 대퇴신경

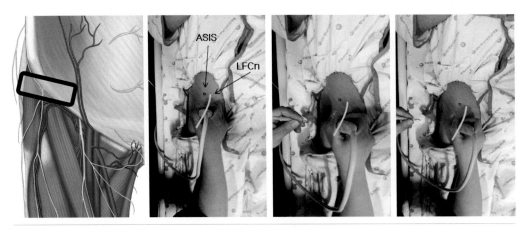

그림 4-2-4. 외측대퇴피신경차단술을 위한 표면해부학, 주사 바늘 및 초음파 탐침의 위치
ASIS, Anterior Superior Iliac Spine; LFCn, Lateral Femoral Cutaneous nerve

(femoral nerve, Fn)과 중복되는 경우가 있다. 이러한 사실을 모르고 있는 상태에서 외측대퇴피신경차단술(LFCnb)을 시행하지 않고 대퇴-좌골신경차단술(Femoral-Sciatic nerve block, FSnb)만 한 후에 간단한 슬관절경 검사(Knee arthroscopy)를 시행하는 경우 전외측 삽입구(anterolateral portal)를 절개할 때 환자가 통증을 느끼게 되면 집도의는 마취가 안 된 줄 알고 긴장하게 된다. 이럴 때는 Lidocaine를 전외측 삽입구 주위에 주사해주면 해결된다. 다만, 슬관절 관절낭 후방 일부와 후방 십자인대 부위의 감각을 폐쇄신경(Obturator nerve, On)이 담당하기 때문에 이 부위의 자극이 이루어지는 수술에서는 수술 전에 폐쇄신경을 추가적으로 차단해야 한다.

2. 대퇴신경차단술
Femoral nerve block, Fnb

– 강찬

1) 정의

마취, 진통, 진단 및 치료 등의 목적을 위하여 대퇴삼각(femoral triangle) 주위에서 국소마취제를 이용하여 대퇴신경을 차단하는 것을 의미한다. 마취 목적으로 시행하는 대퇴신경차단술은 단순한 대퇴신경 지배 영역의 마취 이상의 의미를 지닌다. 대퇴신경은 대퇴 전내측, 하퇴 내측 및 족관절 내측의 피부 감각뿐만 아니라 대퇴직근(rectus femoris), 내측광근(vastus medialis), 외측광근(vastus lateralis), 중간광근(vastus intermedius)의 운동신경도 담당한다.

여기에서 중요한 것은 족부족관절, 하퇴, 슬관절 주위 수술을 하기 위하여 일반적으로 시행하는 대퇴 지혈대(femoral tourniquet)를 적용할 때 발생하는 지혈대 통증(tourniquet pain)이 단순한 피부 압박에 의하여 생기는 것이 아니라 심부 근육에서 기시하는 통증이라는 점이다. 대퇴신경이 지배하는 근육들을 마취시키지 않은 채로 대퇴 지혈대를 적용할 경우 바로 지혈대 통증을 호소하게 된다. 그렇기 때문에 대퇴 지혈대를 적용해야 하는 수술에서는 기본적으로 대퇴신경차단술(femoral nerve block, Fnb)을 시행하여야만 의사와 환자가 편안하게 대퇴 지혈대를 적용한 채로 통증 없이 수술을 시행할 수 있다.

2) 목적

주로 수술을 위한 마취 또는 수술 후 통증 조절 목적으로 시행되며, 진단 또는 감별 진단 목적으로 시행되기도 한다.

마취 목적으로 시행하는 경우에는 대퇴 및 슬관절 주위 수술을 할 때, 하퇴 및 족부족관절 수술 중 복재신경(saphenous nerve) 지배 영역의 수술을 할 때에는 반드시 시행하여야 하는 차단술이다.

수술 후 통증 조절 목적으로 시행하는 경우는 슬관절 수술(예, 인공 슬관절 치환술)을 하고 난 후의 통증 조절 목적으로 주로 시행한다.

복합부위통증 증후군(complex regional pain syndrome, CRPS)의 경우 종종 체성신경계의 이상인지 자율신경계의 문제인지 헷갈리는 경우가 있다. 또한 통증 영역이 정확하게 어느 신경 지배 영역에서 발생하는 것인지도 구분이 안 되는 경우도 있다. 이럴 때 lidocaine block test를 대퇴신경에 함으로써 어느 정도 통증의 부위를 감별하는데 도움을 받을 수 있다. 그러나, 마취제 효과 때문에 대퇴신경 지배 영역의 근력이 일시적으로 약화될 수 있기 때문에 마취제의 효과가 없어질 때까지 단독 보행 등에는 주의해야 함을 환자에게 꼭 설명해야 한다.

3) 적응증

대퇴신경차단 만으로도 시행할 수 있는 수술이 있다. 다만, 외측대퇴피신경(lateral femoral cutaneous nerve)의 신경 말단이 대퇴신경 감각 지배 영역까지 확장되는 경우를 배제할 수 없기 때문에 이 부분은 수술 중 유의해야 하겠다(각론, 외측대퇴피신경차단술의 Technical tip and pitfall 참고).
- 슬개골 골절(patellar fracture)의 관혈적 정복 및 내고정술
- 인공관절 수술 봉합 부위 상처 재봉합술(wound revision)

위의 수술은 대퇴신경차단술만으로도 수술이 가능하다. 그러나, 대부분의 마취 목적의 대퇴신경차단술은 다른 신경차단술과 함께 병행하여 마취 영역을 넓힘으로써 더 다양한 수술을 시행할 수 있다(Part 4, Chapter 1 총론, 적응증 참고).

4) 시술 방법

대퇴신경차단술 시 앙와위 자세에서 환자의 하의 및 속옷을 착의한 채로 환측의 서혜부만 노출시킨다.

초음파 탐침을 서혜인대(inguinal liga-

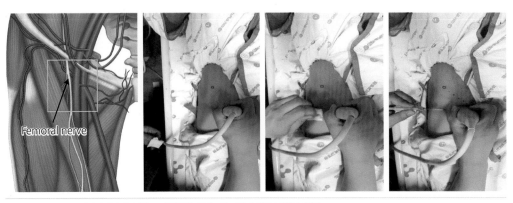

그림 4-2-5. 대퇴신경차단술을 위한 표면해부학, 주사 바늘 및 초음파 탐침의 위치

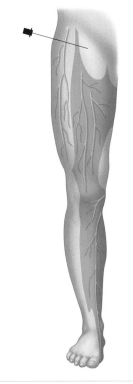

그림 4-2-6. 대퇴신경차단(Fnb)을 위한 바늘 삽입 부위 및 신경차단 영역

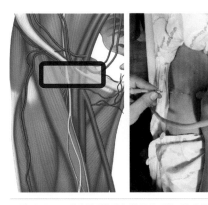

그림 4-2-7. 대퇴신경차단술의 주사 바늘 및 초음파 탐침의 위치

맥, 대퇴동맥, 대퇴신경 순서로 위치한 구조물을 확인한다. 대퇴신경은 장요근막(iliopsoas fascia) 심부에 위치하고, 초음파 탐침(Probe)을 근위 및 원위부로 조금씩 움직이며 관찰하면 긴 타원형 또는 긴 구점(comma) 모양의 구조물로 확인된다(그림 4-2-8).

대퇴신경은 대퇴동맥이 천부 대퇴동맥과 심부 대퇴동맥으로 분지되는 부위에서 원위부로 가면서 수 많은 작은 분지를 내면서 사라진다. 그렇기 때문에 대퇴동맥이 심부/천부 대퇴동맥으로 분지되는 곳의 원위부를 초음파로 스캔할 경우 대퇴신경을 찾지 못하는 상황이

ment) 원위부 및 대퇴삼각(femoral triangle) 전방에 위치시켜 해부학적 구조물을 확인한다(그림 4-2-5~4-2-7).

대퇴삼각 내측부터 외측 방향으로 대퇴정

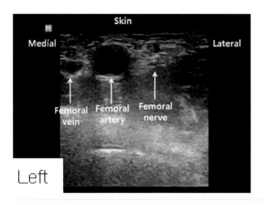

그림 4-2-8. 좌측 대퇴삼각 초음파 영상 및 신경차단술 자세

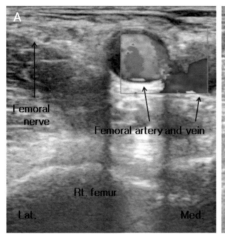 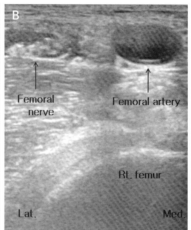

그림 4-2-9. 우측 대퇴삼각에서 대퇴신경의 초음파 영상
A. 마취제 주사 전. B. 마취제 주사 후

생길 수 있다. 그렇기 때문에 일반적으로 대퇴동맥(femoral artery)이 천부 대퇴동맥(superficial femoral artery)과 심부 대퇴동맥(deep femoral artery)으로 나누어지기 시작하는 위치보다 근위부에서 조금 더 쉽게 관찰할 수 있다.

대퇴신경은 일반적으로 대퇴동맥의 바로 외측 및 심부 장요근막 심부에 위치하지만 종종 초음파상으로 대퇴동맥의 외측으로 3 cm 이상 떨어진 곳에 위치하기도 한다. 이렇게 대퇴삼각 부위에서 멀리 떨어져서 대퇴신경이 관찰

되는 경우를 처음 접하였을 때는 시술자가 대퇴신경의 위치가 어디인지를 찾기가 어려울 때가 있다. 그렇기 때문에 대퇴삼각 근위부에서 대퇴신경이 관찰되지 않을 때는 초음파 probe를 조금 더 외측으로 스캔하여 신경을 찾아볼 필요가 있다(그림 4-2-9).

초음파로 대퇴삼각의 해부학적 위치를 파악하고, 초음파 탐침을 서혜인대 주위에서 근위부와 원위부로 이동시키면서 대퇴삼각 부위의 3차원적인 해부학적 구조를 머릿속에 구성한다. 이렇게 초음파 검사를 통하여 가장 적당

인다.

⑧ 그러나, Fnb 후에 one needling으로 Onb을 함께 하기 위하여는 초음파 probe를 대퇴신경 주행 방향의 수직 횡단면 방향으로 하면 안 되고, inguinal ligament (서혜인대)와 평행한 단면 방향으로 scan하여야 하며, 주사 바늘 주입 및 전진 방향도 서혜인대와 평행한 단면 방향으로 하여야 한다. 일반적인 대퇴신경 주행 방향과 수직 횡단면인 방향으로 scan을 하고 주사 바늘을 전진시키면 주사 바늘이 폐쇄신경과 폐쇄 혈관(obturator vessel)이 위치한 쪽으로 가지 않고 치골 상지 뼈에 걸리는 방향으로 가게 된다.

3. 폐쇄신경차단술
Obturator nerve block, Onb

– 강찬

1) 정의

폐쇄신경은 폐쇄공(obturator foramen)을 나오면서 전방 분지와 후방 분지로 나뉜다.

전방 분지의 감각신경은 고관절 감각의 일부와 대퇴 원위 내측의 폐쇄신경 고유 감각 영역을 지배하고, 후방 분지의 감각신경은 슬관절의 관절낭, 십자인대와 관절막에 분포한다.

전방 및 후방 폐쇄신경의 운동신경은 obturator externus, adductor longus, adductor brevis, adductor magnus의 원위부, 두덩 정강근 등의 고관절을 내전시키는 근육의 대부분에 분포한다(그림 4-2-13).

폐쇄동맥 및 폐쇄신경의 전방 분지는 치골근, 장내전근, 단내전근이 만나는 부위에서 주로 관찰되며, 폐쇄동맥 및 폐쇄신경의 후방 분지는 단내전근과 대내전근 사이 또는 단내전근, 대내전근, 치골근이 만나는 부위에서 주로 관찰된다.

이러한 폐쇄신경 지배 영역에 장시간 대퇴 지혈대를 하거나 수술을 할 때에는 폐쇄신경차단술(Obturator nerve block, Onb)이 필요하다.

2) 목적

폐쇄신경차단술은 크게 2가지 목적으로 시행한다.

첫째는 폐쇄신경의 운동 분지가 지배하는 근육 주위로 장시간의 대퇴 지혈대를 착용해야 할 때 지혈대 통증을 없애기 위해서 시행한다. 슬관절 또는 대퇴 원위부의 수술을 위해서는 지혈대를 대퇴 근위부에 착용해야 한다. 이때 고관절 내전근의 대부분을 담당하는 폐쇄신경을 차단하지 않으면 지혈대 통증을 예방하기 어렵다. 다만, 고관절 내전근의 원위 부위, 즉 대퇴 원위부에 지혈대를 착용해도 되는 하퇴나 족부족관절 수술을 시행할 때에는 폐쇄신경차단을 반드시 할 필요는 없다.

둘째는 슬관절 수술(예, 관절경 수술)을 하거나 경골의 골수강내 고정술을 시행할 때 수술 부위의 마취 목적으로 시행한다. 폐쇄신경의 후방 분지의 말단이 슬관절 후방의 관절낭과 십자인대의 감각을 지배하기 때문에 수술 중 이 부위에 자극이 가해지는 수술 시에는 폐쇄신경차단술이 필요하다.

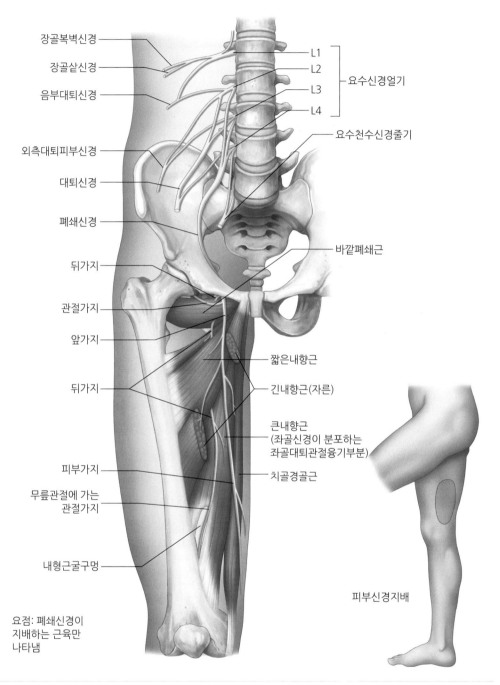

장골복벽신경

장골샅신경

음부대퇴신경

L1
L2
L3
L4

요수신경얼기

외측대퇴피부신경

대퇴신경

요수천수신경줄기

폐쇄신경

바깥폐쇄근

뒤가지

관절가지

앞가지

짧은내향근

뒤가지

긴내향근(자른)

큰내향근
(좌골신경이 분포하는
좌골대퇴관절융기부분)

피부가지

치골경골근

무릎관절에 가는
관절가지

내형근굴구멍

피부신경지배

요점: 폐쇄신경이
지배하는 근육만
나타냄

그림 4-2-13. 폐쇄신경

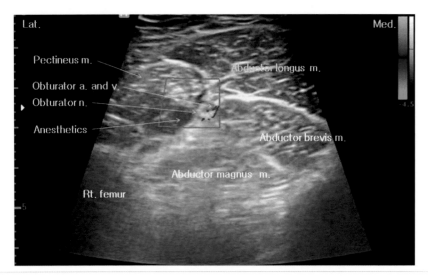

그림 4-2-14. 우측 폐쇄공(obturator foramen) 직하방에서 관찰되는 폐쇄신경 및 혈관의 초음파 영상

경골의 골수강내 고정술 중에는 폐쇄신경을 직접 자극하는 일은 없다. 다만, 골수내고정법(Intramedullary nail, IM nail)을 해머로 쳐서 삽입하거나 제거할 때의 진동과 충격이 폐쇄신경을 자극하여 통증을 유발할 수 있기 때문에 경골의 골수강내 금속 고정술 또는 금속 제거술 시에도 폐쇄신경차단술을 시행하는 것이 좋다.

3) 적응증

폐쇄신경차단술을 단독으로 시행하는 경우는 거의 없으며, 대부분 대퇴신경/좌골신경차단술 등과 병행하여 시행한다. 요약하면, 슬관절 관절경 수술이나 원위 대퇴 수술을 할 때나 대퇴 근위부에 지혈대를 장시간 해야 하는 수술에서는 폐쇄신경차단술이 필요하다.

4) 시술 방법

저자는 대퇴신경차단술 후 주사 바늘을 빼지 않고, 폐쇄신경까지 초음파 유도하에 전진시켜서 폐쇄신경을 차단하는 독창적인 방법(one needling femoro-obturator nerve block, FOnb)을 사용하고 있다(그림 4-2-15).

대퇴신경과 폐쇄신경을 한 번의 주사 바늘 삽입으로 동시에 신경차단술을 시행하기 위하여는 대퇴신경차단을 위한 주사 바늘 삽입 시에 서혜인대와 초음파 탐침을 평행하게 위치시킨 상태에서 해부학적 구조물을 관찰하여야 하고, 주사 바늘 삽입도 서혜인대와 평행하게 전진시켜서 대퇴신경차단술을 시행하여야 한다(그림 4-2-16A). 일반적인 대퇴신경차단술처럼 초음파 탐침을 신체의 횡단면(transverse plan or axial plan)으로 위치시키고 주사 바늘도 같은 평면으로 전진시키면 주사 바늘이 치골 상지에 가로막히게 되기 때문에 이 부분에 대하여 주의하여야 한다.

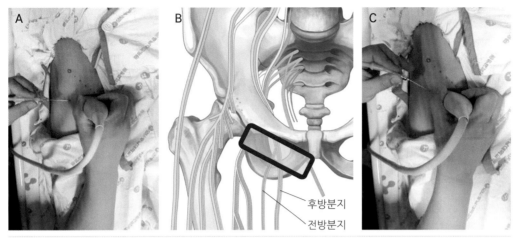

그림 4-2-15. 대퇴-폐쇄신경차단술(femoro-obturator nerve block, FOnb) 시 주사 바늘 삽입 방향

A. Fnb 단독 시행 시 주사 바늘 삽입 방향. B. 치골 상지(superior ramus) 원위부에 초음파 탐침(probe)의 위치. C. Fnb 후 이어서 바로 Onb를 시행할 경우(FOnb under one-needling)의 주사 바늘 삽입 방향

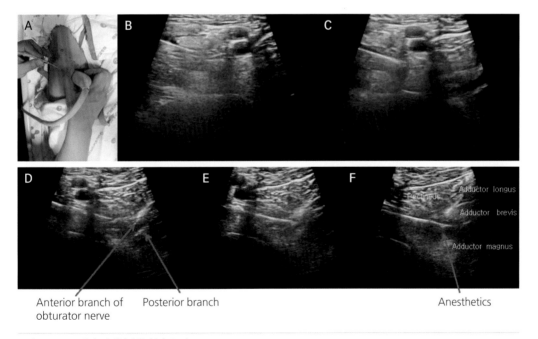

그림 4-2-16. 대퇴-폐쇄신경차단술(FOnb)

대퇴신경차단술 후(그림 4-2-16B, C)에 초음 파 탐침을 내측으로 이동시켜서 치골 상지 (superior ramus)와 치골 결합(symphisis pubis)을 관찰하고, 초음파 탐침을 원위부로 서서히 이동시키면 치골 상지 원위부의 천부에서 치골근(pectineus muscle)이 관찰되고, 내측 천부부터 심부 방향으로 순서대로 장내전근 (adductor longus muscle), 단내전근(adductor brevis muscle), 대내전근(adductor magnus muscle)이 관찰된다.

폐쇄신경의 전방 분지는 주로 adductor longus와 adductor brevis 사이로 주행하고, 후방 분지는 주로 adductor brevis와 adductor magnus 사이로 주행한다(그림 4-2-16D).

초음파 탐침을 서혜부에서 근위부와 원위부로 서서히 이동하면서 관찰하다 보면, 폐쇄공바로 원위부에서 폐쇄동맥 및 폐쇄신경의 전방 분지와 후방 분지가 하나로 합쳐지거나 서로 가까워지는 위치를 찾아서 그곳을 향하여 이미 대퇴신경차단술을 하면서 삽입되어 있는 주사 바늘을 전진시키면 된다(그림 4-2-16E).

대퇴신경차단술을 이미 시행한 상태이기 때문에 주사 바늘 끝을 초음파로 다시 찾은 후에 초음파 유도하에 대퇴동맥과 대퇴정맥의 직하방 및 내측으로 주사 바늘을 전진시키면 폐쇄동맥 및 폐쇄신경까지 주사 바늘이 도달하게 된다. 마취제가 폐쇄동맥 내로 주입되지 않도록 혈액 역류를 확인한 후에 마취제를 폐쇄신경 주위에 주사한다(그림 4-2-16F).

5) Technical tip and pitfall of obturator nerve block

① 대퇴신경차단술 후 폐쇄신경차단술을 연속적으로 시행할 때에는 대퇴신경 단독 차단술과 비교하여 바늘의 삽입 위치와 각도가 차이가 있다(그림 4-2-15).

- 너무 근위부에서 바늘을 삽입할 경우 바늘을 전진시킬 때 superior ramus에 걸릴 수 있기 때문에 대퇴신경차단을 대퇴동맥이 천부 대퇴동맥과 심부 대퇴동맥으로 나누어지기 직전 위치로 잡는 것이 좋다. 근위부로 올라갈수록 바늘이 superior ramus에 걸릴 확률이 높다.

- 이학적 검사를 통하여 inguinal ligament와 superior ramus의 위치를 확인하고, 대퇴신경차단을 위한 주사 바늘을 삽입할 때 주사 바늘의 방향이 superior ramus에 걸리지 않도록 비스듬하게 내측원위부 방향으로 삽입해야 한다(그림 4-2-15B).

② 10 cm spinal needle을 사용할 경우 대부분의 환자에서 10 cm가 거의 다 삽입되는 바늘 끝 지점에 폐쇄신경과 폐쇄동맥이 위치해 있다.

③ 폐쇄신경은 가늘고 심부에 있기 때문에 신경 자체를 관찰하기가 어려운 경우가 종종 있다. 특히 초음파의 특성상 지방이 많은 환자에게서 폐쇄신경을 관찰하는 것은 쉽지 않다. 그렇기 때문에 초음파의 색 도플러(Color doppler) 기능을 이용하여 폐쇄신경과 같이 주행하는 폐쇄동맥을 찾아서 그 주위에 마취제를 주사하면 폐쇄신경차단술을 시행할 수 있다.

④ 정확한 위치에 주사할 경우 마취제 5 mL로 complete block를 할 수 있다. 그러나, 장시간 마취와 진통을 원할 시에는 7~10 mL를 주사하는 것이 좋다.

4. 내전근관 차단술
Adductor canal block, ACB

– 박영욱

1) 정의

대퇴부의 중간에 위치하는 건막 터널인 내전근관은 봉공근과 장내전근, 대내전근, 내광근으로 경계 지어지며 대퇴동정맥을 포함하여 대퇴신경의 분지인 복재신경과 내광근의 운동분지 및 무릎관절의 감각을 담당하는 관절 분지를 포함하고 있다. 내전근관 차단술은 이 부위에 마취제를 주사하는 술식으로 내전근관 안에 있는 복재신경의 차단이 주된 목적이며 이외에 대퇴사두근 내측 갈래를 담당하는 신경과, 슬관절의 감각을 지배하는 관절 분지의 차단이 부차적 목적이다.

2) 적응증

일반적으로 슬관절의 인공관절 치환술 등의 슬관절 수술 후 통증 조절을 위한 목적으로 흔히 사용되고 있으며 최근에는 족부족관절 수술 시 마취법으로 사용이 늘고 있다. 발

목의 내측 부위 마취를 위하여 복재신경을 효과적으로 차단하는 것이 목적이며 이를 위해 발목이나 슬관절 등의 부위에서 복재신경차단이 가능하지만, 이 중 재현성이 높은 것은 대퇴신경차단술과 내전근관 차단술이다. 대퇴신경차단술의 경우 감각신경만 차단하는 것이 불가능하며 운동신경도 동반 차단된다. 이로 인해 대퇴사두근의 근력이 없어져 마취 효과가 지속되는 시간 동안 움직이기가 어려울 뿐만 아니라 이동 시 낙상 위험성이 증가하게 된다. 또한, 대퇴신경차단술은 큰 신경 다발을 차단하는 것으로 마취약제의 투여량이 많아 좌골신경차단술과 함께 시행하는 경우 과량의 약제를 사용하여 마취제 과량투여로 인한 위험성이 더 높아질 수 있다. 반면에 내전근관 차단술을 시행하면 족관절 내측의 감각을 담당하는 복재신경을 선택적으로 차단할 수 있어 마취약제의 용량을 줄일 수 있는 장점이 있으며 대퇴사두근의 근력이 유지되어 낙상사고의 위험성이 적다. 이런 이유로 무릎의 인공관절 수술 후 빠른 재활을 위한 시행되며 족부족관절의 내측부위 수술을 위한 마취목적으로 혹은 수술 후 통증 조절 목적으로 그 이용이 증가하고 있다. 실제 현장에서는 좌골신경차단술과 대퇴신경차단술을 동반 시행하여 대부분의 족부족관절 수술을 시행할 수 있는 것이 보고된 바 있으며, 최근에는 대퇴신경차단술 대신에 내전근관 차단술을 동반 시행하여 후족부와 족관절 수술을 시행할 때 대퇴신경차단술과 차이가 없는 것이 보고되었다.

3) 시술 방법
– 초음파 유도 내전근관 차단술

(1) 환자의 자세

환자를 앙와위(supine position)로 눕힌 상태에서 마취할 쪽 다리를 개구리 다리 모양으로 바깥으로 벌린다(그림 4-2-17). 환자의 대퇴

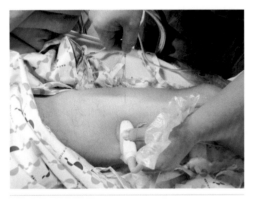

그림 4-2-17. 내전근관 차단술 시 초음파 탐촉자 위치 및 바늘의 방향

부 내측을 노출시킨 다음 초음파 탐촉자(Liner probe)를 대퇴부 내측의 중간부위에 위치시키는데, 전상방장골극과 내측 대퇴과의 중간지점에 위치시킨다.

(2) 초음파 영상

초음파 화면에 봉공근이 관찰이 되고 봉공근 아래에 박동하고 있는 천대퇴동맥(Superficial Femoral Artery)을 관찰할 수 있다. 이 동맥 외측으로 복재신경이 관찰되고 아래에는 대퇴정맥, 반대측에는 다른 신경가지들을 볼 수 있다(그림 4-2-18).

(3) 마취약제 및 주사기 준비

대퇴신경차단술과 같은 방법으로 약제 및 주사기를 준비한다.

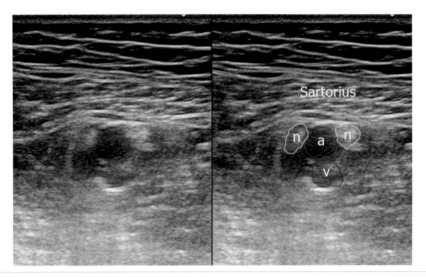

그림 4-2-18. 내전근관 차단술의 초음파 해부학
a, Supeficial femoral artery; v, femoral vein; n, nerve branches

(4) 차단술 술기

Inplane approach로 탐촉자와 평행하게 epidural needle 혹은 Tuohy needle을 삽입한다. 삽입 전 목표로 하는 해부학적 구조물, 즉, 복재신경 및 천대퇴동맥을 머리속에 그린 후 탐촉자에서 약 2~3 cm 떨어진 위치에서 삽입한다. 너무 가까이 삽입하면 바늘과 탐촉자가 평행이 되지 않아 바늘이 잘 보이지 않고, 오염 가능성이 높아지며 너무 멀리 삽입하는 경우 바늘이 짧아 목표지점에 도달하지 못하는 경우가 발생하니 주의해야 한다. 탐촉자를 좌우로 지속적으로 이동시키면서 바늘 끝이 어디에 있는지 지속적으로 확인해야 하고, 확인하면서 바늘을 전진시킨다. 목표 지점, 즉 복재신경의 옆에 도달하면 마취제를 주입하기 전에 역류(regurgitation)시켜 바늘이 혈관 내에 위치 하지 않는 것을 확인하고 주입한다. 주입하는 동안에도 탐촉자를 지속적으로 양 옆으로 이동하면서 바늘의 위치를 확인한다. 주사바늘을 이동시켜 가면서 복재신경의 위, 아래, 옆으로 이동해 가면서 마취액을 주입하여 복재신경이 마취제에 둘러 싸이는 것을 확인한다. 마취액의 용량은 약 7~10 mL 정도면 충분하다. 이후 내전근관의 다른 신경가지들(슬관절 담당가지 및 내광근을 담당하는 신경가지)을 차단하기 위하여 천대퇴동맥의 반대측에 관찰되는 신경가지에 접근하여 같은 방법으로 마취액을 주사한다.

5. 좌골신경 Sciatic nerve block , Snb

– 강찬

1) 정의

좌골신경은 대퇴부에서 biceps femoris, semitendinosus, semimembranosus와 adductor magnus 원위부의 운동신경을 지배하고, 하퇴 및 족부족관절 부위에서의 모든 운동신경을 지배한다. 대퇴부의 감각 지배 영역은 없고, 슬관절에서 슬관절 후방의 감각을 지배하며, 하퇴의 전외측/외측/후외측의 감각을 지배하고, 족부족관절에서 족관절 내과 주위를 제외한 모든 영역의 감각을 지배한다(그림 4-2-19).

좌골신경차단은 수술 영역과 지혈대의 위치에 따라서 대퇴 근위부에서 할 수도 있고, 원위부에서 할 수도 있다.

슬관절 주위의 수술을 위하여는 수술 부위 마취 목적뿐만 아니라 대퇴 근위부에서의 지혈대 착용을 위해서 가능한 좌골신경의 근위부에서 신경차단술을 하는 것이 유리하다. 대퇴 근위부에서는 좌골신경이 지배하는 넓적다리뒤근(hamstring muscle)이 주로 근육 부위이기 때문에 이 부위의 신경차단이 이루어지지 않으면 대퇴 근위부 지혈대 착용 시 지혈대 통증을 유발할 수 있다.

하퇴부 및 족부족관절 수술을 위하여는 대퇴 원위부에서 지혈대 착용이 가능하기 때문에 좌골신경의 원위부에서 신경차단술을 하여도 무방하다. 일반적으로 대퇴 원위부 후방해서 hamstring muscle group은 근육보다는 주로 건(tedon)으로 이루어져있기 때문에 좌골신경 원위부에서 신경차단을 하여도 hamstring

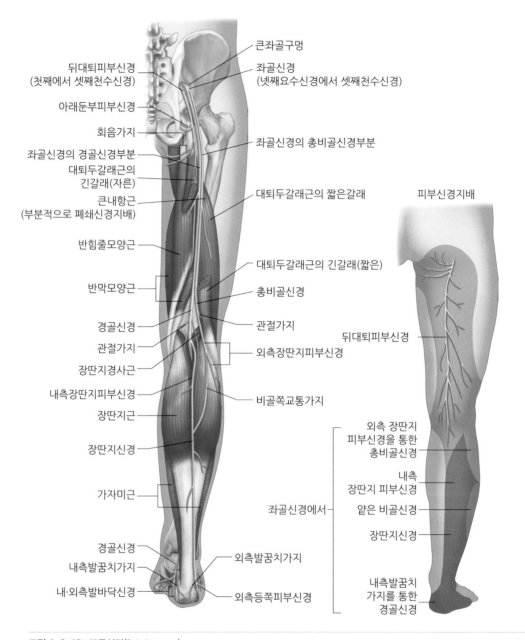

큰좌골구멍

뒤대퇴피부신경
(첫째에서 셋째천수신경)

좌골신경
(넷째요수신경에서 셋째천수신경)

아래둔부피부신경

회음가지

좌골신경의 총비골신경부분

좌골신경의 경골신경부분

대퇴두갈래근의
긴갈래(자른)

큰내향근
(부분적으로 폐쇄신경지배)

대퇴두갈래근의 짧은갈래

반힘줄모양근

반막모양근

대퇴두갈래근의 긴갈래(짧은)

총비골신경

경골신경

관절가지

관절가지

장딴지경사근

외측장딴지피부신경

내측장딴지피부신경

장딴지근

비골쪽교통가지

장딴지신경

가자미근

피부신경지배

뒤대퇴피부신경

외측 장딴지
피부신경을 통한
총비골신경

내측
장딴지 피부신경

얕은 비골신경

장딴지신경

좌골신경에서

경골신경

내측발꿈치가지

외측발꿈치가지

내·외측발바닥신경

외측등쪽피부신경

내측발꿈치
가지를 통한
경골신경

그림 4-2-19. 좌골신경(Sciatic nerve)

muscle group의 근육 부위에서 기인할 수 있는 지혈대 통증은 거의 없다고 생각하면 된다.

다만, 일반적으로 오금주름(popliteal crease) 근위 8∼10 cm 부위에서 좌골신경이 총비골신경과 경골신경으로 분지되기 때문에 이 부위보다는 근위부에서 신경차단술을 시행해야만 총비골신경과 경골신경을 동시에 차단할 수 있다.

대퇴 근위부로 올라갈수록 초음파 기기의 성능에 따라서 좌골신경의 영상을 분명하게 얻지 못하는 경우도 있고, 근위부로 올라갈수록 두꺼운 연부조직층으로 인하여 주사 바늘의 방향을 조절하는 것에 어려움이 있을 수 있기 때문에 대퇴 근위부에서의 좌골신경차단술은 어느 정도의 초음파 유도 신경차단술에 익숙해져야 쉽게 할 수 있다.

2) 목적

좌골신경차단술은 지혈대 통증 예방 목적과 수술 부위의 마취 목적으로 나눌 수 있다.

대퇴 근위부에 지혈대를 하거나 슬관절 주위의 수술을 할 때에는 좌골신경의 근위부에서 신경차단술을 해야 한다. 이 경우에는 주로 대퇴신경, 외측대퇴피신경, 폐쇄신경 등을 수술 목적과 수술 시간에 맞게 적절하게 조합하여 신경을 차단한다.

대퇴 원위부에서 지혈대를 하거나 하퇴/족부족관절 주위의 수술을 할 때에는 좌골신경의 원위부에서 신경차단술을 시행하여도 무방하다.

3) 적응증

대부분의 족부 수술과 족관절 내과 주위의 수술을 제외한 대부분의 족관절 수술은 좌골신경차단술 단독만으로도 수술이 가능하다(그림 4-2-20). 그러나, 이때에는 대퇴신경차단술을 하지 않기 때문에 대퇴 원위부에서 지혈대를 하는 것이 어렵기 때문에 지혈대 없이 족부족관절 수술을 하거나 하퇴 중간부위에서 고무밴드 지혈대(rubber tourniquet)를 이용하여

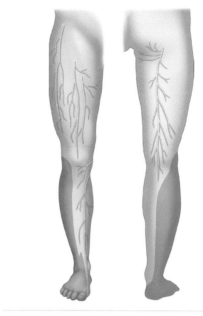

그림 4-2-20. 좌골신경 표재 감각 분포 영역

야 한다.

그 이외의 대부분의 수술에서는 수술의 위치와 시간에 따라서 다른 신경차단술과 병행해야 한다(Part 4, Chapter 1 총론, 적응증 참고).

4) 시술 방법

환자의 앙와위 자세에서 환측의 환의를 대퇴부까지 걷어 올린 후 고관절을 45도, 슬관절은 90도 굴곡시켜서 슬와부 및 대퇴 후방을 초음파 탐침(ultrasound probe)으로 관찰할 수 있도록 슬와부에 공간을 확보한다.

초음파 탐침을 슬와부에 위치시켜 슬와부에서 슬와동맥, 슬와정맥, 경골신경 및 비골신경의 해부학적 위치를 확인한다. 초음파 탐침을 대퇴 근위부 천천히 이동시키면서 경골신경과 비골신경이 좌골신경으로 합쳐지는 것을 확인

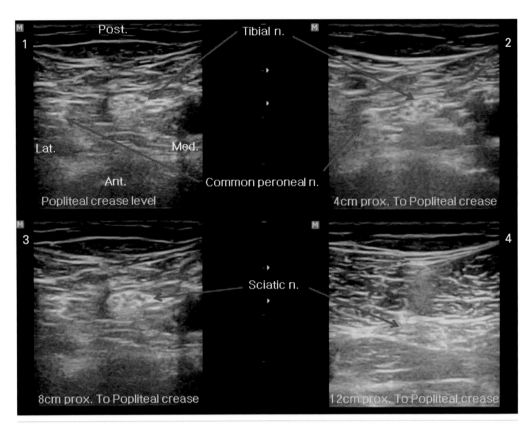

그림 4-2-21. Popliteal crease level에서 tibial nerve와 common peroneal nerve를 먼저 찾은 후 probe를 근위부로 서서히 스캔하면서 sciatic nerve를 찾는다.

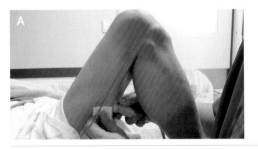
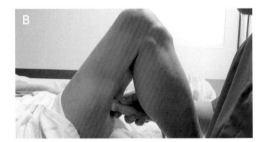

그림 4-2-22. A. Iliotibial band와 biceps femoris 사이(빨간색 실선)를 알코올 솜으로 소독한다. B. Iliotibial band와 biceps femoris 사이로 주사 바늘을 삽입해야만 주사 바늘의 방향 조정이 쉽다. Iliotibial band를 뚫고 삽입할 경우에는 주사 바늘 방향 조정 시 바늘이 쉽게 휘어지게 된다.

한 후, 국소마취제 주사 부위를 결정한다(그림 4-2-21).

초음파 탐침 위치의 외측의 장경대(iliotibial band)와 대퇴이두근(biceps femoris) 사이 피부를 알코올 솜으로 소독하고 주사 바늘을 삽입한다(그림 4-2-22).

주사 바늘의 삽입 방향은 전내측 약 30도 방향으로 한다. 초음파 probe로 대퇴 후방을

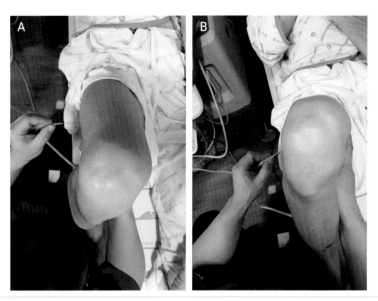

그림 4-2-23. A. 주사 바늘을 수평하게 삽입하면 대퇴후방의 피부 또는 피하조직 방향으로 향하게 된다. B. 주사 바늘을 30도 정도 전방을 향하게 삽입해야 좌골신경 방향으로 향한다.

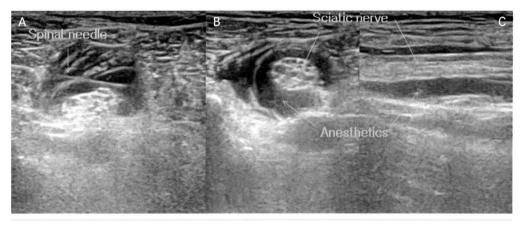

그림 4-2-24.

누르고 있기 때문에 주사 바늘을 수평하게 삽입할 경우 바늘이 대퇴 후방 피부나 피하조직 방향으로 향하게 되기 때문에 주의해야 한다(그림 4-2-23).

초음파 탐침으로 피부를 압박하는 힘의 강도와 주사 바늘 삽입 방향을 미세하게 조절하면서 주사 바늘 끝이 좌골신경 외막의 전방

또는 후방에 위치하도록 한다. 주사기를 후진시켜 혈액의 역류가 없는 것을 확인한 후 마취제를 좌골신경 주위에 주입한다(그림 4-2-24A). 바늘의 위치가 신경 외막 바로 바깥에 위치한 경우 마취제가 신경 외막과 신경 주위 조직 사이에 고이는 것을 확인할 수 있다(그림 4-24B, C).

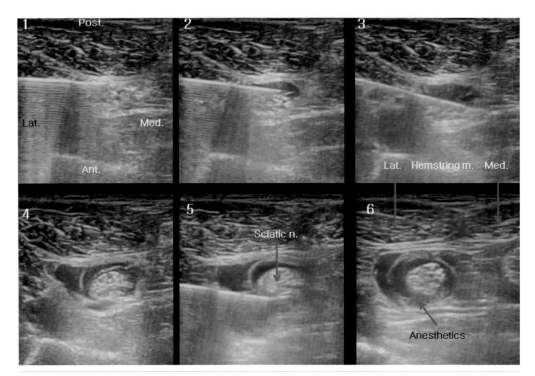

그림 4-2-25. 좌골신경차단 초음파 영상

주사 바늘의 방향을 바꿔가면서 신경 주위 조직과 좌골신경 박리하듯이 마취제를 주입한다. 주사 바늘의 위치를 바꿀 때마다 혈액의 역류를 확인한다(그림 4-2-25).

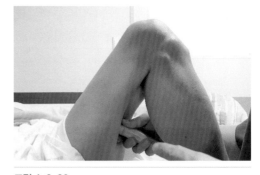

그림 4-2-26.

5) Technical tip and pitfall

① 좌골신경차단술 시에 초음파 probe를 피부에 살짝 갖다대는 정도로는 선명한 좌골신경 영상을 얻을 수 없다. 환자가 약간 불편감을 느낄 정도로 힘껏 초음파 probe를 압박해야만 보다 선명한 영상을 얻을 수 있다(그림 4-2-26).

② 경험이 많지 않을 때는 주사 바늘의 방향을 이리저리 바꾸고 움직이면서 신경주위에

마취제를 주사하게 된다. 그러나, 술기가 익숙해질수록 주사 바늘의 방향을 바꾸는 것보다 초음파 probe를 누르는 힘의 크기를 조절하여 주사 바늘의 신경에 대한 상대적 위치를 조정할 수 있게 된다. 즉, 주사 바늘의 방향을 바꿔가면서 주사 바늘을 삽

입하는 것이 아니라, 피부에서 초음파 probe로 신경을 누르는 힘의 크기 조절을 통하여 신경의 위치를 이동시킴으로써 보다 쉽게 주사 바늘의 방향이 신경을 향할 수 있게 된다.

③ 좌골신경의 외측은 총비골신경으로 구성되어 있고, 내측은 경골신경으로 이루어져 있다. 마취제 주사 시에 마취제가 좌골신경 내측에도 골고루 주사되어서 좌골신경을 완전히 둘러쌀 수 있도록 해야 경골신경이 빠른 시간에 완전하게 차단된다. 이 부분을 간과할 시에는 불완전 차단이 이루어질 수도 있고, 완전하게 차단되는데 90~120분 이상이 걸릴 수도 있다. 이렇게 좌골신경 내측에 마취제를 골고루 주사하기 위해서는 앞에서 언급하였던 것처럼 초음파 probe를 누르는 힘의 적절한 조절이 필요하다(그림 4-2-26).

④ 술기가 능숙해지면 마취제 10 mL로도 complete block을 할 수 있다. 그러나, 장시간 마취와 진통을 원할시에는 15~20 mL까지 마취제를 주사하는 것이 좋다.

6. 후방대퇴피신경차단술
Posterior femoral cutaneous nerve block, PFCnb

– 강찬

1) 정의

후방대퇴피신경은 대좌골절흔에서부터 좌골신경과는 별개의 신경으로 주행한다. 대부

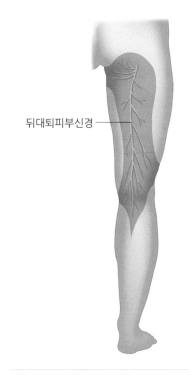

뒤대퇴피부신경

그림 4-2-27. 후방대퇴피신경

분 대퇴 후방과 슬와 후방으로 주행하다가 슬와부 원위부에서 종지하지만, 일부 환자에서는 하퇴 후방 원위 1/3 지점까지 내려오는 경우도 있다. 이 부위에서는 부분적으로 비복신경(sural nerve)과 표재 감각 지배 영역이 중첩되기도 한다(그림 4-2-27).

후방대퇴피신경이 슬와부를 통과할 때는 대퇴부에서 보다는 심부로 주행하여 슬관절을 과굴곡할 때 급격하게 신경이 꺾이지 않게 된다.

좌골신경차단술과 마찬가지로 후방대퇴피신경차단술은 대퇴 근위부 및 원위부 어디에나 가능하다. 그러나, 외측대퇴피신경과 마찬가지로 크기가 작기 때문에 주의 깊게 관찰해야만 초음파 영상에서 찾을 수 있다(그림 4-2-28).

일반적으로 초음파 영상에서 대퇴 중간부

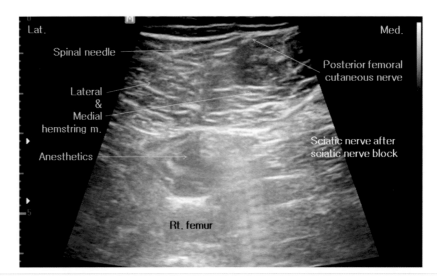

그림 4-2-28.

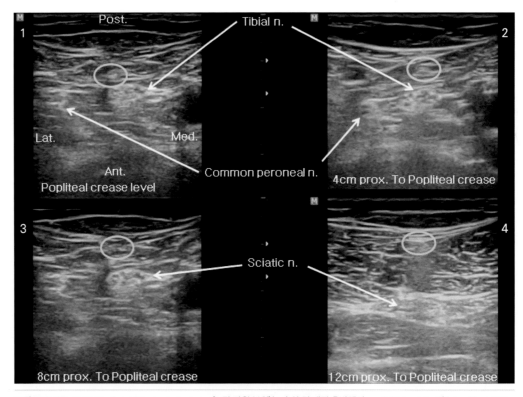

그림 **4-2-29.** Posterior femoral cutaneous nerve(노란 타원 부위)는 슬와 및 대퇴 후방에서 medial hamstring과 lateral hamstring 사이에 위치한다. 초음파 probe로 압박한 상태이기 때문에 sciatic nerve와 근접해 있는 것 같지만, probe를 떼면 거리가 멀어지면서 전혀 별개의 신경임이 확인된다.

후방의 외측 슬와부 근육(lateral hamstring muscle)과 내측 슬와부 근육(medial hamstring muscle) 경계 부위에서 관찰된다. 내측 슬와부 근육 근막과 외측 슬와부 근육 근막 사이 고랑의 심부(deep fascia)에 있기도 하고, 내측과 외측 슬와부 근육이 경계를 이루는 부위의 천근막(superficial fascia)에 위치하기도 한다(그림 4-2-29).

2) 목적 및 적응증

슬관절 주위 수술 중에서 후방 절개를 해야 하는 수술(예, 슬관절경 후방 삽입구 절개, Baker's cyst 수술 등)에서 마취 목적으로 신경차단술이 필요하다. 또한, 하퇴 후방의 수술(예, gastrocnemius rotational flap 등) 시에 마취 목적의 신경차단술이 필요하다. 드물게 후방대퇴피신경의 말단이 하퇴후방 원위부까지 내려오는 경우가 있기 때문에 저자는 아킬레스건 봉합 또는 재건술 시에도 후방대퇴피신경차단술을 시행한다.

3) 시술 방법

후방대퇴피신경만 단독으로 차단하는 경우는 거의 없다. 일반적으로 좌골신경차단술을 시행한 후 주사 바늘을 피부에서 완전히 빼지 않고 후진시킨 후 주사 바늘 방향을 대퇴후방

피부 쪽으로 바꾼 다음 초음파 유도하에 후방대퇴피신경을 향하여 전진시켜 마취제를 주입하는 방법(one needling sciatic-posterior femoral cutaneous nerve block, SPnb)을 사용할 수 있다(그림 4-2-30).

4) Technical tip and pitfall

① 초음파가 익숙하지 않을 경우에는 후방대퇴피신경을 초음파로 못찾는 경우가 있다. 이럴 때는 좌골신경을 처음 찾을 때처럼 반복적으로 초음파 probe를 오금주름부터 대퇴 중간부까지 서서히 왔다갔다 스캔을 하면서 좌골신경 주행 방향의 천부를 관찰하면 된다.

초음파 probe로 압박을 가한 상태에서 스캔을 하기 때문에 popliteal crease 부위에서는 총비골신경과 경골신경과 가까이에 있고, 근위부로 스캔하며 올라갈수록 좌골신경의 천부에서 관찰되며, 그보다 더 근위부로 스캔하며 올라가면 medial hemstring muscle과 lateral hemstring muscle이 만나는 지점의 표층 근막 부위에서 후방대퇴피신경을 찾을 수 있다(그림 4-2-29).

② 마취제 5 mL로 complete block을 할 수 있으나, 수술 시간이 길어질 수 있는 수술에서는 5~10 mL까지 주사하여도 좋다.

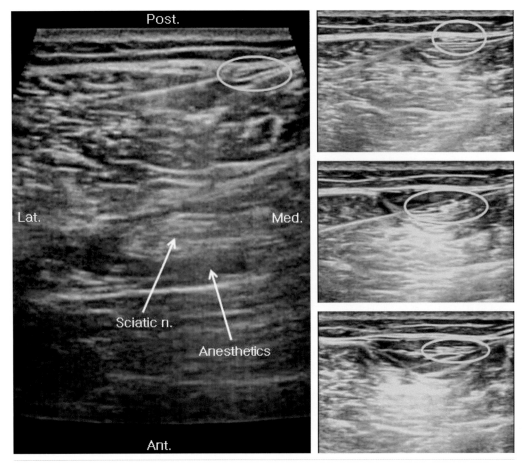

그림 4-2-30. 좌골신경차단술 후 주사 바늘을 후퇴시켰다가 대퇴 후방 피하조직 방향으로 다시 전진시킨 후 후방대퇴피신경(노란색 타원) 차단술을 시행한다.

7. 발목신경차단술 Ankle block

– 박영욱

1) 정의

발목신경차단술은 발목을 지나가는 신경을 마취하여 발목과 발의 수술을 위한 마취 혹은 수술 후 통증 조절에 사용할 수 있는 방법이다. 발목은 좌골신경에서 유래한 4개의 신경(심비골신경, 천비골신경, 비복신경, 경골신경)과 대퇴신경에서 유래된 복재신경까지 총 5개의 신경이 지배한다. 이 다섯 개의 신경을 모두 차단하는 경우도 있고 수술 범위에 따라서 해당 부위 신경만을 선택적으로 차단할 수 있다.

2) 적응증

일반적으로 족부족관절 수술 시 마취법으로 이용된다.

① 족부족관절 수술 중에서 전족부, 중족부의 수술에서 그 이용이 흔하고 후족부, 발목까

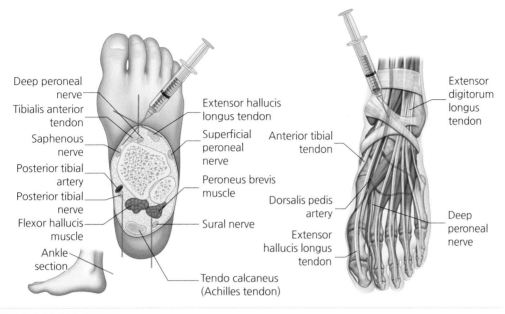

그림 4-2-31. 발목신경차단술
발목신경차단술에서 차단하는 5개 신경의 위치 및 주사바늘의 위치. A. 심비골신경 및 천비골신경차단술의 모식도. B. 전경골동맥의
바로 좌측에 심비골신경이 위치하여 혈관 내로 주입되지 않게 주의해야 한다.

지 수술범위가 이어지는 경우에는 좌골신
경차단, 내전근관 차단, 대퇴신경차단 같
은 좀더 상위에서 시행하는 차단술을 해야
한다. 초음파 유도 좌골신경차단술 및 내전
근관 차단술, 대퇴신경차단술의 술기가 점
점 발전하고 전족부 및 중족부 수술에도 그
이용이 점차 늘고 있고 다섯 개의 신경을 마
취하기 위하여 다섯 번 이상 주사바늘을 삽
입해야 하는 단점이 있어 족부족관절 수술
을 위한 발목신경차단술은 점점 그 이용이
줄고 있는게 현실이다. 하지만, 초음파를
사용하지 않고 시행할 수 있어 수술장 내에
서 수술 후 통증 조절을 위해 간편히 시행할
수 있으며 좀더 선택적인 차단술이므로 마
취 유도 시간이 짧은 것이 장점이다.

② 수술 시 지혈대를 사용하는 경우에는 근육
이 많은 종아리, 허벅지 부위에는 통증이
심해 적용하기가 불가능하며 근육이 거의

없는 발목에 Esmarch 지혈대를 감아 사용
하면 통증이 많이 심하지 않아 수술시간이
짧은 대부분의 전족부, 중족부 수술이 가
능하다.

③ 말초신경이 손상되어 통증이 발생하는 경
우, 예를 들면 발목 염좌 후 비골신경 증상
이 발생한 경우나

④ 혹은 수술 후 발생한 신경증상 등의 경우
초음파 유도하에 해당 신경차단술을 시행
하여 증상의 호전을 가져올 수 있다.

3) 시술 방법

(1) 심비골신경 Deep peroneal nerve

i) 해부학
총비골신경이 비골경부를 돌아나오면서 심

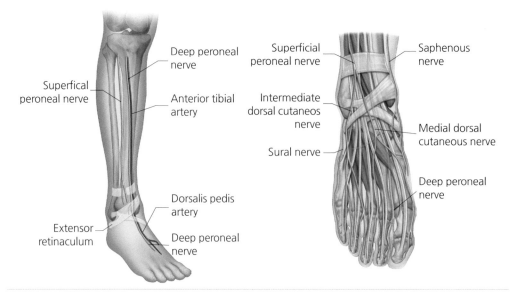

그림 4-2-32. 발등의 감각을 담당하는 피부신경의 해부학
심비골신경은 전경골건과 장무지신건사이를 따라 내려오다가 발목높이에서는 장무지신건과 장족지신건사이에 위치하게 되며, 전경골
동맥의 외측에 위치한다. 제1, 2 족지 사이의 발등쪽 피부감각을 담당한다. 천비골신경은 심부 공간에서 비골근육 사이를 따라 내려오
가 발목 약 15 cm 상방에서 근막을 뚫고 나와 피하공간에 위치하게 된다. 발목 약 6 cm 상방에서는 내측 배부 피부신경과 중간 배부 피
부신경으로 나눠지고 발목을 지나쳐서 발등의 피부 감각을 담당하게 된다.

비골신경과 천비골신경으로 나누어지는데, 심
비골신경은 전경골건과 장무지신건사이를 따
라 내려오다가 발목높이에서는 장무지신건과
장족지신건 사이에 위치하게 되며, 전경골동
맥의 외측에 위치한다. 제1, 2 족지 사이의 발
등쪽 피부감각을 담당한다(그림 4-2-32).

ii) 시술 방법

발목의 중앙에서 전경골동맥을 촉지한다.
전경골동맥의 바로 외측에 피부에 수직으로 주
사바늘을 자입한다. 뼈가 닿는 느낌이 나면 주
사바늘을 살짝 뒤로 당겨 위치시킨 후 혈관 내
로 들어가지는 않았는지 역류(regurgitation)하
여 확인 후 약 2~5 mL의 마취제를 주입한다.
피부가 얇은 발등보다는 되도록 발목 높이에서
시행하는 것이 조금 더 안전하다(그림 4-2-31).

(2) 천비골신경 Superficial peroneal nerve

i) 해부학

비골경부를 돌아 분지한 천비골신경은 심부
공간에서 비골근육 사이를 따라 내려오다 발목
약 15 cm 상방에서 근막을 뚫고 나와 피하공
간에 위치하게 된다. 발목 약 6 cm 상방에서
는 내측 배부 피부신경과 중간 배부 피부신경
으로 나눠지고 발목을 지나쳐서 발등의 피부
감각을 담당하게 된다(그림 4-2-32).

ii) 시술 방법

내과와 후과 사이의 발목 전방에 전반적으
로 마취액을 주입하는데, 피부 경결이 발생하
도록 피하공간에 주입한다. 약 5~7 mL의 마
취액을 주입한다(그림 4-2-31).

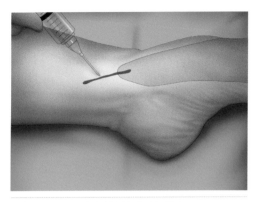

그림 4-2-33. 복재신경차단술의 시술 방법
발목 내과 전방에 복재정맥이 관찰되며 복재정맥과 복재신경이
동반해서 진행하기 때문에 이 부위에 피부 경결이 발생하도록 마
취제를 피하공간에 약 3~5 mL 주입한다.

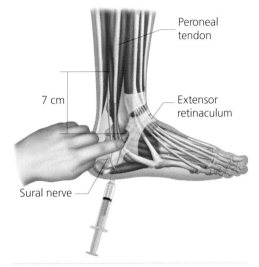

그림 4-2-34. 비복신경차단술의 시술 방법
발목의 외과와 아킬레스건의 외측 경계 사이에 있는 피하공간에
피부 경결이 보이도록 약 3~5 mL의 마취액을 주입한다.

(3) 복재신경 Saphenous nerve

i) 해부학

다섯 개의 신경중 유일하게 대퇴신경에서
분지한다. 내전근관을 따라 내려온 복재신경
은 슬관절 내측에서 봉공근과 박근사이로 빠져
나와 피하공간에 위치한다. 복재정맥과 동반
해서 아래쪽으로 내려오는데 발목 내과의 바로
전방을 지나간다. 하지와 발목의 내측 피부 감
각을 담당한다.

ii) 시술 방법

경골 근위부에서 시행하는 방법도 있지만
대부분의 경우 발목 높이에서 시행한다. 발목
내과 전방에 복재정맥이 관찰되며 복재정맥과
복재신경이 동반해서 진행하기 때문에 이 부위
에 마취제를 피하공간에 약 3~5 mL 주입한다
(그림 4-2-33).

(4) 비복신경 Sural nerve

i) 해부학

발과 발목의 외측 감각을 담당하는 피부신
경으로 경골신경의 분지인 내측 비복 피부신경
(Medial sural cutaneous nerve)과 총비골신경
의 분지인 외측비복피부신경(Lateral sural
cutaneous nerve)이 만나서 만들어진다. 종아
리의 후방 중앙부를 따라 내려오다가 발목근처
로 진행하면서 외측으로 이동하여 발목의 외과
를 뒤로 돌아 내려가 발목과 발등의 외측 피부
감각을 담당한다.

ii) 시술 방법

발목의 외과와 아킬레스건의 외측 경계 사
이에 있는 피하공간에 피부경결이 보이도록 약
3~5 mL의 마취액을 주입한다(그림 4-2-34).

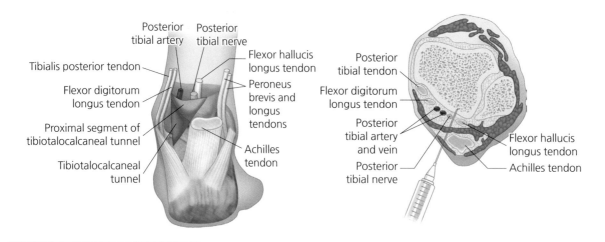

그림 4-2-35. 후경골신경차단술의 시술 방법
자입부위의 높이는 족관절 내과 끝에서 손가락 두 마디 정도, 아킬레스건의 내측 경계에서 발바닥과 평행하게 주사바늘을 자입한다. 경골이 주사침에 닿는 것을 느끼면 약간 뒤로 빼고 역류하여 주사바늘이 혈관안에 위치하지 않는 것을 확인한 다음 약 5~7 mL의 마취제를 주입한다.

(5) 후경골신경 Posterior tibial nerve

i) 해부학

발바닥의 감각을 담당하는 신경으로 족관절 내과 후방에 후경골동맥, 후경골건, 장족지굴건, 장무지굴건과 같이 족근관 안에 위치한다. 좌골신경이 슬와공간 위에서 비골신경과 경골신경으로 나누어지고 경골신경은 슬와공간에서 비복근과 가자미근, 장딴지빗근, 슬와근에 신경가지를 분지하고 가자미근 아래에서 경골 가까이 내려가며 후경골건, 장족지굴건, 장무지굴건에 신경가지를 분지하며 족관절 내과 후방으로 진행한다. 족근관 안에서 내측족저신경과 외측족저신경으로 분지하여 발바닥의 감각을 담당한다. 내측족저신경은 제4 족지의 내측까지 담당하며 외측족저신경은 제4 족지의 외측부터 5 족지까지의 발바닥 감각을 담당한다.

ii) 시술 방법

환자의 환측 하지를 외회전시켜서 슬관절을 굴곡하여 족관절 내과가 위를 향하게 한다. 자입부위의 높이는 족관절 내과 끝에서 손가락 두 마디 정도, 아킬레스건의 내측 경계에서 발바닥과 평행하게 주사바늘을 자입한다. 경골이 주사침에 닿는 것을 느끼면 약간 뒤로 빼고 역류하여 주사바늘이 혈관안에 위치하지 않는 것을 확인한 다음 약 5~7 mL의 마취제를 주입한다. 바늘이 들어갈 때 후 경골신경이 직접 자극되면 환자가 작열감을 느낄 수 있으므로 주의해야 한다(그림 4-2-35). ≫

Technical tip ≫ 족관절 염좌(ankle sprain) 후 지속되는 통증에서 말초신경 손상 (peripheral nerve injury) 동반 여부의 감별진단과 주사 치료

- C/C : 우측족부 통증, 평상시에는 괜찮은데, 발목을 돌릴 때 바늘로 찌르는 듯한 통증이 생긴다.
- P/I : 42세 남자 환자로 약 6개월전 등산중 발목을 접질린 이후 증상이 발생하였다. 특징적으로 발목을 안쪽으로 돌릴 때 극심한, 칼로 베는 듯한 통증이 생긴다.
- P/E : tenderness : 발등의 한 곳에 압통이 있으며 그 부분을 손가락을 타진하면 아래쪽으로 뻗치는 저린감이 생겼다. (Tinel sign +) 발목의 불안정성은 없었고, 전거비인대(anterior talofibular ligament, ATFL), 종비인대(Calcaneofibular ligament, CFL), 전하경비인대(Anterior inferior tibiofibular ligament, AITFL) 부위의 압통은 명확치 않았다.

그림 4-2-36.

- Evaluation : X-ray 상 특이소견 없었으며, 초음파 검사상 천비골신경 경로에 신경종으로 의심되는 hypoechoic mass가 관찰되었다.
- Plan : 이에 진단 및 치료 목적으로 주사 치료를 환자와 보호자에게 권유하였고, 주사 치료 시행하였다. 주사 치료 후 증상이 90% 이상 좋아졌으며 감각이상은 약간 남아있지만 통증은 거의 없어졌다.

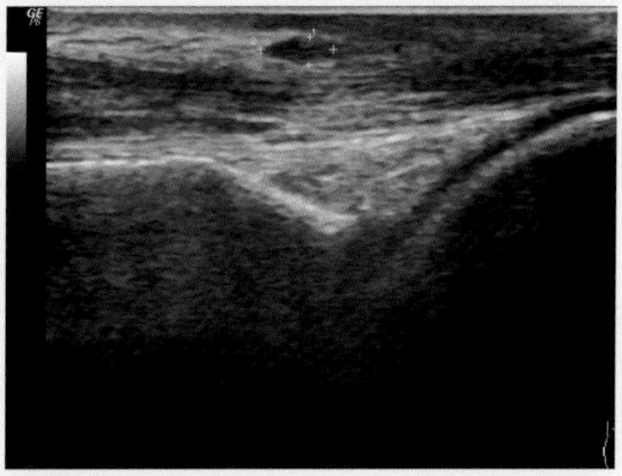

Injection to SPN neuroma

- Injection시 사용 약제 : 1% Lidocaine 1 cc + 40 mg/1 mL triamcinolone 1 cc를 mix하여 사용하였다.

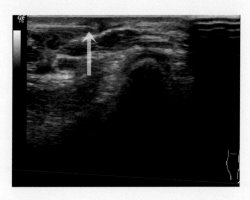

그림 4-2-37. In-plane 접근을 이용하여 신경종을 확인하고 needle tip(화살표)이 신경 주변에 위치함을 확인한 뒤 주사액을 일부 주사하여 공간의 넓어짐을 확인한 뒤 주사액을 모두 주사한다.

1. In-plane 접근

Tip

- 먼저 의심을 하는게 중요하다. 발목염좌 후에 인대만 다치는게 아니라 다른 연부조직이 다칠 수 있으며 흔히 천비골신경이 다친다. 다친 부위 아래로 저린감, 감각이상이 발생하고 발목을 틀었을 때 극심한 통증이 발생한다면 의심해야 한다.
- Injection 전에 가장 tender point를 찾아야 한다. 손으로 만져 압통점을 찾고 초음파를 이용해 hypoechoic mass가 있는 것을 확인한다.
- 족부족관절의 피부신경은 피부 바로 아래에 있어 탐촉 및 주사 시 탐촉자와 주사바늘이 평행이 되게 잘 유지하면 어렵지 않게 찾을 수 있다.
- Needle tip은 위 사진처럼 밝은 고에코성(hyper-echic) 점으로 표시된다. (화살표)
- 주사액이 신경 주변으로 확산되는 것을 확인한다. ■

8. 족지신경차단술

Digital nerve block, Dnb

– 박영욱

1) 정의 및 적응증

발가락으로 진행하는 피부신경 4개를 차단하는 술식으로 일반적으로 1% lidocaine을 사용하고 epinephrine 동반 사용시 혈관수축으로 인한 합병증이 발생할 수 있어 말초에서는 사용하지 않는다. 내향성 발톱에 대한 수술 혹은 발가락 수술, 예를 들면 족지건 절단술, 절제관절 성형술 등에 사용할 수 있다.

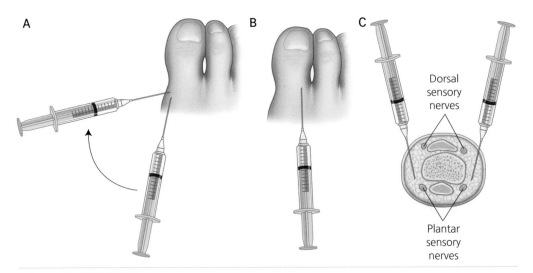

그림 4-2-38. 족지신경차단술
발가락 감각을 담당하는 족지신경 4개를 모두 차단하기 위해 발가락의 족배부 내·외측, 족저부 내·외측에 피부 경결이 발생하도록 마취제를 주입한다.

2) 시술 방법

발가락 내측 등에서 피하에 경결이 생기도록 약 0.5~1 mL를 주입하고 발바닥쪽으로 내려가 발바닥 내측에 피하에 경결이 생기도록 약 0.5~1 mL를 주입한다. 바늘을 뒤로 빼서 횡으로 이동하면서 발가락 등의 피하 공간에 주입한다. 바늘을 빼 발가락 외측 등에 삽입하여 발등 피부에 같은 방법으로 주입하고 주사바늘을 발바닥 쪽으로 진행시켜 역시 같은 방법으로 주입하여 발가락을 담당하는 4개 신경이 모두 차단되게 한다(그림 4-2-38). ≫

Technical tip ≫ 족저근막염 주사 치료

족저근막염의 치료의 일차적인 방법은 스트레칭 운동, 약물, 깔창이다. 이를 충분한 기간동안 시행 후에도 증상이 호전되지 않는 경우 충격파 치료, 스테로이드 주사, 야간 보조기 등을 사용할 수 있는데, 이 중 스테로이드 주사요법은 족저근막의 파열을 초래할 수 있어 주의를 요한다. 초음파가이드 주사요법을 시행하면 이런 합병증을 예방할 수 있다. 초음파영상에서 족저근막이 관찰되고(B), 족저근막의 아래 부분, 즉 지방패드가 관찰된다. (A) 족저근막 안에 주사하면 족저근막이 파열될 가능성이 높아지고, 지방패드에 주사하면 지방패드의 위축이 초래되어 통증이 발생할 수 있다. 그래서, 족저근막과 종골사이의 공간(C)에 주사하면 이런 합병증을 막을 수 있다.

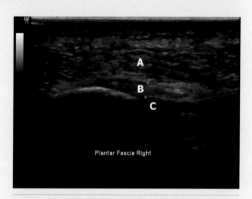

그림 4-2-39. 족저근막의 초음파 소견
A. 족저근막 밑의 지방패드. B. 족저근막. C. 족저근막과이 종골종골의 사이 공간

Injection to plantar fascia

Injection시 사용약제 : 1% Lidocaine 1 cc + 40 mg/1 mL triamcinolone 1 cc를 mix하여 사용하였다.

1. Out-of-plane 접근(그림 4-2-40) ▪

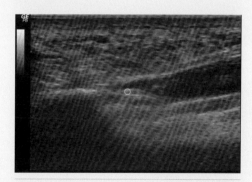

그림 4-2-40. Out-of-plane 접근을 이용하여 족저근막을 확인하고 주사바늘의 끝이(동그라미) 족저근막과 종골사이의 공간에 위치한 것을 확인한 후 주사한다. 주사액을 일부 주사하여 주사액이 이 공간에 퍼지는 것을 확인한 뒤 주사액을 모두 주사한다.

9. 하지의 신경 포착 증후군
Nerve entrapment in lower extremity

– 강찬, 김필성

1) 고관절 및 슬관절 주위
Around hip and knee

(1) 신경 포착 및 신경병증의 정의

신경 포착 및 신경병증은 신경 주위 구조물로 인한 신경 압박 및 손상으로 인해 통증 및 무감각증(anesthesia), 감각장애(dysesthesia), 지각이상증(paresthesia), 신경 분포의 근육 약화 및 기능 손실이 초래되는 질환을 의미한다. 고관절과 슬관절의 신경의 해부학적 구조, 신경 손상의 호발 부위, 임상 양상 및 진단적 접근에 대해 알아보고자 한다. 또한, 고관절과 슬관절은 상지에 비해 신경 포착에 의한 증상보다는 관절 운동 범위와 관계된 질환에 의해 증상이 발현되기 때문에 하지에서 증상을 유발할 수 있는 질환에 대해서도 고찰한다.

(2) 고관절 주위 신경포착

고관절 수준에서 신경 포착 및 신경병증은 대퇴신경, 폐쇄신경, 외측대퇴피부신경, 좌골신경, 상 둔부신경 및 하 둔부신경, 복재신경에서 손상을 받을 수 있다.

i) 대퇴신경 Femoral nerve

대퇴신경은 제2, 3, 4 요추신경에서 기원하여 장근(iliacus muscle)과 요근(psoas muscle) 사이를 뚫고 나와 골반 근육에 분지하고 서혜인대(inguinal ligament) 밑을 통해 대퇴동맥과 정맥 외측으로 주행하고, 원위부로 대

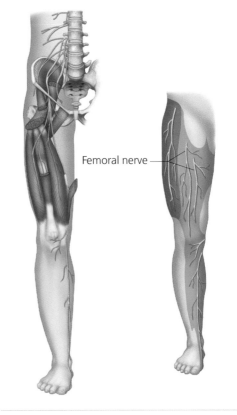

그림 4-2-41. 대퇴신경

퇴 사두근(quadriceps femoris muscle), 봉공근(sartorius muscle), 치골근(pectineus muscle)의 운동신경과 전방 대퇴의 내측과 중간 지역의 감각신경을 담당하며, 이후 복재신경(saphenous nerve)으로 분지되어 다리 안쪽의 감각을 담당한다(그림 4-2-41). 대퇴신경 손상은 후복막 공간(retroperitoneal space)과 서혜인대(inguinal ligament) 아래에서 주로 발생하며, 흔한 원인은 복강내 수술과 비뇨기과적, 산부인과적 수술을 포함한 골반의 수술에서의 의인성 손상이다. 정형외과적 고관절 수술적 접근 방법에서는 전방, 전측방 도달법에서 견인기(retractor)에 의한 직접적 압박에서 발생할 수 있으며, 굴곡, 외전, 외회전의 쇄

석위(lithotomy) 자세에서 대퇴신경의 주행이 서혜인대에서 꺾이면서 신경 병변을 유발할 수 있다. 또한, 복강경 수술에서 장시간의 장골동맥의 압박으로 인한 허혈, 삽입구 제작에서의 의인성 손상이 발생되기도 한다. 항혈전제의 복용 및 혈액 응고 이상, 대퇴동맥 도관술(catheterization)이 대퇴신경병증의 원인이 될 수 있다.

대퇴신경병증의 환자는 이환된 슬관절의 신전 이상과 동요 증상을 호소하고, 손상 부위가 서혜인대의 근위부일 경우 장요근과 대퇴 사두근이 침범되어 슬관절 굴곡의 약화로 인해 계단을 올라가는 데 어려움을 호소한다. 하지만, 고관절의 내전, 외전, 슬관절 굴곡 및 원위부의 근력은 보존된다. 대퇴부 전방부와 복재신경 지배 영역의 감각 소실과 함께 슬개건 반사(patellar reflex)의 저하 또는 결손을 보인다.

근전도 검사(Electromyography)는 서혜부 근위부와 원위부에서 발생한 대퇴신경병증의 감별에 도움이 될 수 있을뿐만 아니라, 근위 대퇴부 근력 약화를 보이는 요추의 신경근증(radiculopathy)이나 요추신경총마비 진단에도 도움을 준다. 신경 전도 검사에서 건측과 비교하였을 때 50% 이상의 활동 전위를 보여야 1년 내에 회복될 수 있는 예후를 갖게 된다.

ii) 폐쇄신경 Obturator nerve

폐쇄신경은 제2, 3, 4 요추신경에서 기원하여 요근 내에서 형성되어 천장 관절의 전방을 주행하여 대퇴내전근에 분포한다. 전방 분지(anterior branch)는 단내전근(adductor brevis muscle), 장내전근(adductor longus muscle), 박근(gracilis muscle)에 분포되어 내측 대퇴부의 감각을 담당한다(그림 4-2-42). 후방 분지(posterior branch)는 외 폐쇄근(obturator externus muscle)과 좌골신경과 같이 지배를 받는 대내전근(adductor maganus muscle)에 분포되고 무릎 감각의 일부를 담당한다. 폐쇄신경의 단독 손상의 발생은 드물며 골반 골절에 의한 직접 손상과 천장 관절이 침범된 골절에서 발생될 수 있으나, 다른 신경 손상과 요추신경근 손상이 같이 동반되는 경우가 많다. 인공 관절 치환술, 골반 수술, 대퇴동맥 시술, 종양에 의한 압박, 쇄석술 수술 자세에 의한 압박, 장시간의 분만에서 태아의 두부에 의한 신경 압박에서도 나타난다. 대퇴내전근 관(adductor canal)에서 포착되는 경우 운동 시에 통증을 호소하기도 한다. 폐쇄신경병증의 환자는 서혜부의 통증과 대퇴 내측부의 감각의 소실과 통증을 호소한다. 골반 골절시 초기의 체성 통증으로 인해 폐쇄신경 손상의 증상이 가려져서 감별 진단에 어려움이 있을 수 있다. 운동신경에서는 다리의 내전과 내회전의 약화가 관찰되나 다리의 회전 운동은 유지된다. 신경 전도 검사로는 감별할 수 없으며 근전도 검사가 폐쇄신경병증과 내전근 자체의 병증과의 감별 진단에 도움이 된다. 대내전근은 좌골신경에 의해서도 분지되기 때문에, 대내전근이 이환된 경우는 좌골신경병증과 요추의 신경근증에 대해서도 같이 검사가 시행되어야 한다.

iii) 외측대퇴피부신경
Lateral femoral cutaneous nerve

외측대퇴피부신경은 순수한 감각신경으로 제2, 3 요추신경에서 기원한다. 요근의 외측 경계를 뚫고 장근을 가로질러 전상방 장골극(anterior superior iliac spine, ASIS)의 내측으로 서혜인대 밑을 통해 골반에서 빠져 나간

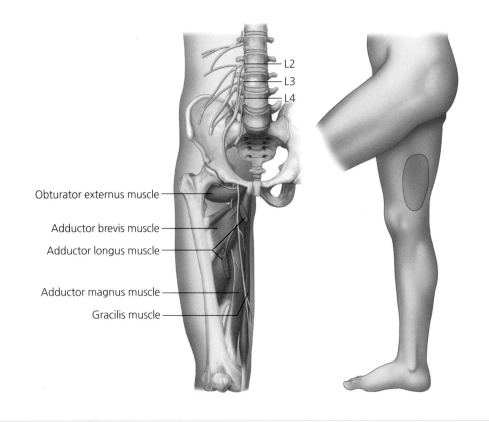

그림 4-2-42. 폐쇄신경(obturator nerve)

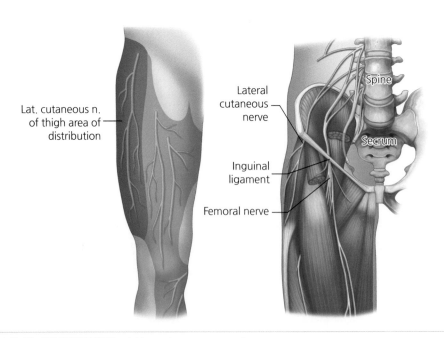

그림 4-2-43. 외측대퇴피부신경(laterlal femoral cutaneous nerve)

후, 전방 분지와 후방 분지로 나뉘게 되며 대
퇴부 전외측의 감각을 담당한다(그림 4-2-43).
'대퇴감각 이상증(meralgia paresthetica)'으로
지칭되는 외측대퇴피부신경병증은 서혜인대를
통과하는 부위가 신경 손상의 취약 지점으로
공구 벨트, 안전 벨트, 꽉 조인 허리 벨트 등의
압박에 의해서도 발생할 수 있으며, 비만, 임
신, 급격한 체중 소실 등도 원인으로 지목되고
있다. 서혜부 탈장 수술, 전상방 장골극에서의
골 채취, 신장 이식술, 고관절 수술에서 발생
할 수 있으며 장골 능에 발생한 종양에 의한 신
경 압박, 장골 능 골절에 의한 직접적 신경 손
상, 골반내 종괴 및 복부동맥류에 의한 압박도
원인이 될 수 있다. 외측대퇴피부신경의 신경
병증의 환자는 대퇴 전외측의 피부신경 감각
소실, 이상 감각(paresthesia)을 호소하며, 고
관절 굴곡 및 앉은 자세에서는 통증이 경감되
는 반면 서있거나 걸을 때 악화되는 통증과 다
리의 신전에 어려움을 호소할 수 있다. 전상방
장골극 부분의 압박, 벨트 및 꽉 조이는 속옷
착용시 증상이 악화되며, 이학적 검사에서 전
상방 장골 극 주위를 타진시에 통증을 호소하
는 Tinel 징후를 보일 수 있다. 그러나, 순수
한 감각신경이므로 운동 능력 소실은 없으며,
슬개건 반사는 보존된다.

외측대퇴피부신경병증은 신경 전도 검사를
시행하여 건측과 비교하여 진단할 수 있다. 그
러나, 정상의 환자에서도 정상 반응을 얻기가
기술적으로 어렵다. 초음파하 신경 전도 검사
가 신경의 위치를 확인하는데 도움이 되며 감
각신경 활동 전위를 기록하는데 도움을 줄 수
있다. 근전도 검사는 제2 요추신경근증 또는
고위요추신경총손상, 대퇴신경손상과의 감별
에 유용하다.

iv) 좌골신경 Sciatic nerve

요추 4, 5 신경과 천추 1, 2 신경에서 기시
하는 좌골신경은 비골 분지(peroneal division,
peroneal nerve)와 경골 분지(tibial division,
tibial nerve)로 구성되고, 좌골 절흔(sciatic
notch)을 통해 골반에서 빠져나온다.

좌골신경은 대부분의 사람에서는 이상근
(piriformis muscle) 아래를 통과하지만 때때로
위를 지나는 경우와 여러 형태의 변이의 구조
를 보인다(그림 4-2-44). 이후 좌골 결절(ischial
tuberosity)과 대전자(greater trochanter) 사이
에서 대둔근 아래로 주행하게 되며, 경골 분지
와 비골 분지는 서로 독립적인 신경으로 서로
신경다발을 교차하지 않고 각각의 주행 경로를
따르게 된다(그림 4-2-45).

비골신경은 경골신경에 비해 손상에 취약한
데, 이는 비골신경이 좌골 절흔에서 빠져 나오
는 부위와 무릎 수준에서는 비골두(fibular
head)를 감아 돌아 주행하기 때문에 이 두 곳
에서 견인 손상을 받기 쉽고 경골신경에 비해
신경 외막의 보호를 덜 받는 신경다발이 많이
존재하여 경골신경에 비해 비골신경 손상이 더
많이 발생한다.

경골신경은 대퇴 이두근(biceps femoris
muscle)과 대내전근을 제외한 슬근(hamstring
muscle)에 분포한다. 좌골신경은 대퇴부에서
감각신경은 담당하지 않으며 요추신경총에서
직접 기시하는 후방 대퇴피부신경(posterior
femoral cutaneous nerve)이 대퇴 후방부의
감각을 담당한다.

비골신경은 주로 골반 또는 둔부의 근위부
에서 손상을 받으며 대퇴 원위부에서의 신경
손상 발생률은 낮다. 외상이 가장 흔한 원인이
며, 고관절 골절과 그에 따른 동반 손상에 의

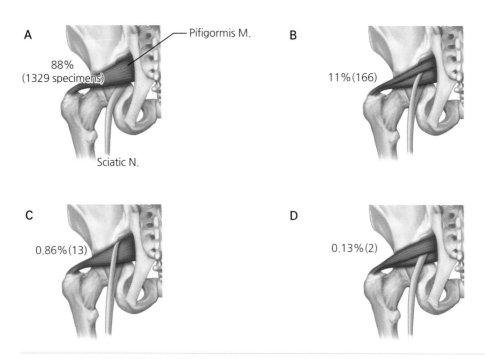

그림 4-2-44. 이상근(piriformis muscle)과 좌골신경과의 해부학적 관계의 분포

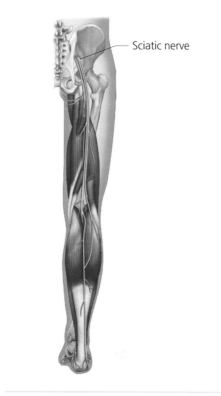

그림 4-2-45. 좌골신경(sciatic nerve)

해 발생된다. 천장 관절의 손상은 좌골신경 손상을 유발할 수 있으며 다른 신경 손상이나 신경총 손상이 동반될 수 있다. 고관절의 후방 탈구 및 고관절 수술도 원인으로 지목되고 있으며 발생률은 0.05~1.9%로 고관절 치환술을 받은 환자에서 임상적 증상이 없으나 근전도 검사에서 신경 이상 소견을 보이는 경우가 70%에 이른다고 보고되고 있다. 매우 마른 환자가 앙와위(supine)에서 수술을 받을 경우나 쇄석술(lithotomy) 자세에서도 유발될 수 있으며, 종양, 혈종, 이소성 골화증(heterotopic ossification)에 의한 압박에서도 발생할 수 있다. 원위 대퇴부에서의 손상은 직접적 외상이나 외부 압박에 의해서 발생된다.

비골신경병증은 슬근을 침범하여 고관절의 신전, 슬관절 굴곡을 약화시키고 발목과 발의 경골신경과 비골신경의 지배 영역의 전반적

표 4-2-1. 족하수(foot drop)에서의 신경 전도 검사의 감별 소견

Lesion	decreased normal conduction velocity	peroneal motor	superficial peroneal sensory	sural sensory
Sciatic n.	decreased amplitude normal conduction velocity	decreased amplitude normal conduction velocity	decreased amplitude	decreased amplidue
Common peroneal n.	normal	decreased with focal-block at fibular head	decreased	decreased
Deep peroneal n.	normal	decreased with normal conduction velocity	normal	normal
Superficial peroneal n.	normal	normal	decreased	normal
L5 radiculopathy	normal	decreased normal conduction velocity	normal	normal
Lumbosacral plexus	decreased normal conduction velocity	decreased normal conduction velocity	decreased	decreased

약화를 초래한다. 좌골신경 손상이 원위부 비골신경 손상으로 잘못 판단될 수 있는데 이는, 비골신경의 손상의 발생 빈도와 관련이 되어 있다. 또한, 비골신경이 지배하는 발목의 족배 굴곡근, 외번근은 경골 지배 근육인 슬근, 발목의 족저 굴곡근에 비해 상대적으로 힘이 약하여 미세한 비골신경병증은 임상적으로 감별하기 어렵다. 아킬레스건 반사와 슬근 반사는 감소 또는 결여되어 있으나, 슬개건 반사는 보존된다. 좌골신경 단독 손상에서는 후 대퇴피부신경이 분포하는 대퇴 후방부 감각은 보존되지만 좌골신경 분포 영역에서 감각 이상 소견을 보인다. 그러나 좌골신경과 후 대퇴피부신경은 가까이 주행하므로 같이 손상되는 경우가 흔하다.

신경 전도 검사는 표재 비골신경(superficial peroneal nerve)과 비복신경(sural nerve)의 진폭 감소와 경골신경과 비골신경의 반응도 감소된다. 검침 반응(needle examination)은 손상 부위를 영역화 하는데 도움이 된다. 좌골신경의 탈신경화(denervation)는 비골 분지와 경골 분지의 동반 손상이 대퇴 근위부에서 발생할 때 나타난다(표 4-2-1). 비골신경에 의해서만 신경 분포를 받는 대퇴 이두근 단건(short head of biceps femoris muscle)에 대한 검사는 비골신경의 손상이 의심될 경우 유용하다. 둔근과 척추 주위 근육에 대한 검사도 요추신경총 손상과 L5~S1 신경근증의 배제를 위해 필요하다.

v) 상 둔부신경 및 하 둔부신경
Superior and inferior gluteal nerve

상 둔부신경은 제4 요추, 제5 요추, 제1 천추의 신경에서 기원하여 좌골 절흔을 통해 이상근 위로 주행하여 중둔근(gluteus medius muscle), 소둔근(gluteus minimus muscle)과 대퇴 근막 긴장근(tensor fascia latae)에 신경 분포를 한다(그림 4-2-46). 하 둔부신경은 제5 요추, 제1 천추, 제2 천추 신경근에서 기원하여 대둔근에만 분지된다. 두 신경 손상 모두

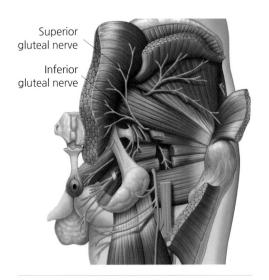

Superior
gluteal nerve

Inferior
gluteal nerve

그림 4-2-46. 상 둔부신경과 하 둔부신경(supeior and inferior gluteal nerve)

낮은 빈도를 보이지만 의인성 손상에 의해 주로 발생되며 고관절 치환술을 받은 환자 중 3/4 이상에서 증상이 없는 근전도 이상 소견이 관찰된다. 둔부 근육 주사에 의한 손상은 상, 하 둔부신경 모두에서 발생할 수 있으나, 특히 상 둔부신경의 빈도가 높다. 둔부신경은 골반 내 종괴나 장골동맥류에 의해서도 압박을 받아 병변이 발생할 수 있다.

상 둔부신경 손상은 중둔근, 소둔근, 대퇴근막 긴장근의 약화로 고관절의 외전과 외회전 약화를 초래한다. 환자는 건측으로 골반 경사를 보이는 Trendelenburg 보행을 보인다. 하 둔부신경은 대둔근이 침범되어 다리의 신전이 약화될 수 있다. 둔부신경의 손상은 심부 둔부 통증을 특징으로 하지만 후 대퇴피부신경의 동반이 되지 않는다면 감각의 이상은 없다. 이학적 검사에서 신경병증의 증상이 경미한 경우 진단하기가 어려워 과거 병력의 청취가 진단에 도움이 될 수 있다. 둔근의 근전도 검사에서 둔부신경 손상에서 도움이 될 수 있으며, 제5

요추, 제1 천추 신경근과 척추 주위 근육에 대한 검사는 좌골신경, 신경총 손상, 신경근증과 감별하기 위해 시행되어야 한다. 둔부신경의 신경 전도 검사는 접근이 어려워 이용 가치가 적다.

(3) 슬관절 주위 신경 포착

무릎 수준에서 신경 포착 및 신경병증은 좌골신경의 분지인 경골신경, 비골신경, 복재신경의 신경 포착에 대해 알아보고자 한다.

i) 경골신경 Tibial nerve

좌골신경에서 분지되는 경골신경은 제5 요추, 제1, 2 천추 신경에서 형성되어 대퇴 이두근 단 두를 제외한 슬근과 대내전근(adductor magnus)의 일부에 분지한다. 슬와(popliteal fossa)에서 비복신경(sural nerve)으로 이어지고 하퇴부의 후방 구획의 근육을 지배한다(그림 4-2-47). 이후로 족근관(tarsal tunnel)을 통해 족관절 내과 후방을 지나 종골 분지(calcaneal branch), 내측 분지(medial branch), 외측 분지(lateral branch)로 나뉘게 된다. 경골신경이 슬와부와 하퇴부 후방의 심부를 지나가기 때문에 근육에 의한 보호를 받기 때문에 천층에 위치한 비골신경에 비해 낮은 손상 빈도를 보인다. 무릎 근위부 손상은 슬와에서 베이커씨 낭종(Baker's cyst), 출혈에 의한 압박에 의해 발생하게 되며, 족관절 원위부 손상은 굴근 지대(flexor retinaculum)의 아래에서 발생하게 되는데 이러한 손상의 대부분은 특발성 신경 압박과 발목의 손상에 의하지만, 지방종이나 결절종에 의한 신경 압박, 뒤꿈치와 거종 결합(talocalcaneal)과 같은 발의 변형 등이 원인이

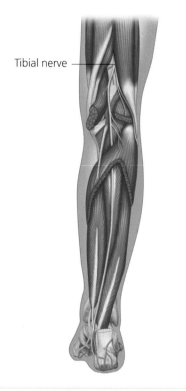

Tibial nerve

그림 4-2-47. 경골신경(tibial nerve)

된다. 근위부 경골신경 손상은 발목의 족저 굴곡(plantar flexion)과 내번(inversion)의 약화, 발가락 굴곡의 소실과 종아리 근육의 위축을 나타낸다. 불완전 신경 손상에서는 증상의 약화가 미미하여 진단을 놓칠 수 있으며, 이러한 현상은 특히 내측 비복근(medial gastrocnemius muscle)에서 발생한다. 증상이 미미하게 나타나는 경우 환자에게 발가락 신전을 반복적으로 시행하게 하여 내측 비복근의 이상 유무를 검사해야 한다. 경골신경병증에서는 하퇴부와 발의 후외측, 발과 발바닥의 복재신경 분포 영역의 감각신경 손실이 관찰된다. 복재신경 영역의 증상을 보이는 이유는 복재신경이 비골신경의 연결을 받기 때문이다. 아킬레스건 반사는 감소되거나 결여되어 있다. 하퇴 중

간부의 경골신경 손상은 발목의 힘은 유지되나, 족저 굴곡력의 감소를 보이게 된다. 족근관 증후군(tarsal tunnel syndrome)은 발바닥의 통증과 저림 증상은 있지만 뒤꿈치의 종골 분지 영역은 보존되는 특징을 보인다. 굴근 지대(flexor retinaculum) 부위를 두드릴 경우 저림 증상을 보이는 Tinel 징후가 나타나기도 한다. 경골신경병증의 근전도 검사는 비복신경의 감각신경 이상으로 경골 근위부에서 증상이 나타나는 경우와 감별해야 한다. 건측과의 비교를 통해 근전도 불균형의 정도를 측정하고, 건측의 근전도를 기준점으로 하여 회복 정도를 예측한다. 경골신경의 운동 전도 감소는 무지외전근(abductor hallucis muscle)에서 잘 나타나며, 족근관증후군이 의심되는 경우, 발의 내측과 외측의 족저 반응을 검사해야 한다. 손상 부위에 골가교(callus)가 형성되거나 말초신경병증의 과거력이 있는 경우 평가가 어려워 결과를 얻기 어려워진다. 근전도 검사보다 건측과의 검사가 먼저 이루어져야 하는데 이환된 측이 근전도의 진폭의 감소 및 결손에 따른 검사자의 편견을 피할 수 있다. 근위부 경골신경병변은 침침 근전도 검사에서 내측 비복근 또는 후 경골근의 탈신경화를 나타낸다. 하퇴부 중간부 손상에서는 이러한 근육의 기능이 보존되나 장족지굴곡근(long toe flexor)과 발의 내전근에만 손상을 유발한다. 족근관 증후군이 의심되는 경우, 첫 번째 배부 골간근(first dorsal interosseous muscle)의 검사가 외측족저 분지(lateral plantar branch), 무지내전근(adductor hallucis muscle)과 내측족저 분지(medial plantar branch)의 손상을 반영한다. 이러한 근육의 이상은 초기 말초신경병증에서도 관찰되며 건측과의 비교가 반드시 필요하

다. 경골신경병증은 제1 천추 신경병증, 좌골 신경병증, 요추신경총 손상과의 감별이 필요하며, 좌골신경의 경골 분지에 의해 분지되는 슬근의 검사와 제1 천추 신경근에 의해 지배를 받는 비경골 분지 근육에 대한 평가가 포함되어야 한다.

ii) 비골신경 Peroneal nerve

제4, 5 요추신경근과 제1 천추의 신경근이 비골신경을 형성하고 대퇴 후방부까지 경골신경과 같이 주행한다. 비골신경은 슬와에서 갈라져, 대퇴부에서는 유일하게 대퇴 이두근의 단근에 운동신경을 담당하고 슬와 내에서 감각신경을 분지한 후 경골 수준에서는 비복신경 (sural nerve)과 만나게 된다. 총비골신경 (common peroneal nerve)은 비골두와 비골경부를 감싸고, 골막과 가까워서 외상과 압박에 취약하다. 이후로 천부비골신경(superficial peroneal nerve)과 심부 비골신경(deep peroneal nerve)으로 나뉘게 된다. 표재성 비골신경은 장 비골근(peroneus longus muscle)과 단 비골근(peroneus brevis muscle)의 운동신경과 하퇴부 외측면의 아래 2/3와 1번째 갈퀴막 공간(first web space)을 제외한 발의 배부 (dorsal side)의 감각을 담당한다. 심부 비골신경은 하퇴부의 전방 구획에 들어가 전 경골근 (tibialis anterior muscle), 장무지신전근 (extensor hallucis longus muscle), 제3 비골근(peroneus tertius muscle), 단족지신전근 (extensor digitorum brevis muscle)에 분지된다(그림 4-2-48). 천부비골신경의 중요한 해부학적 변이로 부비골신경(accessory peroneal nerve)은 단족지신전근에 분지하고 전체 인구의 1/3에서 나타난다.

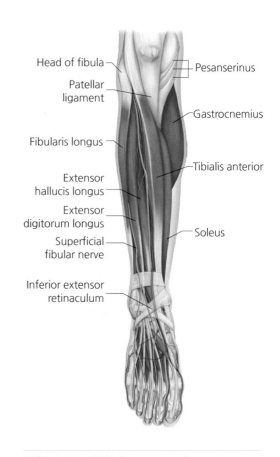

그림 4-2-48. 비골신경(peroneal nerve)

비골신경 단일 신경병증은 다리의 신경병증에서 가장 흔하고 총비골신경은 위치가 천층에 가깝고 외상에 취약한 비골두 부위에서의 급성 손상과 열상에 의한다. 비골두와의 해부학적 관계로 인해 비골두 및 경부의 골절 및 탈구에서 흔하게 발생하고, 발목의 심한 굴곡, 내번 손상에서도 신경 맥관(vasa nervorum)의 파열에 의한 견인 손상에 의해서도 발생할 수 있다. 비골신경병증의 가장 흔한 원인은 비골두 부분의 외적 압박에 의해서 발생하는데 습관적으로 다리를 꼬고 앉는 자세, 장신간 동안 쪼그려 앉는 자세나 무릎 꿇는 자세로 농장 일꾼에서 많이 발생하여 일명, '딸기 채취자 마비

表 4-5-2. 족하수의 검침 근전도 검사 소견

Lesion	Lumbar paraspinalis	Gluteus medius	Biceps femoris (short head)	Medial gastrocnemius	Anterior tibialis	Peroneus longus
Sciatic n.	normal	normal	abnormal	abnormal	abnormal	abnormal
Common peroneal n.	normal	normal	normal	normal	abnormal	abnormal
Deep peroneal n.	normal	normal	normal	normal	abnormal	normal
Superficial peroneal n.	normal	normal	normal	normal	normal	abnormal
L5 radiculopathy	abnormal	abnormal	normal	normal	abnormal	abnormal
Lumbosacral plexus	normal	abnormal	abnormal	abnormal	abnormal	abnormal

(strawberry picker's palsy)'라고 일컬어지기도 한다. 또한, 장시간 침상에 누워있거나, 심하게 마른 사람에서도 나타날 수 있고 석고 고정이나 보조기에 의한 압박, 슬와 낭종, 신경종, 비골두 골절 후 골가교의 형성, 종양에 의한 압박에 의해서도 나타난다. 심부 비골신경의 단독 손상의 전방 구회 증후군(anterior compartment syndrome)에서 발생할 수 있다. 비골신경병증의 환자는 발목의 족배 굴곡과 외번이 약화되어 부분적 또는 완전 족하수(foot drop)가 나타나지만, 족저 굴곡과 내번은 보존된다. 발을 끌거나 발가락이 지면에 닿지 않도록 환측의 발을 높이 들면서 걷는 발쳐짐 보행을 보인다. 불완전 마비에서는 하퇴부의 전외면과 발의 배면(dorsal surface)의 감각 소실이 나타난다. 압통과 Tinel 징후가 비골두 주위의 타진에 의해 발생되나 반사는 보존된다.

신경 전도 검사는 비골신경 손상 부위를 영역화하는 데 도움이 된다. 비골두의 직상부와 직하부에서 전기적 자극을 하여 단족지신전근까지의 운동신경의 전도 속도를 측정한다. 그러나 이 근육은 국소 손상과 원위부 신경병증으로도 신경을 탈신경화 될 수 있다. 더욱이,

앞에서 언급한 바와 같이 전체 인구의 1/3에서 천부비골신경에서 기원하는 부 비골신경이 단족지신전근에 분지하여, 이런 변이로 인해 비골두의 상부에서 자극할 경우가 비골두의 하부에서 자극할 때 보다 진폭이 더 큰 것으로 나타나기도 하여 족관절 외과의 후방 자극 검사를 통해 확인된다. 비골신경의 운동 전도는 전방 경골근(tibialis anterior muscle)에서도 측정될 수 있는데 반대측 다리와의 비교를 통해 축색(axon)의 손상 정도를 정량화할 수 있다. 천부비골신경의 감각 반응의 감소는 후근신경절의 원위부 병변을 시사한다. 경골운동신경, F-반응(F-response), 복재신경에 대한 검사가 말초신경병증 또는, 요추신경총 손상, 비골신경 손상 같은 확장된 손상을 배제하는데 도움을 줄 수 있다. 침검 근전도 검사를 통해 병변을 영역화하고, 족하수의 원인과 축색 손실의 심각성을 평가할 수 있다. 비골신경의 천부 분지와 심부 분지에서 기원하는 근육을 표본으로, 이 근육들이 비정상일 경우, 대퇴 이두근의 단두는 무릎 상부에서 오직 비골신경에 의해서만 분지하기 때문에 이 근육을 표본으로 하여 무릎 상부와 하부 병변으로 영역화 할 수 있다.

경골신경 분지 근육에 대한 검사는 비골신경 손상과 비골신경의 지배를 받지 않고 제5 요추신경에 의해 지배를 받는 근육(후 경골근과 중둔근)은 제5 요추신경근증의 배제를 위한 검사를 진행해야 한다. 만약 광범위한 신경병증이 있는 경우, 요추 주위 근육의 표본 검사가 요추신경총 손상과 신경근증을 감별하는데 도움이 된다(표 4-5-2).

iii) 복재신경 Saphenous nerve

복재신경은 대퇴신경의 순수한 감각신경의 말단으로 봉공근하 관(subsartorial canal, Hunter canal)을 통해 대퇴사두근을 가로질러 무릎 10 cm 근위부에서 관을 나와 근막을 뚫고 슬개하 분지(infrapatellar branch)를 내고 슬관절의 신경을 담당한다(그림 4-2-49). 경골의 내측면을 따라 하행하고 족관절 내과에 분포하여 하퇴부의 내측면과 첫 번째 중족-족지 관절까지 신경을 담당한다.

복재신경은 경로에 따라 여러 부위의 손상이 가능한데 대퇴부에서 대퇴동맥과 같이 주행하므로 대퇴동맥 도관술이나 혈전 제거술(thrombectomy)같은 혈관 침습 수술에서 발생할 수 있다. 복재신경이 나오는 봉공근 하관에서 손상을 받을 수 있는데 이 부위에서 근막층으로 급격하게 각을 형성하기 때문이고, 이러한 현상은 외반슬과 경골의 내향성 염전(tibial internal torsion)에서 나타난다. 무릎 부위에서 신경 손상은 관절 내시경과 반월상 연골판 절제술에서 발생할 수 있으며, 슬관절 보조기의 과도한 압박에 의해서 증상이 유발될 수 있으며, 슬개하 분지에서 단독으로 신경 병변이 발생할 수 있다. 하퇴부에서는 신경은 복

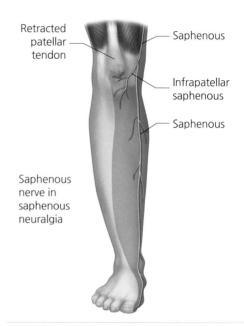

그림 4-2-49. 복재신경(saphenous nerve)

재정맥과 같이 주행하여, 정맥류 발거술, 이식을 위한 복재정맥 채취에서 손상이 유발되기도 한다.

복재신경병증의 임상적 양상은 다리 내측면의 가벼운 감각 소실에서 심한 신경병증까지 다양하다. 슬개하 분지가 단독으로 침범된 경우 무릎 내측부 통증을 호소하여 슬관절 내 병변으로 오인되기도 한다. 때때로, 신경종(neuroma)은 이학적 촉지가 가능하며, 주행 방향에 따라 Tinel 징후가 나타난다. 복재신경의 단독 손상은 어떠한 근력 약화도 나타나지 않는다. 신경 전도 검사에서 복재신경은 기술적인 접근이 어렵고 반응도 적어 건측과 비교해야 한다. 검침 반응은 정상이며 대퇴신경 마비, 제4 요추신경근증, 요추신경총 손상과 감별하는데 도움이 될 수 있다.

(4) 신경포착과 감별을 요하는 하지 통증과 관련된 질환

하지는 체중 부하 관절로 대부분의 질환은 관절 질환과 관계되어 있으며, 관절외 병변에 대한 이해와 관절 내 병변과의 감별이 반드시 필요하다. 흔히 외래에서 접할 수 있는 신경 병변과 감별을 요하는 질환에 대해 논하고자 한다. 관절외 병변의 내시경적 치료에 적응이 되는 경우는 흔하지 않으나, 보존적 치료에 실패할 때 수술적 치료가 시도되는 적응은 다음과 같다.

i) 심부 둔부 증후군 Deep gluteal syndrome

고관절 후방부의 해부학과 좌골신경에 대한 이해가 발달되면서 이상근 증후군(piriformis syndrome) 외에 둔부 하 공간(subgluteal space) 여러 부위에서의 좌골신경 압박에 의한 병변을 심부 둔부 증후군이라는 용어를 사용하게 되었다. 좌골신경은 과굴곡, 외전, 외회전 동작에서 좌골신경은 대전자 후방 경계부 부위로 미끄러져 들어가며, 반양막근(semimembransus muscle)의 부착부와 대전자의 후방경계와 만나게 된다. 좌골신경의 주행은 슬관절의 굴곡·신전에 의하며, 무릎이 굴곡 되었을 때는 후외측으로, 무릎이 신전 되었을 때는 후방 심부 공간으로 들어간다. 슬관절이 신전된 하지 직거상 검사에서 좌골신경은 고관절 내측으로 28 mm 정도 주행하게 되는데 심부 둔부 공간에서 이러한 주행에 영향을 주게 되면 신경 병변이 발생할 수 있다. 가장 흔한 증상은 엉덩이 통증과 대전자부 후방부의 압통과 좌골신경통 유사 병변으로 특징적인 증상이 없어 관절 내, 관절외 증상, 척추 방사통과 감별해야 한다. 능동적 이상근 검사(active piriformis test)는 환자를 측와위로 위치시키고 검사자가 환자의 뒤꿈치를 민 상태에서 환자에게 고관절을 능동적 외전, 외회전 하도록 하고 검사자는 저항을 주면서 이상근을 촉지할 때 압통을 느끼는 경우를 양성으로 판정한다. 좌식 이상근 신장 검사(seated piriformis stretch test)는 환자가 앉아 있는 상태에서 무릎을 펴고, 관절을 수동적 내전, 내회전시킬 때 후방 둔부 공간에서 통증의 유무를 확인하는 검사이다. 이 두 가지 검사에서 양성을 보이는 경우는 내시경적 좌골신경 포착의 민감도와 특이도는 각각 91%, 80%로 보고하고 있다. 심부 둔부 증후군은 생활 습관 변경, 물리 치료, 비스테로이드성 소염제를 이용한 보존적 치료 및 국소마취제나 스테로이드 병변 내 주사를 통해 증상을 경감시킬 수 있으나, 이러한 치료에 증상이 호전되지 않는 경우 개방 또는 내시경적 수술적 치료를 고려할 수 있다. 여러 연구에서 개방 후 좌골신경 감압 후 개선된 임상 결과를 보고하였으며, Dezawa 등이 처음으로 내시경적 좌골신경 감압을 시도한 이래 Martin 등은 35예의 심부 둔부 증후군의 내시경적 치료에 대해 보고하였고, Hwang 등은 좌골신경 주위 낭종에 대한 감압과 이상근 주위 유착을 제거하는 관절경적 감압술 치료 후 호전된 임상 결과를 보고하였다. 그러나, 성공적인 내시경적 치료를 위해서는 다수의 임상적 경험과 좌골신경의 해부학적 구조를 이해해야 의인성 좌골신경 손상을 피할 수 있다.

ii) 좌골대퇴 충돌 Ischiofemoral impingement

좌골대퇴 충돌은 1977년에 인공 고관절 전치환술 후 발생하는 고관절의 통증의 원인으로

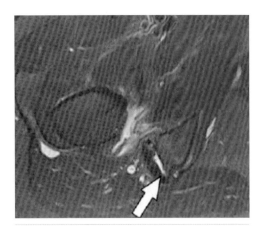

그림 4-2-50. 좌골대퇴 충돌(ischiofemoral impingement)

처음 보고되었다. 좌골대퇴 공간(ischiofemoral space)이라 불리는 대퇴골 소전자와 좌골 결절(ischial tuberosity) 사이의 공간에서 대퇴 사각근(quadratus femoris)의 압박에 의해 통증이 발생한다(그림 4-2-50). 여성에서 호발되며, 노화에 따른 근육 손상, 소전자에 부착되는 장요근, 좌골 조면의 슬건(hamstring) 및 윤활막염에 의한 압박, 심부 고(coxa profunda), 외반 고(coxa valga)에서 증가된 대퇴골 경간 각, Legg-Calve-Perthes 병, 인공 고관절 전 치환술 후 감소된 대퇴 offset의 주대를 사용하거나, 비구컵의 골반 내측 위치, 소전자를 침범한 전자 주위 골절, 소전자 주위의 외골종(exostoses) 등이 병인으로 지목된다. 보존적 치료 또는 컴퓨터 단층 촬영 하 대퇴 사각근 내 국소마취제 또는 스테로이드 주사가 통증을 완화시킬 수 있으며, 다른 질환에 비해 상대적으로 낮은 수술 적응을 보인다. Safran과 Ryu는 좌골대퇴 충돌로 진단된 환자의 5%만이 수술적 적응이 된다고 하였고, 인공 고관절 전치환술 후 발생한 좌골-대퇴 충돌의 개방성 소전자 절제는 좌골-대퇴 공간을 넓힐 수

있으나 술 후 고관절 굴곡력 감소와 후방 접근법을 이용한 고관절 전치환술에서 이 술식이 적용될 때 관절의 불안정성을 유발할 수 있어 유의해야 한다. 보고된 논문이 상대적으로 적지만, 몇몇 저자들 만이 수술적 접근에 대해 발표하였고, 수술 후 합병증 없이 성공에 대한 보고도 있다.

iii) 장골 극하 충돌
Subspinal impingement; AIIS impingement

장골 극하 충돌은 비후된 전하방 장골 극(anterior inferior iliac spine: AIIS)과 대퇴골 경부 원위부와의 충돌로 장골극과 비구 경계부 사이에 존재하는 대퇴직근(rectus femoris)과 비구순, 전방 관절낭의 손상이 유발되고 통증이 발생하는 현상을 지칭한다. Hersroni 등은 3차원 컴퓨터 단층 촬영을 이용하여 극하 충돌을 AIIS의 위치에 따라, 비구 경계 근위부에 존재하는 경우를 I형, 비구 경계선에 위치하는 경우를 II형, 비구 경계 원위부까지 돌출되는 경우를 III형으로 분류하였다. II형과 III형은 고관절 굴곡과 내회전의 감소와 관계되어 있으며 장골의 전하방 장골 극의 감압이 필요하다. 대퇴비구 충돌과 비슷한 증상을 보이거나 대퇴비구 충돌 또는 비구순 파열이 동반되어 전방 충돌 검사에서 양성을 보이며, 고관절 굴곡 제한을 보이기 때문에 대퇴비구 충돌과 전하방 장골 극 형태의 방사선적 평가가 이루어져야 한다. 비수술적 치료에 대한 효과는 면밀히 조사되지 않은 편이지만, 기계적 증상을 보이는 경우 수술적 치료가 적용되어야 한다. 관절경적 장골의 전하방 장골 극 감압술은 공존하는 관절 내 병변에 대해 관절경적 치료 후, 방사선 투시기 하에서 전하방 장골 극의 절제가 시

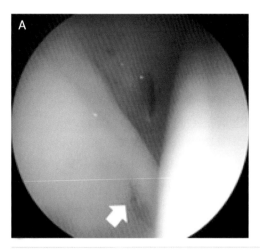

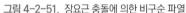

그림 4-2-51. 장요근 충돌에 의한 비구순 파열

행되는데, 여러 연구에서 술 후 스포츠 활동으로의 복귀와 관절 운동 범위 증가, Harris 고관절 점수, VAS 통증 점수의 증가 등의 향상된 2년 이상의 단기 추시 결과를 발표하였다.

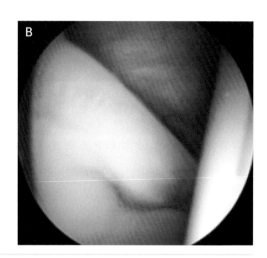

그림 4-2-52. 장요근 충돌의 저항성 하지 직거상 검사

iv) 장요근 충돌 Iliopsoas impingement

장골의 내측면에서 기시하는 장근(iliacus muscle)과 제12 흉추에서 제5 요추 측면에서 기시하는 요근(psoas muscle)이 골반에서 빠져나오면서 장요근(iliopsos muscle)을 형성하여 대퇴골 소전자에 부착한다. 장요근과 고관절 사이의 해부학적 기능적인 관계에서 장요근의 반복적인 운동에 의해 비구-관절낭 복합체의 반복적 손상과 관절 내 반흔, 비구순 파열 등의 형성으로 통증이 유발되는 경우를 장요근 충돌이라고 한다. 대퇴비구 충돌에서는 대부분의 비구순 파열이 전상방에서 발생되는 반면 장요근 충돌에서는 충돌이 비구순과 장요근 사이에서 일어나기 때문에 비구순의 병변이 대퇴비구 충돌의 비구순 파열보다 전방에 발생하는 특징이 있다(그림 4-2-51). 이는 Alpert 등은 신

선 사체 연구에서 장요근이 비구-관절낭 복합체 앞으로 주행하여 전방 비구순 파열을 유발하는 것을 증명하였다. 장요근 충돌은 젊고 활동적인 여성에서 많이 발생하며, Domb 등은 이환된 환자의 평균 나이는 25~35세라고 하였다. 고관절 표면 치환술과 인공 관절 치환술을 후 비구 컵이 큰 경우, 비구 컵의 전경(ante-version)이 큰 경우, 큰 대퇴골 두 부품을 사용할 때 장요근과의 충돌로 인해 전방 고관절 통증이 유발될 수 있다. 환자들은 고관절을 능동 굴곡 시 서혜부 통증을 호소하며, 고관절 굴곡, 외전, 외회전에서 장요근에 의한 발음성 고관절 현상이 나타나기도 한다. 장요근 주행

경로에 비특이적 국소 통증과 전방 충돌 검사에서 양성 소견을 보이며, 저항성 하지 직거상 검사(resisted straight leg raising test)에서 통증을 호소한다(그림 4-2-52). 보존적 치료가 일차적으로 고려되나 증상의 개선이 없는 경우 관절경적 장요근 유리술을 시행할 수 있는데, 장요근 부분 절제의 부위는 해부학적 수준에 따라 1) 중심 구획의 비구순 수준에서, 2) 변연 구획에서 관절낭 절개 후 장요근 노출 부위에서, 3) 소전자 수준의 장요근건 접합부에서 시행될 수 있으며, Ilizaliturri 등은 세 가지 방법 모두 증상 개선을 보이나 임상적 유의한 차이는 없다고 하였다. 저자들은 전방 비구순 파열이 있는 경우 중심 구획에서 비구순 봉합술/절제술 후 비구순 수준에서 전방 관절낭 절개를 통한 장요근 유리술을 선호한다. 술 후 1년 추시에서 증상 개선, 관절 운동 회복, Harris 고관절 점수의 개선이 보고되고 있으며, 고관절 굴곡력은 수술 후 3개월에 완전하게 회복된다.

(5) 결론

고관절과 슬관절 주위 신경병증은 비교적 흔하며, 하지의 기능 손상을 유발할 수 있다. 신경 손상의 원인으로는 외상, 의인성 손상, 종양에 의한 압박 증상에 의해 나타날 수 있다. 심한 외상 환자에서 초기의 통증으로 신경 손상의 진단이 늦어지는 경우 회복이 늦어질 수 있다. 신경병증에서는 해부학적 접근, 신경 손상의 호발 부위, 기능 및 역할 등이 적절하게 평가되어야 한다. ≫

Technical tip ≫ 후경골신경과 비골신경을 압박하는 슬와 낭종(Popliteal cyst)

34세 남자 환자가 좌측 하퇴부의 저린 증상과 좌측 발의 하수 증상으로 내원하였다. 환자는 1년 전부터 증상이 시작되었으며 좌측 종아리 외측으로 감각의 소실과 발의 감각 이상을 호소하였으며, 1개월 전부터 우측 발의 하수를 보이고 있었다. 시행한 단순 방사선 사진에서는 특이 소견은

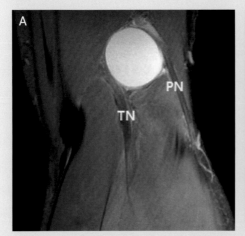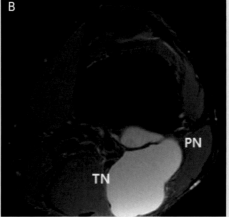

그림 4-2-53. 후경골신경과 비골신경을 압박하는 슬와 낭종

관찰되지 않았으나, 자기 공명 영상에서 관절 내 병변이 관찰되지 않았으나 후경골신경과 비골신경의 분지 부위에서 양 신경을 압박하는 4.2 × 4.7 × 3.8 cm³ 크기의 슬와 낭종의 소견이 관찰되었다(그림 4-2-53). 근전도 검사에서 비골신경 마비 소견을 보이고 있었으며 후경골신경의 전도 속도의 감소를 보이고 있었다. 외래에서 초음파를 이용한 천자 후 비스테로이드성 소염제를 이용한 보존적 가료 시행하였으나, 증상의 호전이 없어 수술적 제거를 시행하였다. 수술 소견에서 자기 공명 영상과 일치하는 슬와 낭종이 발견되었다(그림

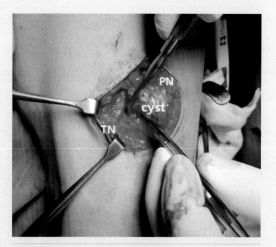

그림 4-2-54. 슬와 낭종의 수술 소견
TN, tibial nerve; PN, peroneal nerve

4-2-54). 수술 후 환자의 증상은 개선되었으며, 족하수의 증상은 술 후 6개월에 완전 회복되었다. 술 후 1년 뒤 시행한 초음파 추시에서 낭종 및 증상의 재발은 관찰되지 않았다. ■

Technical tip ≫ 좌골신경 병변을 유발한 좌골신경 주위 낭종(perineural cyst)

42세 여자 환자가 10년 동안 우측 발과 하지로의 방사통 및 저린 증상을 주소로 내원하였다. 환자는 내원 3개월 전부터 증상이 악화되었고 좌측 둔부부터 우측 다리로 찌르는 통증을 호소하였으며 특히 앉았다가 일어날 때 악화되는 양상을 보였다. 이학적 검사에서 고관절의 운동 범위는 정상이었고, 제5 요추-제1 천추 신경근의 지배 영역에 이상 감각을 호소하였으며, 좌골 절흔 부위를 압박하였을 때 통증이 유발되었고, 고관절 신전 상태에서 고관절의 수동적 내회전 시에 좌골신경의 분포 지역에 타는 감각이나 저린 증상을 보이는 Freiberg 증후와 고관절의 외전/외회전 시에 통증이 유발되는 Pace 증후에서 양성을 보였으나, Patrick 검사는 정상이었다. 진단을 위해 시행된 근/신경 전도 검사에서 고관절 굴곡-외전-내회전에서 신경 전도에서 H-reflex를 보여 제1 천추 척수증이 의심되었으나, 요추의 방사선적 소견 및 자기 공명 영상 소견에서 이상 소견을 보이지 않았다. 고관절 자기 공명 영상에서 이상근과, 대둔근, 폐쇄내근 사이에서 좌골신경을 압박하고 있는 신경 주위 낭종이 관찰되었다(그림 4-2-55). 비스테로이드성 진통소염제 및 물리 치료 등을 이용한 보존적 가료에도 증상의 호전이 없어 관절경적 낭종 제거술을 시행하였으며, 관절경 소견에서 신경을 압박하고 있는 신경 주위 낭종을 관찰할 수 있었다(그림 4-2-56). 환자는 수술 후 증상은 소실되었으며, 20개월 뒤 시행한 자기 공명 영상에서 낭종의 소실을 재확인하였다(그림 4-2-57). 고관절 부위의 신경 압박 병변은 해부학적 이유로 경피적 감압술보

다는 수술적 치료가 요구되는 경우가 많으나 최근에는 관절경의 발전으로 이해 비침습적 해결
이 가능하다. ▪

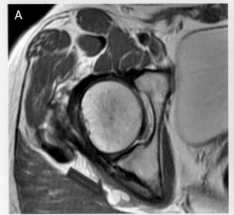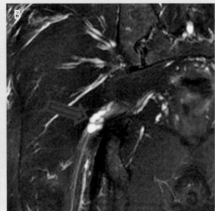

그림 4-2-55. 좌골신경을 압박하고 있는 좌골신경 주위 낭종

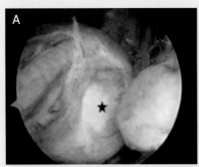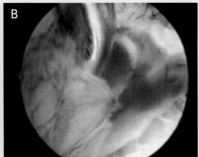

그림 4-2-56. 좌골신경 주위 낭종(★)의 관절경 소견

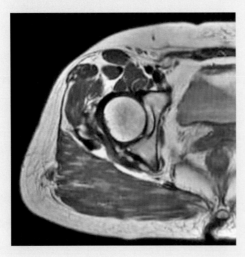

그림 4-2-57. Follow-up MRI

Technical tip ≫ 좌골대퇴 충돌에 의해 유발된 좌골신경 마비

18세 여자가 갑작스런 우측 엉덩이 통증과 족하수를 주소로 내원하였다. 환자는 발레 선수로 운동 중 고관절의 굴곡/외전/외회전하는 동작에서 심한 통증과 함께 우측 발의 마비로 내원하였다. 이학적 검사에서 우측 발의 배측 굴곡과 족저 굴곡은 각각 1도, 2도로 저하되었다. 단순 방사선 소견과 요추 자기 공명 영상에서는 이상 소견은 관찰되지 않았으나, 고관절 자기 공명 영상에서 우측 좌골신경 주위의 T2 강조 영상에서 좌골신경 주위에 증가된 신호 강도를 보이는 좌골신경 주위 부종 소견(그림 4-2-58)과 대퇴골 소전자와 좌골 사이의 공간의 협소와 대퇴 사각근과 외폐쇄근의 손상을 보여 좌골대퇴 충돌로 진단되었다(그림 4-2-59). 역동학적 초음파 검사에서 복와위에서의 고관절 신전 상태에서 좌골대퇴 거리는 2.26 cm였으나 고관절 굴곡/외회전/외전에서는 1.55 cm로 감소되었으며, 좌골신경이 대퇴골과 좌골 사이에 위치하는 것을 확인하였고(그림 4-2-60), 근/신경 전도 검사에서 불완전 좌골신경 손상의 소견을 보였다. 환자는 고관절 신전 상태에서 절대적 안정 및 물리 치료에 1달 후 운동신경의 완전 회복을 보였으며, 3개월 후 감각이 정상화되고 통증이 소실되었다. ■

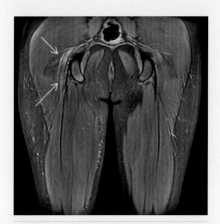

그림 4-2-58. 좌골대퇴 충돌에서 좌골신경 손상

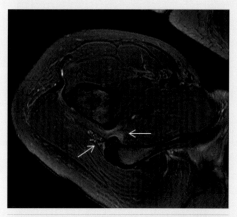

그림 4-2-59. 좌골대퇴 충돌에서 감소된 좌골대퇴 거리

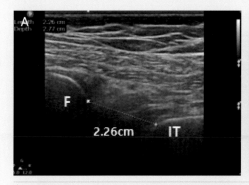
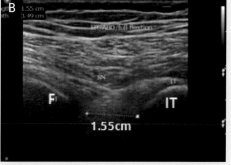

그림 4-2-60. 좌골대퇴 충돌에서 움직임에 따른 좌골대퇴 거리의 차이(F, femur; IT, Ischial tuberosity)
A. 고관절의 신전 및 중립 상태. B. 고관절의 굴곡/외회전/외전 상태

2) 족부족관절 주위 Around ankle and foot

(1) 족부족관절의 진단을 위한 초음파의 이용

초음파를 이용하면 골조직의 외부 형태를 포함한 모든 연부조직에 대한 정적/동적 관찰이 가능하다. 초음파 영상이 MRI 영상보다는 그 해상도와 진단적 정확도가 낮은 것이 사실이지만 외래에서 기본적으로 시행함으로서 얻을 수 있는 진단적 가치는 매우 유용하다 하겠다.

i) 족관절 전방 검사

전경골건, 장무지신전건, 장족지신전건 등의 건 및 근육 조직을 관찰할 수 있고, 천비골신경 및 심비골신경의 주행을 관찰할 수 있다. 또한 전경골동맥 및 족배동맥의 pulse와 Doppler mode를 이용한 혈류도 함께 관찰할 수 있다. 일반적으로 하퇴 중간부에서부터 족관절 원위부 방향으로 probe를 서서히 이동하면

서 스캔하여 횡단면(transverse plane) 영상을 얻고, 불명확할 경우에는 probe를 반복적으로 근위부와 원위부로 스캔하면서 해부학적 구조 및 이상 소견 유무를 관찰한다(그림 4-2-61, 4-2-62).

족관절 전방에서는 횡단면(transverse plane) 초음파 영상을 주로 이용하게 되지만, 초음파 영상이 익숙해지면 종단면(longitudinal plane) 영상 및 필요에 따라 Doppler mode 영상도 함께 스캔하면 진단에 유용하게 활용할 수 있다.

먼저, 이학적 검사를 통한 족관절 전방의 임상적 추정 진단을 얻은 후에 초음파를 이용하여 족관절 활액막을 관찰하고, 동시에 족관절 족배굴곡/족저굴곡 시의 동적 초음파 영상 관찰하여 활액막염이나 족관절 전방 충돌 증후군 등의 질환을 진단하는 데 활용할 수 있다(그림 4-2-63~4-2-66).

천비골신경 포착증(superficial peroneal

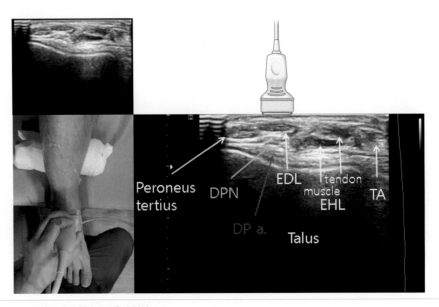

그림 4-2-61. 족관절 전방 횡단면 초음파 영상

nerve entrapment)의 경우 해부학적 주행 경로에서 정상 변이(normal variation)이 많기 때문에 크게 2부위에서 증상이 유발될 수 있다. 천비골신경이 심근막(deep fascia)을 뚫고 나오는 부위에서 대부분의 증상이 발현되지만, 드물지 않게 원위 비골을 횡단하면서 원위

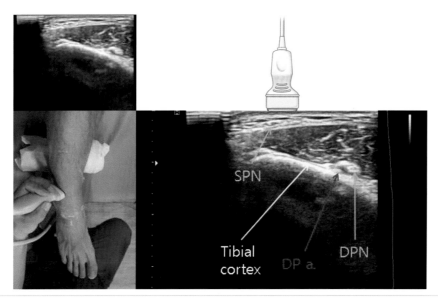

그림 4-2-62. 족관절 근위부 전외측 횡단면
천비골신경(SPN) 및 심비골신경(DPN) 초음파 영상

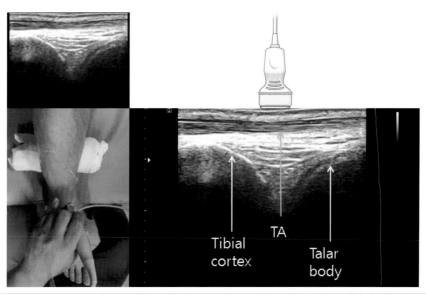

그림 4-2-63. 족관절 전방 종단면 초음파 영상
전경골건(TA)의 종축에 대한 영상

부로 내려오는 정상적인 변화의 경우에는 원위 비골을 횡단하는 부위에서 포착 증상이 발생하기도 한다. 천비골신경 포착 증상이 있는 환자에서 초음파를 이용하여 병변이 의심되는 위치를 관찰하고 정확하게 lidocaine block test를 시행하면 진단과 치료에 많은 도움을

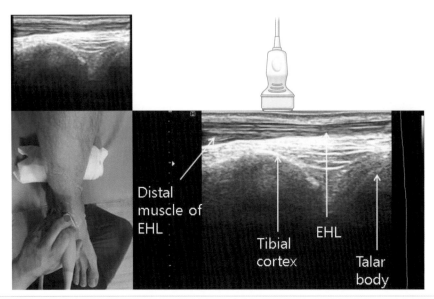

그림 4-2-64. 족관절 전방 종단면 초음파 영상
장무지신전건(EHL)의 종축에 대한 영상

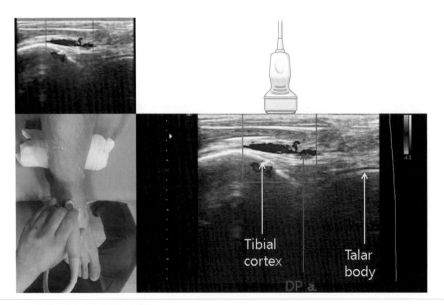

그림 4-2-65. 족관절 전방 종단면 초음파 영상
족배동맥(DP a.) 종축에 대한 영상

줄 수 있다.

심비골신경 포착증(deep peroneal entrapment) 경우에는 주로 족배부의 medial cuneiform과 intermediate cuneiform level에서 돌출된 골성 조직의 압박이나 inferior extensor retinaculum에 의한 압박에 의하여 발생하며 이 경우에도 초음파 유도하에 정확한 위치에 lidocaine block test를 시행하면 진단 및 치료 방향 설정에 많은 도움을 줄 수 있다. 종종 수술 후 유착에 의한 포착 증후군 증상이 나타나기도 하고, 내고정 금속물에 의하여 포착 증후군이 나타나기도 한다(그림 4-2-67).

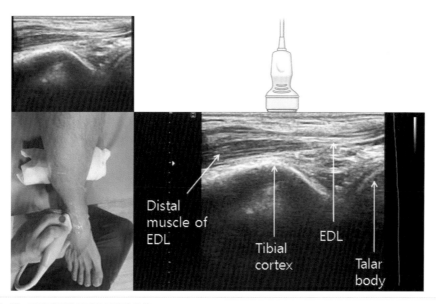

그림 4-2-66. 족관절 전방 종단면 초음파 영상
장족지신전건(EDL)의 종축에 대한 영상

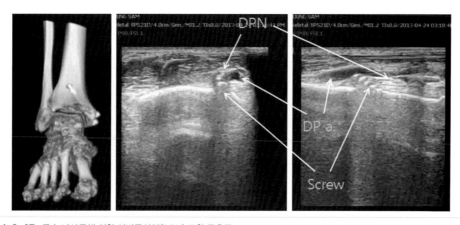

그림 4-2-67. 금속 나사못에 의한 심비골신경(DPN) 포착 증후군

ii) 족관절 외측 검사

족관절 전외측부터 후외측으로 서서히 스캔하면서 전하방경비인대(AITFL), 전거비인대(ATFL), 종비인대(CFL)를 관찰할 수 있다(그림 4-2-68~4-2-70). 전거비인대가 파열된 경우 보조 시술자의 도움을 받아 전방 부하(anterior draw test) 자세를 반복하며 동적 초음파 영상을 관찰하면 전거비인대의 이완과 긴장을 실시간으로 확인할 수 있다. 인대를 관찰할 때에는 anisotropy로 인하여 골부착부 부위에서 파열된 것처럼 보이는 경우가 있기 때문에 항상 초음파의 방향이 인대 섬유질 방향과 수직이 되도록 미세하게 probe를 조절하는 습관을 들여야 한다. 특히, 전거비인대와 종비인대가 하나의 섬유질로 연결되어 있는 경우에는 주의 깊게 관찰하지 않으면 전거비인대가 비골에서 완전 파열된 것처럼 보여서 인대파열로 오진하는 경우가 있기 때문에 꼭 이학적 검사 및 족관절 stress X-ray 영상과 비교하여 진단의 정확성을 높일 수 있도록 해야 한다.

족관절 외과 후방, 하방 및 족부 외측에서 단비골(peroneus brevis) 및 장비골(peroneus longus) 건의 횡단면 및 종단면 영상을 얻을 수 있다(그림 4-2-71~4-2-75). 외과 후방의 비골고랑에서 '딱딱'하는 탄발음이 나면서 통증이 있는 intrasheath peroneal subluxation의 진단 같은 경우에 동적 초음파 검사를 통하여 peroneal groove 내에서 단비골건과 장비골건이 서로 위치가 바뀌면서 탄발음과 함께 통증을 유발하는 현상을 관찰할 수 있다.

비골근활차(peroneal trochlear) 부위에서의 통증이 건초염(tenosynovitis)에 의한 증상인지 또는 비복신경 포착증(sural nerve entrapment or irritation)에 의한 증상인지도 초음파 검사 및 lidocaine block test를 통하여 어느 정도 감별이 가능하며, 비복신경 주행 경로를

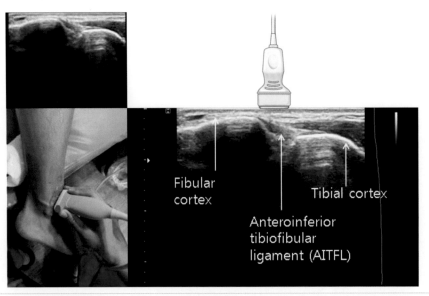

그림 4-2-68. 족관절 전외측 초음파 영상
전하방 경비인대(AITFL)의 종축 영상

따라 발생할 수 있는 신경 포착증의 위치를 초 단에 도움을 줄 수 있다.
음파 소견과 이학적 검사 소견을 비교하여 진

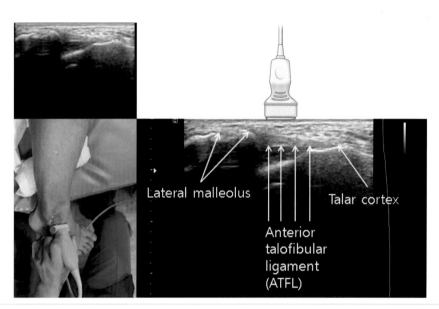

그림 4-2-69. 족관절 전외측 초음파 영상
전거비인대(ATFL) 종축 영상

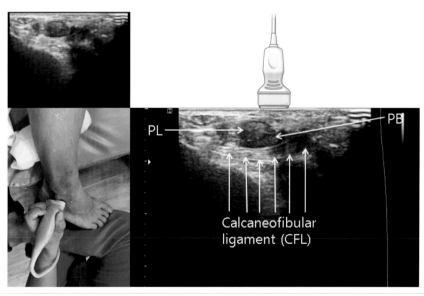

그림 4-2-70. 족관절 외측, 외과 직하방 초음파 영상
종비인대(CFL) 종축 영상

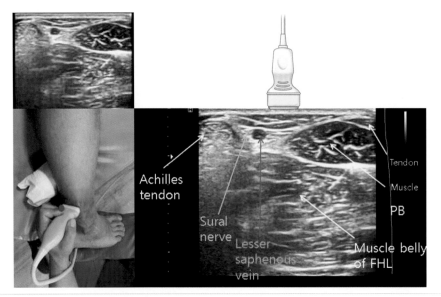

그림 4-2-71. 족관절 근위 후외측 초음파 영상
비복신경(sural nerve) 및 소복재정맥(lesser saphenous vein), 단비골근 및 건의 횡단면 영상

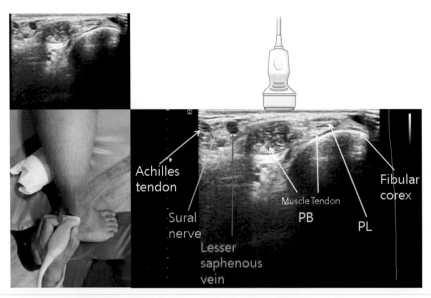

그림 4-2-72. 족관절 외측 초음파 영상
장비골건(PL) 및 단비골건(PB) 횡단면 영상. 족관절 부위에서는 단비골근과 단비골건이 함께 관찰된다.

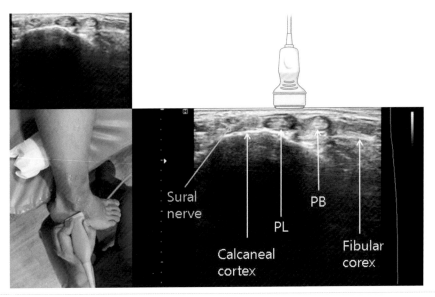

그림 4-2-73. 족관절 원위부, 중족부 외측부 초음파 영상
비복신경, 장비골건, 단비골건의 횡단면 영상을 관찰할 수 있다.

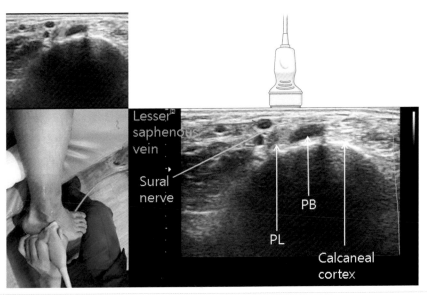

그림 4-2-74. 족부 외측부 초음파 영상
장비골건, 단비골건의 천부에서 비복신경이 횡단하는 영상을 관찰할 수 있다.

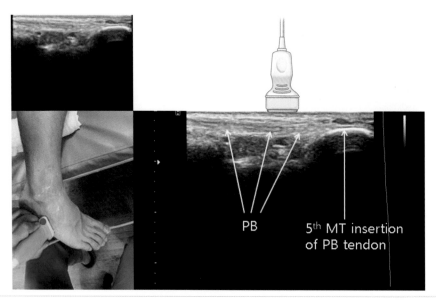

그림 4-2-75. 중족부 외측 단비골건(PB)의 제5 중족골 부착부 초음파 영상

iii) 족관절 후방 검사

하퇴 중간부에서 원위부로 횡단면 스캔을 통하여 비복근, 가자미근과 아킬레스건을 관찰할 수 있고, 아킬레스건 종골 부착부 9~10 cm 근위부에서 비복신경(sural nerve)이 소복재정맥(lesser saphenous vein)과 함께 아킬레스건 외측으로 빠지면서 원위부로 주행하는 것을 관찰할 수 있다. 종단면 영상을 통하여 아킬레스건 부착부의 심부에 후종골 점액낭을 관찰할 수 있고, 종골의 Haglund deformity에 의한 증상(예, retrocalcaneal bursitis, Achilles teninopathy)이 있는 경우 족관절 족배굴곡을 통하여 증상 유발과 함께 통증 유발 부위에서의 해부학적 구조와 증상의 연관성을 동적인 영상으로 관찰할 수 있다. 또한 단순 방사선 사진상에서 잘 관찰되지 않는 미세한 아킬레스 석회성 건염도 이학적 검사와 초음파 영상을 조합하여 증상의 연관성을 관찰할 수 있다(그림 4-2-76~4-2-79).

만성 아킬레스건증에 의하여 아킬레스건이 두꺼워져 있는 경우와 급성 아킬레스건염의 염증 반응에 의하여 두꺼워져 있는 경우는 구분이 명확하지 않다. 이때에는 증상의 지속 기간, 종물의 인지 기간, 압통과 통증의 유무 등의 문진 및 이학적 검사 소견이 함께 고려되어야 하며, 건측의 아킬레스건의 이학적 검사 및 초음파 검사 소견을 함께 비교하는 것이 진단에 많은 도움을 줄 수 있다(그림 4-2-74).

일반적으로 아킬레스건 실질내에서의 혈관 주행은 잘 관찰되지 않는다. 그러나, 만성 아킬레스건증의 급성 증상 발현이나 급성 아킬레스건염 또는 아킬레스건 주위 조직염(paratenonitis)에서 Color Doppler mode에서 염증기 반응에 의한 hypervascularity를 드물지 않게 관찰할 수 있다. 이러한 hypervascularity는 acute retrocalcaneal bursitis나 acute calcaneal bursitis adventitia에서도 종종 관찰되는 소견이다.

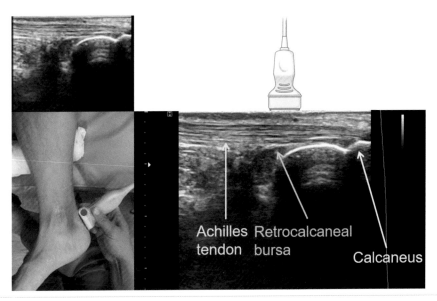

그림 4-2-76. 족관절 후방 초음파 영상
아킬레스건 종축 영상

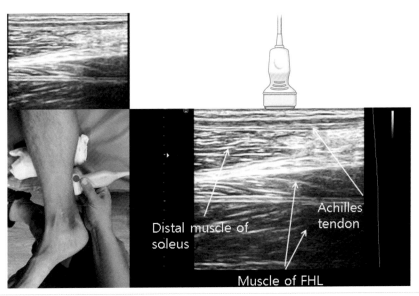

그림 4-2-77. 족관절 근위후 후방 초음파 영상
장무지굴곡근(FHL) 및 가자미근(soleus muscle) 종축 영상

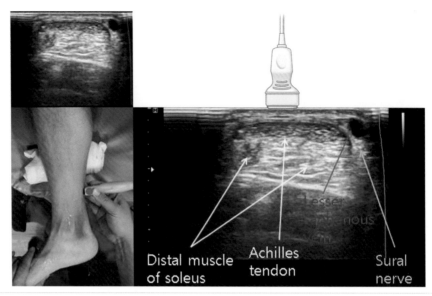

그림 4-2-78. 족관절 근위부 후방 초음파 영상
아킬레스건, 비복신경 및 소복재정맥 횡단면을 관찰할 수 있다.

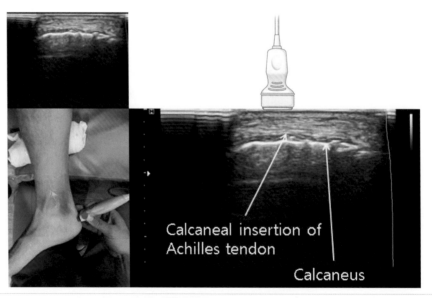

그림 4-2-79. 아킬레스건 골부착부 횡단면 초음파 영상

iv) 족관절 내측 검사

　주로 하퇴 중간부부터 원위부 방향으로 횡단면을 관찰하기 위하여 스캔하여 관찰한다(그림 4-2-80~4-2-82). 그러나, 혈관이나 신경 그리고 건의 장축 상태도 함께 관찰하고 기록하는 것도 중요하다(그림 4-2-83, 4-2-84). 종물이 발견될 경우에는 종단면 영상도 함께 스캔하여 종물의 실제 크기를 측정하는 것이 중요하다. 일반적으로 건, 혈관, 신경의 주행 방향과 수직 방향으로 스캔이 될 수 있도록 probe를 원위부로 서서히 이동하며 스캔하면서 probe를 조금씩 rotation시켜야 이방성을 최소화시킬 수 있으면서 보고자 하는 구조물에 대한 영상을 정확하게 얻을 수 있다.

　후경골건, 장족지굴곡건의 주행을 따라서 건병증, 건막염 유무를 관찰하고, 장무지굴곡건의 주행을 따라서도 영상을 얻을 수 있다. 이때에는 초음파를 통하여 얻어지는 병변의 위치와 이학적 검사를 통한 압통/통증의 위치가 일치하는지를 확인하여야 하며, 특히 장무지굴곡건의 경우에는 sustentaculum tali 하방에 위치하기 때문에 촉진을 통한 통증/압통 유발 여부가 다른 조직의 압박에 의한 통증/압통과 감별이 어렵기 때문에 족무지를 능동적/수동적 굴곡 및 신전시키면서 장족지굴곡건의 움직임에 따라 초음파에서 보여지는 위치에서 통증이 유발되는지를 확인하는 것이 중요하다.

　Tarsal tunnel syndrome의 경우 고식적으로 이학적 검사, 증상 및 근전도를 이용한 방법으로 진단을 내리게 된다. 그러나, 초음파를 이용하여 다른 진단과 감별할 수 있는 방법이

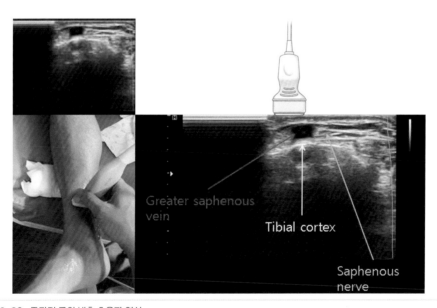

그림 4-2-80. 족관절 근위 내측 초음파 영상
대복재정맥(greater saphenous vein)과 복재신경(saphenous nerve)을 관찰할 수 있다.

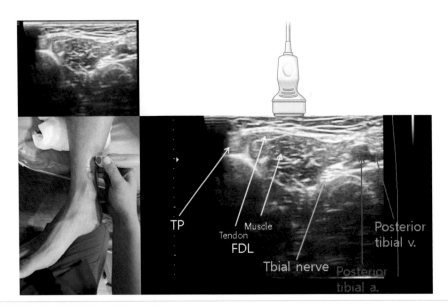

그림 4-2-81. 족관절 근위부 후내측 횡단면 초음파 영상
후경골건(TP), 장족지 굴곡근 및 건(FDL), 경골신경(tibial nerve), 후경골동맥(posterior tibial a.), 후경골정맥(posterior tibial v.)을 관찰할 수 있다.

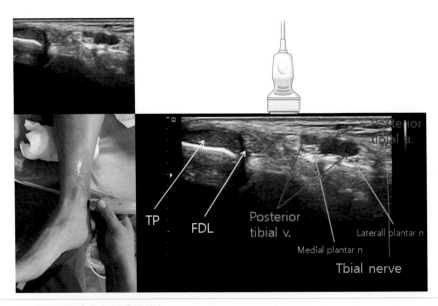

그림 4-2-82. 족관절 후내측 횡단면 초음파 영상
후경골건(TP), 장족지굴곡건(FDL), 후경골동맥(posterior tibial a.), 후경골정맥(posterior tibial v.)과 내측족저신경(medial plantar nerve) 및 외측족저신경(lateral platar nerve)을 관찰할 수 있다.

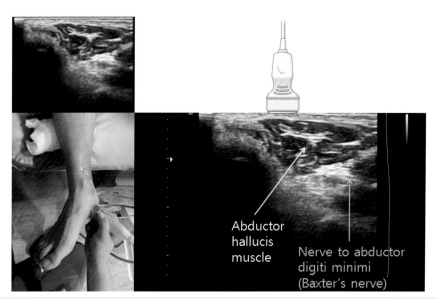

그림 4-2-83. 족관절 원위 후내측(후족부 내측) 횡단면 초음파 영상

무지외전근(Abductor hallucis m.)과 족저방형근(quadratus plantae m.) 사이로 주행하는 Baxter's nerve (nerve to abductor digiti minimi)를 관찰할 수 있다.

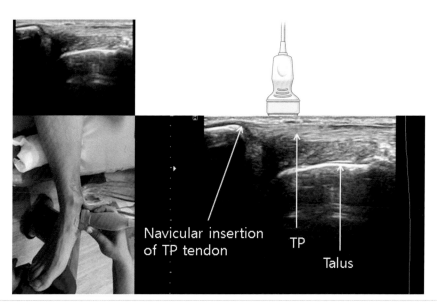

그림 4-2-84. 후족부 내측 초음파 영상

후경골건(TP) 종축 영상

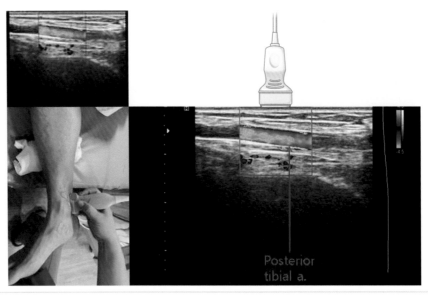

그림 4-2-85. 족관절 내측 초음파 영상
후경골동맥 종축 영상

생기게 되었다. Tarsal tunnel 내에 종물(주로 결절종)이 있는 경우에는 대부분 감별진단이 필요하지 않다. 그러나, 근전도에서도 이상이 없고, 이학적 검사상 tarsal tunnel syndrome 과 L5, S1 radiculopathy와 감별이 어려운 경우에는 초음파를 이용한 진단이 많은 도움이 된다. 이러한 경우 tibial nerve(또는 medial plantar nerve 및 lateral plantar nerve)가 포착(entrapment)되는 부위는 크게 2곳이다. Posteromedial process of talus 부위(tibal nerve가 맞닿는 부위)와 sustentaculum tali 부위(medial plantar nerve가 맞닿는 부위)이다. 이학적 검사(Tinnel sign or tarsal tunnel Phalen test or Compression-provocation test)를 통하여 두 부위 중에서 증상 발현과 더 유사한 부위에 소량의 steroid를 포함한 초음파 유도 Lidocaine block test를 시행함으로써 Tarsal tunnel syndrome 증상과 radiculopathy 증상을 감별하는데 도움을 줄 수 있다.

초음파 검사를 통하여 medial calcaneal branch of tibial nerve와 Baxter's nerve (nerve to abductor digiti minimi)의 주행도 관찰할 수 있기 때문에 이학적 검사를 통하여 이 두 신경의 entrapment가 의심되는 경우에는 소량의 steroid를 포함한 Lidocaine block test를 시행하여 두 질환을 진단하고 치료하는데 도움을 줄 수 있다(그림 4-2-83).

그 외에도 표재 삼각 인대 섬유, 종주인대(Spring ligament fiber) 등도 관찰할 수 있게 되며, Acute symptomatic prehallux의 급성 통증 조절을 위한 정확한 주사도 초음파 유도하게 시행할 수 있다.

v) 후방 족저부 검사

가장 기본적인 후방 족저부 검사는 족저근막염의 유무이다(그림 4-2-86). 진단적으로는 족저근막의 종골 부착부 부위의 족저근막 두께가 4.5~5 mm 이상이 되는지를 관찰하는 것

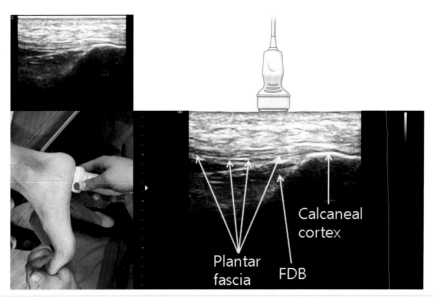

그림 4-2-86. 후방 족저부 조음파 영상
족저근막 종축 영상

이다. 다만, 경계선상에 있을 경우 족저근막염을 진단하느냐 마느냐는 의사의 경험과 임상 증상에 따라야 하는 경우가 많다(그림 4-2-88). 또한, 고식적으로는 족저부의 종골 골극(cal-caneal spur)이 족저근막염의 증상과 직접적인 인과 관계가 없다는 이론이 많다. 하지만 초음파 검사를 시행할 때 강한 압박을 가할 경우 족저근막과 단족지굴곡건이 종골 골극에 부착하는 부위 사이에서 직접 압박을 통한 통증 유발을 관찰할 수 있는 경우가 많다. 보존적 치료로도 족저근막염의 증상이 전혀 호전되지 않을 경우에는 초음파 유도하에 족저근막과 종골 골극 사이에 Lidocaine block test를 시행하여 증상과의 연관성을 감별하는 데 도움을 줄 수 있고, 필요에 따라서 소량의 steroid를 함께 주사하여 급성 통증을 완화시킬 수도 있다. 다만, 다량, 다회의 steroid 주사는 환자에게 회복할 수 없는 만성 질환으로 더욱 악화시킬 수도 있다는 것에 주의해야 한다.

족저섬유종은 이학적 검사로도 대부분 진단을 내리게 된다. 그러나 초음파을 이용하여 정확한 크기와 이학적 검사로 촉진되지 않는 작은 크기의 다발성 병변을 관찰할 수 있다. 족저근막 내부 hypoechoic lesion으로 관찰되며, 종종 족저근막 실질 외부에 있는 다른 연부조직 종양(예, epidermoid cyst)과는 위치를 이용하여 쉽게 감별할 수 있다(그림 4-2-89).

앞에서 언급하였듯이 후방 족저부 주위의 초음파 검사를 시행하면서 이학적 검사상으로 진단이 의심되는 포착 증후군(medial cacaneal branch of tibial nerve, Baxter's nerve, lateral calcaneal branch of sural nerve)들은 초음파 유도 lidocaine block test를 이용하여 신경근 병증이나 기타 다른 국소부위 증상들과 감별하는 데 많은 도움이 된다.

임상적으로 쉽게 접근할 수 없는 Knot of Henry도 초음파를 통하여 동적으로 관찰할

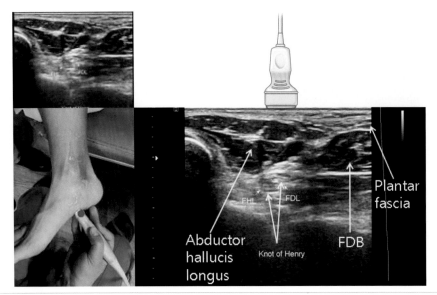

그림 4-2-87. 후방 족저부 횡단면 초음파 영상
장무지굴곡건과 장족지굴곡건이 교차하는 Knot of Henry를 관찰할 수 있다.

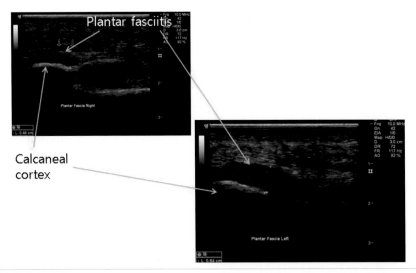

그림 4-2-88. 전형적인 족저근막염 초음파 사진
통증과 함께 5 mm 이상으로 족저근막이 두꺼워져 있다면 족저근막염을 먼저 의심해볼 수 있다.

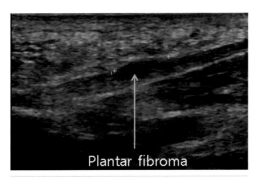

그림 4-2-89. 전형적인 족저 섬유종(plantar fibroma) 초음파 영상
종축의 족저근막에 저에코의 두꺼워진 종물을 관찰할 수 있다.

수 있고, medial plantar nerve와 lateral plantar nerve의 주행, 그리고 그와 함께 주행하는 vascular structure도 관찰할 수 있기 때문에 초음파 검사를 통하여 족저부의 해부학적 구조를 이해하는 것에도 많은 도움을 줄 수 있다(그림 4-2-87).

vi) 전방 족저부 검사

CT를 통하여 알 수 있는 plantigrade foot 상태에서의 종자골의 해부학적 rotation 정도를 초음파를 이용하여 관찰할 수 있고, intractable plantar keratosis (IPK)를 유발하는 원인 중의 하나인 중족지골두의 족저과의 돌출 정도 또한 초음파로 관찰할 수 있으며, 지간신경종 진단을 위한 신경/혈관 구조물을 관찰할 수 있다(그림 4-2-90~4-2-92).

중족-족지간관절의 불안정성이 있는 경우 종종 족장판 파열(plantar plate rupture)로 인한 통증이 발생할 수 있는데, 동적 초음파 검사를 통하여 진단에 도움을 줄 수 있다. 다만, 이 부분에 대하여는 anisotropy 등의 검사자마다 영상 해석에 있어서 많은 차이가 있기 때문에 압통/통증의 위치가 이학적 검사 소견과 일치되는지를 꼭 확인해야 한다(그림 4-2-93).

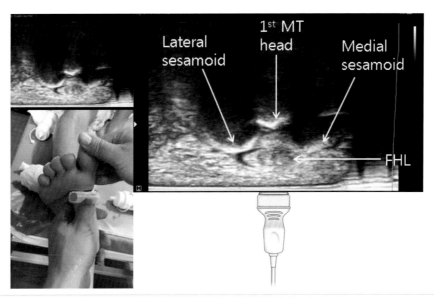

그림 4-2-90. 전방 족저부 횡단면 초음파 영상
종자골(sesamoid) 주위의 해부학 구조물을 관찰할 수 있다.

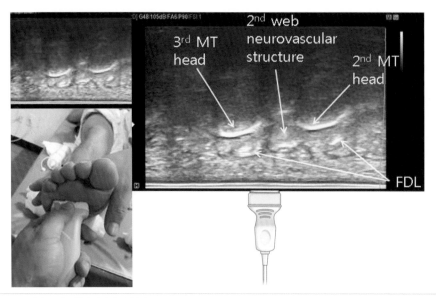

그림 4-2-91. 전방 족저부 횡단면 초음파 영상
제2 물갈퀴 공간의 신경혈관을 관찰할 수 있다.

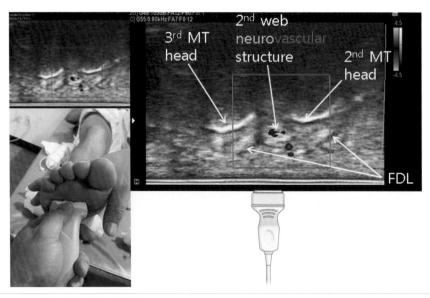

그림 4-2-92. 전방 족저부 횡단면 초음파 영상
제2 물갈퀴 공간의 혈관을 Doppler 관찰할 수 있다.

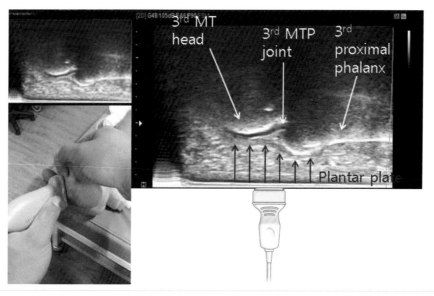

그림 4-2-93. 전방 족저부 종축 초음파 영상
제3 중족-족지관절 족저부의 족장판(plantar plate)을 관찰할 수 있다.

vii) 족배부 검사

건 파열이나 앞에서 언급하였던 심비골신경 포착증(deep peroneal nerve entrapment) 등을 제외하고는 실제 임상에서 족배부의 병변을 초음파 검사를 이용하여 해부학적 구조물을 관찰할 수는 있으나, 이를 통해 진단을 내리는 증례는 매우 드물다(그림 4-2-94, 4-2-95). 족배부의 결절종, 중족골 사이에 발생한 결절종 및 연부조직 종양, 단순 방사선 사진에서 관찰되지 않는 stress fracture의 early callus formation, 기타 미세 골절 등에 활용될 수 있지만 실제로는 이학적 검사와 단순 방사선 사진을 통하여도 어느 정도 진단을 내릴 수 있는 부분이 많다.

viii) 기타 족부족관절 검사

정형외과 전문 병원 및 종합병원에서는 CT를 촬영하여 족근골 사이의 관절염을 쉽게 진단할 수 있다. 그러나, CT 장비를 갖추지 않은 정형외과 의원 및 병원에서 단순 방사선 사진상에서 관찰할 수 없는 족근골 부위의 관절염 및 활액막염 소견은 이학적 검사에만 의존할 수 밖에 없다. 초음파를 이용하면 활액막염에 의한 관절 부종을 관찰할 수 있고, 관절에서의 골극을 관찰할 수 있으며, 동적 영상을 통하여 건측과 비교하여 관절의 불안정성도 관찰할 수 있다. 다만, 이 부분은 관찰자의 경험에 따라서 해석에서 많은 차이가 있음을 알아야 한다.

족부 족관절 주위에 발생하는 thrombophlebitis 증상은 정맥과 함께 주행하는 신경(예, greater saphenous vein과 saphenous nerve)의 neuritis 증상과 동반하여 나타나는 경우가 많다. 이학적 검사 및 lab 소견을 통하여 infection이 아니라고 확신이 있을 경우 초음파 검사 및 초음파 유도 주사는 진단, 급성 통증 조절 및 치료에 유용하게 사용할 수 있다.

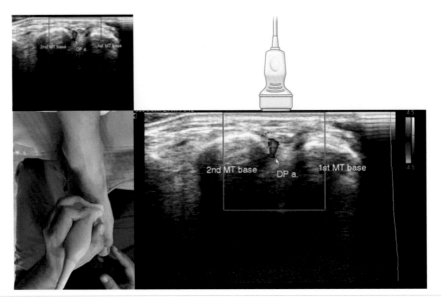

그림 4-2-94. 족배부 횡단면 초음파
제1-2 중족골 사이로 족배동맥이 관찰된다.

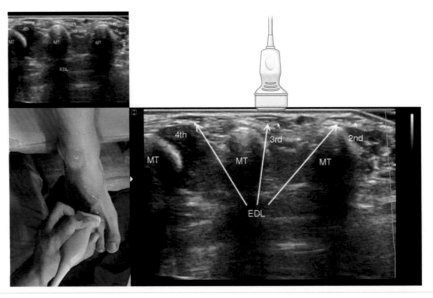

그림 4-2-95. 중족 족배부 횡단면 초음파

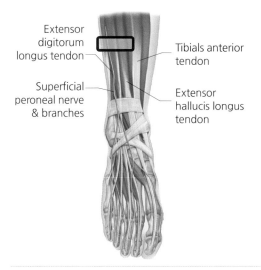

Extensor
digitorum
longus tendon

Tibials anterior
tendon

Superficial
peroneal nerve
& branches

Extensor
hallucis longus
tendon

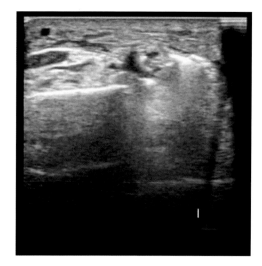

그림 4-2-96. 천비골신경 포착 증후군(SPN entrapment)

(2) 족부족관절 주위 신경 포착 증후군의 종류

초음파를 이용하여 말초신경계의 해부학적 위치와 구조물을 정확하게 확인할 수 있기 때문에 초음파 유도하에 lidocaine과 소량의 steroid 혼합액을 족부족관절의 신경 포착이 의심되는 부위에 주사하여 증상의 변화를 확인함으로써 진단과 치료 방향 설정에 많은 도움을 줄 수 있다. 저자의 경우 주사 치료 후 2~6주간 증상 변화 양상을 확인한 후에 확진과 향후 치료 방향을 설정하고 있다.

족부족관절 주위에서 이러한 진단 및 치료 방법이 유용한 신경 포착 증후군에는 다음과 같은 것들이 있다.

- Superficial peroneal nerve entrapment
- Deep peroneal nerve entrapment
- Sural nerve entrapment
- Tarsal tunnel syndrome
- Medial calcaneal branch entrapment of tibial nerve
- Baxter's nerve entrapment (entrapment of nerve to abductor digiti minimi)
- Lateral calcaneal branch entrapment of sural nerve
- Morton's neuroma

(3) 천비골신경 포착 증후군

Superficial peroneal nerve entrapment

천비골신경 포착 증후군은 족관절 전방 및 족배부의 통증, 불편감, 이상 감각을 유발하는 질환 중의 하나이다. 해부학적으로 족관절의 근위부 8~10 cm 부위에서 천비골신경이 외측 구획의 심부 근막(deep facia of lateral compartment)을 뚫고 나오는 부위에서 주로 발생한다(그림 4-2-96). 그러나 드물지 않게 천비골신경 주행 경로의 징싱 변이(normal variation)에 의하여 천비골신경이 비골 원위 1/4 지점에서 비골 전방의 날카로운 부위를 가로지르면서 마치 천비골신경 포착 증후군과 비슷한 증상을 유발할 수도 있다. 초음파를 이용하여 천비골신경의 주행 경로를 파악한 후 압통 부위를 찾아 주사 치료를 함으로써 감별 진단 및 치료에 도움을 줄 수 있다.

(4) 비복신경 포착 증후군
Sural nerve entrapment

후족부 및 전족부 외측의 이상 감각 및 통증이 비복신경 포착에 의하여 발생하는 경우가 있다. 비복신경 포착은 대부분 3부위[1. 하비골건지지대(inferior peroneal retinaculum)가 붙는 비골근 활차(peroneal trochlea), 2. 비골건과 비복신경이 교차하는 부위, 3. 제5 중족골두 부위]에서 발생한다. 비복신경의 주행 경로를 초음파로 확인하고 가장 압통이 심한 부위에 주사하여 감별진단 및 치료에 도움을 줄 수 있다.

(5) 족근관 증후군 Tarsal tunnel syndrome

원인으로는 외상, 공간 점유병소, 족부의 변형이 있다. 골절, 염좌 및 건손상 후 발생한 외상성 활액막염 등이 족근관의 단면적을 감소시키거나 후경골신경을 압박하여 발생할 수 있다. 정맥류, 결절종, 신경 주위 섬유화, 지방종, 신경초종, 골 외골증, 비후된 재거 돌기(hypertrophic sustentaculum tali), 내측 거종 결합대, 비후된 굴근 지대, 비후된 족무지외전근(hypertrophic abductor halluces), 부 장족지굴건, 부 가자미근, 장족무지굴건의 부분 파열 등의 공간 점유 병소 등에 의하여도 발생할 수 있다. 또한 후족부 내반 또는 외반 등의 변형이 후경골신경의 긴장을 증가시켜 족근관 증후군을 일으킬 수도 있다. 직업적으로 자주 웅

크리는 자세를 취하는 경우나 달리기 선수들도 후경골신경의 긴장 및 손상이 증가하여 족근관 증후군이 발생할 수 있다.

Mann과 Baxter 등은 1) 족부의 동통과 이상 감각, 2) 틴넬 증후(Tinnel sign) 양성, 3) 근전도 검사 양성을 족근관 증후군의 삼증후라고 하였고, 이 세 가지 모두 양성이라면 족근관 증후군으로 생각할 수 있으며, 만약 둘이 양성이라면 족근관 증후군의 가능성이 높으며, 단지 하나만 양성이라면 다른 질환을 고려해야 한다고 하였다.

그러나, 초음파를 이용한 역동적인 검사를 시행함으로써 감별진단에 많은 도움을 줄 수 있게 되었다. 초음파 검사 상 결절종 같은 기계적 압박 등의 원인을 파악할 수 있는 경우도 있지만 정확한 원인이 파악되지 않는 경우도 많다. 즉, 통증의 원인이 요추에서 기인하는 방사통일 수도 있고, 발목 내측에서 기인하는 족근관 증후군일 수도 있다. 이렇게 감별이 어려운 경우에 족근관 내의 압통이 가장 심한 부위를 찾아서 초음파 유도하에 스테로이드 주사를 시행하여 감별 진단 및 치료에 도움을 줄 수 있다. 족근관 증후군을 유발하는 대부분의 해부학적 위치는 2곳이며, 이는

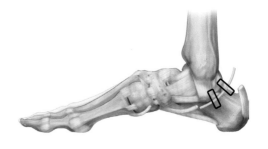

그림 4-2-97. 족근관 증후군(tarsal tunnel syndrome)이 발생하는 주된 2 부위

거골 후내측 돌기 주위와 재거돌기 주위 부위이다(그림 4-2-97).

족근관 증후군은 우선 보존적 요법을 시행하여 후경골신경 주위의 압박과 긴장을 감소시키는 것에 목적을 두어야 한다. 안정, 고정, 보조기, 소염제, 스테로이드 주사 및 물리치료 등이 보존적 치료에 사용된다. 체중부하 석고 고정 또는 단하지 보조기, 유연성 외반족의 경우 내측 종아치 지지대 및 내측 뒤꿈치 쐐기 삽입물, 2.5 cm 정도의 후족부 거상 쐐기 등으로 증상의 완화를 기대할 수 있다. 또한, 내재근 근력 강화 운동으로 내측 종아치의 회복 및 족부의 중립위 유지를 통한 보존적 치료도 추천된다. 정맥류가 확진된 경우에는 압박 스타킹을 사용하거나 비만인 환자에서는 체중을 감소시키는 것 또한 권유된다.

이학적 검사상 틴넬 증후가 나타나는 부위에 초음파 유도 스테로이드 주사를 통하여 진단 및 치료를 시도할 수도 있다(그림 4-2-98).

(6) 후경골신경 분지 포착 증후군

i) 내측종골분지신경 Medial calcaneal branch

후경골신경이 내측족저신경과 외측족저신경으로 분지하기 전에 내측 종골신경을 후경골 내측으로 분지하며, 일반적으로 종골 외측에서 족저부쪽으로 주행이 꺾이는 곳과 후경골 상외측 경계 부위에서 포착 증후군이 발생할 수 있다. 초음파를 이용하여 이 분지의 주행 경로를 관찰할 수 있고, 가장 압통이 심한 부위에 약물 주사를 정확하게 시행함으로써 진단과 치료에 도움을 줄 수 있다(그림 4-2-99).

ii) 소외전근신경
n. to abductor digiti minimi, Baxter's nerve

외측족저신경의 첫 번째 분지인 소지외전근으로 가는 신경(nerve to abductor digiti minimi, Baxter's nerve)의 포착 증후군으로써 발뒤꿈치 통증을 호소하는 환자의 약 15% 정도

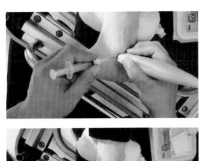
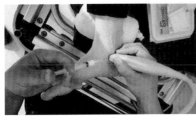
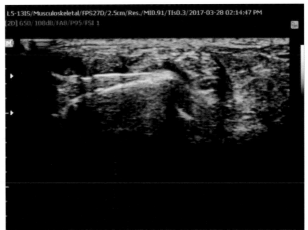

그림 4-2-98. 족근관 내 주사(tarsal tunnel injection)

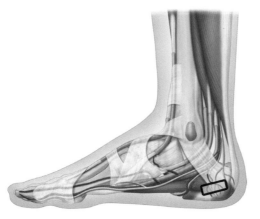
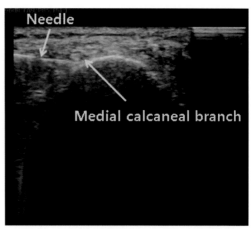

그림 4-2-99. 내측 종골분지 신경(medial calcaneal branch of tibial nerve)의 위치 및 초음파 유도 주사 영상

가 이 질환에 포함된다. 주로 족무지외전근의 심층 근막과 족저방형근(quadratus plantae)의 내측 두 사이에서 포착되거나, 단족지굴근 (flexor digitorum brevis)의 부착부 염증이 있거나 골극이 형성된 경우에도 같은 증상이 발생할 수 있다. 전자의 경우 발가락을 많이 사용하는 단거리 육상 선수, 발레리나, 피겨스케이팅 선수 등에서 두꺼워진 무지외전근막에 의하여 주로 발생하며, 후자의 경우 족저근막염이 동반되어 단족지굴근 부착부와 족저근막 부착부에 염증이 생기거나 두꺼워져서 발생한다. 소외전근신경이 무지외전근의 기시부 하부에서 단족지굴곡근 기시부 하부로 주행하는 부위에서 포착 증후군이 발생할 수 있으며, 이 신경의 주행 경로도 초음파로 확인이 가능하다. 가장 압통이 심한 부위에 주사를 함으로서 진단 및 치료에 도움을 줄 수 있다(그림 4-2-100).

다만, 이 부위의 주사를 통하여 소외전근 신경 포착 증후군(Baxter's entrapment)과 무지외전근 건부착부염(abductor hallucis

enthesopathy)과의 감별은 불분명하다는 단점이 있다.

iii) 외측종골분지신경 Lateral calcaneal branch

외측종골분지신경은 비복신경에서 분지하여 후족부 외측으로 주행하며, 드물게 후족부의 외측과 족저부 경계 부위에서 포착 증후군을 일으키기도 한다. 초음파로 주행 경로를 찾아서 압통이 가장 심한 부위에 주사함으로서 치료와 감별진단에 도움이 될 수 있다.

(7) 지간신경종
Interdigital neuroma, Morton's neuroma

여성에서 8~10배 정도 발생률이 높은데 이는 중족 족지 관절의 과신전을 유발하는 높은 굽 구두를 신을 경우 횡 중족골간 인대에 신경이 포착될 가능성이 높기 때문이다. 제 2-3 중족골 두 사이와 제3, 4 중족골 두 사이의 공간이 다른 부위보다 좁기 때문에 주로 제 3 물갈퀴 공간과 제2 물갈퀴 공간에서 흔히

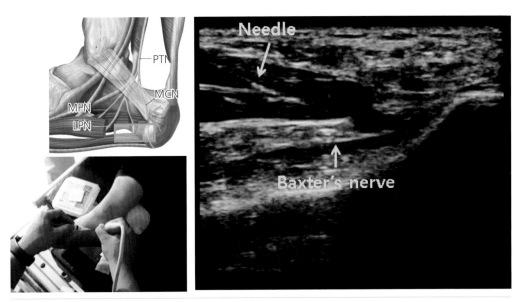

그림 4-2-100. 소외전근신경(n. to abductor digiti minimi, Baxter's nerve)의 주행, 초음파 영상 및 초음파 유도 주사 위치

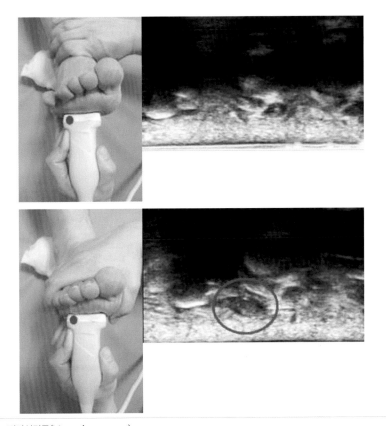

그림 4-2-101. 지간신경종(Morton's neuroma)

초음파 probe를 발바닥에 대고 약간만 압력을 가해도 지간신경종은 관찰할 수 없다. 아래의 그림처럼 한 손으로 발을 강하게 스퀴징한 상태에서 초음파 probe를 발바닥에 대야만 지간신경종을 관찰할 수 있다.

발생한다.

가장 흔한 증상은 중족골 두 사이의 족저부에 발생하는 통증으로 화끈거리는(burning), 찌르는 듯한(stabbing) 또는 저리거나 얼얼한(tingling) 양상으로 표현되며, 보행 시 악화되고 쉬면 호전되는 양상의 방사통이 발가락에 발생한다.

이학적 검사로써 진단이 가능하며 병변이 의심되는 부위의 중족골 두 사이에 손가락을 대고 다른 손으로 발의 내측과 외측에 압박을 가하면 종족골 두 사이에서 지간신경종이 전위되면서 탄발음(Mulder's click)과 함께 통증이 유발되는데 이것을 Mulder's 징후(Mulder's sign)라고 하며, 이때 지간신경종을 의심할 수 있다. 다만, 탄발음은 3rd, 4th web에서 정상적으로도 발생할 수 있기 때문에 통증이 함께 유발되는 것을 꼭 확인하여야 한다.

이학적 검사와 함께 초음파로 관찰함으로써 진단율을 높일 수 있다. 다만, Mulder's sign과 Mulder's click를 혼돈하면 안 된다. 제2, 3, 4 물갈퀴 공간은 정상적으로도 Mulder's click이 관찰될 수 있다. 그렇기 때문에 초음파상에서 Mulder's click과 함께 종괴가 관찰됨과 동시에 그곳에 통증이 유발될 때 진단을 내리는 것이 정확하겠다.

이때 손가락 대신 probe를 동일 위치에서 압박시키고, 발의 내측과 외측에 압박을 가하면 초음파 영상을 통하여 hypoechoic mass가 족저부로 튀어나오고, 내측과 외측의 압박을 없애면 다시 web의 배부쪽으로 들어가는 영상을 볼 수 있다(그림 4-2-101). 치료 목적으로 소량의 steroid 주사를 할 경우에는 probe로 족저부에 압박을 가하지 않고 살짝 접촉만 시켜야한다. 그렇지 않고 probe로 압박을 가할 경우 지간신경종이 족배부 쪽으로 숨어버려서 병변 주위에 정확하게 주사를 할 수 없게 된다. 검사 및 주사 시에 횡단면뿐만 아니라 종단면 영상을 함께 관찰하면 보다 정확한 검사와 주사를 할 수 있다.

볼이 넓으며 부드럽고 굽이 낮은 신발을 사용하여 전족부가 압박되지 않고, 중족 족지 관절이 과신전되지 않도록 하며, 중족골 패드(metatarsal pad)를 중족골 두 근위부에 붙여서 압력을 줄임으로써 보존적 치료를 시도할 수 있다. 국소마취제와 스테로이드 혼합액을 주사하여 진단과 치료를 동시에 시행할 수 있으나 스테로이드의 용량에 따라서 피부 변성, 피하 지방 위축, 족장판의 위축, 관절막 파열 등의 부작용이 발생할 수 있기 때문에 주의를 요한다. 근래에는 초음파 유도하 주사로 진단 및 주사의 정확도를 높임으로써 스테로이드의 용량과 부작용을 많이 줄일 수 있게 되었다. ▶▶

Technical tip ≫ 제3 지간신경종(Morton's neuroma) 초음파 검사 및 주사 치료

여성에서 8~10배 정도 발생률이 높은데, 이는 중족-족지 관절의 과신전을 유발하는 높은 굽 구두를 신을 경우 횡 중족골간 인대(deep transvere metatarsal ligament)에 신경이 포착될 가능성이 높기 때문이다. 제2-3 중족골두 사이 공간(제2 물갈퀴 공간)과 제3-4 중족골두 사이 공간(제3 물갈퀴 공간)이 다른 부위보다 좁기 때문에 주로 이 두 공간에서 흔하게 발생한다.

가장 흔한 증상은 중족골두 사이의 족저부에 발생하는 통증이다. 화끈거리는(burning), 찌르는 듯 한(stabbing) 또는 저리거나 얼얼한(tingling) 양상으로 표현되며, 보행시 악화되고 쉬면 호전되는 양상의 방사통이 발가락 족저부에 발생한다. 종종 통증이 발등으로 방사되는 경우도 있으며, 이때에는 족배 지간 점액낭염(dorsal intermetatarsal bursitis)이나 중족족지관절 활액막염(synovitis) 등과 감별을 요한다.

이학적 검사로써 진단이 가능하며, 초음파로 병변이 확인되는 경우에는 확진도 가능하다. 병변이 의심되는 부위의 중족골 두 사이에 손가락을 대고 다른 손으로 발의 내측과 외측에 압박을 가하면 종족골 두 사이에서 지간신경종이 전위되면서 탄발음(Mulder's click)과 함께 통증이 유발되는데 이것을 Mulder's 징후(Mulder's sign)라고 하며, 이때 지간신경종을 의심할 수 있다. 정상적으로도 탄발음(Mulder's click)은 관찰되는 경우도 있기 때문에 통증을 동반하지 않는 탄발음은 지간신경종으로 진단내리지는 않는다.

볼이 넓으며 부드럽고 굽이 낮은 신발을 사용하여 전족부가 압박되지 않고, 중족-족지 관절이 과신전되지 않도록 하며, 중족골 패드(metatarsal pad)를 중족골 두 근위부에 붙여서 압력을 줄임으로써 보존적 치료를 시도할 수 있다. 국소마취제와 스테로이드 혼합액을 주사하여 진단과 치료를 동시에 시행할 수 있으나 스테로이드의 용량에 따라서 피부 변성, 피하 지방 위축, 족장판의 위축, 관절막 파열 등의 부작용이 발생할 수 있기 때문에 주의를 요한다. 근래에는 초음파 유도하 주사로 진단 및 주사의 정확도를 높임으로써 스테로이드의 용량과 부작용을 많이 줄일 수 있게 되었다.

이학적 검사 및 초음파 검사를 통한 진단

1) 한 손으로 발등을 감싸고, Mulder's 징후를 느끼고자 하는 손의 엄지 손가락으로 통증이 있는 중족족지관절 사이 공간에 압박을 가한 채, 다른 한 손으로 발등을 감싸고 발의 내측 및 외측에 압박(squeezing)을 가한다(그림 4-2-102). 이때 엄지 손가락을 통해 탄발을 느끼면서 통증이 발생하는지를 관찰한다.

2) 다음으로 엄지 손가락 대신 같은 부위에 초음파 탐침(probe)을 대고 압박을 가한 채, 같은 방법으로 발의 내측 및 외측에 압박을 가하여 초음파 영상에서 저음영 종물(hypoechoic soft tissue mass)이 발바닥 방향으로 튀어나오면서 통증이 유발되는지 확인한다(그림 4-2-103). 이때 발의 내측 및 외측에 가해지는 압박력이 더 클 경우 종물이 중족-족지관절 사이 공간에서 탄발음과 통증을 유발하면서 발바닥쪽으로 빠져나오는 영상을 관찰할 수 있고(그림 4-2-104A), 반대로 초음파 탐침으로 발바닥에 가해지는 압박력이 더 클 경우 종물은 중족-족지관

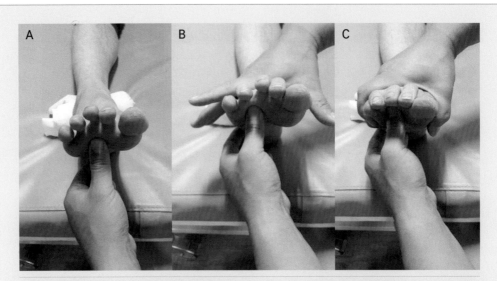

그림 4-2-102. Mulder's sign 이학적 검사 방법

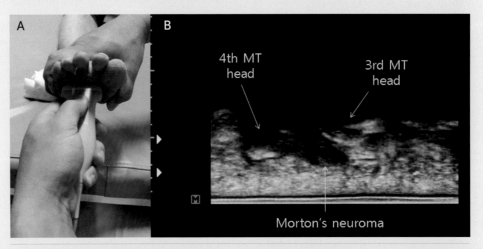

그림 4-2-103. 우측 제3 물갈퀴 공간 지간신경종(right 3rd web Morton's neuroma)

절 사이 공간 심부로 숨어서 종물이 관찰되지 않는다(그림 4-2-104B).

* 주의: 지간신경종은 중족골경부 / 중족골두부 / 중족족지관절 / 근위지골 기저부의 어느 부위에서도 발생할 수 있기 때문에 각각의 위치에서 위의 1), 2) 과정을 조심스럽게 시행하여야 정확한 위치를 찾을 수 있다.

3) 위의 1), 2) 과정에도 불구하고 명확하게 진단이 이루어지지 않을 경우에는 여러 부위에 대한 이학적 검사를 다시 시행한다. 드물지만 경우에 따라서 지간신경종은 Mulder's sign 외에도 아래의 모든 이학적 검사에서 양성 반응을 보이는 경우도 있다.

① 제3, 4 중족족지관절 자체의 압통 유무 검사: MTP joint synovitis 등

② 제3, 4 중족족지관절 족배부 방향 아탈구 유발 검사: Plantar plate rupture or inflamma-

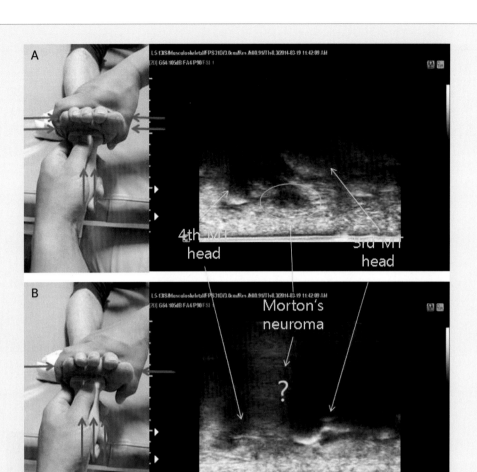

그림 4-2-104. A. 사진에서 오른손의 오른발 내/외측을 쥐어짜는 힘이 왼손의 초음파 탐침으로 발바닥을 누르는 힘보다 크면 지간 초음파에서 지간신경종이 발바닥으로 튀어나오는 것을 관찰할 수 있다. B. 사진에서 오른손의 힘보다 왼손의 초음파 탐침으로 발바닥을 누르는 힘이 크면 지간신경종이 심부로 사라져서 관찰할 수 없다.

tion 가능성 등

③ 제3, 4 중족골두 족저부 굳은살 및 압통 유무 검사: IPK 가능성 등

④ 제3, 4 근위지골 족저 기저부 압통 유무 검사: chroninc P1 base irritation 가능성 등

⑤ 제3-4 중족족지관절 사이 공간 족배부 압통 유무 검사: dorsal intermetatarsal bursitis 가능성 등

위의 1), 2), 3)의 과정을 통하여 지간신경종이 강하게 의심될 경우 보존적 치료를 위하여 스테로이드 주사(steroid injection)를 시행할 수 있다. 이때 초음파를 이용하면 스테로이드 사용 용량을 줄일 수도 있고, 정확한 부위에 주사를 할 수가 있기 때문에 족저부 지방패드 위축의 합병증도 줄일 수 있다.

보존적 치료를 위한 스테로이드 주사

1) 초음파 탐침을 병변 부위에 대고 압력을 가한 채, 반대 손으로 발의 내외측에 압력을 가한다 (그림 4-2-103). 초음파 탐침으로 누르는 힘의 크기를 조절하여 지간신경종 초음파 영상이 발 바닥 쪽으로 나왔다 들어갔다 하는 것을 관찰한다(그림 4-2-104). 신경종이 발바닥 쪽으로 나 왔을 때 초음파 탐침으로 발바닥을 누르는 압력을 최소화한 채 살짝 발바닥에 초음파 탐침을 갖다 대기만 한다. 그런 후 발의 내외측에 가하던 압력을 없애면 초음파상에서 지간신경종이 심부로 숨지 않고 발바닥쪽에 머물러 있는 것을 관찰할 수 있다(그림 4-2-105).

2) Triamcinolone (40 mg, 1 mL/ample) 0.3 mL + Lidocaine (1%, 20 mL/ample) 0.7 mL 혼합 액 1 mL를 초음파 Axial view에서 지간신경종과 횡 중족골간 인대 사이의 공간에 주사한다(그 림 4-2-106).

4) 주사 후에는 약 2~4주간 중족골 패드(metatarsal pad)를 사용할 것을 권고한다.

5) 저자의 경우 1~2개월 후 증상이 재발하더라도 첫 주사 치료 후 3개월 경과 전에는 재주사 치 료를 하지는 않는다.

6) 저자의 경우 3개월 경과 후 증상이 재발할 경우 한 차례 더 주사 치료를 시행한다.

7) 저자의 경우 주사 치료의 효과가 6개월 이상 지속되지 않을 경우 2회를 초과한 주사 치료를 시행하지 않고, 주사 치료의 효과가 6개월 이상 지속되는 경우에는 3회 이상 주사 치료를 하 기도 한다. ▪

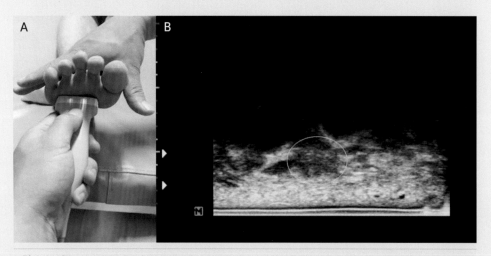

그림 4-2-105. 지간신경종을 관찰한 후에 초음파 탐심을 피부에 살짝 닿을 정도로만 하고 나서, 발을 쥐어짜는 힘을 빼야만 (A), 초음파에서 지간신경종이 심부로 숨지 않고 관찰된다(B).

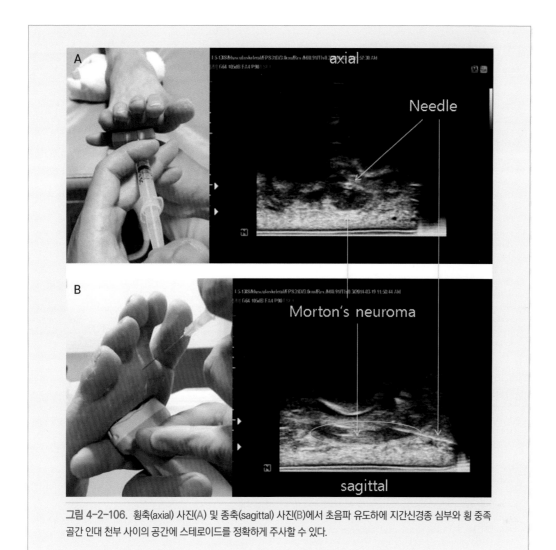

그림 4-2-106. 횡축(axial) 사진(A) 및 종축(sagittal) 사진(B)에서 초음파 유도하에 지간신경종 심부와 횡 중족 골간 인대 천부 사이의 공간에 스테로이드를 정확하게 주사할 수 있다.

참고문헌

1. Abitbol JJ, Gendron D, Laurin CA, Beaulieu MA. Gluteal nerve damage following total hip arthroplasty: A prospective analysis. J Arthroplasty. 1990;5:319-322.

2. Benzon HT, Katz JA, Benzon HA, Iqbal MS. Piriformis syndrome:Anatomic considerations, a new injections technique, and a review of the literature. Anesthesiology. 2003;98:1442-1448.

3. Boon AJ, Bailey PW, Smith J, et al. Utility of ultrasound-guided surface electrode placement in lateral femoral cutaneous nerve conduction studies. Muscle Nerve 2011;44:525-30.

4. Bradshaw C, McCrory P, Bell S, Brukner P. Obturator neuropathy: A cause of chronic groin pain in athletes. Am J Sports Med. 1997;25:402-408.

5. Cobb JP, Davda K, Ahmad A, Harris SJ, Masjedi M, Hart AJ. Why large-head metal-on-metal hip replacements are painful: the anatomical basis of psoas impingement on the femoral head-neck junction. J Bone Joint Surg Br 2011;93:881-5.

6. Coppieters MW, Alshami AM, Babri AS, Souvlis T, Kippers V, Hodges PW. Strain and excursion of the sciatic, tibial, and plantar nerves during a modified straight leg raising test. J Orthop Res. 2006;24:1883-9.

7. Coughlin MJ, Saltzman CL, Mann RA. Mann's Surgery of the Foot and Ankle: Expert Consult-Online: Elsevier Health Sciences; 2013.

8. Coughlin MJ, Saltzman CL, Mann RA. Mann's Surgery of the Foot and Ankle: Expert Consult-Online: Elsevier Health Sci-

ences; 2013.

9. de Sa D, Alradwan H, Cargnelli S, Thawer Z, Simunovic N, Cadet E, Bonin N, Larson C, Ayeni OR. Extra-articular hip impingement: a systematic review examining operative treatment of psoas, subspine, ischiofemoral, and greater trochanteric/pelvic impingement. Arthroscopy 2014;30:1026-41.

10. Dezawa A, Kusano S, Miki H. Arthroscopic release of the piriformis muscle under local anesthesia for piriformis syndrome. Arthroscopy. 2003;19:554-7.

11. Domb BG, Shindle MK, McArthur B, Voos JE, Magennis EM, Kelly BT. Iliopsoas impingement: a newly identified cause of labral pathology in the hip, HSS J. 2011;7:145-50.

12. Ducic I, Delton L, Larson EE. Treatment concepts for idiopathic and iatrogenic femoral nerve mononeuropathy. Ann Plast Surg. 2005;55:397-401.

13. Hapa O, Bedi A, Gursan O, Akar MS, Güvencer M, Havitçioğlu H, Larson CM. Anatomic footprint of the direct head of the rectus femoris origin: cadaveric study and clinical series of hips after arthroscopic anterior inferior iliac spine/subspine decompression. Arthroscopy 2013;29:1932-40.

14. Hetsroni I, Poultsides L, Bedi A, Larson CM, Kelly BT. Anterior inferior iliac spine morphology correlates with hip range of motion: a classification system and dynamic model. Clin Orthop Relat Res 2013;471:2497-503.

15. Hwang DS, Kang C, Lee JB, Cha SM, Yeon KW. Arthroscopic treatment of piriformis syndrome by perineural cyst on the sciatic nerve: a case report. Knee Surg Sports Traumatol Arthrosc. 2010;18:681-4.

16. Ilizaliturri VM Jr, Buganza-Tepole M, Olivos-Meza A, Acuna M, Acosta-Rodriguez E. Central compartment release versus lesser trochanter release of the iliopsoas tendon for the treatment of internal snapping hip: a comparative study. Arthroscopy. 2014;30:790-5.

17. Joe HB, Choo HS, Yoon JS, Oh SE, Cho JH, Park YU. Adductor canal block versus femoral nerve block combined with sciatic nerve block as an anesthetic technique for hindfoot and ankle surgery: A prospective, randomized noninferiority trial. Medicine (Baltimore) 2016;95:e5758.

18. Kim DH, Lin Y, Goytizolo EA, et al. Adductor canal block versus femoral nerve block for total knee arthroplasty: a prospective, randomized, controlled trial. Anesthesiology 2014;120:540-50.

19. Kwofie MK, Shastri UD, Gadsden JC, et al. The effects of ultrasound-guided adductor canal block versus femoral nerve block on quadriceps strength and fall risk: a blinded, randomized trial of volunteers. Reg Anesth Pain Med 2013;38:321-5.

20. Larson CM, Kelly BT, Stone RM. Making a case for anterior inferior iliac spine/subspine hip impingement: three representative case reports and proposed concept. Arthroscopy 2011;27:1732-7.

21. Lee KT, Park YU, Jegal H, Roh YT, Kim JS, Yoon JS. Femoral and sciatic nerve block for hindfoot and ankle surgery. J Orthop Sci 2014;19:546-51.

22. Martin HD, Kelly BT, Leunig M, Philippon MJ, Clohisy JC, Martin RL, Sekiya JK, Pietrobon R, Mohtadi NG, Sampson TG, Safran MR. The pattern and technique in the clinical evaluation of the adult hip: the common physical examination tests of hip specialist. Arthroscopy 2010;26:161-72.

23. Martin HD, Reddy M, Gomez-Hoyos J. Deep gluteal syndrome. J Hip Preserv Surg 2015;2:99-107.

24. Martin HD, Shears SA, Johnson JC, Smathers AM, Palmer IJ. The endoscopic treatment of sciatic nerve entrapment/deep gluteal syndrome. Arthroscopy. 2011;27:172-81.

25. Memtsoudis SG, Yoo D, Stundner O, et al. Subsartorial adductor canal vs femoral nerve block for analgesia after total knee replacement. Int Orthop. 2014.

26. Moore A, Striner M. Iatrogenic femoral nerve injury: A systematic review. Surgical Radiol Anat 2011;33:649-58.

27. Nakano N, Yip G, Khanduja V. Current concepts in the diagnosis and management of extra-articular hip impingement syndromes. Int Orthop. 2017 Apr 11. doi: 10.1007/s00264-017-3431-4.

28. Nelson IR, Keene JS. Results of labral-level arthroscopic iliopsoas tenotomies for the treatment of labral impingement. Arthroscopy 2014;30:688-94.

29. Piggott RP, Doody O, Quinlan JF. Iliopsoas tendon rupture: a new differential for atraumatic groin pain post-total hip arthroplasty. BMJ Case Rep 2015 Feb 26;2015. pii: bcr2014208518. doi: 10.1136/cr-2014-208518.

30. Safran M, Ryu J. Ischiofemoral impingement of the hip: a novel approach to treatment. Knee Surg Sports Traumatol Arthrosc 2014;22:781-5.

31. Siebenrock KA, Steppacher SD, Haefeli PC, Schwab JM, Tannast M. Valgus hip with antetorsion causes pain through posterior extraarticular FAI. Clin Orthop Relat Res 2013;471:3774-80.

32. Sunderland S. The relative susceptibility to injury of the medial and lateral popliteal division of the sciatic nerve. Br J Surg. 1953;411:300-302.

33. Sutter R, Pfirrmann CW. Atypical hip impingement. AJR Am J Roentgenol 2013;201:W437-42.

34. Tannast M, Hanke M, Ecker TM, Murhy S, Albers CE, Puls M. LCPD: reduced range of motion resulting from extra- and intraarticular impingement. Clin Orthop Relat Res 2012;470:2341-40.

35. Tey M, Alvarez S, Rios JL. Hip labral cyst caused by psoas impingement. Arthroscopy 2012;28:1184-6.

36. Tsai PB, Karnwal A, Kakazu C, Tokhner V, Julka IS. Efficacy of an ultrasound-guided subsartorial approach to saphenous nerve block: a case series. Can J Anaesth 2010;57:683-8.

37. Viala P, Vanel D, Larbi A, Cyteval C, Laredo JD. Bilateral ischiofemoral impingement in a patient with hereditary multiple exostoes. Skeletal Radiol 2012;41:1637-40.

38. Winston P, Awan R, Cassidy JD, Bleakney RK. Clinical examination and ultrasound of self-reported snapping hip syndrome in elite ballet dancer. Am J Sports Med. 2007;35:118-26.

찾아보기

한글

찾아보기

찾아보기

찾아보기

영어

A

B

C

찾아보기

찾아보기